卫生行业职业技能培训教程

卫生检验员

国家卫生计生委人才交流服务中心　组织编写

■ 主　编　王慧文
■ 副主编　朱明艳　潘秀丹
■ 编　者（按姓氏笔画排序）
　　　　万　冰　王晓红　刘　艳
　　　　李　岩　李迎旭　尚士光
　　　　赵　肃　段　薇　商明秀
　　　　薛　虹

人民卫生出版社

图书在版编目（CIP）数据

卫生检验员 / 王慧文主编 .—北京：人民卫生出版社，2017
卫生行业职业技能培训教程
ISBN 978-7-117-24245-5

Ⅰ.①卫… Ⅱ.①王… Ⅲ.①卫生检验－技术培训－教材
Ⅳ.①R115

中国版本图书馆 CIP 数据核字（2017）第 051969 号

人卫智网	www.ipmph.com	医学教育、学术、考试、健康，购书智慧智能综合服务平台
人卫官网	www.pmph.com	人卫官方资讯发布平台

卫生行业职业技能培训教程
卫生检验员

主　　编：王慧文
出版发行：人民卫生出版社（中继线 010-59780011）
地　　址：北京市朝阳区潘家园南里 19 号
邮　　编：100021
E - mail：pmph @ pmph.com
购书热线：010-59787592　010-59787584　010-65264830
印　　刷：三河市博文印刷有限公司
经　　销：新华书店
开　　本：787 × 1092　1/16　　印张：27
字　　数：640 千字
版　　次：2017 年 7 月第 1 版　2017 年 7 月第 1 版第 1 次印刷
标准书号：ISBN 978-7-117-24245-5/R · 24246
定　　价：69.00 元

打击盗版举报电话：010-59787491　E-mail：WQ @ pmph.com
（凡属印装质量问题请与本社市场营销中心联系退换）

前　言

　　卫生检验员是指医疗及相关机构中,从事登记、统计、收取检验标本,发送检验报告单,洗刷、消毒和保管检验器具的专业人员。《卫生检验员》培训教材是根据卫生检验员等级职业标准编写的,是进行卫生检验员技能培训与考核的重要依据。本书适合各级卫生检验员备考培训使用,也可作为中级、高级和技师级卫生检验员工作实践的参考用书。

　　全书内容分为上、下两篇,共17章。上篇是理论知识部分,涵盖了卫生检验员职业标准的基本要求,主要包括卫生检验员职业道德,基础知识、临床常规检验基本知识、临床生物化学检验基本知识、微生物学基本知识、免疫学基本知识;下篇是专业能力部分,涵盖了卫生检验员职业标准中的相关知识,主要包括临床常规检验、临床生物化学检验、微生物学检验、免疫学检验等。

　　本教材编写体现了职业技能鉴定工作"以职业活动为导向,以职业能力为核心"的特点,严格遵照职业标准,力求准确、完整的理解,反映职业标准的理念和要求。通过培训,使培训对象了解卫生检验员职业道德的相关知识,掌握职业守则,从而树立良好的职业道德,了解有关法律、法规知识,为职业能力的提高奠定基础。通过学习希望学员能够掌握医用化学、微生物学、免疫学、临床常规检验、临床生物化学等医学检验、卫生检验的基础知识,以及微生物学检验、免疫学检验、临床常规检验、临床生物化学检验等基本的专业技能,达到具备运用基本知识、基本技能独立完成职业活动的能力。

　　我们建议在培训过程中,注重基本知识的学习和基本技能的训练,尤其注重培养学员的实际动手操作能力。教学过程中采用理论联系实际,循序渐进,由浅入深的方法,充分发挥学员的主动性和积极性。

　　本书编写团队具备丰富的临床检验、卫生检验的工作经验,编写过程中努力做到紧扣卫生检验员职业标准,紧密联系卫生检验员工作实际,以使其更加符合职业技能培训的需要。在本书出版之际,我诚挚地感谢有关部门领导、专家及出版社编辑人员对本书给予的具体指导和为本书提供的宝贵建议和帮助;感谢本书各位编者的辛勤努力和出色工作;感谢编写人员所在单位:沈阳医学院、辽宁中医药大学高等职业技术学院的鼎力支持。

　　限于编者水平和时间,本书难免有不足和错漏之处,敬请使用本教材的读者批评指正。

王慧文

2017 年春于沈阳

目　录

上　篇

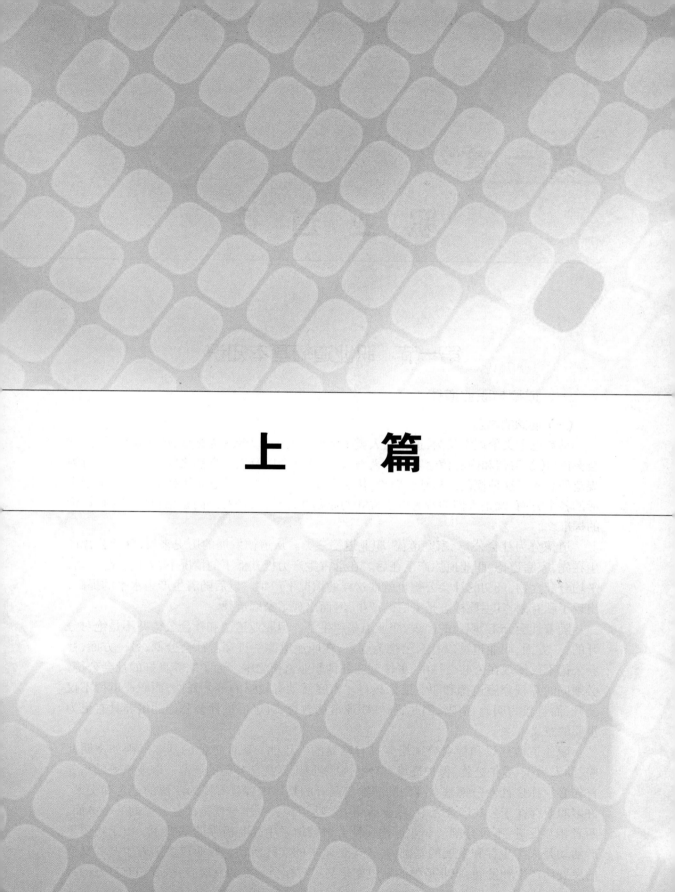

上　篇

第一章

职 业 道 德

第一节　职业道德基本知识

一、道德与职业道德

(一) 道德的内涵

马克思主义伦理学认为,道德是人类生活所特有的,以善恶为标准,依靠宣传教育、社会舆论、传统习俗和内心信念来调整人与人、人与社会以及人与自然之间相互关系的行为规范的总和。这种规范是靠社会舆论、传统习惯、教育和内心信念来维持的。它渗透于生活的各个方面,既是人们的行为应当遵守的原则和标准,又是对人们思想和行为进行评价的标准。

道德分为社会公德、家庭道德、职业道德三类。从道德发展的历史来看,社会公德产生在先,家庭道德、职业道德产生在后。在远古生产力极其低下的情况下,人们一起劳动,平均分配食物,最初的社会公德也就在这样的情况下产生。以后随着生产力水平的提高,出现了私有制,其主要标志是家庭的产生,继而出现了家庭道德。

随着社会分工、职业的出现,职业道德产生了。但职业道德和社会公德并不是绝对分开的:一方面,职业道德以社会公德为起点,在职业道德中贯穿着社会公德;另一方面,社会公德不仅体现在公共交往中,更体现在各种职业道德之中。为了培养良好的社会公德,必须同时重视家庭道德和职业道德教育。家庭活动有较强的不公开性,而职业道德不仅公开,而且较为明确、清晰,因此,抓好职业道德教育,对于促进社会公德的培养具有更为重要的意义。

职业道德建设和社会公德培养具有明显的一致性。职业道德的基本准则如文明礼貌、助人为乐、爱护公物、保护环境、遵纪守法等原则是社会公德的规范。职业道德的培养首先必须抓住社会公德基本准则的灌输。两者的具体内容具有极为广泛的重合和交叉。许多职业存在于公共场合之中,职业活动中一些道德关系本身就是社会公德的一个方面。两者相互促进,不可分割。职业道德在社会道德体系中具有极强的基础性。由于物质生产活动是人类生存和发展的基础,是人类最基本的实践活动。职业道德随着生产和交换的发展而产生和发展,职业道德的发展变化又导致社会公德的发展变化,要想有良好的社会公德,必须抓好职业道德建设。

要掌握道德的涵义要注意两个方面:

首先,从根源上看,道德是由经济关系所决定的,人们为了征服自然和管理社会,必然要结成各种社会关系,马克思把这种社会关系划分为物质的社会关系和思想的社会关系两个方面。物质的社会关系是指与物质生产活动直接联系的生产关系或经济关系。这是最基本的社会关系。思想的社会关系是指由经济关系所决定的并表现为一定的上层建筑和意识形态的各种关系。从这个意义上看,道德属于思想的社会关系。它不仅存在于人类历史和各个时代和各个社会,而且体现在人与人、人与集体和社会、集体和集体的关系之中。

其次,从矛盾特殊性上看,道德作为上层建筑的一部分,它与上层建筑中的其他部分如政治、法律等相比,有其自己的特异性。它以其特殊的方式来调整人际关系,依靠社会舆论、传统习惯、教育和人的信念的力量去调整,如排队"加塞"者会受到周围人的批评。

(二) 职业道德的内涵

职业道德是指从事一定职业劳动的人们,在特定的工作和劳动中以其内心信念和特殊社会手段来维系的,以善恶进行评价的内心意识、行为原则和行为规范的总和,它是人们在从事职业的过程中形成的一种内在的、非强制性的约束机制。

每个从业人员,无论是从事哪种职业,在职业活动中都要遵守道德。如教师要遵守教书育人、为人师表的职业道德。医生要遵守救死扶伤的职业道德等。职业道德不仅是从业人员在职业活动中的行为标准和要求,而且是本行业对社会所承担的道德责任和义务。职业道德是社会道德在职业生活中的具体化。

要理解职业道德需要掌握以下四点:

1. 在内容方面,职业道德总是要鲜明地表达职业义务、职业责任以及职业行为上的道德准则。它不是一般地反映社会道德和阶级道德的要求,而是要反映职业、行业以至产业特殊利益的要求;它不是在一般意义上的社会实践基础上形成的,而是在特定的职业实践的基础上形成的,因而它往往表现为某一职业特有的道德传统和道德习惯,表现为从事某一职业的人们所特有道德心理和道德品质。甚至造成从事不同职业的人们在道德品貌上的差异。如人们常说,某人有"军人作风""工人性格""农民意识""干部派头""学生味""学究气""商人习气"等。

2. 在表现形式方面,职业道德往往比较具体、灵活、多样。它总是从本职业的交流活动的实际出发,采用制度、守则、公约、承诺、誓言、条例,以及标语口号之类的形式,这些灵活的形式既易于为从业人员所接受和实行,又易于形成一种职业的道德习惯。

3. 从调节的范围来看,职业道德一方面是用来调节从业人员内部关系,加强职业、行业内部人员的凝聚力;另一方面,它也是用来调节从业人员与其服务对象之间的关系,用来塑造本职业从业人员的形象。

4. 从产生的效果来看,职业道德既能使一定的社会或阶级的道德原则和规范的"职业化",又使个人道德品质"成熟化"。职业道德虽然是在特定的职业生活中形成的,但它绝不是离开阶级道德或社会道德而独立存在的道德类型。在阶级社会里,职业道德始终是在阶级道德和社会道德的制约和影响下存在和发展的;职业道德和阶级道德或社会道德之间的关系,就是一般与特殊、共性与个性之间的关系。任何一种形式的职业道德,都在不同程度上体现着阶级道德或社会道德的要求。同样,阶级道德或社会道德,在很大范围上都是通过具体的职业道德形式表现出来的。同时,职业道德主要表现在实际从事一定职业的成人的意识和行为中,是道德意识和道德行为成熟的阶段。职业道德与各种职业要求和职业生活结合,具有较强的稳定性和连续性,形成比较稳定的职业心理和职业习惯,以致在很大程度上改变人们在学校生活阶段和少年生活阶段所形成的品行,影响道德主体的道德风貌。

(三) 职业道德的特点

职业道德与一般的道德有着密切的联系,同时也有自己的特征,主要表现在以下几个方面。

1. 行业性　职业道德与人们的职业紧密相关,一定的职业道德规则只适用于特定的职业活动领域,带有各自不同的个性特征,鲜明地体现着社会对某种具体的职业活动的特殊要求,也是事业成功的必要条件。

2. 内容上有连续性和稳定性　由于职业分工有其相对的稳定性,与之相适应的职业道德也就有较强的稳定性和连续性。

3. 实用性　职业道德是根据职业活动的具体要求,对人们在职业活动中的行为用条例、章程、守则、制度、公约等形式作出规定,这些规定具有很强的针对性和可操作性。

4. 多样性　职业道德形式,因行业而异。一般说来,有多少种不同的行业,就有多少种不同的职业道德。

5. 时代性　随着时代的变化,职业道德也在发展。职业道德在一定程度上贯穿和体现着当时社会道德的普遍要求,具有时代性。

二、社会主义职业道德的基本规范

(一) 爱岗敬业

爱岗敬业是为人民服务和集体主义精神的具体体现,是社会主义职业道德一切基本规范的基础。

1. 什么是爱岗敬业　爱岗就是热爱自己的工作岗位,热爱本职工作,亦称热爱本职。爱岗是对人们工作态度的一种普遍要求。热爱本职,就是职业工作者以正确的态度对待各种职业劳动,努力培养热爱自己所从事的工作的幸福感、荣誉感。一个人,一旦爱上了自己的职业,他的身心就会融合在职业工作中。就能在平凡的岗位上,做出不平凡的事业。

每个岗位都承担着一定的社会职能,都是从业人员在社会分工中所获得的扮演的一个公共角色。在现阶段,就业不仅意味着以此获得生活来源,掌握了一个谋生手段,而且还意味着有了一个社会承认的正式身份,能够履行社会的职能。在社会主义制度下,要求从事各行各业的人员,都要热爱自己的本职工作岗位。

对一种职业是否热爱,有一个个人对职业的兴趣问题。有兴趣就容易产生爱的感情,没有兴趣就谈不上爱。但每一个岗位都要有人去干,缺一不可。因此,国家要通过一定的方式,把人安排到各个工作岗位上去。无论你对从事的工作是否感兴趣,你都要从整个社会需要的角度出发,培养兴趣,热爱这一工作,这是基本觉悟的一种表现。需要指出的是对于那些人们比较喜欢的条件好、待遇高、专业性强、工作又轻松的工作,做到爱岗相对比较容易。对于工作环境艰苦,繁重劳累或是工作地点偏僻,工作单调,技术性低,重复性大,甚至还有危险性的工作要做到爱岗就不容易了。在这种情况下,热爱这些岗位并在这些岗位认真工作劳动的人就是有高尚品德的人。

所谓敬业就是用一种严肃的态度对待自己的工作,勤勤恳恳、兢兢业业,忠于职守,尽职尽责。中国古代思想家就提倡 敬业精神,孔子称之为"执事敬",朱熹解释敬业为"专心致志,以事其业。"

整个社会好比一台大机器,其中的任何一个环节哪怕是其中的一个小小的螺丝钉出现了问题,都会影响整台机器的运转。如果一个从业人员不能尽职尽责,忠于职守,就会影响整个企业或单位的工作进程。严重的还会给企业和国家带来损失,甚至还会在国际上造成不良影响。

目前,敬业包含两层涵义:一为谋生敬业。许多人是抱着强烈的挣钱养家发财致富的目的对待职业的。这种敬业道德因素较少,个人利益色彩增加;二为真正认识到自己工作的意义敬业,这是高一层次的敬业,这种内在的精神,才是鼓舞人们勤勤恳恳,认真负责工作的强大动力。

爱岗与敬业总的精神是相通的,是相互联系在一起的。爱岗是敬业的基础,敬业是爱岗的具体表现,不爱岗就很难做到敬业,不敬业也很难说是真正的爱岗。

2. 爱岗敬业要求每个人干一行爱一行 过去在计划经济体制下,我们每个人都要服从国家的分配,国家按计划把我们每个人安排到一定的工作岗位上,我们无论走上哪个工作岗位都要干一行,爱一行。

目前,在我国市场经济条件下,实行的是求职者与用人单位的双向选择,这种就业方式的好处,就是能使更多的人从事自己所感兴趣的工作,用人单位也能挑选自己所需要的合适人选。在社会主义市场经济条件下,双向选择的就业方式为更好地发挥人的积极性创造了条件。这一改革与社会主义职业道德基本规范要求的爱岗敬业并不矛盾。

首先,提倡爱岗敬业,热爱本职,并不是要求人们终身只能干"一"行,爱"一"行,也不排斥人的全面发展。它要求工作者通过本职活动,在一定程度上和范围内做到全面发展,不断增长知识,增长才干,努力成为多面手。我们不能把忠于职守、爱岗敬业片面地理解为绝对地、终身地只能从事某个职业。而是选定一行就应爱一行。合理的人才流动,双向选择可以增强人们优胜劣汰的人才竞争意识,促使大多数人更加自觉地忠于职守,爱岗敬业。实行双向选择,开展人才的合理流动,使用人单位有用人的自主权,可以择优录用,实现劳动力、生产资源的最佳配置,劳动者又可以根据社会的需要和个人的专业、特长、兴趣和爱好选择职业,真正做到人尽其才,充分发挥积极性和创造性。这与我们所强调的爱岗敬业的根本目的是一致的。

其次,求职者是不是具有爱岗敬业的精神,是用人单位挑选人才的一项非常重要的标准。用人单位往往录用具有爱岗敬业精神的人。因为只有干一行,爱一行的人,才能专心致志地搞好工作。如果只从兴趣出发,见异思迁,"干一行,厌一行",不但自己的聪明才智得不到充分发挥,甚至会给工作带来损失。

另外,现实生活中能够找到理想职业人必定是少数的,对于多数人来说,必须面对现实,去从事社会所需要、而自己内心不太愿意干的工作。在这种情况下,如果没有"干一行,爱一行"的精神,那么你就很难干好工作,很难做到爱岗敬业。

3. 如何做到爱岗敬业

（1）要正确处理职业理想和理想职业的关系。社会主义职业道德所提倡的职业理想是以为人民服务为核心，以集体主义为原则，热爱本职工作兢兢业业干好本职工作。即使自己所从事的职业不理想，也应该兢兢业业干好本职工作。

（2）要正确处理国家需要与个人兴趣爱好的关系。当国家需要与个人爱好发生矛盾时，把国家需要作为自己的志愿，在工作实践中逐步培养兴趣，历史上这样的事例很多，如鲁迅原本学医，为了拯救国民的灵魂，弃医从事写作。孙中山原本学医，为了挽救民族危亡，弃医从事革命事业。我国著名的地质学家李四光三易所学，三次都是以国家需要为自己的爱好。

（3）要正确处理选择职业与个人自身条件的关系。选择职业应根据自身条件，不能好高骛远，即使一时找不到理想职业，无论在哪一个岗位上，在一天就应兢兢业业做一天。

（4）要正确处理所从事职业与物质利益的关系。正确的观点是热爱本职与人才流动相统一，忠于职与物质待遇相统一，人能尽其才与物能尽其用相统一。不能以追求高收入为目标，任意"跳槽"。现实生活中有许多人为取得高收入而频繁跳槽，这样就很难做到爱岗敬业。

4. 爱岗敬业是为人民服务精神的具体体现 如果每个人都能做到爱岗敬业，尽职尽责，忠于职守，每个岗位上的事情都将办得非常出色，从而达到为人民服务的目的。

（二）诚实守信

1. **什么是诚实守信** 诚实守信是忠诚老实，信守诺言，是为人处事的一种美德。

所谓诚实，就是忠诚老实，不讲假话。诚实的人能忠实于事物的本来面目，不歪曲，不篡改事实，同时也不隐瞒自己的真实思想，光明磊落，言语真切，处事实在。诚实的人反对投机取巧，趋炎附势，吹拍奉迎，见风使舵，争功诿过，弄虚作假，口是心非。

一个忠诚老实的人对客观事物的认识能力也是有限的，不可能事事准确地反映客观事物的内在规律。因此，忠诚老实的人也有可能犯错误，但同虚伪的人犯错误的性质不同。诚实的人犯错误是由于认识能力和认识方法方面问题造成的，而虚伪的人犯错误则是由于不诚实，属于道德品质问题。

所谓守信，就是信守诺言，说话算数，讲信誉，重信用，履行自己应承担的义务。

诚实和守信两者意思是相通的，是互相联系在一起的。诚实是守信的基础，守信是诚实的具体表现，不诚实很难做到守信，不守信也很难说是真正的诚实。"诚实"是真实不欺，"信"也是真实不欺。诚实侧重于对客观事实的反映是真实的，对自己内心的思想、情感的表达是真实的。守信侧重于对自己应承担，履行的责任和义务的忠实，毫无保留地实践自己的诺言。

我国是个文明古国、礼仪之邦。历来重视诚实守信的道德修养。东汉许慎著《说文解字》说："信，诚也"，古代的圣贤哲人对诚信有诸多阐述。"君子之言，信而有征"。征，为证明，证验之意，"言之所以为言者，信也；言而不信，何以为言？"就是说人说话要算数。"诚信者；天下之结也"，意思是说讲诚信，是天下行为准则的关键；孔子也多次讲过诚信，如"信则人任焉""自古皆有死，民无信不立"。孟子论诚信："至诚而不动者，未之有也；不诚，未有能动者也"。荀子认为"养心莫善于诚"。墨子也极讲诚信："志不强者智不达，言不信者行不果"。老子把诚信作为人生行为的重要准则："轻诺必寡信，多易必多难"。

庄子也极重诚信："真者,精诚之至也。不精不诚,不能动人"。庄子把"本真"看作是精诚之极至,不精不诚,就不能感动人。这就把诚信提高到一个新的境界。韩非子则认为"巧诈不如拙诚"。总之,古代的圣贤哲人把诚信作为一项崇高的美德加以颂扬。

"诚"和"信"是不自欺,是内心和外部行为合一的道德修养境界。一般人是很难做到的。原因是内心总会有冲突,一方面知道要为善去恶,而另一方面还为情欲所蔽。"欲动情胜",所以其内心总会有不自愿遵循道德的想法,因此,我们要经常进行诚实守信的道德教育。诚实守信,是真、是善、是美,是真、善、美的统一,只有不断地进行自我修养,才能达到这一美好境界。

2. 诚实守信不仅是做人的准则,也是做事的原则　一个人要想在社会立足,干出一番事业,就必须具有诚实守信的品德,一个弄虚作假,欺上瞒下,糊弄国家与社会,骗取荣誉与报酬的人,他们是要遭人唾骂的。诚实守信首先是一种社会公德,是社会对做人的起码要求。

诚实守信不仅是做人的准则,也是做事的基本准则。诚实是我们对自身的一种约束和要求,讲信誉、守信用是外人对我们的一种希望和要求。一个从业人员做事,他既代表个人,又代表一个单位,或企业、或政府。如果一个从业人员不能诚实守信,说话不算数,那么他所代表的社会团体或是经济实体就得不到人们的信任,无法与社会进行经济交往,或是对社会再没有号召力。因此,诚实守信不仅是一般的社会公德,而且也是任何一个从业人员应遵守的职业道德。

3. 诚实守信是每一个行业树立形象的根本　诚实守信作为职业道德,对于企事业单位来说,其基本作用是树立良好的信誉,树立起值得他人信赖的企业形象。所谓信誉,是由信用和名誉组成的。信用是指在职业活动中诚实可信,名誉是指在职业活动中重视名声和荣誉。职业信誉是职业信用和名誉的有机统一。它体现了社会承认一个行业在以往职业活动中的价值,从而影响到该行业在未来活动中的地位和作用。例如,北京的同仁堂药店,建店300多年,始终坚持重质量,重服务,重信誉。其店规是"炮制虽繁必不敢省人工,品味虽贵必不敢减物力",药料选用十分讲究。"产非其地,采非其时"的药材,坚决不用。同仁堂的人说,我们药方虽然可被盗去,但是没有我们精湛的炮制工艺和高度的责任心,还是制不出好的丸、散、膏、丹。同仁堂美名传遍全世界,顾客遍及五大洲,因此,使得它的效益也长久不衰。一个企业,如果不履行合同,不重视产品质量,不注重为社会服务,只是一味地打经济算盘,为自己捞利润,那么用不了多久,信誉就会扫地,企业的经营就会萎缩,甚至破产。

4. 怎样才能做到诚实守信

（1）重质量、重服务、重信誉:产品的质量和服务质量直接关系到企业的信誉,是企业的生命。产品质量高、服务质量高,企业的信誉就高,其产品让消费者信得过,企业也就拥有了强大的生命力。相反,产品质量低下,会使消费者感到受到了欺骗,企业也就没有信誉可言,因此,要做到诚实守信,必须做到重质量、重服务、重信誉。

（2）诚实劳动、合法经营:要有以质量为中心的科学的生产、工作程序。从业者应严格按照每道工序的操作程序去做,做到诚实劳动,文明生产。经济利益会使意志薄弱者忘记自己应遵守的职业道德,投机取巧、偷工减料、制假售假、缺斤少两、坑害消费者;为暂时的效益,使用一切非法手段,买空卖空,倒买倒卖,牟取暴利。从业人员在职业活动中,只有诚实劳动、合法经营,才能维护消费者利益,才能做到诚实守信。

(3) 实事求是,不讲假话:这要求从业人员平时对领导、同事、顾客、国家不讲假话,不讲空话。对工作中的成绩不多讲一分,对工作中的失误也不少讲一分,对产品的质量宣传要合乎实际,产品广告不能随意吹嘘,广告力求做到诚、真、实。只有实事求是,不讲假话,才能做到诚实守信。

(4) 提高技能创造名牌产品:名牌产品本身就意味着诚实守信,但创造名牌并非易事,要求从业人员必须刻苦学习专业知识和技能。在市场经济条件下,竞争在社会主义经济发展中的作用日益突出,生产力诸要素不断智能化的规律越来越被强化。竞争迫使企业在利润最大原则下,投资发展先进设备和先进工艺,高薪聘用各种高级科技人才和高级管理人才,开发新产品,创造名优名牌商品。即使是普通劳动者,也必须具备较高的科学文化知识。丰富的专业生产(服务)技术和先进的专业技能,才能生产创造令人信服的精品、名牌。只有不断提高技能,才能做到诚实守信,才能在现代化的生产中发挥更大的作用。

(三) 办事公道

办事公道是在爱岗敬业,诚实守信的基础上提出的更高一个层次的职业道德的基本要求。办事公道需要有一定的修养基础。

1. 办事公道的含义　所谓办事公道是指从业人员在办事情处理问题时,要站在公正的立场上,按照同一标准和同一原则办事的职业道德规范。

公正是几千年来为人所称道的职业道德,人是有尊严的,人们都希望自己与别人一样受到同等的对待,企盼在法律面前人人平等,自古就有"王子犯法与庶民同罪"的说法。因此,人们一直歌颂秉公办事,不徇私情的清官明主。如宋朝的包拯,家喻户晓,老少皆知。古人云:"治世之道为在平、畅、正、节。天下为公,众生平等,机会均等,一视同仁;物尽其力,货畅其流,人畅其思,不滞不塞;上有正型,下有正风,是非分明,世有正则;张弛疾徐,轻重宽平,皆有节度"。不平行便不平衡,不平衡则人心不平。人心不平便失去社会安定;不通畅便存在蒙蔽、隔膜、压抑;不公正便失去原则,失去是非、失去信任;没有节度,便失去控制,泛滥成灾,从这里可以看到平等原则的重要性。当前我们正处于市场经济的大潮中,市场经济中有平等互利原则,这体现了买卖双方的平等地位,因此,在经济领域中是要求处事公平、办事公道。

目前,人们的法制观念、民主意识都在增强,这要求领导干部办事必须公道,否则,不是威信扫地,就是吃官司。人们生活在世界上,都要与人打交道,都要处理各种关系,这就存在办事是否公道的问题,每个从业人员也都有一个办事公道问题,如一个服务员接待顾客不以貌取人,无论对于衣着华贵的大老板还是对衣着平平的乡下人,对不同国籍,不同肤色,不同民族的宾客能一视同仁,同样热情服务,这就是办事公道。无论是对一次购买上万元商品的大主顾,还是对一次只买几元钱小商品的人,同样周到接待,这就是办事公道。

需要注意的是,我们所讲的公平并不是平均。以往我们在计划经济体制下,认为平均就是公平,不平均就是不公平,这是非常错误的。公平是指人们的社会地位的平等,受教育的权力、劳动的权力的平等,多劳多得,少劳少得,不劳动不得食,每个人都一样没有特权。

另外,我们所讲的公正与旧时的、传统的公正有本质的不同,但是,其出发点都是相同的,都是为了保证每个人在社会上的合法地位和平等权利。如果办事不公正,徇私舞弊,势必会损害社会主义平等竞争的原则,形成不正当竞争,造成新的不平等,就会对社会各方面产生消极的影响,最终会阻碍社会经济的发展。

我们今天所讲的公正,其含义包括以下几点。

(1) 按个人的劳动质量和数量公平地分配劳动报酬和社会财富。

(2) 人们获得权力的机会是平等的,即大家都在同一个起跑线上去竞争。

(3) 人们受教育的权利、文化娱乐的权利应该是平等的。

(4) 人们在职业岗位,社会生活和家庭生活中有安全保障。

(5) 人们有言论自由,迁居自由和行政自由。

(6) 人们有实现个人的价值,达到个人理想的权利。

2. 怎样才能做到办事公道

(1) 要热爱真理,追求正义。办事是否公道关系到一个以什么为衡量标准的问题。要办事公道就要以科学真理为标准,要有正确的是非观,公道就是要合乎公认的道理,合乎正义。不追求真理,不追求正义的人办事很难会合乎公道。而现实生活中,许多人是非观念非常淡漠,在他们眼中无所谓对与错,只有自己喜欢不喜欢,把自己摆在一个非常突出的地位。

(2) 要坚持原则,不徇私情。只停留在知道是非善恶的标准是不够的,还必须在处理事情时坚持标准,坚持原则。为了个人私情不坚持原则,是做不到办事公道的。

(3) 要不谋私利,反腐倡廉。俗话说:"利令智昏。"私利能使人丧失原则,丧失立场,从古至今有多少人拜倒在金钱的脚下。拿了人家的钱就要替人家办事,是无法做到办事公道的。因此,只有不谋私利,才能光明正大,廉洁无私,才能主持正义、公道。

(4) 要不计个人得失,不怕各种权势。要办事公道,就必然会有压力,会碰上各种干扰,特别会碰上不讲原则,不奉公守法的有权有势者的干扰。遇到压力和干扰时可能有两种态度,一种是为了促使自己免受压力,就会向有权有势者屈服;一种是大公无私,不计个人得失,不怕权势,坚持办事公道。很显然要办事公道,就必须坚持后者。历史上最有名的就是包公怒铡陈世美。

(5) 要有一定的识别能力。真正做到办事公道,一方面与品德相关,另一方面也与认识能力有关。如果一个人认识能力很差,就会搞不清分辨是非的标准,分不清原则与非原则,就很难做到办事公道。所以,要做到办事公道,还必须加强学习,不断提高认识能力,能明确是非标准,分辨善恶美丑,并有敏锐的洞察力,这样就能公道办事。

(四) 服务群众

服务群众是为人民服务精神更集中的表现。

1. 服务群众的含义 所谓服务群众就是为人民群众服务。服务群众指出了我们的职业与人民群众的关系,指出了我们工作的主要服务对象是人民群众,指出了我们应当依靠人民群众,时时刻刻为群众着想,急群众所急,忧群众所忧,乐群众所乐。

服务群众的含义如下:

(1) 服务群众是对各级领导及各级领导机关、各级公务员的一种要求。邓小平曾精辟地概括了社会主义条件下领导活动的根本目的和意义。他说:"领导就是服务"。它的核心就是要求领导者必须时时刻刻为了国家和人民的利益而贡献自己的才智。马克思曾警告过,无产阶级在取得政权以后,要防止由"社会的公仆"变为"社会的主人"。我们的领导干部,各级公务员一定要坚持"领导就是服务"的观点,真心诚意服务于群众,绝不能践踏人民的利益,不能利用人民赋予的权力以权谋私。一切依靠人民群众,一切服务于人民群众,是我们党的群众路线的重要内容。服务群众是党的群众路线在社会主义职业道德的具体表现,这也是社会主义职业道德与以往私有制社会职业道德的根本分水岭。

(2) 服务群众是对所有从业人员的要求。在社会主义社会,每个从业人员都是群众中的一员,既是为别人服务的主体,又是别人服务的对象。每个人都有权享受他人职业服务,同时又承担着为他人做出职业服务的义务。因此,服务群众作为职业道德,不仅仅是对领导及公务员的要求,而且是对所有从业者的要求。

2. 怎样做到服务群众

(1) 要树立服务群众的观念。由于目前我们社会主义尚处于初级阶段,生产力水平较低,人们的生活水平较低,思想觉悟参差不齐,每个从业人员从事劳动的目的,多半是为谋生,因此,为他人服务的观念较淡漠,因此,要做到服务群众,必须先树立服务群众的观念。

(2) 要做到真心待群众。仅仅要树立服务群众的观念还不够,还必须落实到行动上,即每个从业人员无论做任何事情,都要想到群众,想到群众的利益,实实在在地为群众服务,如劳动模范李素丽真心待群众,体现在方方面面、点点滴滴。

(3) 要尊重群众。只有尊重群众,才能了解群众所思、所想、所需,才能真正做到服务群众。

(4) 做每件事都要方便群众。每个从业人员做每件事情都与群众有关。因此,任何职业要便民而不扰民。要真正为群众谋利益,决不应损害群众的利益。关于这方面,我们要向南京路上好八连学习,好八连有铁的纪律,情愿自己吃苦受累而不扰民。

(五) 奉献社会

1. 奉献社会的含义 所谓奉献社会,就是全心全意为社会做贡献,是为人民服务精神的最高体现。有这种精神境界的人,他们把一切都奉献给国家、人民和社会。

所谓奉献,就是不期望等价的回报和酬劳,而愿意为他人、为社会或为真理、为正义献出自己的力量,包括宝贵的生命。奉献社会不仅有明确的信念,而且有崇高的行动。奉献社会的精神主要强调的是一种忘我的全身心投入精神。当一个人专注于某种事业时,他关注的是这一事业对于人类,对于社会的意义。他为此而兢兢业为,任劳任怨,不计较个人得失,甚至不惜献出自己的生命。这就是伟大的奉献社会的精神。一个人无论从事什么行业的工作,无论在什么岗位,都可以做到奉献社会。

2. 奉献社会精神与市场经济的关系 首先,社会主义市场经济的根本目的与奉献社会精神是一致的。奉献社会的精神既是一种崇高的境界、高尚的道德情操,又是一种基于对事业对工作全身心投入的表现。它既凝聚着中华民族的传统美德,又集中体现了我党的性质与宗旨。搞好市场经济需要人们对事业对工作的全身心投入,无私奉献精神就成为搞好经济建设的强大精神动力。因此,无私奉献精神与社会主义市场的目标是一致的。

其次,无私奉献精神作为一种道德追求,具有与市场经济相容的因素。市场经济固然有其自身的运行规律和规则,但不能脱离与政治、文化、道德等多种因素之间的相互制约与相互影响。道德和道德调节渗透于经济活动的各个环节,有效的道德调节是经济运行的润滑剂。道德调节的作用不仅表现在将市场主体(企业、个人)经济利益的行为限制在遵守市场规则,尊重人伦常规的范围内,在处理利益关系时追求高尚的道德。所以,无论是正常的市场行为,还是无私奉献的精神,不仅是社会生活的内在要求,而且是市场主体健康发展的内在需要。因此,不能将某些市场观念不适当地扩充到思想道德领域中,不能以完全的功利追求取代无私奉献的精神追求。

再次,无私奉献精神与社会主义市场经济运行机制是统一的。市场经济属于经济活动范畴,市场经济运行机制的实质是优胜劣汰,而其判定的标准是经济效益。为了获得最大的经济效益,人们在市场经济活动中必须遵循市场规律,如价值规律,供求规律和竞争规律等。无私奉献精神属于道德活动范畴。在这个领域里,推动人们行为的力量不是物质利益,而是渴望高尚,追求高尚的精神力量。无私奉献精神是从精神动力的高度促进着市场经济机制的运行,并使之朝着人类理想的方向发展。在市场经济条件下,倡导无私奉献的精神,可以使企业和个人改善服务质量,增强竞争实力,从而赢得顾客,赢得市场。从这个意义上说,无私奉献精神与社会主义市场经济运行机制是统一的。

总而言之,奉献社会精神与社会主义市场经济是统一的,其根本目的都是为实现共同富裕的目标。而且无私奉献精神是可以与市场经济共存的,它是从精神动力方面促进社会主义市场经济机制的运行。所以,在社会主义市场经济的条件下,无私奉献精神非但没有过时,而被赋予了更重要的现实意义。

3. 奉献社会精神对于纠正社会不良倾向的作用

(1)发扬无私奉献精神有助于抑制极端利己主义和享乐主义的蔓延。市场经济的求利原则能够激励人们积极性和创造性,促进经济发展和效率的提高,但同时又能够刺激个人欲望的不断膨胀,自私自利,唯利是图,不择手段地获取金钱的极端利己主义,或是只知索取,不讲奉献的享乐主义,从而不利于市场经济的发展。发扬无私奉献精神,可以抑制某些人私欲的膨胀,调节人与人之间的利益冲突,这将有利于市场经济长期均衡的发展。

(2)发扬无私奉献精神有助于弥补市场经济力不能及之处。在市场经济中,市场对资源配置起主要作用,可以市场化的营利性事业,在资源配置上占有较大的优势。而难以进入市场却是社会所必需的公益性事业,诸如社会科学、自然科学等基础理论研究领域和教育、卫生、环境保护等都无法依靠市场本身的力量得到必要的关注。对此,除了国家宏观政策调控外,也需要一些有余力的企业或个人发扬无私奉献精神,积极提供财力、物力、人力支持。随着市场经济的深入发展,公益事业会面临越来越严重的生存与发展的挑战,同时又会有越来越多的企业与个人具备了做出奉献的经济实力。因此,发扬无私奉献精神可以弥补市场经济的不足之处,对公益事业具有极大的必要性和现实意义。

(3)发扬无私奉献精神有助于营造互助友爱、安定和谐的社会风气。无私奉献精神,要求在他人危难之际人人伸出救援之手。它可以具体表现为见义勇为,青年志愿者活动,希望工程以及先富后富的扶贫工程等多种形式,为社会奉献出爱心,在社会上扶危济困,营造出一种互助友爱的社会风气,从而大大提高社会凝聚力,保证社会主义市场经济健康有序地发展。

4. 奉献社会是职业道德中的最高境界 奉献社会是一种人生境界,是一种融在一生事业中的高尚人格。与爱岗敬业、诚实守信、办事公道、服务群众这四项规范相比较,奉献社会是职业道德中的最高境界。同时也是做人的最高境界。爱岗敬业，诚实守信是对从业人员的职业行为的基础要求，是首先应当做到的。做不到这两项要求，就很难做好工作。办事公道，服务群众比前两项要求高了一些，需要有一定的道德修养做基础。奉献社会，则是这五项要求中最高的境界。一个人只要达到一心为社会做奉献的境界，他的工作就必然能做得很好，这就是全心全意为人民服务了。

三、道德与人自身的发展

1. 职业道德是事业成功的保证 市场经济是道德经济，作为从事不同行业的人来说，讲求职业道德是从业的前提。

2. 道德是人整体道德素质的反映 人的道德素质是整体综合素质的一个方面，包含着丰富的内容。其各个方面是相互作用的。职业道德可以在一定程度上反映着一个人的整体道德素质。同时，职业道德素质的提高也有利于人的思想道德素质的全面提高。

3. 道德水平的提高可以升华人格 人是职业道德的实现者，体现者。通过职业道德在自己工作中良好的展现，使自身更加完善，有利于自己人格魅力的形成。

第二节　卫生检验员职业守则

一、遵守法律、法规和有关规定

"以遵纪守法为荣，以违法乱纪为耻"，将违法乱纪看成纪律和法律上所不允许、道德上所不宽容的，其实质是把遵纪守法看成现代公民的基本道德守则。这一观点的提倡，为进一步开展纪律教育和法制教育提供了良好的社会氛围。长期以来，人们大多强调纪律、法制与道德之间的区别，在一定程度上忽视了它们之间的内在联系。有人认为，现代社会就是法制社会，法律已经替代道德成为调节社会关系与社会利益的主要杠杆。社会生活中也出现法制约束力上升而道德约束力下降的现象，个别人甚至错误地认为，只要不触犯法律，什么事情都可以做，不管它是否合乎道德。一旦遵纪守法的道德意义被遮蔽，人们仅从个人的利害得失来理解遵纪守法的必要性时，法律作为一种社会行为规范就变得非常脆弱。许多情况下，从遵纪守法中获得的眼前利益可能不如从违法乱纪中获得得多。一些违法乱纪分子就会为个人利益而铤而走险。这样，人的贪欲就会轻易地突破纪律或法律防线，社会上对违法乱纪行为的监督就只能靠外界的力量了。"以遵纪守法为荣，以违法乱纪为耻"，重新阐明了遵纪守法的道德意义，重建了纪律、法律与道德之间的关联，有助于解决当前社会上纪律、法律与道德两张皮的问题。这"一荣一耻"理应成为现代公民的基本守则，是现代社会公共生活对每个人的道德要求，也是每个现代公民应尽的道德义务。

二、严格执行医德医风的相关规定，树立严谨的科学作风

强化医德医风教育，加强医德医风建设，是改善医患关系的关键。大力弘扬白求恩精神，使广大医务工作者牢记全心全意为人民服务的宗旨，做白求恩式的医务工作者，树立乐于奉献、文明行医的卫生行业新风尚。加强职业道德、职业纪律、职业责任、职业技能教

育,注重教育的针对性、有效性,增加广大医务工作者自我教育、自我管理、自我约束的自觉性,增强职业责任感和荣誉感,提高职业技能。立足卫生行业实际,制定完善各项规章制度,逐步建立医德医风建设长效机制。

三、爱岗敬业、忠于职守,自觉履行岗位职责

爱岗敬业,忠于职守是社会主义职业道德的基础,是人们职业道德品质是否高尚的根本标志之一,所以爱岗敬业与忠于职守是紧密相连的。爱岗敬业,忠于职守是实现社会责任的基本要求和体现。所以从事卫生检验工作的人员对待工作,就不能采取"愿意做就做,不愿意做就不做"态度。

四、严格遵守实验室规章制度及实验室操作规程

严格遵守实验室的各项规章制度及操作规程是获取正确数据的关键,也是标准化实验室的基本要求,每个从事实验操作的工作人员都必须遵守。

1. **认真执行操作规程** 对申请化验的项目要及时检查,及时报告,积极帮助临床尽快明确诊断,不失时机地治疗患者。检验人员要有强烈的责任感和良好的技术水平。绝不可因每天都进行重复操作而忽视操作的规范化,违反操作常规,更不可有"想当然"的思想。

2. **认真对待检验结果** 要认真核对检验结果,填写检验报告单,做好登记,签字确认后发出报告。检验结果与临床不符合或可疑时,要主动与临床医师联系,复查验证。发现检验目的以外的阳性结果应主动报告。检查结果切不可张冠李戴或者笔误。

3. **如实填写检验报告** 坚持原则、尊重科学、实事求是,准确书写检测报告,不可任意谎报或随意涂改化验数据。更不该开假化验单或不化验就出化验单。这样做不仅严重违反了检验人员的职业道德,还会带来不堪设想的后果,甚至会承担法律责任。

五、刻苦学习、钻研业务,努力提高思想和文化素质

在科学技术迅速发展的时代,新的实验技术不断涌现,只有刻苦学习,努力钻研才能及时了解、掌握检验技术的最新发展动态,成为一名优秀的卫生检验人员。

(王慧文)

第二章

医用化学基本知识

第一节 溶液的浓度

溶液(solution)在日常生活、化工生产和科学实验中得到广泛应用。许多化学反应需要在溶液中进行;许多食物须经过消化形成溶液后才易被人体吸收;临床上常将一些药物配制成具有一定浓度的溶液使用;人体内的体液,如血液、组织液、淋巴液以及各种腺体的分泌液等,也都属于溶液的范畴。可见,溶液在人类的生产活动、科学实验和生命过程中具有十分重要的意义。

溶液的性质常与溶液中溶质和溶剂的相对组成有关。在实际工作中,配制一种溶液,不仅要标明溶质和溶剂的名称,还必须标明溶液的浓度(concentration)。

一、溶液浓度的表示方法

溶液的浓度是指一定量的溶液(或溶剂)中所含溶质的量。表示溶液浓度的方法很多,现就常用的一些表示方法作一介绍。

(一) 质量分数

质量分数是指溶质组分 B 的质量与溶液质量之比。质量分数用符号 ω_B 表示:

$$\omega_B = \frac{m_B}{m}$$

质量分数可以用小数表示,也可以用百分数表示。例如,市售浓硫酸的质量分数 $\omega_B=0.98$ 或 $\omega_B=98\%$,表示浓硫酸中 H_2SO_4 的质量与硫酸溶液的质量之比,即 100g 浓硫酸中含 98g H_2SO_4。

例 1 浓盐酸的质量分数 $\omega_B=0.36$,密度 $\rho=1.18kg/L$,500ml 浓盐酸中含氯化氢多少克?

解:∵ $\omega_B=0.36$ $\rho=1.18kg/L=1180g/L$ $V=500ml=0.5L$

$m=\rho \cdot V=1180g/L×0.5L=590g$

$\omega_B = \frac{m_B}{m}$

∴ $m_B=\omega_B \cdot m=0.36×590g=212.4g$

答：500ml 浓盐酸的质量为 212.4g。

(二) 体积分数

体积分数是指溶质组分 B 的体积与溶液总体积之比。体积分数用符号 ϕ_B 表示：

$$\phi_B = \frac{V_B}{V}$$

体积分数可以用小数表示，也可以用百分数表示。例如，外用消毒酒精的体积分数记为 $\phi_B = 0.75$ 或 $\phi_B = 75\%$。又如：临床血液检验指标——红细胞体积分数正常值范围在 $\phi_B = 0.37 \sim 0.50$。

例 2　医用酒精的体积分数 $\varphi_B = 0.95$，300ml 医用酒精中含纯酒精多少毫升？

解： ∵ $\phi_B = 0.95$　$V = 300ml$

∴ $V_B = \phi_B \cdot V = 0.95 \times 300ml = 285ml$

答：300ml 医用酒精中含纯酒精 285ml。

(三) 质量浓度

质量浓度是指溶质 B 的质量除以溶液的体积。质量浓度的符号为 ρ_B 或 $\rho(B)$，其表达式为：

$$\rho_B = \frac{m_B}{V}$$

质量浓度的 SI 单位为 kg/cm^3，化学和医学上多用 g/L、mg/L、μg/L 甚至更低的 ng/L 等单位来表示，随着溶质的量的多少，表示质量的单位可以改变，但是溶液的体积单位"升"不能变。

在书写质量浓度时，为了避免与密度符号 ρ 混淆，质量浓度 ρ_B 一定要用下角标或括号标明基本单元。例如，氯化钠溶液的质量浓度记为 ρ_{NaCl} 或 $\rho(NaCl)$。

例 3　《中国药典》规定，生理盐水的规格是 0.5L 生理盐水中含 NaCl 4.5g。生理盐水的质量浓度是多少？若配制生理盐水 1.2L，需要氯化钠多少克？

解： ∵ $m(NaCl) = 4.5g$　$V = 0.5L$

$$\rho_B = \frac{m_B}{V}$$

∴ $\rho_B = \dfrac{4.5g}{0.5L} = 9g/L$

又 ∵ $\rho_{NaCl} = 9g/L$　$V = 1.2L$

$m_B = \rho_B \cdot V$

∴ $m_{NaCl} = \rho_{NaCl} \cdot V = 9g/L \times 1.2L = 10.8g$

答：生理盐水的质量浓度是 9g/L。若配制生理盐水 1.2L，需要氯化钠 10.8g。

(四) 物质的量浓度

物质的量浓度简称浓度，其定义为：溶液中溶质 B 的物质的量除以溶液的体积。质的量浓度的符号为 C_B 或 $C(B)$，也可用 $[B]$ 表示。

$$C_B = \frac{n_B}{V} = \frac{m_B}{M_B \cdot V}$$

书写物质的量浓度时，C 的右下角或括号内要标明基本单元。例如，氢氧化钠的物质的量浓度,记为 C_{NaOH} 或 $C(NaOH)$,也可写成 $[NaOH]$。浓度的 SI 单位为 mol/cm^3,化学和医学上多用 mol/L、mmol/L 或 $\mu mol/L$ 等单位来表示。目前世界卫生组织(WHO)提议,在医学上凡是已知摩尔质量的物质,都要用物质的量浓度来表示。

例 4 临床上纠正酸中毒时,常用乳酸钠($NaC_3H_5O_3$)注射液。它的规格是每支 20ml 注射液中含乳酸钠 2.24g,该注射液的物质的量浓度是多少?

解: $\because m(NaC_3H_5O_3)=2.24g$ $M(NaC_3H_5O_3)=112g/mol$ $V=20ml=0.02L$

$$n_B=\frac{m_B}{M_B}=\frac{2.24g}{112g/mol}=0.02mol$$

$$\therefore C_B=\frac{n_B}{V}=\frac{0.02mol}{0.02L}=1.0mol/L$$

答:该乳酸钠注射液的物质的量浓度是 1.0mol/L。

例 5 若要配制临床用生理盐水(C_{NaCl} 为 154mmol/L)2000ml,需 NaCl 多少克?

解: $\because C_{NaCl}=154mmol/L=0.154mol/L$ $M_{(NaCl)}=58.5g/mol$ $V=2000ml=2L$

$\therefore n_{(NaCl)}=C_B \cdot V=0.154mol/L \times 2L=0.308mol$

$m_{(NaCl)}=n_B \cdot M_B=0.308mol \times 58.5g/mol=18g$

答:需称量氯化钠 18g。

例 6 有 90g 葡萄糖($C_6H_{12}O_6$),能配制 280mmol/L 的静脉注射液多少毫升?

解: $\because C(C_6H_{12}O_6)=280mmol/L=0.280mol/L$

$M(C_6H_{12}O_6)=180g/mol$ $m(C_6H_{12}O_6)=90g$

$$\therefore n_B=\frac{m_B}{M_B}=\frac{90g}{180g/mol}=0.5mol$$

$$\therefore V=\frac{n_B}{C_B}=\frac{0.5mol}{0.280mol/L}=1.8L$$

答:90g 葡萄糖能配制 280mmol/L 的静脉注射液 1.8L。

例 7 中和 0.6L 0.2mol/L H_2SO_4 溶液,需要 0.5mol/L NaOH 溶液多少毫升?

解: $C(H_2SO_4)=0.2mol/L$ $V_2=0.6L$

$2NaOH$ + H_2SO_4 = $Na_2SO_4+2H_2O$

2mol 1mol

$0.5mol/L \cdot V$ $0.2mol/L \times 0.6L$

$$\therefore V(NaOH)=\frac{0.2mol/L \times 0.6L \times 2mol}{0.5mol/L \times 1mol}=0.48L=480ml$$

答:中和 0.6L 0.2mol/L H_2SO_4 溶液,需要 0.5mol/L NaOH 溶液 480ml。

(五)质量摩尔浓度

质量摩尔浓度是溶质 B 的物质的量 n_B 除以溶剂的质量 m_A。质量摩尔浓度的符号为 b_B。质量摩尔浓度的表示单位为 $mol \cdot kg^{-1}$。

例如:14.2g 硫酸钠溶于 100g 水中,溶液的质量摩尔浓度为:

$$b(Na_2SO_4)=14.2g \times 1000g \cdot kg^{-1}/142g \cdot mol^{-1} \times 100g=1.0mol \cdot kg^{-1}$$

二、溶液浓度的有关计算

(一) 物质的量浓度(C_B)与质量浓度(ρ_B)的换算

设溶液中物质 B 的物质的量浓度为 C_B、质量浓度为 ρ_B,溶液的体积为 V、溶质 B 的质量为 m_B、物质的量为 n_B、溶质的摩尔质量为 M_B。根据定义,可有如下关系:

$$n_B = C_B \cdot V \quad n_B = \frac{m_B}{M_B} \quad \rho_B = \frac{m_B}{V}$$

$$m_B = n_B \cdot M_B = \rho_B \cdot V \quad m_B = C_B \cdot V \cdot M_B = \rho_B \cdot V$$

$$C_B = \frac{\rho_B}{M_B} \quad \text{或} \quad \rho_B = C_B \cdot M_B$$

例 8　280mmol/L 葡萄糖($C_6H_{12}O_6$)静脉注射液,其质量浓度是多少?

解:∵葡萄糖 C($C_6H_{12}O_6$)=280mmol/L=0.28mol/L

M($C_6H_{12}O_6$)=180g/mol。

∴ρ($C_6H_{12}O_6$)=$C_B \cdot M_B$=0.28mol/L×180g/mol=50.4g/L。

答:280mmol/L 葡萄糖($C_6H_{12}O_6$)静脉注射液,其质量浓度是 50.4g/L。

例 9　9g/L 的生理盐水,其物质的量浓度是多少?

解:∵ρ(NaCl)=9g/L,M(NaCl)=58.5g/mol

∴$C_B = \dfrac{\rho_B}{M_B} = \dfrac{9g/L}{58.5g/mol}$=0.154mol/L=154mmol/L

答:9g/L 的生理盐水,其物质的量浓度是 154mmol/L。

(二) 物质的量浓度(C_B)与质量分数(ω_B)的换算

设溶液中物质 B 的物质的量浓度为 C_B、质量分数为 ω_B、溶液的体积为 V、密度为 ρ、溶质 B 的质量为 m_B、物质的量为 n_B、溶质的摩尔质量为 M_B、溶液的质量 m。根据定义,它们有如下关系:

$$\omega_B = \frac{m_B}{m} \quad \rho = \frac{m}{V} \quad m_B = \omega_B \cdot m \quad m = \rho \cdot V \quad m_B = \omega_B \cdot \rho \cdot V \quad m_B = C_B \cdot V \cdot M_B$$

$$C_B = \frac{\omega_B \cdot \rho}{M_B} \quad \text{或} \quad \omega_B = \frac{C_B \cdot M_B}{\rho}$$

例 10　市售浓硫酸的质量分数 ω_B=0.98,密度 ρ=1.84kg/L,浓硫酸的物质的量浓度是多少?

解:∵ω(H_2SO_4)=0.98,ρ=1.84kg/L=1840g/L,M(H_2SO_4)=98g/mol

∴$C_B = \dfrac{\omega_B \cdot \rho}{M_B} = \dfrac{0.98 \times 1840g/L}{98g/mol}$=18.4mol/L

答:浓硫酸的物质的量浓度是 18.4mol/L。

三、溶液的配制

(一) 溶液的配制

配制溶液时,首先要了解所配制溶液的体积、浓度单位、溶质的纯度(一般为分析纯或优级纯试剂)和溶质的摩尔质量。通过计算得出所需溶质的量,进行称取或量取到容器中,加水溶解到一定体积,摇匀即可。

例如:配制 500ml 0.5mol/L NaOH 溶液,其操作步骤为:

1. 已知 V=500ml=0.5L、C(NaOH)=0.5mol/L、M(NaOH)=40g/mol,根据公式计算出 NaOH 的质量。

$$m(NaOH)=C(NaOH)\cdot V\cdot M(NaOH)=0.5mol/L\times0.5L\times40g/mol=10g$$

2. 用托盘天平称取 10g NaOH,置于小烧杯中用少量蒸馏水搅拌至溶解。

3. 转移到 500ml 的容量瓶(或量杯)中,再用少量蒸馏水冲洗小烧杯两次,冲洗液一并转移至容量瓶(或量杯)中。

4. 最后在容量瓶(或量杯)中用蒸馏水定容至 500ml 的刻度线。

5. 如有必要应转移到洁净干燥的试剂瓶中,贴好标签(标签的内容为试剂名称、浓度及配制日期等)、保存、备用。

(二)溶液的稀释

在实际工作中,常常需要将浓溶液制备成稀溶液。溶液的稀释是指在原溶液中加入溶剂,使原溶液的浓度降低的过程。溶液稀释的特点是溶液的体积变大,而溶质的量不变。即

稀释前溶质的量 = 稀释后溶质的量

用公式表示则有:

$$C_1\cdot V_1=C_2\cdot V_2$$

式中,C 代表各物质的浓度,V 代表体积,下标"1"代表稀释前的状态,下标"2"代表稀释后的状态,只要知道公式中的任意 3 个数据,就可以计算出所要求的未知量。

例 11 欲配制质量浓度是 2% 的过氧乙酸溶液 500ml,需 20% 的过氧乙酸溶液多少毫升?

解:∵ 已知 ρ_{B2}=2%,V_2=500ml,ρ_{B1}=20%

$\rho_{B1}\cdot V_1=\rho_{B2}\cdot V_2$

$\therefore V_1=\dfrac{\rho_{B2}\cdot V_2}{\rho_{B1}}=\dfrac{2\%\times500ml}{20\%}=50ml$

答:需 20% 的过氧乙酸溶液 50ml。

例 12 用 φ_B=0.95 的医用酒精 500ml,能配制 φ_B=0.75 的消毒酒精多少毫升?

解:∵ 已知 ϕ_{B1}=0.95 ϕ_{B2}=0.75 V_1=500ml V_2= ?

$\varphi_{B1}\cdot V_1=\phi_{B2}\cdot V_2$

$\therefore V_2=\dfrac{\phi_{B1}\cdot V_1}{\phi_{B2}}=\dfrac{0.95g\times500ml}{0.75}=633ml$

答:用 φ_B=0.95 的医用酒精 500ml,能配制 φ_B=0.75 的消毒酒精 633ml。

四、溶液的渗透压

人体的体液不仅有一定的成分,而且还有一定的分布和一定的容量,这对于维持人体正常生理功能有着重要意义,体液的渗透压在其中起着一定的调节作用。临床上给患者大量补液时要特别注意溶液的浓度,如补液的浓度不当,过浓或过稀都将产生不良后果,甚至造成死亡,这也和溶液的渗透压有密切关系。

（一）渗透现象和渗透压

倘若在很浓的蔗糖溶液的液面上小心加一层清水,在避免任何机械振动的情况下静置一段时间,整个体系就会变成均匀的蔗糖溶液,直到均匀混合、浓度一致为止。这个过程称为扩散。在任何纯溶剂和溶液之间,或两种不同浓度的溶液之间,都有扩散现象发生。如果用一种半透膜将蔗糖溶液和纯水分开,情况就不同了(图 2-1)。半透膜是一种只允许某些物质透过而不允许另一些物质透过的多孔性薄膜。动物的细胞膜、人体内的膀胱膜、毛细血管壁以及人工制造的火棉胶膜、羊皮纸等都是半透膜。如果用来将蔗糖溶液和水隔开的半透膜只允许水分子通过,而不允许蔗糖分子通过,数小时后将会看到玻璃管内蔗糖溶液的液面升高了。当液面上升到一定高度后,玻璃管内的液面高度维持恒定。是什么原因导致了这种现象的发生呢?

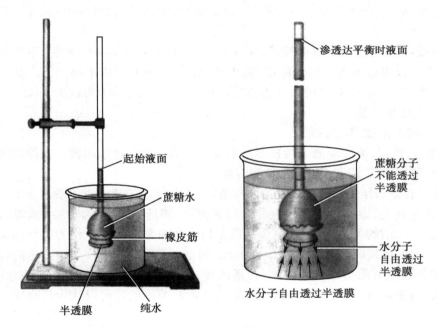

图 2-1　渗透和渗透压

我们知道,水分子可同时向两个相反方向通过半透膜,但因膜外纯水中水分子的数目比膜内单位体积蔗糖溶液中的多,因此,单位时间内从纯水透过半透膜进入蔗糖溶液的水分子数,必然多于从蔗糖溶液透过半透膜进入纯水的水分子数。其净扩散量是水透过半透膜进入蔗糖液,于是玻璃管内的液面升高。这种溶剂(水)分子透过半透膜进入溶液的自发过程称为渗透。两种不同浓度的溶液用半透膜隔开,亦会产生渗透现象。但渗透不是无止境的,随着玻璃管内液面的升高,由液柱产生的静液压也随之增加。这样,单位时间内,水分子从溶液进入至纯水的量也相应增多。当玻璃管内外液面差达到一定高度时,水分子向两个方向渗透的梯度趋于相等,渗透作用达到动态平衡,玻璃管内的液面停止上升。此时玻璃管内液面高度所产生的压力,称为该溶液的渗透压(osmotic pressure)。可以设想,假若一开始就给玻璃管内蔗糖溶液液面施加这么大的压力,渗透现象根本就不会发生。因此,渗透压可以定义为:将溶液和纯溶剂用半透膜隔开。为阻止渗透现象发生而必须施加于溶液液面上的最小压力。渗透压的大小可由管内外液面高度差(h)来测定。

(二)渗透压与浓度关系

渗透压的大小与溶液的浓度密切相关,溶液的浓度越大,单位体积内溶液分子就越多,溶剂水分子就越少,因此,纯水中的水分子渗透进入浓溶液就越多,所以溶液越浓其渗透压就越大。

实践证明:在一定温度下,稀溶液渗透压的大小与单位体积内溶液中所含溶质粒子(分子或离子)的数目成正比,而与粒子的性质(如颜色、酸碱性、导电性等)和粒子的分子量大小无关,因此,要比较两种溶液的渗透压大小,只要比较两种溶液的粒子总浓度大小即可。

非电解质:一个分子就是一个粒子,如葡萄糖、蔗糖各为 0.1mol/L(浓度),其渗透压相等。

电解质:一个分子有 2~5 个粒子,如 $NaCl$、$CaCl_2$ 各为 0.1mol/L(浓度),它们的渗透压由于 $NaCl$ 可以电离出 Na^+ 离子和 Cl^- 离子两个离子,$CaCl_2$ 可以电离出 Ca^{2+} 离子和 $2Cl^-$ 离子共三个离子,因为 $NaCl$ 的浓度为 0.2mol/L,$CaCl_2$ 的浓度为 0.3mol/L,所以 $CaCl_2$ 的渗透压大于 $NaCl$ 的渗透压。

(三)渗透压在医学上的意义

1. 等渗、低渗、高渗溶液 两种溶液浓度相等的互称为等渗溶液。两种溶液中浓度大的称为高渗溶液。浓度小的称为低渗溶液。

溶液都有渗透压。渗透压相等的两种溶液,称为等渗溶液。对于渗透压不相等的两种溶液,相对地说,渗透压高的溶液称为高渗溶液;渗透压低的溶液称为低渗溶液。在临床实践中,所谓的等渗、低渗或高渗溶液是以人体血浆总渗透压作为判断标准的。在37℃时,正常人血浆的渗透压为 720~800kPa,相当于血浆中能够产生渗透压的各种电解质离子和各非电解质分子的总浓度(渗透浓度)为 280~320mmol/L 所产生的总渗透压。因此总浓度(渗透浓度)为 280~320mmol/L 或接近此范围的就可以认为是临床上的等渗溶液。

临床上常用的等渗溶液有:

0.154mol/L NaCl 溶液;

0.287mol/L 葡萄糖溶液;

0.149mol/L $NaHCO_3$ 溶液;

0.167mol/L 乳酸钠($NaC_3H_5O_3$)溶液。

2. 渗透压在医学上的意义 渗透现象广泛存在于自然界,它与医学的关系十分密切。临床上对大量失水的严重患者,往往需要静脉滴注大量的 50g/L 葡萄糖和 9g/L 氯化钠等渗溶液;为什么大量输液需要与血浆等渗? 因为红细胞的细胞膜也具有半透膜的性质,正常情况下,细胞内液与细胞外液(血浆)是等渗的。若大量滴注高渗液,使血浆中可溶物浓度增大,细胞内液的渗透压必然低于膜外血浆的渗透压,红细胞内的细胞液将向血浆渗透,结果使红细胞皱缩;若大量滴注低渗溶液,结果使血浆稀释,血浆中的水分将向红细胞内渗透,使红细胞膨胀,严重时可使红细胞破裂,这种现象称为溶血。在大量补液过程中,只有等渗溶液才能使红细胞保持正常的生理功能。

渗透压与医学的关系十分密切,因为许多生物膜都是半透膜,细胞和它的环境的一切联系都要通过细胞膜,例如,红细胞膜,在临床上给患者大量输液使用的就必须是等渗溶液。只有在等渗溶液中,不能因为输入液体而影响血浆的渗透压,只有这样红细胞才有正常的形态和活性。

　　如果把红细胞放入到不同浓度的盐水中,在显微镜下观察红细胞会出现三种不同的形态变化:

　　(1) 4g/L 的盐水中:把红细胞放在 4g/L 的盐水中,红细胞发生了膨胀,最后将红细胞胀破,形成了溶血。原因是红细胞内部的各种粒子浓度高于 4g/L 的盐水中的各种粒子浓度,所以水向红细胞内部渗透而使红细胞破裂。

　　(2) 9g/L 的盐水中:把红细胞放在 9g/L 的盐水中,红细胞没有发生了膨胀,也没有变小,依然保持着正常的形态。原因是红细胞内部的各种粒子浓度等于 9g/L 的盐水中的各种粒子浓度,所以水向红细胞内外渗透的数量相等,所以依然保持着正常的形态。

　　(3) 15g/L 的盐水中:把红细胞放在 15g/L 的盐水中,红细胞发生了皱缩,造成细胞和细胞之间粘连,形成血栓。原因是红细胞内部的各种粒子浓度低于 15g/L 的盐水中的各种粒子浓度,所以水由红细胞内部向 15g/L 的盐水中渗透而使红细胞皱缩。

　　正常人体中,体液能够维持恒定的渗透压,这对水盐代谢过程是极为重要的。血浆中有许多盐类离子和各种蛋白质,因此,血浆具有相当大的渗透压(约为 770kPa)。其中由各种盐类离子和小分子晶体物质产生的渗透压称为晶体渗透压,占血浆总渗透压的绝大部分(约为 729.5kPa)。由各种蛋白质所产生的渗透压称为胶体渗透压,仅占血浆总渗透压的极小部分(约为 40.5kPa)。

　　血浆晶体渗透压和胶体渗透压的功能不同。细胞膜可以允许水分子自由透过,而 K^+、Na^+ 等离子不易自由透过。因此,晶体渗透压能维持细胞内外水的相对平衡。如果人体由于某种原因缺水,细胞外液的盐浓度相对升高,使晶体渗透压增大,引起细胞内液的水分子向细胞外液渗透,造成细胞皱缩;反之,若体液中的水量增加过多,将使细胞外液的盐浓度降低,晶体渗透压减小,引起细胞外液的水分子向细胞内液渗透,造成细胞膨胀,严重时产生水中毒。

　　毛细血管壁与细胞膜不同,它可以让水分子和各种离子自由透过,而蛋白质等高分子不能透过。所以胶体渗透压对维持人体毛细血管内外水分平衡起着十分重要的作用。如果由于某种疾病造成血浆蛋白减少,血浆胶体渗透压降低,血浆中的水和低分子溶质透过毛细血管壁进入组织间液过多,从而可导致组织液增多而引起水肿。

　　人体的肾是一个特殊的渗透器,它能使代谢过程中产生的废物经渗透随尿排出体外,而将有用的蛋白质保留在肾小球内。肾功能障碍患者由于血液中大量的代谢废物,如尿素、尿酸和肌氨酸酐等不能随尿液排出体外,就需要按时做血液透析排出废物。透析也是一种渗透作用,透析装置中的半透膜管阻止红细胞和蛋白质通过,小分子盐类、葡萄糖、代谢废物均可透过。在透析液中溶解各种人体必需的盐类和葡萄糖,血液经过体外循环便得以净化。

第二节　电解质溶液

一、弱电解质的电离平衡

(一) 强电解质和弱电解质

我们知道酸、碱、盐都是电解质,但不同种类的电解质溶液的导电能力是不同的。

【演示实验】把等体积、等浓度(0.1mol/L)的盐酸、醋酸、氢氧化钠溶液、氨水和氯化钠溶液进行导电性能实验。发现盐酸、氢氧化钠溶液、氯化钠溶液使灯泡亮一些,而醋酸、氨水使灯泡暗一些。

实验结果表明,体积、浓度相同而种类不同的电解质在相同条件下的导电能力是不同的。盐酸、氢氧化钠溶液和氯化钠溶液的导电能力比醋酸和氨水强。

电解质溶液之所以能够导电,是由于溶液里存在能够自由移动的离子。溶液导电性能的强弱与单位体积溶液里能自由移动的离子的多少有关。也就是说,在同体积、同浓度的溶液里,自由移动的离子数量越多,溶液的导电性就越强;自由移动的离子数量越少,溶液的导电性就越弱。而溶液中离子数量的多少是由电解质的电离程度决定的。由此可推知,不同种类的电解质在溶液里的电离程度是不一样的。盐酸、氢氧化钠和氯化钠在水溶液里能完全电离成离子,而醋酸、一水合氨在溶液里只有一部分的分子电离成离子,大部分仍以分子形式存在。

把在水溶液里全部电离为离子的电解质称为强电解质;在水溶液里只有部分电离为离子的电解质称为弱电解质。

强酸、强碱以及大多数的盐都是强电解质。例如,HCl、H_2SO_4、HNO_3、$HClO_4$、$Ba(OH)_2$、$NaOH$、KOH、$NaCl$、KCl、$MgCl_2$、Na_2SO_4 等。

某些强电解质的电离方程式如下:

$$HCl = H^+ + Cl^-$$
$$NaOH = Na^+ + OH^-$$
$$MgCl_2 = Mg^{2+} + 2Cl^-$$
$$Na_2SO_4 = 2Na^+ + SO_4^{2-}$$

弱酸、弱碱都是弱电解质。例如,HAc、HCN、H_2CO_3、H_2S、$NH_3 \cdot H_2O$ 等。

在弱电解质溶液里,弱电解质分子电离成离子的同时,离子又相互结合成分子,弱电解质的电离是个可逆过程,所以电离方程式用可逆符号表示。例如,醋酸、氨水的电离方程式:

$$HAc \rightleftharpoons H^+ + Ac^-$$
$$NH_3 \cdot H_2O \rightleftharpoons NH_4^+ + OH^-$$

如果弱电解质是多元弱酸,则它们的电离是分步进行的。例如,碳酸的电离方程式:

$$H_2CO_3 \rightleftharpoons H^+ + HCO_3^-$$
$$HCO_3^- \rightleftharpoons H^+ + CO_3^{2-}$$

另外,如葡萄糖、蔗糖等一些有机物在水溶液里不电离,它们属于非电解质。

(二) 电离平衡

弱电解质的电离是可逆过程。醋酸、氨水等弱电解质溶于水时,电离成离子的倾向较小,受到水分子的作用后,只有一部分的分子电离成离子,离子在水中互相碰撞时又彼此吸引,重新结合成分子。一定条件下,当弱电解质的分子电离成离子的速度和离子重新结合成分子的速度相等时的状态称为电离平衡。

电离平衡和其他化学平衡一样,是一种动态平衡。平衡时,溶液里离子的浓度和弱电解质分子的浓度都保持不变。例如,醋酸溶液存在以下平衡:

$$HAc \rightleftharpoons H^+ + Ac^-$$

平衡时,溶液里醋酸分子、醋酸根离子和氢离子的浓度都保持不变。

当改变条件时,电离平衡的移动遵循平衡移动的原理。如在醋酸溶液里滴入盐酸,电离平衡向左移动,使溶液里的醋酸根离子浓度减小,醋酸分子浓度增大,新的条件下,建立起新的平衡状态。同理,在醋酸溶液里滴入氢氧化钠或醋酸钠溶液,醋酸的电离平衡都将发生移动,直至达到新的平衡。

(三) 电离度

不同的弱电解质在水溶液里的电离程度是不相同的。有的电离程度较大,有的电离程度较小。弱电解质电离程度的大小,可用电离度来表示。电离度是当弱电解质在溶液里达到电离平衡时,已电离的电解质分子数占电解质分子总数(包括已电离的和未电离的)的百分数。电离度通常用 α 表示:

$$\alpha = \frac{已电离的弱电解质分子数}{电解质分子总数} \times 100\%$$

例如,25℃时,在 0.10mol/L 的醋酸溶液里每 10 000 个醋酸分子中有 132 个分子电离。醋酸的电离度是:

$$\alpha = \frac{已电离的电解质分子数}{电解质分子总数} \times 100\% = \frac{132}{10\ 000} \times 100\% = 1.32\%$$

电解质越弱,它的电离度越小。因此,我们可以用电离度的大小来比较弱电解质的相对强弱。如醋酸和氢氰酸都是弱酸,但氢氰酸在水溶液里的电离程度比醋酸小,所以氢氰酸是比醋酸更弱的电解质。

弱电解质电离度的大小,主要取决于电解质的本质,同时也与溶液的浓度、温度等条件有关。同一种弱电解质,溶液浓度越稀,电离度越大。这是由于加水稀释后,减少了离子碰撞结合成分子的机会,结果使电离度增大。温度对弱电解质的电离度也有些影响,温度升高,电离度稍有增大。这是因为电解质的电离是一个吸热过程,温度升高促使电离平衡向右移动,结果使电离度增大。所以使用弱电解质的电离度时,应当注明该电解质的浓度和温度。

(四) 电离常数

弱电解质的电离平衡符合一般的化学平衡原理。

一定温度下,当弱电解质达到电离平衡时,溶液里各种离子浓度的乘积与分子浓度之比是一个常数,这常数称为电离平衡常数,简称电离常数,用 K_i 表示。一般弱酸的电离常数用 K_a 表示,弱碱的电离常数用 K_b 表示。

例如,醋酸的电离平衡如下:

$$HAc \rightleftharpoons H^+ + Ac^-$$

电离常数表达式为:

$$Ka = \frac{[H^+][Ac^-]}{[HAc]}$$

例如,氨水的电离平衡如下:

$$NH_3 \cdot H_2O \rightleftharpoons NH_4^+ + OH^-$$

电离常数表达式为:

$$K_b = \frac{[NH_4^+][OH^-]}{[NH_3 \cdot H_2O]}$$

不同的弱电解质有不同的电离常数,电离常数也能反映弱电解质电离程度的相对大小。电离常数大,表示该弱电解质比较容易电离;电离常数小,表示该弱电解质难电离。对于多元弱酸如 H_2CO_3、H_2S、H_3PO_4 等,它们的电离是分步进行的,每一步的电离都有相应的电离常数,通常用 K_{a1}、K_{a2}、K_{a3} 表示。

电离常数与温度有关,而与浓度无关。

(五) 同离子效应

【演示实验】 在小烧杯内加入适量的稀氨水,滴加 1 滴酚酞,摇匀后分别倒入 2 支试管中。在其中一支试管里加入少量氯化铵固体,另一支作对照。

实验结果表明,在氨水中滴加酚酞,溶液因呈碱性而显红色。加入氯化铵后,溶液的颜色变浅:这是由于加入氯化铵后,氯化铵全部电离成 NH_4^+ 和 Cl^-,溶液里 $[NH_4^+]$ 增大,破坏了氨水的电离平衡,使平衡向左移动,导致氨水的电离度减小,溶液里的 $[OH^-]$ 减少,故颜色变浅。这一过程可表示为:

$$NH_3 \cdot H_2O \rightleftharpoons NH_4^+ + OH^-$$
$$NH_4Cl \rightleftharpoons NH_4^+ + Cl^-$$

在弱电解质溶液里,加入和弱电解质具有相同离子的强电解质,使弱电解质的电离度减小的现象称为同离子效应。

同离子效应实际上是一种电离平衡的移动。

同离子效应在药物分析中可用来控制溶液里某种离子的浓度,也可用于缓冲溶液的配制。缓冲溶液将在下节介绍。

二、酸碱质子理论

酸和碱是电解质中重要的两类物质。酸碱电离理论认为:在水溶液里电离出的阳离子全部是 H^+ 的化合物是酸;在水溶液里电离出的阴离子全部是 OH^- 的化合物是碱。

酸碱电离理论可以较好地解释一些物质的酸碱性以及一部分酸碱反应的实质,但也存在一些不足之处。例如,不能解释一些不含氢离子和氢氧根离子物质的酸碱性,也无法解释非水溶液中的酸碱反应。为了克服这一局限性,提出了新的酸碱理论,即酸碱质子理论。

(一) 酸碱的定义

酸碱质子理论认为:凡能给出质子的物质是酸;凡能接受质子的物质是碱。例如,HCl、H_2SO_4、HNO_3、$HClO_4$、NH_4^+、H_3O^+、H_2O 等都是酸,因为它们都能给出质子;Cl^-、Ac^-、HCO_3^-、CO_3^{2-}、NH_3、OH^-、H_2O 等都是碱,因为它们都能接受质子。

根据酸碱质子理论,酸给出质子以后就成为碱,碱接受质子以后就成为酸。可见酸和

碱并不是孤立的,而是相互依存的,这种关系称为共轭关系,可表示为:

$$酸 \rightleftharpoons 质子 + 碱$$

$$HCl \rightleftharpoons H^+ + Cl^-$$

$$HAc \rightleftharpoons H^+ + Ac^-$$

$$H_2CO_3 \rightleftharpoons H^+ + HCO_3^-$$

$$HCO_3^- \rightleftharpoons H^+ + CO_3^{2-}$$

$$NH_4^+ \rightleftharpoons H^+ + NH_3$$

$$H_2O \rightleftharpoons H^+ + OH^-$$

以上这些方程式中左边的酸比右边相应的碱多一个质子,化学组成上仅差一个质子的一对酸碱称为共轭酸碱对。例如:HAc 和 Ac^- 就是共轭酸碱对,其中 HAc 是 Ac^- 的共轭酸,而 Ac^- 是 HAc 的共轭碱。对于某一共轭酸碱对,如果酸的酸性越强,它的共轭碱的碱性就越弱;如果碱的碱性越强,它的共轭酸的酸性就越弱。如 HCl 是强酸,它的共轭碱 Cl^- 在水溶液里显示不出碱性;又如 OH^- 是强碱,它的共轭酸 H_2O 就显示不出酸性。

酸碱质子理论扩大了酸碱范围,酸有分子酸如 HCl、HAc 等,也有离子酸如 NH_4^+。同样,碱有分子碱如 NH_3,也有离子碱,如 Ac^-、CO_3^{2-} 等。有些物质既可作为酸,又可作为碱,如 HCO_3^-、H_2O、$H_2PO_4^-$ 等。

(二) 酸碱反应的实质

根据酸碱质子理论,作为酸给出质子后转化为相应的碱,作为碱接受质子后转化为相应的酸,所以酸碱反应涉及两对共轭酸碱。如 HCl 和 NH_3 的反应中:

$$HCl + NH_3 = NH_4^+ + Cl^-$$

在反应过程中 HCl 是酸,给出质子转化成共轭碱 Cl^-;NH_3 是碱,接受质子转化为共轭酸 NH_4^+。可见酸碱反应的实质是质子的转移反应。酸碱反应的方向总是较强的酸与较强的碱反应生成较弱的酸和较弱的碱。如上述反应中,共轭酸的酸性 $HCl > NH_4^+$,共轭碱的碱性 $NH_3 > Cl^-$,所以反应正向进行。

酸碱质子理论扩大了酸碱的含义和酸碱反应的范围,摆脱了酸碱反应必须在水中进行的局限性。

三、水的电离和溶液的 pH

(一) 水的离子积

水是极弱的电解质,其电离方程式:

按照化学平衡原理:

$$H_2O \rightleftharpoons H^+ + OH^-$$

$$K_i = \frac{[H^+][OH^-]}{[H_2O]}$$

$$或 \quad K_i[H_2O] = [H^+][OH^-]$$

一定温度下,K_i 是常数,$[H_2O]$ 也可以视为常数,K_i 与 $[H_2O]$ 的乘积还是一个常数,用 K_w 表示。

$$K_w = [H^+][OH^-]$$

K_w 称为水的离子积常数,简称水的离子积。它是指一定温度下,水中的氢离子浓度和氢氧根离子浓度的乘积是一常数。25℃时,测得纯水中的 H^+ 和 OH^- 的浓度均为 $1×10^{-14}$mol/L,所以:

$$K_w=[H^+][OH^-]=1×10^{-14}$$

水的离子积不仅适用于纯水,也适用于其他稀溶液。

例如,已知某盐酸的 $[H^+]$=0.10mol/L

则

$$[OH^-]=\frac{K_w}{[H^+]}=\frac{1×10^{-14}}{1×10^{-1}}=1×10^{-13}mol/L$$

另外,通过推导,共轭酸碱对的 K_a 与 K_b 存在下列关系:

$$K_a·K_b=K_w$$

例如,已知 25℃时,$NH_3·H_2O$ 的 K_b=1.76×10^{-5}

则氨的共轭酸 NH_4^+ 的电离常数为:

$$K_a=\frac{K_w}{K_b}=\frac{1×10^{-14}}{1.76×10^{-5}}=5.68×10^{-10}$$

(二) 溶液的酸碱性和 pH

常温时,纯水中 $[H^+]$ 和 $[OH^-]$ 相等,都是 $1×10^{-7}$mol/L,所以纯水是中性的。

如果向纯水中加入酸,由于 $[H^+]$ 的增大,使水的电离平衡向左移动,达到新的平衡时 $[H^+]>[OH^-]$,所以溶液呈酸性。

如果向纯水中加入碱,由于 $[OH^-]$ 的增大,也使水的电离平衡向左移动,达到新的平衡时 $[OH^-]>[H^+]$,所以溶液呈碱性。

常温时,溶液的酸碱性与 $[H^+]$ 和 $[OH^-]$ 的关系可表示为:

中性溶液 $[H^+]=[OH^-]$, $[H^+]=1×10^{-7}$mol/L

酸性溶液 $[H^+]>[OH^-]$, $[H^+]>1×10^{-7}$mol/L

碱性溶液 $[H^+]<[OH^-]$, $[H^+]<1×10^{-7}$mol/L

$[H^+]$ 越大,溶液的酸性越强;$[H^+]$ 越小,溶液的酸性越弱。

溶液的酸碱性除了用以上方法表示外,还可以用 pH 表示。pH 就是氢离子浓度的负对数。

$$pH=-lg[H^+]$$

例如 $[H^+]$=1×10^{-7}mol/L 则 pH=$-lg10^{-7}$=7

$[H^+]$=1×10^{-10}mol/L 则 pH=$-lg10^{-10}$=10

由此可见,对于 $[H^+]$ 浓度很小的溶液,用 pH 表示溶液的酸碱性比较方便。

溶液的酸碱性和 pH 的关系:

中性溶液 pH=7

酸性溶液 pH<7

碱性溶液 pH>7

溶液的酸碱性也可以用 pOH 来表示。pOH 就是氢氧根离子浓度的负对数。

$$pOH=-lg[OH^-]$$

因为 $[H^+][OH^-]=1×10^{-14}$,若两边取负对数,则:

$$-lg[H^+]+(-lg[OH^-])=-lg(1×10^{-14})$$

$$pH+pOH=14$$

例 13 求［OH⁻］=10^{-3} 溶液的 pH。

解：∵ K_w=［H^+］［OH^-］=1×10^{-14}

∴［H^+］=$\dfrac{K_w}{［OH^-］}$=$\dfrac{1\times10^{-14}}{1\times10^{-3}}$=$1\times10^{-11}$mol/L

pH=$-$lg［H^+］=$-$lg10^{-11}=11

答：［OH⁻］=10^{-3} 溶液的 pH 为 11。

例 14 求 0.01mol/L HCl 的 pOH。

解：∵ K_w=［H^+］［OH^-］=1×10^{-14} ［H^+］=0.01mol/L=1×10^{-2}mol/L

∴［OH^-］=$\dfrac{K_w}{［H^+］}$=$\dfrac{1\times10^{-14}}{1\times10^{-2}}$=$1\times10^{-12}$mol/L

pOH=$-$lg［OH^-］=$-$lg10^{-12}=12

答：0.01mol/L HCl 的 pOH 为 12。

［H^+］、［OH^-］、pOH 和 pH 的关系见表 2-1。

表 2-1 ［H^+］、［OH^-］、pOH 和 pH 的关系

［H^+］	1	10^{-1}	10^{-2}	10^{-3}	10^{-4}	10^{-5}	10^{-6}	10^{-7}	10^{-8}	10^{-9}	10^{-10}	10^{-11}	10^{-12}	10^{-13}	10^{-14}
［OH^-］	10^{-14}	10^{-13}	10^{-12}	10^{-11}	10^{-10}	10^{-9}	10^{-8}	10^{-7}	10^{-6}	10^{-5}	10^{-4}	10^{-3}	10^{-2}	10^{-1}	1
pH	0	1	2	3	4	5	6	7	8	9	10	11	12	13	14
POH	14	13	12	11	10	9	8	7	6	5	4	3	2	1	0

酸性增强 ◀——中性——▶ 碱性增强

第三节 缓 冲 溶 液

一、缓冲作用和缓冲溶液

【演示实验】 取 4 支试管,其中 2 支试管各加入 0.1mol/L NaCl 溶液 4ml,另外 2 支试管各加入 0.2mol/L HAc 2ml 和 0.2mol/L NaAc 2ml 的混合液,依次测定 4 支试管内溶液的 pH。然后在前 2 支试管中分别滴入 2 滴稀盐酸和 2 滴稀氢氧化钠溶液,同样在后 2 支试管中分别滴入 2 滴稀盐酸和 2 滴稀氢氧化钠溶液,再用 pH 试纸分别测定 4 支试管内溶液的 pH。

实验结果表明,在 NaCl 溶液里加入少量的盐酸或氢氧化钠溶液时,溶液的 pH 发生明显改变,而在 HAC 和 NaAc 的混合溶液里加入少量的盐酸或氢氧化钠溶液时,溶液的 pH 几乎不变。实验说明一般的溶液没有抗酸和抗碱的能力,而醋酸和醋酸钠的混合溶液具有抗酸和抗碱的能力。

凡是能抵抗外来少量酸、碱而保持溶液的 pH 几乎不变的作用称为缓冲作用,具有缓冲作用的溶液称为缓冲溶液。

二、缓冲溶液的组成

缓冲溶液具有缓冲作用,是由于溶液里存在抗酸成分和抗碱成分,而且这两种成分之间存在着化学平衡。通常把这两种成分称为缓冲系或缓冲对。

缓冲对主要有三种类型:

(一) 弱酸及其对应的盐

抗碱成分—抗酸成分

HAc—NaAc

H_2CO_3—$NaHCO_3$

H_3PO_4—NaH_2PO_4

(二) 弱碱及其对应的盐

抗酸成分　抗碱成分

NH_3H_2O—NH_4Cl 等。

(三) 多元酸的酸式盐及其对应的次级盐

抗碱成分—抗酸成分

$NaHCO_3$—Na_2CO_3

NaH_2PO_4—Na_2HPO_4

Na_2HPO_4—Na_3PO_4

按酸碱质子理论,缓冲溶液实质上是一对共轭酸碱体系。

三、缓冲作用的原理

现以 HAC—NaAc 组成的缓冲溶液为例,来说明缓冲溶液的缓冲作用原理。它们的电离方程式如下:

$$HAc \rightleftharpoons H^+ + Ac^-$$
$$NaAc = Na^+ + Ac^-$$

在溶液里 NaAc 全部电离成 Na^+ 和 Ac^-;HAc 由于电离度很小,又因 NaAc 电离出的 Ac^- 引起同离子效应使它的电离度更小,所以 HAc 在溶液里主要是以分子形式存在。

当加入少量酸时,溶液里 Ac^- 与外来 H^+ 结合生成 HAc,使醋酸的电离平衡向左移动,建立新的平衡时,溶液里 HAc 浓度略有增加,Ac^- 浓度略有减少,而 H^+ 浓度几乎没有增加,故溶液的 pH 几乎保持不变。

当加入少量碱时,溶液里 HAc 电离的 H^+ 与外来 OH^- 结合生成 H_2O,使醋酸的电离平衡向右移动,建立新的平衡时,溶液里 OH^- 浓度几乎没有增加,故溶液的 pH 几乎保持不变。

所以在 HAc—NaAc 的缓冲溶液中,Ac^- 具有抗酸能力,HAc 具有抗碱能力。

由此可见,缓冲溶液是由共轭酸碱对组成,其中共轭酸是抗碱成分,共轭碱是抗酸成分。以上的缓冲溶液,HAc 是抗碱成分,NaAc 是抗酸成分。

必须指出,缓冲溶液的缓冲作用是有一定限度的,如果在缓冲溶液里加入过多的酸或碱时,缓冲溶液会失去缓冲作用,溶液的 pH 也会发生明显变化。

四、缓冲溶液 pH 的计算

（一）缓冲公式

缓冲溶液实质上是一个共轭酸碱体系，水溶液中存在下列平衡：

$$HAc \rightleftharpoons H^+ + Ac^-$$

HAc 为共轭酸，Ac^- 为共轭碱，按照化学平衡原理可写成：

$$K_a = \frac{[H^+][Ac^-]}{[HAc]} \quad 或 \quad [H^+] = K_a \cdot \frac{[HAc]}{[Ac^-]}$$

两边取负对数得：

$$-lg[H^+] = -lgK_a - lg\frac{[HAc]}{[Ac^-]}$$

$$pH = pK_a - lg\frac{[HAc]}{[Ac^-]} \quad 或 \quad pH = pK_a + lg\frac{[Ac^-]}{[HAc]}$$

即：

$$pH = pK_a + lg\frac{[盐]}{[酸]}$$

因为 $\qquad [盐] = [共轭碱] \quad [酸] = [共轭酸]$

所以又可以写成：

$$pH = pK_a + lg\frac{[共轭碱]}{[共轭酸]}$$

以上两式，是缓冲溶液 pH 计算的近似公式，即缓冲公式。式中 pK_a 是缓冲溶液中共轭酸的 Ka 的负对数。

（二）缓冲溶液 pH 的计算

例 15 1L 缓冲溶液里含有 0.10mol HAc 和 0.20mol NaAc，求该溶液的 pH。

解：查表得知醋酸的 $K_a = 1.76 \times 10^{-5}$

则：$pKa = -lg(1.76 \times 10^{-5}) = 4.75$

$$pH^+ = pKa + lg\frac{[共轭碱]}{[共轭酸]} = 4.75 + lg\frac{n(NaAc)}{n(HAc)} = 4.75 + lg\frac{0.20}{0.10} = 5.05$$

答：该缓冲溶液的 pH 为 5.05。

例 16 将 0.10mol/L 的 Na_2HPO_4 溶液 20ml 和 0.20mol/L 的 NaH_2PO_4 溶液 10ml 混合，求该溶液的 pH。

解：查表得知 $H_2PO_4^-$ 的 $K_a = 6.23 \times 10^{-8}$

则：$pK_a = -lg(6.23 \times 10^{-8}) = 7.21$

$$pH = pK_a + lg\frac{[共轭碱]}{[共轭酸]} = 7.21 + lg\frac{n(Na_2HPO_4)}{n(NaH_2PO_4)} = 7.21 + lg\frac{0.10 \times 20}{0.20 \times 10} = 7.21$$

答：该缓冲溶液的 pH 为 7.21。

（三）缓冲容量

任何缓冲溶液的缓冲能力都是有一定限度的，即当加入的强酸或强碱超过某一定量时，缓冲溶液的 pH 将发生较大的变化，从而失去缓冲能力。不同的缓冲溶液，其缓冲能力是不同的，常用缓冲容量表示。缓冲容量（buffer capacity）缓冲容量是指 1L（或 1ml）缓冲溶液的 pH 改变 1 个单位时，所需加入一个单位强酸或一个单位强碱的物质的量。常

用缓冲容量 β 表示。

缓冲容量越大,说明缓冲溶液的缓冲能力越强。缓冲容量的大小取决于缓冲溶液的总浓度和缓冲比。

对于一定浓度的缓冲溶液,当缓冲比为定值时,缓冲溶液的总浓度越大,缓冲容量越大。

如在 1L [HAc]=[NaAc]=0.10mol/L 和[HAc]=[NaAc]=0.010mol/L 的两种浓度的缓冲溶液中,各加入 1mol/L 的 H^+ 溶液 1ml,设体积不变,溶液的 pH 改变单位为:

[HAc]=[NaAc]=0.10mol/L 的溶液中,pH=pK$_a$=4.75

当加入 1mol/L 的 H^+ 溶液 1ml 后,溶液中抗碱和抗酸成分的浓度为:

[NaAc]=0.1−0.001mol/L=0.099mol/L

[HAc]=0.1+0.001mol/L=0.101mol/L

$$pH=4.75+\lg\frac{[0.099]}{[0.101]}=4.74$$

即 pH 改变了 0.01 个单位。

同理在[HAc]=[NaAc]=0.010mol/L 的溶液中,pH 改变了 0.09 个单位。

缓冲容量除与缓冲溶液的总浓度有关外,还与缓冲对的浓度比值有关。对于一定总浓度的缓冲溶液,当组成缓冲对的成分浓度相等时,缓冲容量最大,此时 pH=pK$_a$;反之缓冲对的浓度相差愈大,缓冲容量愈小。

五、缓冲溶液的配制

在实际工作中需要配制某一 pH 的缓冲溶液时,为使所配制的溶液有较强的缓冲能力,可按以下步骤进行:

(一)选择合适的缓冲对

选择的缓冲溶液,它的弱酸的 pK$_a$ 尽可能接近所需溶液的 pH。如配制 pH=5 的缓冲溶液,可选择 HAc—NaAc 缓冲对;如配制,pH=7 的缓冲溶液,可选择 Na_2HPO_4—NaH_2PO_4 缓冲对。

(二)选择适当的浓度

为了使缓冲溶液有一定的抗酸、抗碱能力,要求缓冲对有一定的浓度,一般浓度范围在 0.05~0.5mol/L。

(三)通过计算,然后配制

例 17 如何配制 pH=5 的缓冲溶液 100ml?

解: 选择 HAc—NaAc 缓冲对(浓度均为 0.20mol/L)。

设取 NaAc 的体积为 Vml,HAC 的体积为(100−V)ml

$$pH^+=pK_a+\lg\frac{[共轭碱]}{[共轭酸]}=4.75+\lg\frac{n(NaAc)}{n(HAc)}=4.75+\lg\frac{0.20V}{0.20(100-V)}$$

V=64ml   100−64=36ml

答: 取 0.20mol/LHAc 溶液 36ml 和 0.20mol/L NaAc 溶液 64ml 混合均匀后,便得到 pH=5 的缓冲溶液。

应该指出,用以上方法配制的缓冲溶液 pH 是一个近似值,这是由于计算中忽略了溶液中离子之间的相互影响。若配制比较准确 pH 的缓冲溶液,按上述方法配制后,用 pH 计加以校正。

人体内各种体液的 pH 值具有十分重要的意义。它们均控制在一狭小范围内。因为只有在这范围内,机体的各种功能活动才能正常进行。离开正常范围的少许变化尚能允许,但如变化太大,都可能引起体内许多功能失调。

在体内差不多每项代谢的结果都有酸产生,如有机食物被完全氧化而产生碳酸,嘌呤被氧化而产生尿酸,碳水化合物的厌氧分解而产生乳酸,以及因氧化作用不完全而导致乙酰乙酸的生成等。体内代谢也生成磷酸和硫酸,代谢过程也可以产生 $NaHCO_3$。这些代谢产生的酸或碱进入血液并没有引起 pH 值发生明显的变化,这说明血液具有足够的缓冲作用。也说明体内有着有效的生理作用支配着体内能及时地得到缓冲物的不断补充。

缓冲溶液在医学上用途很广。例如,测量体液的 pH 时,需要用已知 pH 的缓冲溶液作比较来加以测定;微生物的培养、组织切片与细菌染色、血液的冷藏都需要一定 pH 的缓冲溶液;研究酶的催化作用也需要在一定 pH 的缓冲溶液里进行;许多药物也常需要在一定 pH 的介质中才能稳定,所以缓冲溶液的学习很有实用价值。

第四节　电位法测定溶液的 pH

一、电位法测定溶液 pH 的基本原理

电位法是通过测量原电池的电动势来确定待测离子浓度的方法。在电位法中,通常将待测溶液作为原电池的电解质溶液,在待测溶液中插入两个性能不同的电极,其中一个电极的电极电势随待测离子浓度的变化而变化,这种能指示待测离子浓度的电极称为指示电极(indicator electrode)。另一个电极的电极电势不随待测离子浓度的变化而变化,具有恒定的电极电势,这种电极称为参比电极(reference electrode)。指示电极和参比电极同时插入待测溶液中组成原电池,通过测量原电池的电动势,即可求得待测离子的浓度。

如氢电极的电极反应为:$2H^+ + 2e \rightleftharpoons H_2$

当 H_2 的分压为 101.3kPa,温度为 298.15K 时,其电极电势为:

$$\varphi(H^+/H_2) = \varphi^\circ(H^+/H_2) + \frac{0.059}{2}\lg\frac{[H^+]}{pH_2}$$

$$= 0 + 0.059\lg[H^+]$$

$$= 0.059pH$$

氢电极的电极电势[$\varphi(H^+/H_2)$]随溶液的 pH 变化而变化,能指示待测溶液中的 H^+ 浓度。这种电极称为指示电极,将该电极与参比电极组成原电池:

Pt,H_2(101.3kPa)|H^+(c)‖参比电极(+)

该原电池的电动势为:

$$E = \varphi_{参比} - \varphi(H^+/H_2)$$

$$= \varphi_{参比} - \varphi(-0.059pH)$$

$$= \varphi_{参比} + 0.059pH$$

$$pH=\frac{E-\varphi_{\text{参比}}}{0.059}$$

式中 $\varphi_{\text{参比}}$ 在一定温度下是常数,只要测出原电池的电动势(E),即可求出溶液的 pH,这就是电位法测定溶液 pH 的基本原理。

在实际应用中,由于氢电极制备麻烦、干扰的因素比较多,现常用玻璃电极作为测定 H^+ 浓度的指示电极,饱和甘汞电极作为参比电极。

二、电位法测定溶液 pH 的方法

电位法测定溶液 pH 时,将玻璃电极和饱和甘汞电极插入待测 pH 溶液中组成原电池。

(−)玻璃电极|待测 pH 溶液 ‖ 饱和甘汞电极(+)

在 298.15K 时,该原电池的电动势为:

$$E=\varphi_{\text{饱和甘汞}}-\varphi_{\text{玻璃}}$$
$$=0.2412-(\varphi^{\circ}_{\text{玻璃}}-0.059pH)$$
$$=0.2412-\varphi^{\circ}_{\text{玻璃}}-0.059pH$$

令:
$$K=0.2412-\varphi^{\circ}_{\text{玻璃}}$$

则:
$$E=K+0.059pH$$

由于常数 K 受玻璃电极的某些因素的影响而难以测量和计算,因此,在实际测定时常采用两次测定法以消除常数 K。即先将玻璃电极和饱和甘汞电极插入一已知 pH 为 pHs 的标准缓冲溶液中,组成原电池,测得原电池的电动势为 Es,则:

$$Es=K+0.059pHs$$

然后,再将此原电池装置中的标准缓冲溶液换成待测溶液,设其 pH 为 pHx,测得电动势为 Ex,则:

$$Ex=K+0.059pHx$$

将上述两个公式相减:

$$Ex-Es=0.059(pHx-pHs)$$
$$pHx=pHs+\frac{Ex-Es}{0.059}$$

这样,通过已知数值 pHs 和测得的数据 Es 和 Ex,就可求得待测溶液的 pH(pHx)。

从上式可知,在 298.15K 时,电池电动势每改变 0.059V,即相当于溶液的 pH 改变 1 个单位。所以在实际工作中,酸度计(是用来测定溶液 pH 的仪器,也称为 pH 计)上的读数,就是按 0.059V 相当于 1 个 pH 单位进行标记的。

电位法的应用非常广泛,除用玻璃电极作指示电极测定溶液的 pH 外,还可用离子选择性电极,测定溶液中各种特定离子的浓度。由于离子选择性电极具有选择性好、灵敏度高、操作简便、快速且不破坏试样等特点,已在工农业生产、医药卫生、环境保护和科学研究等领域的分析、检验工作中得到广泛应用。

第五节　配位化合物

配位化合物简称配合物,过去称为络合物,是一类组成较为复杂的化合物。

配位化合物与医学有着密切的联系。例如,对人体有特殊生理功能的必需元素 Mn、Fe、Co、Cu 等都是以配合物的形式存在体内。人体内各种酶的分子几乎都是金属的配合物。在生化检验、药物分析、新药的研制和开发等方面都要用到配合物知识。本章简要介绍一些有关配合物的基本概念。

一、配合物的基本概念

(一) 配合物的定义

常见的酸、碱、盐和氧化物等,都是一些简单的化合物。这些化合物的组成符合化合价理论,即元素相互化合时,各元素原子间有一定的数量比。如 $FeCl_3$ 中 Fe 的化合价为 +3 价,则与 3 个 -1 价的氯原子结合。但在大量的无机化合物中,有一些化合物是由简单的化合物加合而成的复杂化合物,它们的形成不符合化合价理论。例如,在 $ZnSO_4$ 溶液中加入过量的氨水,就会形成复杂的化合物。

$$ZnSO_4+4NH_3 \cdot H_2O=[Zn(NH_3)_4]SO_4+4H_2O$$

实验证明,溶液中 Zn^{2+} 和 NH_3 的浓度均极低,1 个 Zn^{2+} 和 4 个 NH_3 结合成复杂离子 $[Zn(NH_3)_4]^{2+}$ 又如在 $Hg(NO_3)_2$ 溶液中加入过量的 KI,也会形成复杂的化合物。

$$Hg(NO_3)_2+4KI=K_2[HgI_4]+2KNO_3$$

溶液中 Hg^{2+} 和 I^- 浓度极低,1 个 Hg^{2+} 和 4 个 I^- 结合成 $[HgI_4]^{2-}$ 复杂离子。

这种由一个金属阳离子和一定数目的中性分子或阴离子以配位键结合而成的复杂离子。称为配离子。配离子和其他相反离子所组成的化合物称为配合物。

另外,配合物也可直接由金属离子与一定数目的中性分子或阴离子以配位键结合而成,如二氯二氨合铂(II)$[Pt(NH_3)_2Cl_2]$。还有一些配合物是由金属原子和中性分子组成的,如五羰基合铁 $[Fe(CO)_5]$。

应该指出的是,有些化合物,例如,光卤石 $[KCl \cdot MgCl_2 \cdot 6H_2O]$、明矾 $[KAl(SO_4)_2 \cdot 12H_2O]$ 和铁铵矾 $[NH_4Fe(SO_4)_2 \cdot 12H_2O]$ 等,无论在晶体或水溶液中,均只含 K^+、Mg^{2+}、Al^{3+}、NH_4^+、Fe^{3+}、Cl^-、SO_4^{2-} 等简单离子,它们属于复盐。

(二) 配合物的组成

配合物一般分为内界和外界两个组成部分,内界和外界之间以离子键相结合。内界就是配离子,它由中心离子和配位体组成,写化学式时常用方括号括起来。外界大多是一些简单离子。

如 $[Zn(NH_3)_4]SO_4$:

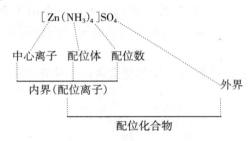

1. 中心离子　一般是金属离子,特别是过渡金属离子,如 Ag^+、Cu^{2+}、Fe^{3+}、Hg^{2+} 等。但也有电中性的原子,如 Fe、Co 等。中心离子位于配合物的中心,是配合物的形成体,它的原子核外有能成键的空轨道,是电子的接受体。

2. 配位体 与中心离子以配位键相结合的分子或阴离子叫配位体(简称配体)。配位体中能提供孤对电子的原子叫配位原子。常见的配位体有 NH_3、H_2O、I^-、CN^-,其中 N、O、I、C 分别是配位原子。

3. 配位数 直接与中心离子结合的配位原子总数称为该中心离子的配位数。配合物之所以是复杂化合物,就是因为配位数常常是中心离子化合价的 2~3 倍。常见中心离子的配位数见表 2-2,常见配合物的分子组成见表 2-3。

表 2-2 常见中心离子的配位数

中心离子	化合价	配位数
Ag^+、Cu^+、Au^+	+1	2
Cu^{2+}、Zn^{2+}、Hg^{2+}、Ni^{2+}、Co^{2+}	+2	4
Fe^{2+}、Fe^{3+}、Co^{2+}、Co^{3+}、Cr^{3+}	+2 或 +3	6

表 2-3 常见配合物的分子组成

配合物	配离子			外界离子
	中心离子	配位体	配位数	
$[Cu(NH_3)_4]SO_4$	Cu^{2+}	NH_3	4	SO_4^{2-}
$[Ag(NH_3)_2]Cl$	Ag^+	NH_3	2	Cl^-
$K_2[HgI_4]$	Hg^{2+}	I^-	4	K^+
$Na_3[Fe(CN)_6]$	Fe^{3+}	CN^-	6	Na^+

二、螯合物

(一) 螯合物的定义

生物体内配合物的配位体大多数是有机化合物。这些配位体一般含有 2 个或 2 个以上的配位原子,从而形成更复杂的配合物,具有特殊的稳定性。例如乙二胺就是一种有机配位体,每个乙二胺分子上有 2 个氨基(—NH_2),其结构式为:

$$H_2N\text{-}CH_2\text{-}CH_2\text{-}NH_2$$

当乙二胺分子和锌离子配合时,乙二胺分子的两个氨基上的两个氮原子,各提供一对未共用的孤对电子与中心离子配合,形成两个配位键。在乙二胺分子中两个氨基被两个碳原子隔开,当乙二胺分子和锌离子配合时形成一个由 5 个原子组成的环状结构,称五元环。锌离子的配位数为 4,可与 2 个乙二胺分子配合形成 2 个五元环的稳定的配离子。

这种结构就如螃蟹的两个螯钳,紧紧地把金属离子钳在中间。其结构式为:

这种具有环状结构的配合物称为螯合物。形成螯合物的配位体称为螯合剂。

(二) 螯合物的形成条件

螯合物与普通配合物的不同之处,是配位体不相同。形成螯合物的条件是:

1. 作为螯合物的中心离子必须有能够成键的空轨道,能接受配位原子提供的孤对电子。

2. 螯合剂必须含有 2 个或 2 个以上能给出孤对电子的原子,以便与中心离子配合成环状结构。

3. 每两个能给出孤对电子的原子应该在它们之间被 2 个或 3 个其他原子隔开,以便能形成稳定的五元环或六元环。

螯合物在医学、药学上有重要的意义。例如在临床上用螯合剂作为解毒剂来治疗机体铅中毒。在药物制剂和药物分析中,螯合物也有广泛的应用。

第六节　医学中常见的有机化合物

现代人们把碳氢化合物及其衍生物称为有机化合物。简称为有机物。有机化学是研究有机化合物的科学。有机化合物在组成上大多含有碳、氢、氧、氮等元素,有些化合物除这些元素外,还含有硫、磷、卤素等元素。这几种为数不多的元素,以不同的原子数目和排列方式组成不同的有机化合物分子。

一、有机化合物的特点

不同的有机化合物,它们的性质各不相同。但有机化合物也有其共性,由于碳原子在周期表中的特殊位置,决定了有机化合物具有以下特点:

(一) 容易燃烧

几乎所有的有机化合物都可以燃烧,如汽油、棉花、油脂、酒精等。如果有机化合物只含有碳和氢两种元素,则燃烧的最终产物是二氧化碳和水,若含有其他元素,则还有这些元素的氧化产物。而多数无机化合物如酸、碱、盐、氧化物等则不能燃烧。因此,检查物质能否燃烧,是初步区别有机化合物和无机化合物的方法之一。

(二) 不耐热

有机化合物的熔点、沸点都比较低,多数有机化合物受热易分解。它们的熔点一般在 400℃ 以下。如尿素的熔点为 133℃,无水葡萄糖的熔点为 146℃,有些有机物受热时,温度略高就有分解现象发生。而无机化合物的熔点都比较高,如氯化钠的熔点为 800℃,三氧化二铝的熔点则为 2050℃。液态有机物的沸点如酒精为 78.5℃,醋酸为 117.9℃,有些沸点比较高的有机物加热到沸腾温度时,往往也发生分解。

(三) 不导电

有机化合物一般是非电解质,在溶解或熔化状态下都不能导电,如苯、蔗糖、油脂等。而大多数无机化合物是电解质,它们在熔化或溶液中是以离子状态存在的,所以具有导电性。

(四) 难溶于水

大多数有机化合物难溶或不溶于水,易溶于酒精、乙醚、丙酮等有机溶剂。无机物则较易溶于水,因为水是一种极性很强的溶剂。有机化合物一般极性较弱或完全没有极性,所以多数有机化合物不溶于水,易溶于非极性或极性弱的有机溶剂。少数极性较强的有机化合物如酒精、蔗糖等则能溶于水。因此,有机物反应常在有机溶剂中进行。

(五)有机化学反应速度慢

无机化合物的反应一般是在阴阳离子间进行的反应,反应速度很快。而有机化合物反应时,主要是在分子间进行,受结构、反应条件和反应机制的影响,速度较慢,有些反应往往需要几天甚至更长的时间才能完成。因此,在有机反应中常常采取加热、加催化剂或搅拌等措施以提高反应速度。

(六)有机化学反应比较复杂

有机化合物分子的结构比较复杂,在反应时,常常不局限于分子的某一特定部位,分子其他部分往往也会参与反应。因此,在主要反应的进行过程中,常伴有一些副反应。导致产物复杂,产率较低。所以在进行有机合成时,需选择最佳的反应条件,以减少副反应,提高生产率。并保证产物易于分离提纯。

(七)普遍存在同分异构现象

有机化合物由于构成分子的元素种类较少,原子数目较多,出现原子种类和数目相同,连接方式及空间排列方式不同的多种异构体形式。这种同分异构现象,是有机化合物的一个重要特点,也是有机物数目繁多的主要原因。而无机化合物很少有这种现象。

现将有机化合物的这些特点和无机物比较见表 2-4:

表 2-4 有机化合物和无机化合物性质比较

性质	有机化合物	无机化合物
可燃性	多数能燃烧	多数不能燃烧
耐热性	多数不耐热,熔点较低	多数耐热,熔点较高
溶解性	多数不溶于水,溶于有机溶剂。溶于水的有机物多数不电离	多数溶于水,不溶于有机溶剂。溶于水的无机物多数电离
化学反应性	一般反应速度较慢,副反应多,产率较低	一般反应速度较快,副反应少,产率较高

应当指出,上述有机化合物的这些共同性质,是针对大多数有机化合物而言,也有少数有机化合物并不具有这些共同性质。如四氯化碳不仅不易燃烧,而且可用作灭火剂;醋酸不仅可以溶于水,而且还能够电离;一些特殊的高分子化合物用于宇宙航行器上,可以耐高温等。

二、乙醇、乙醚、甲醛

(一)乙醇 CH_3-CH_2-OH

俗名酒精,是最常用的醇类物质。乙醇是无色透明的液体,沸点 78.5℃,易挥发,具有酒味,能与水以任意比例混溶。乙醇易燃,燃烧生成二氧化碳和水,并放出热量。

$$CH_3-CH_2-OH+O_2 \xrightarrow{\text{燃烧}} 2CO_2+3H_2O+ \text{热量}$$

乙醇是酒的主要成分。通常市售普通酒精的体积分数 $\varphi=0.95$。它是应用非常广泛的有机溶剂,用来溶解某些难溶于水的物质。因它能使细菌的蛋白质变性,在临床上,通常用作消毒剂,其中以体积分数为 0.75(75%)的乙醇溶液杀菌能力为最强。乙醇在医药上大量地被用作溶剂和原料,常用来配制药酒、酊剂、浸膏及提取某些中药的有效成分。

(二) 乙醚 CH₃CH₂-O-CH₂CH₃

乙醚是无色透明的液体,沸点 34.5℃,有特殊的气味,极易挥发着火。乙醚微溶于水,却能溶解许多有机物,且化学性质稳定,因而是常用的有机溶剂。

乙醚与空气长久接触,易氧化成过氧化乙醚。过氧化乙醚有毒,不挥发,多沉于器皿底部,当在受热或受到冲击等情况下,非常容易爆炸。在蒸馏乙醚时,低沸点的乙醚被蒸发后,蒸馏瓶中便积存了高沸点的过氧化物,在继续加热的情况下便会发生爆炸,因此,在蒸馏乙醚时一定不能蒸干,以防止发生意外。检验过氧化物的方法:取少量乙醚,用碘化钾的酸性溶液试之,如有过氧化乙醚存在,则显黄色或棕色,并且可进一步用淀粉试纸检验。除去过氧化乙醚的方法:用饱和硫酸亚铁溶液洗涤,直至绿色不改变。贮存乙醚时,应放在棕色瓶中,并加入铁丝等以防止过氧化乙醚的生成。

乙醚是一种应用很广泛的有机溶剂,在提取中药中某些脂溶性的有效成分时,常使用乙醚作为溶剂;乙醚有麻醉作用,由于乙醚可引起恶心、呕吐等副反应,现已被其他更好的麻醉药所代替。

(三) 甲醛 HCHO

甲醛又称为蚁醛,是无色并具有强烈刺激性气味的气体,沸点 −21℃,易溶于水。甲醛具有凝固蛋白质的作用,因而具有杀菌和防腐能力,可作为外科器械的消毒剂和保存生物标本的防腐剂。通常将体积分数为 0.40 的甲醛水溶液称为福尔马林。

甲醛很容易发生聚合,长期放置的福尔马林会产生混浊或白色沉淀,就是由于甲醛发生聚合而生成的多聚甲醛。多聚甲醛经加热(160~200℃)后,可解聚生成气体甲醛。

三、酯和脂类

(一) 酯

酯(ester)是酸和醇脱水反应的产物。由无机酸和醇作用生成的酯属于无机酸酯,如亚硝酸异戊酯、三硝酸甘油酯(硝酸甘油)等。由羧酸和醇生成的酯称为有机酸酯。通常把羧酸酯简称为酯。

低级酯为无色液体,高级酯为蜡状固体。酯一般比水轻,难溶于水,易溶于有机溶剂。酯的沸点比相应的羧酸和醇都低,这是因为酯分子之间不能形成氢键而缔合。

低级酯存在于各种水果和花草中,具有芳香气味,如乙酸甲酯有菠萝香味,乙酸异戊酯香蕉味,乙酸乙酯有苹果香味,苯甲酸甲酯有茉莉香味,乙酸辛酯有橘子香味等,所以可以作为食品和日用品的香料。

酯是中性化合物,其重要化学性质是能发生水解反应生成羧酸和醇。酯的水解反应是酯化反应的逆反应。

$$\underset{\text{酯}}{R-\overset{\overset{\text{O}}{\|}}{C}-O-R'}+H_2O \longrightarrow \underset{\text{羧酸}}{R-\overset{\overset{\text{O}}{\|}}{C}-O-OH}+\underset{\text{醇}}{R'-OH}$$

酯的水解反应速度较慢,但在水解时加入少量酸或碱作催化剂,可加速水解反应的进行。在碱作催化剂时,生成的羧酸能被碱中和成羧酸盐,使平衡向水解反应方向移动。因此,在足量的碱存在的条件下,酯的水解反应可以进行到底。

$$R-\overset{\overset{\displaystyle O}{\|}}{C}-O-R'+NaOH\xrightarrow[\triangle]{N_1}R-\overset{\overset{\displaystyle O}{\|}}{C}-O-ONa+R'-OH$$
酯   羧酸钠   醇

(二)油脂

油脂是油和脂肪的总称,广泛存在于动植物中。通常把常温下呈液态的油脂称为油,如花生油、芝麻油、菜油、蓖麻油等植物油脂;呈固态的油脂称为脂肪,如猪脂、牛脂、羊脂等动物油脂。

1. 油脂的组成 油脂是甘油和高级脂肪酸生成的甘油酯。甘油分子中含有三个羟基,它可以与 3 分子脂肪酸生成酯。

组成油脂的脂肪酸种类很多,但大多数是含有偶数碳原子的直链高级脂肪酸,较为常见的为含有十六个碳原子和十八个碳原子的高级脂肪酸。其中包括饱和脂肪酸和不饱和脂肪酸。自然界存在的油脂中,不饱和高级脂肪酸多为顺式构型。常见油脂中的高级脂肪酸有:

饱和脂肪酸:

月桂酸(十二碳酸)$CH_3(CH_2)_{10}COOH$

豆蔻酸(十四碳酸)$CH_3(CH_2)_{12}COOH$

软脂酸(十六碳酸)$CH_3(CH_2)_{14}COOH$

硬脂酸(十八碳酸)$CH_3(CH_2)_{16}COOH$

不饱和脂肪酸:

油酸(9- 十八碳烯酸)

亚油酸(9,12- 十八碳二烯酸)$CH_3(CH_2)_4(CH=CHCH_2)_2(CH_2)_6COOH$

亚麻酸(9,12,15- 十八碳三烯酸)$CH_3(CH_2CH=CH)_3(CH_2)_7COOH$

鳖酸(9- 十六碳烯酸)$CH_3(CH_2)_5CH=CH(CH_2)_7COOH$

花生四烯酸(5,8,11,14- 二十碳四烯酸)$CH_3(CH_2)_4(CH=CHCH_2)_4(CH_2)_2COOH$

组成油脂的脂肪酸的饱和程度,对油脂的熔点影响很大。含较多不饱和脂肪酸成分的甘油酯,在常温下一般呈液态;含较多饱和脂肪酸成分的甘油酯,在常温下一般呈固态。

油脂是人体的营养成分之一,多数脂肪酸可在人体内合成,只有亚油酸、亚麻酸、花生四烯酸等含双键较多的不饱和脂肪酸,人体自身不能合成,但又是不可缺少的营养物质,必须由食物供给,故称为营养必需脂肪酸(essential fatty acid)。

2. 油脂的生理意义 脂类是组成细胞膜的重要成分,是生物维持正常生命活动不可缺少的物质和人体能量的主要来源。正常人体脂类含量为体重的 14%~19%,过胖者可达体重的 30% 以上。绝大部分三酰甘油储存于脂肪组织细胞中,分布在腹腔、皮下、肌纤维间及脏器周围。油脂的生理意义如下。

(1)构成生物膜脂蛋白是生物细胞膜的一部分。细胞膜的完整性是维持细胞正常功能的重要保证。

(2)储能和供能油脂是动物体内能源储存和供能的重要物质之一。人体所需总能量的 20%~30% 来自脂肪,每克脂肪氧化产生 38.91kJ 热能,是糖类物质的两倍。在饥饿时,脂肪成为机体所需能量的主要来源。

（3）保护脏器，防止热量散失脂肪不易导热。分布于皮下的脂肪组织可以防止热量散失而保持体温，一般肥胖的人比瘦小的人在夏天更怕热，冬天能抗冻是体内脂肪较多的缘故。脏器周围的脂肪组织可对撞击起缓冲作用。另外，油脂与人体脂溶性维生素 A、D、E、K 等的吸收、代谢和多种激素的生成以及神经介质的传递等都密切相关。

（4）提供必需脂肪酸，调节生理功能必需脂肪酸对维持正常机体的生理功能有重要作用。如果缺乏必需脂肪酸，往往表现为上皮功能不正常，发生皮炎，对疾病的抵抗力降低，生长停滞等。饮食中必须注意多从植物中摄取必需脂肪酸。

四、氨基酸

氨基酸（amino acids）是羧酸分子中烃基上的氢原子被氨基取代而形成的化合物。氨基酸分子中同时含有氨基和羧基两种基团，因而它是具有复合官能团的化合物。

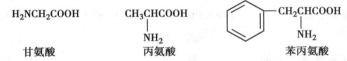

氨基酸是构成蛋白质的基本单位。当蛋白质在酸、碱或酶的作用下水解时，逐步降解为比较简单的分子，最终转变成各种不同的 α- 氨基酸的混合物，其水解过程可简单如下表示。

$$蛋白质 \rightarrow 脲 \rightarrow 胨 \rightarrow 肽 \rightarrow α- 氨基酸$$

由蛋白质水解得到的氨基酸约有 20 余种，各种蛋白质中所含氨基酸的种类和数量各不相同。有些氨基酸在人体内不能合成，但又是人体所必需的，只有依靠食物供给，称为营养必需氨基酸（表 2-5）。

表 2-5　常见 α- 氨基酸的结构式和名称

俗名	系统命名	结构式	等电点	英文代号
中性氨基酸				
甘氨酸	氨基乙酸	$H_2N—CH_2COOH$	5.97	GIY（G）
丙氨酸	α- 氨基丙酸	$CH_3CH（NH_2）COOH$	6.00	Ala（A）
丝氨酸	α- 氨基 -β- 羟基丙酸	$HO—CH_2CH（NH_2）COOH$	5.68	Ser（S）
半胱氨酸	α- 氨基 -β- 巯基丁酸	$CH_2（SH）CH（NH_2）COOH$	5.05	Cys（C）
* 苏氨酸	α- 氨基 -β- 羟基丁酸	$CH_3CH（OH）CH（NH_2）COOH$	6.53	Thr（T）
* 缬氨酸	α- 氨基 -β- 甲基丁酸	$（CH_3）_2CHCH（NH_2）COOH$	5.96	Val（V）
* 蛋氨酸	α- 氨基 -β- 甲硫基丁酸	$CH_3SCH_2CH_2CH（NH_2）COOH$	5.74	Met（M）
* 亮氨酸	α- 氨基 -γ- 甲基戊酸	$（CH_3）_2CHCH_2CH（NH_2）COOH$	6.02	Leu（L）
* 异亮氨酸	α- 氨基 -β- 甲基戊酸	$CH_3CH_2CH_2（CH_3）CH（NH_2）COOH$	5.98	Ile（I）
* 苯丙氨酸	α- 氨基 -β- 苯基丙酸	CH₂CH（NH₂）COOH	5.48	Phe（P）

续表

俗名	系统命名	结构式	等电点	英文代号
酪氨酸	α-氨基-β-对羟基丙酸	HO—⟨C₆H₄⟩—CH₂CH（NH₂）COOH	5.66	Tyr（T）
脯氨酸	α-羧基四氢吡咯	（吡咯烷）—COOH	6.30	Pro（P）
*色氨酸	α-氨基-β-(3-吲哚基)丙酸	（吲哚）—CH₂CH（NH₂）COOH	5.89	Try（W）
酸性氨基酸				
天门冬氨酸	α-氨基丁二酸	HOOCCH₂CH（NH₂）COOH	2.77	Asp（D）
谷氨酸	α-氨基丁戊酸	HOOCCH₂CH₂CH（NH₂）COOH	3.22	Glu（E）
碱性氨基酸				
精氨酸	α-氨基-δ-胍基戊酸	H₂N—C(=NH)—NH（CH₂）₃CH（NH₂）COOH	10.76	Arg（R）
*赖氨酸	α,ε-二氨基己酸	H₂N（CH₂）₄CH（NH₂）COOH	9.74	Lys（k）
组氨酸	α-氨基-β-(4-咪唑基)丙酸	（咪唑）—CH₂CH（NH₂）COOH	7.59	His（H）

注:*,营养必需氨基酸

（尚士光　商明秀）

第三章

分析化学基本知识

分析化学是研究物质化学组成的分析方法及有关理论的一门学科。它是化学领域的一个重要分支，其内容包括三个方面：定性分析、定量分析及结构分析。定性分析的任务是鉴定物质由何种元素、离子、原子团、官能团或化合物组成；定量分析的任务是测定试样中各组分的相对含量；而结构分析的任务是确定物质的分子结构。在实际工作中，首先必须了解物质的组成，然后根据测定的要求，选择恰当的定量分析方法确定该组分的相对含量。对于新发现的化合物，还需要先进行结构分析，确定物质的分子结构。在一般情况下，如果样品的组分是已知的，则不需要经过定性分析就可直接进行定量分析。

分析化学作为一种检测手段，在科学领域中起着十分重要的作用。它不仅对于化学本身的发展起着重大的作用，而且对国民经济、科学研究、医药卫生、学校教育等方面都起着十分重要的作用。

第一节　滴定分析法

滴定分析法又称容量分析法，主要包括酸碱滴定法、沉淀滴定法、配位滴定法及氧化还原滴定法等，各种方法的基本原理、测定条件及其应用，分别在后面几章中讨论，本章主要讨论滴定分析法的一般问题。

一、滴定分析法的特点及对化学反应的要求

（一）滴定分析法的特点

滴定分析法（titrimetric analysis）是化学分析法中最常用的分析方法，是将一种已知准确浓度的试剂溶液即滴定液，亦称标准溶液（standard solution），滴加到待测物质溶液中，直到所滴加的试剂溶液与待测组分按化学计量关系定量反应完全为止，根据试剂溶液的浓度和用量，计算待测组分含量的分析方法。

例如，将 NaOH 滴定液由滴定管滴加到一定体积的盐酸试样中，直到所加的 NaOH 滴定液恰好与 HCl 溶液完全反应为止，记录消耗 NaOH 溶液的体积。

其反应式为：

$$NaOH+HCl=NaCl+H_2O$$

根据 NaOH 溶液的浓度、消耗的体积及化学反应式所表示的化学计量关系，即可计算出 HCl 溶液的浓度。

将滴定液由滴定管滴加到待测物质溶液中的操作过程称为滴定(titration)。当滴入的滴定液与待测组分定量反应完全，即两者的物质的量恰好符合化学反应式所表示的化学计量关系时，称反应达到了化学计量点(stoichiometric point)，简称计量点。许多滴定反应在到达化学计量点时，往往没有任何外观现象的变化，因此，在滴定分析中，为了准确确定化学计量点，常在待测溶液中加入一种辅助试剂，借助其颜色变化，作为判断化学计量点到达而终止滴定的信号，这种辅助试剂称为指示剂(indicator)。在滴定过程中，指示剂发生颜色变化的转变点称为滴定终点(end point of the titration)。指示剂往往并不一定正好在化学计量点时变色，即滴定终点与化学计量点不一定恰好符合，由此所造成的分析误差称为终点误差。为了减小终点误差，应选择适当的指示剂，使滴定终点尽可能接近化学计量点。

滴定分析法所用仪器简单、操作方便、测定快速、适用范围广，分析结果的准确度高。本法常用于常量分析，一般情况下相对误差在 0.2% 以下。

(二) 滴定分析法对化学反应的要求

滴定分析法是以化学反应为基础的分析方法，在各类化学反应中，并不是所有的反应都能用于滴定分析，适用于滴定分析的化学反应必须符合下列条件：

1. 反应必须定量完成 即反应要严格按一定的化学反应式进行，无副反应发生，反应完全的程度应达到 99.9% 以上，这是滴定分析定量计算的基础。

2. 反应必须迅速完成 滴定反应要求在瞬间完成，对于速度较慢的反应，可通过加热或加入催化剂等方法提高反应速度。

3. 待测物质中的杂质不得干扰主反应，否则应预先将杂质除去。

4. 有适当简便的方法确定化学计量点。

二、滴定分析法的主要方法及滴定方式

滴定分析法是化学定量分析法中的主要分析方法，包括许多滴定方法和滴定方式。

(一) 滴定分析法的主要分析方法

根据滴定液和待测物质发生的化学反应类型和介质的不同，滴定分析法主要分为下列五类：

1. 酸碱滴定法 是以质子传递反应为基础的滴定分析方法。滴定过程中的反应实质可用以下简式表示：

$$H_3O^+ + OH^- = H_2O$$
$$H_3O^+ + A^- = HA + H_2O$$
$$OH^- + HA = H_2O + A^-$$

常用 HCl 滴定液测定碱或碱性物质，用 NaOH 滴定液测定酸或酸性物质。

2. 沉淀滴定法 是以沉淀反应为基础的滴定分析方法。银量法是沉淀滴定法中应用最广泛的方法，常用于测定卤化物、硫氰酸盐、银盐等物质的含量，其反应式为：

$$Ag^+ + X^- = AgX\downarrow$$

3. 配位滴定法 是以配位反应为基础的滴定分析方法。目前广泛使用氨羧配位剂(常用 EDTA)作为滴定液，滴定多种金属离子，其反应式为：

$$M+Y\!=\!MY$$

式中 M 代表金属离子,Y 代表 EDTA 配位剂。

4. 氧化还原滴定法 是以氧化还原反应为基础的滴定分析方法。氧化还原滴定法可直接测定具有氧化性或还原性的物质,也可以间接测定本身不具有氧化还原性的物质。目前应用较多的有高锰酸钾法、碘量法、亚硝酸钠法等。例如,用高锰酸钾滴定液滴定亚铁离子及用碘滴定液滴定硫代硫酸钠,其反应式分别为:

$$MnO_4^-+5Fe^{2+}+8H^+\!=\!Mn^{2+}+5Fe^{3+}+4H_2O$$
$$2S_2O_3^{2-}+2I_2\!=\!S_4O_6^{2-}+2I^-$$

5. 非水溶液滴定法 是在非水溶液(介质)中进行的滴定分析法。根据反应的类型,本法也可分为酸碱滴定法、沉淀滴定法、氧化还原滴定法等。在药物分析中应用较多的是测定弱酸、弱碱的非水溶液酸碱滴定法。

(二) 滴定分析法的主要滴定方式

1. 直接滴定法 凡能满足上述滴定分析要求的化学反应,都可以用滴定液直接滴定待测物质,这类滴定方式被称为直接滴定法(direct titration)。例如,用 HCl 滴定液滴定NaOH 溶液;用 $KMnO_4$ 滴定液滴定 Fe^{2+};用 EDTA 滴定液滴定 Ca^{2+};用 $AgNO_3$ 滴定液滴定Cl^- 等,均属于直接滴定法。该法具有简便、快速、引入误差的因素较少的特点,是滴定分析中最常用和最基本的滴定方式。当化学反应不能完全满足滴定分析的要求时,可考虑采用下述方式进行滴定。

2. 返滴定法 当滴定液与待测物质之间反应较慢或反应物难溶于水,或缺乏合适检测终点的方法时,可先在待测物质溶液中加入准确过量的滴定液,待反应定量完成后,再用另一种滴定液滴定上述剩余的滴定液,这种滴定方式称为返滴定法(back titration),也称回滴定法或剩余滴定法。例如,氧化锌含量的测定,氧化锌难溶于水,可先加入准确过量的 HCl 滴定液使之完全溶解,再用 NaOH 滴定液返滴定剩余的 HCl 溶液,即可测定出氧化锌的含量。反应如下:

$$ZnO+2HCl(过量)\!=\!ZnCl_2+H_2O$$
$$HCl(剩余)+NaOH\!=\!NaCl+H_2O$$

3. 置换滴定法 当待测组分不能与滴定液直接反应或不按确定的反应式进行(常伴有副反应)时,不能用滴定液直接滴定待测物质,可先用适当的试剂与待测物质反应,使之定量置换出一种能被直接滴定的物质,然后再用适当的滴定液滴定此生成物,这种滴定方式称为置换滴定法(replacement titration)。例如,不能用 $Na_2S_2O_3$ 滴定液直接滴定 $K_2Cr_2O_7$及其他强氧化剂,因为强氧化剂将 $Na_2S_2O_3$ 氧化为 $S_4O_6^{2-}$ 和 SO_4^{2-} 的混合物,使反应无确定的计量关系。但是 $K_2Cr_2O_7$ 在酸性溶液中能与 KI 定量反应置换出 I_2,即可用 $Na_2S_2O_3$滴定液直接滴定,其反应如下:

$$K_2Cr_2O_7+6KI+14HCl\!=\!8KCl+2CrCl_3+3I_2+7H_2O$$
$$2Na_2S_2O_3+I_2\!=\!Na_2S_4O_6+2NaI$$

4. 间接滴定法 当待测组分不能与滴定液直接反应时,可将试样通过一定的化学反应后,再用适当的滴定液滴定反应产物,这种滴定方式称为间接滴定法(indirect titration)。例如,试样中 Ca^{2+} 含量的测定,Ca^{2+} 虽然不能与 $KMnO_4$ 滴定液发生反应,但可利用$(NH_4)_2C_2O_4$ 使其沉淀为 CaC_2O_4,过滤洗涤后,用硫酸将其溶解,再用 $KMnO_4$ 滴定液滴定与

Ca^{2+} 结合的 $C_2O_4^{2-}$，即可间接测定出 Ca^{2+} 的含量，其反应如下：

$$Ca^{2+}+C_2O_4^{2-}=CaC_2O_4\downarrow$$

$$CaC_2O_4+2H^+=H_2C_2O_4+Ca^{2+}$$

$$2MnO_4^-+5H_2C_2O_4+6H^+=2Mn^{2+}+10CO_2\uparrow+8H_2O$$

在滴定分析中，由于采用了返滴定、置换滴定、间接滴定等滴定方式，从而扩大了滴定分析法的应用范围。

三、基准物质与滴定液

在滴定分析中，无论采用何种滴定方法和滴定方式，都必须有滴定液，否则将无法计算分析结果。因此，滴定液浓度的表示方法、配制及浓度的标定等都是滴定分析法的基本知识和基本操作。而滴定液的配制与标定往往需要使用基准物质。

(一) 基准物质

不是所有的化学试剂都可以作为基准物质使用，基准物质必须具备下列条件：

1. 物质的纯度高 一般要求含量不低于99.9%，杂质含量应小于滴定分析所允许的误差限量。

2. 物质的组成要与化学式完全符合 对含结晶水的物质，如硼砂 $Na_2B_4O_7\cdot10H_2O$、草酸 $H_2C_2O_4\cdot2H_2O$ 等，其结晶水的量也应与化学式符合。

3. 物质的性质稳定 如加热干燥时不分解，称量时不风化、不潮解、不吸收空气中的二氧化碳、不被空气氧化等。

另外，基准物质最好具有较大的摩尔质量，因为在物质的量相同的情况下，摩尔质量越大，称取的物质的质量越大，称量误差可相应地减小。

凡是符合上述条件的物质，称为基准物质（standard substance）或称基准试剂（primary reagent）。凡是基准物质可用来直接配制和标定滴定液。

现将一些常用的基准物质及其干燥温度和应用范围列于表 3-1 中。

表 3-1 常用基准物质的干燥温度和应用范围

基准物质		干燥后的组成	干燥温度℃	标定对象
名称	分子式			
无水碳酸钠	$NaCO_3$	$NaCO_3$	270~300	酸
草酸钠	$Na_2C_2O_4$	$Na_2C_2O_4$	130	$KMnO_4$
硼砂	$Na_2B_4O_7\cdot10H_2O$	$Na_2B_4O_7\cdot10H_2O$	放入装有 NaCl 和蔗糖饱和溶液的干燥器中	酸
邻苯二甲酸氢钾	$KHC_8H_4O_4$	$KHC_8H_4O_4$	105~110	碱或 $HClO_4$
氯化钠	$NaCl$	$NaCl$	500~600	$AgNO_3$
锌	Zn	Zn	室温燥器中保存	EDTA
氯化锌	$ZnCl_2$	$ZnCl_2$	800	EDTA
重铬酸钾	$K_2Cr_2O_7$	$K_2Cr_2O_7$	140~150	还原剂
溴酸钾	$KBrO_3$	$KBrO_3$	150	还原剂
碘酸钾	KIO_3	KIO_3	130	还原剂
三氧化二砷	As_2O_3	As_2O_3	室温燥器中保存	氧化剂

（二）滴定液

1. 滴定液浓度的表示方法 滴定液浓度的表示方法,常用以下两种。

（1）物质的量浓度

例 1 1L 盐酸溶液中含 HCl 3.646g,计算该溶液的物质的量浓度?

解: $n_{HCl}=\dfrac{m_{HCl}}{M_{HCl}}=\dfrac{3.646}{36.46}=0.1000（mol）$ $m_{HCl}=\dfrac{n_{HCl}}{V_{HCl}}=\dfrac{0.1000}{1}=0.1000（mol/L）$

例 2 要配制 0.1000mol/L Na_2CO_3 溶液 1000ml,计算应称取基准物质 Na_2CO_3 的质量?（$M（Na_2CO_3）=106.0g/mol$）

解: $m\ Na_2CO_3=n\ Na_2CO_3 \cdot M\ Na_2CO_3=C\ Na_2CO_3 \cdot V\ Na_2CO_3 \cdot M\ Na_2CO_3$
$$=0.1000 \times 1000 \times 10^{-3} \times 106.0$$
$$=10.60（g）$$

（2）滴定度:滴定度（titer）有两种表示方法。

1）指每毫升滴定液中所含溶质的质量（g/ml）,以 T_B 表示。如 $T_B=0.004000g/ml$ 时,表示 1ml 氢氧化钠溶液中含有 0.004000g 氢氧化钠。

2）指每毫升滴定液相当于待测物质的质量（g/ml）,以 $T_{T/A}$ 表示。式中 T 表示滴定液的化学式,A 表示被测物质的化学式。如 $T_{HCl/NaOH}=0.004000g/ml$,表示用 HCl 滴定液滴定 NaOH 试样时,每消耗 1ml HCl 滴定液相当于试样中含 0.004000g NaOH,即 1ml HCl 滴定液恰好与 0.004000g NaOH 完全反应。若已知滴定度,再乘以滴定中所消耗的滴定液体积,即可计算出待测物质的质量。公式表示为:

$$M_A=T_{T/A} \cdot V_T$$

例 3 如用 $T_{HCl/NaOH}=0.004000g/ml$ HCl 滴定液滴定氢氧化钠溶液,消耗 HCl 滴定液 21.00ml,计算试样中氢氧化钠的质量。

$$m\ NaOH=T_{HCl/NaOH} \cdot V_{HCl}=0.004000 \times 21.00=0.08400（g）$$

2. 滴定液的配制

（1）直接法:准确称取一定质量的基准物质,溶解后定量转移到量瓶中,稀释至刻度,摇匀。根据称取基准物质的质量和量瓶的体积,即可计算出溶液的浓度。例如,欲配制 0.1000mol/L 的 $AgNO_3$ 滴定液 1000ml。首先在分析天平上准确称取基准物质 $AgNO_3$ 16.9900g,溶解后定量转移到 1000ml 量瓶中,加水稀释到刻度,摇匀即可。

（2）间接法:直接配制法简便,溶液配好可直接使用。但是,只有基准物质能够用来直接配制滴定液,许多物质不符合基准物质的条件,如 $KMnO_4$、$Na_2S_2O_3$、HCl、NaOH 等,其滴定液不能用直接法配制。对这类物质只能采用间接法（标定法）配制,可先配成近似浓度的溶液,再用基准物质或另一种滴定液来确定它的准确浓度。这种利用基准物质或已知准确浓度的溶液来确定滴定液浓度的操作过程称为标定（standardization）。

3. 滴定液的标定

（1）基准物质标定法

1）多次称量法:用递减称量法精密称取基准物质 2~3 份,分别溶于适量的纯化纯水中,然后用待标定的溶液滴定,根据基准物质的质量和待标定溶液所消耗的体积,即可计算出该溶液的准确浓度,最后取其平均值,作为滴定液的浓度。

2）移液管法:精密称取一份基准物质,溶解后定量转移到量瓶中,稀释至一定体积,摇匀。用移液管取出几份(如 2~3 份)该溶液,用待标定的滴定液滴定,最后取其平均值,作为滴定液的浓度。

(2) 滴定液比较法:准确吸取一定体积的待标定溶液,用某滴定液滴定,或准确吸取一定体积的某滴定液,用待标定的溶液进行滴定,根据两种溶液消耗的体积及滴定液的浓度,可计算出待标定溶液的准确浓度。这种用滴定液来测定待标定溶液准确浓度的操作过程称为比较法标定。此方法虽然不如基准物质标定法精确,但简便易行。

标定完毕,盖紧瓶塞,贴好标签备用。

第二节　电化学分析法

根据物质在溶液中的电化学性质及其变化来进行分析的方法称为电化学分析法(electrochemical analysis)。它是以测量溶液的电导、电位、电流和电量等电化学参数来分析待测组分含量的方法。

电化学分析方法的种类很多,从不同的角度出发有不同的分类方法。根据测得的电化学参数不同,可分为以下四类:

一、电导法

是通过测量待测液的电导性,来确定待测物含量的分析方法,称电导法(conductometry)。直接根据测量的电导数据确定待测物含量的分析方法,称为电导分析法(conductometric analysis)。根据测量滴定中溶液的电导变化来确定化学计量点的方法,称为电导滴定法(conductometric titration)。

二、电解法

根据通电时待测物质在电极上发生定量沉积或定量作用的性质,来确定待测物含量的分析方法,称为电解法(electrolytic analysis method)。其中用待测物质在电极上发生定量沉积后电极的增重量来确定待测物含量的方法,称为电重量法(electrogravimetry)。以待测物在电解过程中通过的电量,来确定待测物含量的方法,称为库仑法(coulometry);用电极反应的生成物作为滴定剂与待测物反应,当到达化学计量点时,根据消耗的电量来确定待测物含量的方法,称为库仑滴定法(coulometry);用电极反应的生成物作为滴定剂与待测物反应,当到达化学计量点时,根据消耗的电量来确定待测物含量的方法称为库仑滴定法(coulometry titration)。

三、电位法

根据测定原电池的电动势,以确定待测物含量的分析方法,称为电位法(potentiometry)。其中根据电动势的测量值,直接确定待测物含量的方法,又称为直接电位法(direct potentiometry);根据滴定过程中电动势发生突变来确定化学计量点的方法,称为电位滴定法(potentiometric titration)。

化学电池(chemical cell)是一种电化学反应器,它是由一对电极、电解质溶液和外电路三部分组成。电化学反应是发生在电极和电解质溶液界面间的氧化还原反应。化学电池可由两个电极插入同一电解质溶液中组成；也可由两个电极分别插入组成不同，但能相互连通的电解质溶液中组成。不同溶液之间的接触面，称为液接界面（liquid junction boundary）。前一种电池称无液接界电池；后一种电池称有液接界电池。如丹聂耳（Daniell）电池就属此类。在有液接界电池中，两种电解质溶液的界面，通常是用某种多孔物质隔膜隔开，或用盐桥连接起来。多孔隔膜和盐桥的作用在于阻止两种溶液混合，又为通电时的离子迁移提供必要的通道。电位法测量主要是利用有液接界电池，而永停滴定法是利用无液接界电池。

按电极反应是否自发进行，化学电池分又分为原电池（galvanic cell）和电解池（electrolytic cell）两类。由化学能转变为电能的装置叫原电池，即电极反应可以自发进行；由电能转变为化学能的装置称电解池，即电极反应不能自发进行，只有在电解池两极上施加一定的外电压，电极反应才能进行。根据实验条件不同，有时同一电池既可作电解池，又可作原电池。

电位法使用的化学电池是由两种性能不同的电极组成，其中电位值随待测离子活度（或浓度）的变化而变化的电极，称为指示电极（indicator electrode）；电位值不随待测离子活度（或浓度）的变化而变化，具有恒定电位值的电极，称为参比电极（reference electrode）。

1. 指示电极　电位法所用的指示电极有多种，一般可分为以下两大类。

（1）金属基电极：金属基电极是以金属为基体的电极，这类电极的共同特点是电极电位建立在电子转移的基础上，有下列三种类型：

1）金属—金属离子电极：由能发生氧化还原反应的金属插入含有该金属离子的溶液中，所组成的电极称金属—金属离子电极，简称金属电极。其电极电位决定于溶液中金属离子的活度（或浓度），故可用于测定金属离子的含量。例如，将银丝插入 Ag^+ 溶液中组成 Ag 电极。其电极表示为 $Ag|Ag^+$，电极反应和电极电位为：（25℃）

$$Ag^+ + e \rightleftharpoons Ag$$
$$\varphi = \varphi^\circ + 0.059\lg\alpha_{Ag^+}$$
$$\varphi = \varphi^\circ + 0.059\lg c_{Ag^+}$$

此类电极因有一个相界面也称第一类电极。

2）金属—金属难溶盐电极：由表面涂有同一种难溶盐的金属插入该难溶盐的阴离子溶液中组成。其电极电位随溶液中阴离子浓度的变化而变化。例如，将表面涂有 AgCl 的银丝插入到 Cl^- 溶液中，组成银 - 氯化银电极。其表示为 $Ag|AgCl|Cl^-$，电极反应和电极电位为（25℃）：

$$AgCl + e \rightleftharpoons Ag + Cl^-$$
$$\varphi = \varphi^\circ - 0.059\lg\alpha_{Cl^-}$$
$$\varphi = \varphi^\circ - 0.059\lg c_{Cl^-}$$

此类电极因有两个界面，故又称第二类电极。

3）惰性金属电极：由惰性金属（铂或金）插入含有某氧化态和还原态电对的溶液中组成。其中惰性金属不参与电极反应，仅在电极反应过程中起一种传递电子的作用。其电极电位决定于溶液中氧化态和还原态活度（或浓度）的比值。例如，将铂丝插入含有 Fe^{3+}、Fe^{2+} 溶液中组成电极，其表示为 $Pt|Fe^{3+},Fe^{2+}$，其电极反应和电极电位为（25℃）：

$$Fe^{3+} + e \rightleftharpoons Fe^{2+}$$

$$\varphi = \varphi^\circ - 0.059 \log \frac{\alpha Fe^{2+}}{\alpha Fe^{3+}}$$

$$\varphi = \varphi^\circ - 0.059 \log \frac{cFe^{2+}}{cFe^{3+}}$$

此类电极因无界面,故又称为零类电极,或称氧化还原电极。如氢电极、氧电极和卤素电极均属此类电极。

(2) 离子选择性电极:离子选择性电极(ion selective electrode, ISE)也称膜电极。是 20 世纪 60 年代发展起来的一类新型电化学传感器,是一种利用选择性的电极膜对溶液中的待测离子产生选择性的响应,而指示待测离子活度(浓度)的变化。这类电极的共同特点为:电极电位的形成是基于离子的扩散和交换,而无电子的转移。

2. 参比电极 从无机化学中已知,标准氢电极(SHE)是作为确定其他电极电位的基准电极,国际上规定标准氢电极的电位在任何温度下都为零,通常在无附加说明时,其他电极电位值就是相对于标准氢电极电位为零电位确定的,故标准氢电极常称为一级参比电极。

但由于标准氢电极制作麻烦,操作条件难以控制,使用不便,因此,在实际中很少用它作为参比电极,而常用的参比电极是甘汞电极、银-氯化银电极。由于这两种电极的电位值是与标准氢电极作比较而得出的相对值,故又称为二级参比电极。以下重点介绍这两种参比电极。

(1) 甘汞电极(calomel electrode):甘汞电极是由金属汞、甘汞(Hg_2Cl_2)和 KCl 溶液组成的电极。

甘汞电极表示为:$Hg|Hg_2Cl_2(s)|KCL(c)$

电极反应为:$Hg_2Cl_2 + 2e \rightleftharpoons 2Hg^+ + 2Cl^-$

25℃时,其电极电位表示为:

$$\varphi = \varphi^\circ - 0.059 \lg \alpha_{Cl^-}$$

$$\varphi = \varphi^\circ - 0.059 \lg c_{Cl^-}$$

由此可见,甘汞电极电位的变化随氯离子活度(浓度)的变化而变化,当氯离子活度(浓度)一定时,则甘汞电极的电位就为一定值。在 25℃时,三种不同浓度的 KCl 溶液的甘汞电极的电位分别为:

KCl 溶液浓度	0.1mol/L	1mol/L	饱和
电极电位 $\varphi(V)$	0.3337	0.2801	0.2412

在电位分析法中常用的参比电极是饱和甘汞电极(saturated calomel electrode, SCE)。其电位稳定,构造简单,保存和使用都很方便。

(2) 银-氯化银电极(silver-silver chloride electrode):银-氯化银电极是由银丝镀上一薄层氯化银,浸入到一定浓度的氯化钾溶液中所构成。

银-氯化银电极的表示为:$Ag|AgCl(s)|KCl(c)$

银-氯化银电极的反应式为:$AgCl + e \rightleftharpoons Ag + Cl^-$

25℃时,其电极电位为:

$$\varphi = \varphi^\circ - 0.059 \lg \alpha_{Cl^-}$$

$$\varphi = \varphi^\circ - 0.059 \lg c_{Cl^-}$$

同甘汞电极一样,电极电位的变化也随氯离子活度(浓度)的变化而变化,当氯离子活度(浓度)一定时,则电极电位就为一定值,即可作为参比电极。在25℃时,三种不同浓度的 KCl 溶液的银 - 氯化银电极电位分别为:

KCl 溶液浓度:　　　0.1mol/L　　　lmol/L　　　饱和

电极电位 φ(V)　　　0.2880　　　0.2220　　　0.1990

由于银 - 氯化银电极结构简单,可以制成很小的体积,因此,常作为内参比电极。

从上所知,甘汞电极和银 - 氯化银电极虽然通常是作为参比电极,但它又可以作为测定氯离子的指示电极。因此,某种电极作参比电极还是指示电极,并不是固定不变的,应根据具体情况给予分析。

四、伏安法(voltammetry)

这种方法是以电解过程中所得到的电流一电位曲线为基础演变出来的各种分析方法的总称。它包括极谱法(polarography)、溶出法(stripping method)和电流滴定法(amperometric titration)。永停滴定法是属于电流滴定法中的一种分析方法。

电化学分析法具有设备简单、操作方便、应用范围广、便于自动化等优点,同时也有较好的准确度、灵敏度与重现性。

第三节　紫外 - 可见分光光度法

一、紫外 - 可见分光光度法的特点

研究物质在紫外 - 可见光区分子吸收光谱的分析方法称为紫外—可见分光光度法(ultra-violet and visible spectrophotometry)。紫外 - 可见分光光度法是一种历史悠久、应用很广泛的分析方法。它的主要特点如下:

1. 灵敏度高　可用于微量组分的测定,一般可以测到每毫升溶液中含有 10^{-7}g 的物质。如果将待测组分预先进行分离或富集,则灵敏度还可提高。

2. 准确度好　一般相对误差为 1%~5%,这对微量组分的分析已能满足要求。在仪器设备及测量条件较好的情况下,其相对误差可减小到 1%~2%。

3. 选择性较好　一般在有多种组分共存的溶液中,无需分离,就可对某一物质进行测定。

4. 仪器不太贵重、操作简便快速　相对于其他仪器分析来说,其仪器设备并不算贵重,所需费用少;操作也比较简单,分析测试速度快,有的可在数分钟内得出结果。

5. 应用广泛绝大多数无机离子和许多有机化合物都可直接或间接地测定。不但可以进行定量分析,还可以对待测物进行定性分析和对某些有机物官能团进行鉴定。广泛应用于医药、化工、环保等各个领域。

二、紫外 - 可见分光光度法的基本原理

(一)透光率与吸收度

当一束平行单色光通过均匀、无散射的液体介质时,光的一部分被吸收,一部分透过

溶液,还有一部分被器皿表面反射。假设入射光的强度为 I_0,吸收光的强度为 I_a,透过光的强度为 I_t,反射光的强度为 I_r,即:

$$I_0=I_a+I_t+I_r$$

在分光光度分析中,通常将待测溶液和参比溶液分别置于同样材料和厚度的吸收池中,因而两个吸收池反射光的强度基本相同且很小,所以上式可简化为:

$$I_0=I_a+I_t$$

透过光的强度 I_t 与入射光强度 I_0 之比称为透光率或透光度(transmittance),用 T 表示,即:

$$T=\frac{I_t}{I_0}\times100\%$$

显然,溶液的透光率越大,表示溶液对光的吸收越少;反之,透光率越小,表示溶液对光的吸收越多。

透光率的倒数反映了溶液对光的吸收程度,常采用吸光度 A(absorbance)来表示,其定义为:

$$A=\lg\frac{1}{T}=-\lg T=\lg\frac{I_0}{I_t}$$

透光率 T 和吸光度 A 都是表示物质对光的吸收程度的一种量度,两者间相互换算关系是:$A=-\lg T$,$T=10^{-A}$。

例4 ①透光率 T 为 10%,其吸光度 A 为多少? ②吸光度 A 为 0.70,其透光率 T 为多少?

解:① 透光率 T=10%=0.10,其吸光度为:

$$A=-\lg T=-\lg0.10=1.0$$

② 吸光度 A=0.70,其透光率为:

$$T=10^{-A}=10^{-0.70}=0.20=20\%$$

(二) 吸收光谱

吸收光谱又称吸收光谱曲线或吸收曲线。它是在浓度一定的条件下,以波长或波数为横坐标,以吸光度或吸光系数为纵坐标所描绘的曲线,如图3-1所示。不同物质的吸收光谱,一般都有其自身的一些特征,常用描述吸收光谱的术语有:

1. 吸收峰 曲线上吸收最大且比左右相邻都高之处称为吸收峰,它所对应的波长称为最大吸收波长(λmax)。

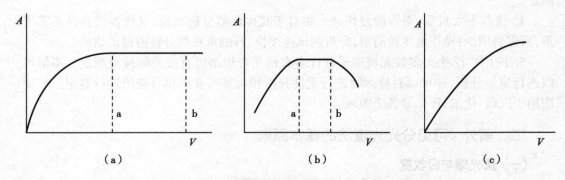

（a）　　　　　　　　（b）　　　　　　　　（c）

图3-1 吸光度与显色剂加入量曲线

2. 谷　峰与峰之间且比左右相邻都低之处称为谷,其对应的波长称为最小吸收波长(λmin)。

3. 肩峰　在吸收峰旁形状像肩的小曲折处称肩峰(shoulder peak),其对应的波长以λsh表示。

4. 末端吸收　吸收光谱曲线波长最短的一端,呈现强吸收,吸光度相当大但不成峰形的部分,称为末端吸收(end absorption)。

5. 强带和弱带　化合物的紫外-可见吸收光谱中,凡摩尔吸光系数ε_{max}值大于10^4的吸收峰称为强带,凡摩尔吸光系数ε_{max}值小于10^3的吸收峰称为弱带。

有的物质在吸收光谱上,可出现几个吸收峰;不同的物质有不同的吸收峰。也有的物质在所使用的辐射波段范围内不出现吸收峰。紫外-可见吸收光谱的特征值取决于电子能级差,而吸光系数的大小则取决于电子跃迁概率。因而,紫外-可见吸收光谱反映物质分子的电子结构特征,研究紫外-可见吸收光谱能为研究一些物质的结构提供重要信息。同一物质的吸收光谱有相同的特征值,而且在每一个波长处都有相同的吸光系数,所以同一物质相同浓度的吸收曲线应能相互重合;但不同物质的吸收曲线一般是不能完全重合的,这是定性鉴别的重要依据之一。在定量分析中,吸收曲线可提供选择合适的测定波长,一般在最大吸收波长(λ_{max})处测定吸光度。

三、分析条件的选择

在分析测试中,为了使分析方法有较高的灵敏度和准确度,就要选择最佳的测定条件。在紫外-可见分光光度法中,这些条件包括仪器条件、显色条件以及参比溶液的选择等。

(一) 仪器测量条件的选择

1. 吸收度范围的选择　在分光光度法中,仪器误差主要是透光率测量误差。通过计算可证明,透光率太大或太小,测得浓度的相对误差均较大;一般精度的分光光度计只有当透光率 T 在 20%~65%(吸光度 A 在 0.7~0.2)范围内时,测定结果的相对误差较小(小于2%),是测量的最适宜区域。误差最小的一点 T 为 36.8%,A 为 0.434。所以一般吸光度值读数控制在 0.2~0.7(用紫外分光光度法测定药物含量时,根据《中国药典》吸光度值控制在 0.3~0.7),但对高精度分光光度计,误差较小的读数范围可延伸到高吸收区。可采用下列两种方法控制读数范围:①计算并控制试样的称出量,含量高时,少取样或稀释试样;含量低时,多取样或萃取富集。②如果溶液已显色。则可通过改变比色皿的厚度来调节吸光度值的大小。

2. 入射光波长的选择　由于有色物质对光有选择性吸收,为了使获得的测定结果有较高的灵敏度和准确度,通常是根据待测组分的吸收光谱,选择最强吸收带的最大吸收波长(λ_{max})为入射光波长。当最强吸收峰的峰形比较尖锐时或有时为了消除干扰,则可选用吸收稍低、峰形稍平坦的次强峰或肩峰进行测定。

(二) 显色反应条件的选择

对许多种在紫外-可见光区没有吸收的物质进行测定时,常常利用显色反应将待测组分转变为在可见光区有较强吸收的有色物质。这种将待测组分转变为有色物质的反应,称显色反应;与待测组分形成有色化合物的试剂,称显色剂。

常见的显色反应有配位反应、氧化还原反应等,其中应用最广的是配位反应。这些反应一般应满足下述要求:①有确定的定量关系;②选择性要好,干扰少;③灵敏度要高,摩尔吸光系数较大;④反应生成物的组成要恒定并具有足够的稳定性;⑤最好显色剂在测定波长处无吸收,若有吸收,一般要求有色物质和显色剂的最大吸收波长之差大于60nm。要使显色反应达到上述要求,就需要控制显色反应的条件,以保证待测组分最有效地转变为适宜于测定的化合物。

1. 显色剂用量 待测组分与显色剂作用的显色反应通常是可逆的,因此,为了使显色反应尽可能地进行完全,一般需要加入过量的显色剂。但显色剂用量并不是越多越好,有时由于加入过多的显色剂,而生成另一种化合物,偏离光的吸收定律,从而影响测定结果的准确度。

在实际工作中,显色剂的用量是通过实验来确定的。实验方法是:固定待测组分的浓度且保持其他条件不变,加入不同量的显色剂,测定其吸光度A并作图。显色剂用量对显色反应的影响是各种各样的,一般有三种情况,如图 3-1 所示。其中图 3-1(a)的曲线是比较常见的,开始随着显色剂用量的增加,吸光度不断增加,当增加到一定值时,吸光度不再增加,出现 ab 平坦部分,这意味着显色剂用量已足够,可以在 ab 之间选择合适的显色剂用量。图 3-1(b)表明,曲线平坦部分很窄,当显色剂用量继续增加时,吸光度将降低。因此,这种情况必须控制好显色剂的用量,才能进行待测组分的测定,否则不能得到准确的结果。图 3-1(c)与前两种情况完全不同,当显色剂的用量不断增大时,吸光度不断增大。如 SCN^- 测定 Fe^{3+},随着 SCN^- 浓度的增大,生成颜色愈来愈深的高配位数的配合物,溶液的颜色由橙色变至血红色。对于这种情况,只有特别严格控制显色剂的用量,才能得到良好的结果。这种情况一般只用于定性,而不用于定量。

2. 酸度 溶液的酸度对显色反应的影响是多方面的,如影响显色剂的平衡浓度和颜色变化、有机弱酸的配位反应和待测组分及形成配合物的存在形式等。显色反应最适宜的 pH 范围(酸度),通常也是通过实验由 A-pH 关系曲线图来确定。

3. 显色时间和温度 有些显色反应在实验条件下可瞬间完成,颜色很快达到稳定,并在较长的时间范围内变化不大。大多数显色反应速度较慢,需一段时间,溶液的颜色才能达到稳定。有些有色化合物放置一段时间后,因空气的氧化、光的照射、试剂的挥发或分解等原因,使溶液颜色减退。在实际工作中,显色时间应通过实验来确定。

一般显色反应可在室温下完成,但有些显色反应在室温下反应很慢,需要加热到一定温度才能进行。相反,有些反应需在低温下进行,较高温度下易分解。显色反应最适宜的温度,同样是通过实验来确定。

(三)参比溶液的选择

在测定待测溶液的吸光度时,先要用参比溶液(又称空白溶液)调节透光度为100%,以消除溶液中其他成分以及吸收池和溶剂对光的反射和吸收所带来的误差。参比溶液的组成根据试样溶液的性质而定,合理地选择参比溶液对提高准确度起着重要的作用。

1. 溶剂参比溶液 当溶液中只有待测物经显色后的化合物有颜色,样品溶液、试剂、显色剂均无色且对测定波长处的光波几乎无吸收时,可采用溶剂作为参比溶液。它可消除溶剂、吸收池等因素的影响。

2. 试样参比溶液 如果显色剂无色,而待测试样溶液中存在其他有色物质,可采用不加显色剂(其他条件相同)待测试样溶液作为参比溶液。这种参比溶液适用于试样中有较多的共存成分,加入的显色剂量不大,且显色剂在测定波长处无吸收的情况。

3. 试剂参比溶液　如果显色剂或其他试剂在测定波长处有吸收,可按显色反应相同的条件,不加入试样,但同样加入试剂和溶剂作为参比溶液。这种参比溶液可消除试剂中有组分产生吸收的影响。

4. 平行操作参比溶液　用不含待测组分的试样,在完全相同条件下与待测试样同时进行处理,由此得到平行操作参比溶液。如在进行某种药物浓度监测时,取正常人的血样与待测血药浓度的血样进行平行操作处理,前者得到的溶液即为平行操作参比溶液。

(尚士光　商明秀)

第四章

常用化学试剂及溶液配制

化学试剂是生产、科研等部门用以探索物质组成、性状及其质量优劣的纯度较高的化学物质,是制造特种性能产品的原料或辅助材料,也是医疗卫生检验实验室的重要组成部分。无论是临床常规检验、生化试验、微生物免疫学检验,还是卫生防疫检验,都要用到各种优质的试剂溶液,而优质的试验溶液,离不开优质的化学试剂。作为卫生检验员,了解化学试剂的分类、规格、性质以及保管,掌握溶液的配制及使用的一般知识是十分必要的。

第一节　常用化学试剂及保管

化学试剂是指具有一定纯度标准的各种单质和化合物,不仅种类繁多,而且其品级、性质及使用和贮存方法各异。正确、安全地使用各种化学试剂,是保证实验结果准确,保证实验室人员安全的前提。

一、化学试剂的规格

试剂的品级代表着试剂的内在质量,关系到检验结果的准确性。目前市售试剂有国产和进口两大类,在实际工作中要根据所试验的性质、要求及财力等情况,酌情选用。

（一）国产化学试剂规格（表 4-1）

表 4-1　国产化学试剂规格

级别	纯度名称	符号	色标	说明
一级	优级纯（保证试剂）	G.R	绿色	纯度高,适用于精确分析和科研,实验室常用其配制标准溶液
二级	分析纯	A.R	红色	纯度较高,适用于一般分析和科研,实验室应用广泛,常用于定量分析和配制标准溶液
三级	化学纯	C.P	蓝色	纯度略低于二级,常用于一般分析和定性试验
四级	试验试剂（化学用）	L.R	棕色	纯度低,但比工业用级要高,只适合一般定性试验

（二）进口化学试剂规格

英、美、德及日本等国家的化学试剂纯度及代号各有不同,同一国家不同试剂厂规格也常是不统一的,但与我国4级基本对应,其表示符号见表4-2。

表4-2　国产试剂品级标志与进口试剂规格对照

我国等级 国别厂牌	GR 一级,优级纯	AR 二级,分析纯	CP 三级,化学纯	LR 四级,试验试剂
德国（EMK）	GR	LAB	EP,PURE	TeX
德国（TS）	AR	RENST,CP	PEIN,LR	
英国（BDH）	AR	STR	LR,LC	
英国（LIGHT）	GR	CP	LREP	
美国（USA）	AR,ACS	CP		
日本（JAP）	特级,GR	一级	EP,PVRE	
意大利（ERBA）	RP	LAB	P	
瑞士（FLUKA）	PURISS,PA	PURISS	PRACT	
英文标记	GVARAN TEEDREA GENTS	ANALYIC ALREAGE NTS	CHEMICA LPVRE	LABORAT ORYREAG ENTS

（三）特殊规格试剂

这类化学试剂不是用于一般的化学分析,而是作实验室某一特殊的实验工作用,仅对此试验合格,而用于其他试验无质量保证,不分规格和等级,见下表4-3。

表4-3　特殊规格试剂的代表符号

化学试剂	代表符号	化学试剂	代表符号
超纯试剂	UPRE,UP	微量分析试剂	MAR
色谱纯试剂	GC	元素分析试剂	FEA
光谱纯试剂	S.P,SSS	原子吸收光谱试剂	AAS
有机标准试剂	OAS	测折光率液	RI
层析试剂	FCP	显微镜试剂	FMP
薄层层析试剂	TLC	生物试剂	BR,CR,FBP
闪烁纯试剂	PURITY	生物染色试剂	BS
光学分析试剂	US	指示剂	IND

（四）化学试剂的包装规格

化学试剂的包装单位是根据化学试剂的性质、纯度、用途和它们的价值而确定的。一般固体500g一瓶,液体500ml一瓶为包装单位。国产化学试剂一般为五类包装。

第一类　为稀有元素,是超纯金属、生物制剂等贵重试剂。由于其价值昂贵,包装单位分为0.1g,0.25g,0.5g,1g,5g(或ml)五种。

第二类　为指示剂、染料、生物制剂及供分析标准用的贵重金属元素。由于价值较贵，包装单位分为 5g、10g、25g（或 ml）三种。

第三类　为基准试剂或较贵重的固体或液体试剂，包装单位分为 25g、50g、100g（或 ml）三种。

第四类　为各类实验室中广泛应用的化学试剂，一般为固体或有机液体的化学试剂，包装单位分为 250 g、500g（或 ml）两种。

第五类　为酸类试剂及纯度较差的实验试剂，包装单位分为 0.5kg、1kg、2.5kg、5kg。容装化学试剂的器具一般为玻璃瓶、塑料瓶或金属罐等制品。

在试剂瓶标签上有时还注有"符合 GB""符合 HG"等字样。其中 GB 是指"化学试剂国家标准"，HG 是指"化工部部颁化学试剂标准"。这些标准详细规定了化学试剂的技术指标、检验方法、包装方式等。

包装单位越小，单位价格往往越贵，使用量通常也越少。

二、危险试剂的分类与通性

化学试剂中的危险品，是指具有易发生爆炸、燃烧、毒害、腐蚀和放射性等危险性的物质。这类试剂可因本身潜在严重危害性，或因外界某些因素（光、热、空气、水或撞击等）的作用，产生如燃烧、腐蚀、毒害等危害人体或环境的灾害事故。化学危险品造成危险（危害）的程度与可能，与外界因素有着密切的关系。我们国家安全部门将危险品分为十大类。

（一）爆炸品

本类化学品系指在外界作用下（如受热、受压、撞击等），能发生剧烈的化学反应，瞬时产生大量的气体和热量，使周围压力急骤上升，发生爆炸，对周围环境造成破坏的物品。

1. 爆炸品的主要特性

（1）爆炸性是一切爆炸品的主要特性：这类试剂都具有很不稳定的化学键和极易分解的原子团。例如，—O—O—基、臭氧、过氧化物；—O—Cl—，氯酸、过氯酸盐；—N≡N—，重氮及叠氮化合物；—NO₂，硝基化合物；—N≡O，亚硝基化合物；≡N—X 基，氮的卤化物。由于其化学不稳定性，在一定外界因素的作用下，会进行强烈的化学反应，主要有以下特点：

1）化学反应速度极快，一般以万分之一秒的时间完成化学反应，因为爆炸能量在极短时间放出，因此，具有巨大的破坏力。

2）爆炸时产生大量的热，从而发生燃烧。

3）产生大量气体，造成高压，形成的冲击波对周围建筑物有很大的破坏性。

（2）对撞击、摩擦、温度等非常敏感：任何一种爆炸品的爆炸都需要外界供给它一定的能量——起爆能。某一爆炸品所需的最小起爆能，即为该爆炸品的敏感度。敏感度是确定爆炸品爆炸危险性的一个非常重要的标志，敏感度越高，则爆炸危险性越大。

（3）有的爆炸品还有一定的毒性：例如，TNT、硝化甘油、雷汞等都具有一定的毒性。

（4）与酸、碱、盐、金属发生反应：有些爆炸品与某些化学品如酸、碱、盐发生化学反应，反应的生成物是更容易爆炸的化学品。例如，苦味酸遇某些碳酸盐能反应生成更易爆炸的苦味酸盐；苦味酸受到铜、铁等金属撞击，立即发生爆炸。

由于爆炸品具有以上特性，因此，在储运中要严禁受到摩擦、撞击、颠簸、震荡，受热或与其他化学试剂接触。

2. 实验室常见的爆炸性试剂及爆炸条件见表 4-4。

表 4-4　常见的爆炸性试剂及爆炸条件

化学试剂	爆炸条件	化学试剂	爆炸条件
高氯酸	浓度超过 85% 以上	叠氮钠	遇高热、摩擦、碰撞
氯酸钾（钠）	摩擦、碰撞、研磨	三硝基苯	遇高热、摩擦、碰撞
亚硝酸铵	加热 70℃或碰撞	碱金属	遇水
苦味酸	遇高热、摩擦、碰撞	氢和氯气	阳光、火花

（二）易燃液体

这类试剂沸点低、易挥发、汽化和燃烧，其蒸气一般具有毒性和麻醉性，大多数属于有机溶剂。易燃液体的划分，一般均以"闪光点"作标准，即可燃液体的蒸气与空气混合后与火焰接触时发生闪光时的最低温度，称为该物质的闪光点（闪点）。闪光点越低，着火的可能性越大。一般地说，碳原子越少的化合物闪光点越低，碳原子数目相同时而支链多的化合物闪光点较低。当其闪光点低于规定的度数时，皆属易燃液体。可见，易燃液体的危险度与化学结构有密切的关系。

一级易燃液体　其闪光点在 82.4℉（28℃）以下，如汽油、环氧乙烷、乙醚、苯等。

二级易燃液体　其闪光点为 82.4~113℉（28~45℃），如酒精、甲醇、二甲苯等。

三级易燃液体　其闪光点为 101~248℉（46~120℃），如柴油、煤油、松节油等。

（三）易燃固体

这类化学品系指燃点低、对热、撞击、摩擦敏感，易被外部火源点燃，产生急剧及连续性的燃烧，并可能散发出有毒烟雾或有毒气体的固体，但不包括已列入爆炸品的物质。这类固体试剂的燃烧除在空气或水中因发生反应放热而自燃外，往往是由于外力作用引起燃烧。有以下主要特性：

1. 易燃固体容易被氧化，受热易分解或升华，遇明火常会引起强烈、连续的燃烧。

2. 与氧化剂、酸类等接触，反应剧烈而发生燃烧爆炸。

3. 对摩擦、撞击、震动也很敏感。

4. 许多易燃固体有毒，其燃烧产物有毒或有腐蚀性。

这类试剂主要有：加拿大树脂、间 - 二硝基苯、2,4- 二硝基苯肼、铝粉、镁粉及红磷等。

（四）自燃物品

这类化学品并不受环境中热源的影响，而本身自燃点低，在空气中能自发地缓慢地进行氧化作用，不断地放出热量，久之积而不散，一旦积聚热能使温度升高达到该物质的燃烧点时，而自行燃烧。燃烧性是自燃物品的主要特性，自燃物品在化学结构上无规律性，因此，自燃物质就有各自不同的自燃特性：

1. 黄磷是典型的自燃物品，性质活泼，极易氧化，燃点又特别低，一经暴露在空气中很快引起自燃。但黄磷不和水发生化学反应，所以通常放置在水中保存。另外黄磷本身极毒，其燃烧的产物五氧化二磷也为有毒物质，遇水还能生成剧毒的偏磷酸。所以遇有磷燃烧时，在扑救的过程中应注意防止中毒。

2. 二乙基锌、三乙基铝、硝化纤维等有机金属化合物,不但在空气中能自燃,遇水还会强烈分解,产生易燃的氢气,引起燃烧爆炸。因此,储存和运输必须用充有惰性气体或特定的容器包装,失火时亦不可用水扑救,要根据自燃物品的不同特性采取相应的措施。

(五) 遇水燃烧品

这类化学品系指遇水或受潮时,发生剧烈化学反应,分解放热并伴随产生大量的易燃气体,以引起强烈的燃烧和爆炸的物品。如金属钠遇水即能与水化合产生氢气,且发出热量而强烈燃烧。这类物质代表性的有:金属钠、金属钾、金属锂、金属锌粉等。

遇水易燃物质除遇水反应外,遇到酸或氧化剂也能发生反应,而且比遇到水发生的反应更为强烈,危险性也更大。因此,储存、运输和使用时,注意防水、防潮,严禁与火种接近,要与其性质相抵触的物质隔离存放。

(六) 毒害品

这类化学品系指进入机体后,累积达一定的量,能与体液和组织发生生物化学作用或生物物理学变化,扰乱或破坏机体的正常生理功能,引起暂时性或持久性的病理改变,甚至危及生命的物品。

1. **毒害品的特性**　由于这类试剂有气、液、固三种状态,所以它可以通过人的呼吸器官、消化器官和皮肤进入体内。尤其是以气态存在的剧毒品危害性更大。例如,使用氰化钾或氰化钠做完试验后,若将废液无意倒入酸缸,就会分解出氰化氢气体,实验者呼吸到这种气体后,就会中毒。

2. **毒害品的种类**　在卫生检验工作中,不同专业、不同学科的实验室接触毒品的品种和数量各不相同。

(1) 一般毒品:也是实验室经常使用的毒品,如草酸铵、草酸钾、苯胺、三氯甲烷等。

(2) 剧毒品:如氰化钾、氰化钠、三氧化二砷、五氧化砷、可溶性钡盐、升汞等。

(3) 在毒害品中,除了上述中毒快的试剂外,还有一些试剂属于致突变物:如苯并芘、联苯胺、吡啶、溴乙啶等,这类试剂接触之后,短时间内机体不会有明显的反应,但远期致癌、致突变效应要引起高度重视。

在使用毒品(尤其是剧毒品)进行实验时,必须严格遵守操作规程,有良好的通风设备和严密的防护措施。

(七) 腐蚀性物品

这类试剂一般有较强的吸水性,大多不易燃烧,有强烈的腐蚀性,可对人体或其他物品破坏其部分或全部,也可进一步导致燃烧、爆炸和人员伤亡事故,如硫酸引起毁容等。

腐蚀品中亦能产生腐蚀性有毒气体,使人体功能产生障碍、坏死、溃烂等;在腐蚀过程中能产生大量的热,因而要与氧化剂、易燃易爆性试剂隔离;贮存、搬运时避免撞击和强烈震动,防止容器破裂。

这类腐蚀性试剂主要有:硫酸、硝酸、盐酸、磷酸、溴、酚、溴水、30% 过氧化氢等。

(八) 氧化剂

氧化剂系指处于高氧化态,具有较强的获得电子能力,具有强氧化性的试剂,它本身不能燃烧。由于某些氧化剂在反应过程中能析出活性态的氧,所以氧化剂又称作助燃剂。

强氧化剂遇酸碱、高温、震动、摩擦、撞击、受潮或与易燃物品、还原剂等接触能迅速分解,放出氧和热量,引起燃烧、爆炸。包括含有过氧基的有机物,其本身不一定可燃,但能导致可燃物的燃烧;与松软的粉末状可燃物(棉花、木炭及硫磺能组成爆炸性混合物,对热、震动或摩擦较为敏感。例如,氯酸钾为强氧化剂,它与硫磺、木炭或糖混合后,经摩擦或撞击即引发爆炸。

氧化剂不能与强酸一起贮存,以防相互接触而产生气体及热量,引起其他可燃物质的燃烧,特别如氯酸钾与硫酸接触后能分解成一种能爆炸的危险品——过氧化氯。

常见的氧化剂主要有:氯酸钾、氯酸铵、硝酸钾、硝酸铵、过氧化氢、过氧化钡等。

(九)压缩和液化气体

气体用高压压缩或液化后贮藏于钢瓶内,如受热膨胀或钢瓶破裂容易产生漏气,严重时可发生爆裂。所以应经常检查容器,瓶口上一般均套有钢质安全帽,并应贮藏于阴凉通风处。但在化学试剂中因某些气体用量较小,使用钢瓶者少见,一般使用其溶液装入普通玻璃瓶内,但其危险性仍未减低,应用中应特别予以防范。这类试剂有:环丙烷、环氧乙烷等。

(十)放射性物质

放射性物品与一般危险品不同,它能放射出射线对人体健康产生一定伤害。目前在实验室应用较广的是人工合成核素制备的放射免疫分析试剂盒。总放射性强度超过 $50\mu Ci$,放射性比度超过 $1\mu Ci\cdot kg^{-1}$,放射性物品的表面剂量超过 $0.1\mu R\cdot s^{-1}$ 者,均属放射性物质。放射免疫分析盒大多以 ^{125}I 标记,也有氚(^3H)标记等。具有放射性的试剂现已较少使用,如乙酸铀、乙酰铀酰锌等。

三、化学试剂的使用和保管

卫生检验实验室中化学试剂品种繁多,而且各具有易燃、易爆、腐蚀性强等各种特点。对化学试剂能够正确的使用和妥善的保管,对每个检验员来说,是十分重要的。

(一)化学试剂使用的一般规则

各种试剂上要有明白可辨的瓶签,原瓶试剂标签切不可弄掉,配制的试剂要标明试剂溶液的名称、浓度和配制日期(专用试剂应写明用途)。使用时必须先把瓶签仔细看清楚,一般情况下,没有标签的试剂不宜使用。

取用试剂时要仔细观察试剂质量的变化,如发现混浊、沉淀、发霉或变色等情况则不宜使用。

1. 化学试剂的选用 一般说来,化学试剂的纯度越高,价格越贵。要根据分析目的、检验方法、对分析结果准确度的要求,选用不同品级的试剂。

微量分析应选择品级高的试剂,以降低空白值,避免杂质干扰(对所用水的纯度、器皿的洁净程度要求也高);一般定量分析选用二、三级品就可符合要求;定性分析可采用实验试剂及工业纯试剂;络合滴定中常用二级品试剂,以防止因试剂中的杂质金属离子而封闭指示剂;分光光度分析中也要求用高纯度的试剂,以降低试剂的空白值。

2. 化学试剂的取用 实验室中一般只贮存固体试剂和液体试剂,气体物质都是需用时临时购置或制备。在取用和使用任何化学试剂时,首先要做到"三不",即不用手拿,不直接闻气味,不尝味道。另外,还应注意试剂瓶塞或瓶盖打开后要倒放桌上,取用试剂后立即还原塞紧,以防不同试剂瓶塞盖错,造成试剂污染,或因长时间暴露空气中使之变质而不能使用,甚至可能引起意外事故。

（1）固体试剂的取用：粉末状试剂或粒状试剂一般用干净的药匙取用。药匙有动物角匙、塑料药匙，也有不锈钢药匙，且有大小之分。用量较多且容器口径又大者，可选大号药匙；用量较少或容器口径又小者，可选用小号药匙，并尽量送入容器底部。粉状试剂容易散落或沾在容器口和壁上，可将其倒在折成的槽形纸条上，再将容器平置，使纸槽沿器壁伸入底部、竖起容器并轻抖纸槽，试剂便落入器底。块状固体用镊子送入容器时，务必先使容器倾斜，使之沿壁慢慢滑入器底。

若实验中未规定用量时，所取试剂量以刚能盖满试管底部为宜。取多了的试剂不能放回原瓶，也不能丢弃，应放在指定容器中供他人或下次使用。

取用试剂的镊子或药匙每次使用前必擦拭干净，不留残物，更不能一匙多用。

（2）液体试剂的取用：开启易挥发液体的瓶塞时，瓶口不能对着眼睛，以防瓶塞启开后，瓶内蒸气喷出伤害眼睛。

用少量液体试剂时，通常使用处理干净的量筒取。一般不要用吸管伸入原瓶试剂中吸取。用吸管从配制的溶液试剂瓶中吸取液体后，如需经常使用，用毕的吸管可插入一大试管中，标明试剂名称，顺序排在试管架上，切记不可插在试剂瓶中。

用量较多时则采用倾泻法。从细口瓶中将液体倾入容器时，把试剂瓶上贴有标签的一面握在手心，另一手将容器斜持、并使瓶口与容器口相接触，逐渐倾斜试剂瓶，倒出试剂。试剂应该沿着容器壁流入容器，或沿着洁净的玻棒将液体试剂引流入细口或平底容器内。取出所需用量后，逐渐竖起试剂瓶，把瓶口剩余的液滴碰入容器中去，以免液滴沿着试剂瓶外壁流下。

若实验中未规定用量时，一般取 1~2ml。取多的试剂也不能倒回原瓶，更不能随意废弃，应倒入指定容器内供他人使用。

分装试剂时，固体试剂应盛放在具塞的广口瓶里，液体试剂应盛放于细口瓶中。碱性溶液应贮存在带塑料塞的细口瓶里（使用玻璃磨口瓶塞很容易造成瓶塞与瓶口的粘连）。

3. 指示剂的使用　指示剂是用来判别物质的酸碱性、测定溶液酸碱度或容量分析中用来指示达到滴定终点的物质。指示剂一般都是有机弱酸或弱碱，它们在一定的 pH 范围内，变色灵敏，易于观察。故其用量很小，一般为每 10ml 溶液加入 1 滴指示剂。

使用试液时，一般用胶头滴管滴入 1~2 滴试液于待检溶液中，振荡后观察颜色的变化。

使用试纸时，任何情况都不能将试纸投入或伸入待检溶液中。只能用洁净的玻璃棒将蘸取的待检液滴在试纸条中间，观察变化稳定后的颜色。用 pH 试纸检验溶液的酸碱度时，试纸绝不能润湿，滴上待检液后半分钟，再将其所显示的颜色与标准比色卡（板）对照得出结果。不能用试纸直接检验浓硫酸等有强烈脱水性物质的酸性或碱性。

检验挥发性物质的性质，可先将所用试纸用蒸馏水润湿，用玻璃棒将其悬空放在容器口或导气管口上方，观察试纸被熏后颜色的变化。

（二）化学试剂保管的基本原则

化验室工作人员应熟悉常用化学试剂的性质，如市售酸、碱的浓度、试剂在水中的溶解度，有机溶剂的沸点、燃点，试剂的腐蚀性、毒性、爆炸性等。化学试剂保管不当，会使其发生变化，该过程有物理变化，亦有化学变化。前者使化学试剂产生损耗，并造成物质的浪费；后者则能使试剂完全变质失效，影响试验的效果，甚至还会发生事故。

1. **实验室里应尽量不存放或少存放化学试剂**　这样既防止试剂挥发物对实验室的污染，也避免化学实验产生的物质对化学试剂的影响。应该有专室存放化学试剂。

2. **存放化学试剂的房间要保持一定的温度**　必须干燥、阴凉、要避免强光直射，要有良好的排风设备。

3. **试剂应分类存放**　首先按固体、液体、无机、有机、危险品与非危险品及生物制剂等分处保存，按序排列。一般无机试剂可分作酸类、碱类、盐类及氧化物等；盐类又可按阳离子分类，如钠盐、钾盐等；有机试剂可按官能团分类，如烃类、醇类、酸类等，以便使用。

4. **强酸、强碱必须分开贮藏**　强氧化剂和易燃品必须严格分开，以免发生剧烈氧化而释放出热量，引起燃烧。挥发性酸或碱不能跟其他试剂混放，以免试剂变质。

5. **临时保存的剧毒药品应设立坚固的剧毒品专柜，设专人保管**　并应双人双锁，随时记录称出试剂的数量、用途及经手人签名，随用随取，以杜绝恶性事故的发生。

6. **所有试剂、溶液以及样品的包装瓶上必须有标签**　标签要完整、清晰的标明试剂的名称、规格、质量。溶液除了标明品名外，还应标明浓度、配制日期等。万一标签脱落，应照原样贴牢。绝对不允许在容器内装入与标签不相符的物品。无标签的试剂必须取小样鉴定后才可使用。不能使用的化学试剂要慎重处理，不能随意乱倒。

7. **室内应备齐防火器材和砂箱。**

（三）化学试剂的保管方法

我们知道，有许多试剂在容器密封不严时就会风化、潮解或氧化变质，如硼砂等极易风化；麦芽糖、醋酸钠、硫氰酸胺、甲基橙等又极易吸潮结块；亚硫酸钠很容易被空气中的氧气氧化变质（$2Na_2SO_3+O_2=2Na_2SO_4$）；倘若在温度较高的环境中存放浓盐酸、浓硝酸、浓溴酸、乙醚等易挥发的物质，由于温度高、挥发量大，就有可能将瓶塞冲开或造成瓶子爆裂，酿成不良后果。因此，对化学试剂的保管与存放，必须予以足够的重视，具体情况具体对待。常用的保管方法归纳起来大致有下列几点：

1. **密塞保管**　密封适用于易挥发、升华、潮解、稀释、风化、水解和氧化还原、霉变的所有化学试剂，这类试剂必须密封保管，甚至涂蜡封口，这是最普遍通用的方法。而对于极易分解产生气体的试剂，一般不完全密封，要适当留有余地，否则可能使容器破裂。

防止潮解、吸湿的试剂有氢氧化钠、氢氧化钾、氯化钙、卤化物等。

防止失水、风化的试剂有含 10 个结晶水的试剂，如结晶硫酸钠（$Na_2SO_4·10H_2O$）、磷酸氢钠（$Na_2HPO_4·12H_2O$）、酒石酸铵、磷酸氢二铵等。

防止挥发的试剂有氨水、三氯甲烷、乙醚、碘、丙酮等。

防止吸收空气中的二氧化碳的试剂有氢氧化钾、氢氧化钠、丁二胺、砷酸钠、胍等。

防止氧化的试剂有硫酸亚铁、亚硫酸盐和一些还原剂（硫化硫酸钠、抗坏血酸）等。

防止吸水变质的试剂有丙酮酸钠、四苯硼钠、无水氯化钙、无水乙醇等。

要求密封保存的试剂，取用后一般都用塞子盖紧，特别是挥发性的物质（如硝酸、盐酸、）以及很多低沸点有机物（如乙醚、丙酮、甲醛等）必须严密盖紧；有些吸湿性极强或遇水蒸气发生强烈水解的试剂，如五氧化二磷、无水氯化钙等，不仅要严密盖紧，还要蜡封；贮存碱液、氨水不但要密封好，而且瓶塞只能用塑料塞或橡皮塞，不能用玻璃塞，因为玻璃塞易受碱腐蚀生成硅酸盐（$2NaOH+SiO_2=Na_2SiO_3+H_2O$）使瓶子难以打开；金属汞易挥发，汞蒸气有毒，储存时必须密封，并在汞上覆盖一层水，以使汞蒸气不能挥发出来；若汞洒落在地上应尽可能收集起来,然后在地面上撒些硫磺粉,使其生成难溶的硫化汞,也可以撒些饱和的三氯化铁溶液使其被氧化除去。液溴、二硫化碳皆有毒,易挥发,除瓶口严加密封外,还可以在其液面上加些水,起到水封作用,以减少挥发。

2. 避光保管　对见光易分解变质的药品必须避光保管。

见光变色:硝酸银(变黑)、酚(变淡红)、茚三酮(变淡红)、邻甲苯酚(变红棕)。

见光分解:三氯甲烷(产生光气)、过氧化氢、亚铁盐、漂白粉、氢氰酸、碘化物等。

见光氧化:乙醚、醛类、过氧酸、叠氮化钠、银盐、联苯胺等。

避光保存通常采用遮光性能较好的深棕色试剂瓶,或存放在暗处或遮光的专用试剂柜中,也可用照相纸的黑色厚纸包裹试剂瓶。

3. 另外存放　这类多指危险品试剂,危险药品一定要与其他试剂分开存放。

爆炸品　如苦味酸、叠氮钠、高氯酸等。

易燃品　如乙醇、乙醚、丙酮、二甲苯、石油醚等。

腐蚀品　强酸、强碱、乙酸酐等。

剧毒品　如氰化钾、砷化物、汞等。

这些试剂要贮藏在专门的贮藏室里,至少要设立水泥铁板专橱。

对易燃易爆的试剂,如乙醚、甲醇、乙醇、丙醇、苯、甲苯、二甲苯等,应单独存放在干燥、阴凉通风的地方,并且隔绝火源、电源,操作时要轻放,不能受到摩擦和撞击。

实验室原则上不应存放剧毒品,试验使用时应随用随领,由于工作要求必须临时存放,一定存放在保险橱中,加锁保管,严格管理。腐蚀性强的试剂要设有专门的存放橱。

活泼元素的保管应选择隔离。能和空气、水作用的活泼性很强的金属钾、钠、钙在空气中极易氧化,又强烈地与水作用,宜保存于干燥的中性煤油中或液体石蜡油中;黄磷则浸没在水中贮放。这种隔离方法也称液封法,前者叫油封,后者叫水封。水封存也可使某些容易挥发的试剂减少损耗。如在装有液态溴、二硫化碳的试剂中加一薄层水,就能极大地减少挥发损失和空气污染。

4. 低温保存　普通挥发性试剂常放置在阴冷处,如浓硝酸、浓盐酸、氨水等。某些特殊的生化试剂则要贮放在冰箱中,如酶试剂等。

(1) 冷藏:溴、氨水、过氧化氢;各种含酶的成品试剂盒,如肝炎、肿瘤标志物、性病及临床化学等双抗夹心酶联试剂盒、生化试剂盒以及免疫制品等。

(2) 冷冻:血红蛋白制剂、各种抗血清制品。

(3) 低温干燥:辅酶Ⅰ等酶制品干粉品、各种激素标准品。

5. 适时保存　这是根据某些试剂的特性,特别是一些极易变质失效的试剂应采取适当措施,应做到适时配制、适时使用和及时处理。

(四) 化学试剂变质的影响因素及预防

化学试剂在贮存过程中是否会发生变质,取决于内外两个方面的因素,内因是试剂本身化学结构所决定的理化性质;外因则是试剂所处的环境条件。要做到合理保管,一要了解试剂结构与性质间关系,二要创造适应试剂贮存的外部环境。

1. 影响试剂稳定性的化学结构　试剂的稳定性与分子中所含有的基团或官能团有着密切的关系,这是确定保管措施的因素之一。

含有 Br^-、Cl^-、SO_4^{2-}、NO_3^- 等原子团的试剂,大多数是水溶性的化合物,但某些阳离子与它们形成的化合物则易发生潮解;含有 R—CO—、HN=、R—SO₂— 等原子团的试剂,大多易被水解;含有 S₂O₃=、SO₃=、—CHO、—NO、—SH 等原子团的试剂,易被氧化;含有 >C=C<、—C≡C—、—CHO 等原子团的试剂易发生聚合;含有 OH⁻ 原子团的试剂易吸收二氧化碳。

2. 影响试剂稳定性的物理特性 每一种化合物都有其特定的物理性质,其物理性质与化学结构密切相关。在确定试剂的保管措施时,必须考虑这些因素。

(1) 闪点:闪点是判断可燃性液体蒸气由于外界明火而发生闪燃的依据,是评价可燃液体危险程度的代表性的参数之一。如果液体受热到闪点或闪点以上,一经火源的作用就引起闪燃,在一定的条件下会发生火灾。将闪点低于 40℃ 的物质划为易燃物,闪点越低越易燃。

(2) 熔点:每一种纯净物质都有其固定的熔点。如果含有杂质,熔点就下降。因此,熔点是鉴别试剂纯度的标志之一,同时它又反映了试剂的形态。有的试剂(金属镓)在低于熔点的环境中(固态)要比高于熔点时(液态)较易保管贮藏。

(3) 沸点:每一种纯净物质都有它固定的沸点,沸点也是鉴别试剂纯度的标志之一。如乙醚,沸点为 34.5℃,常温下它很容易挥发变成蒸气。液体试剂的沸点越低,其挥发性越大。因此,对于沸点低的试剂,贮藏时必须考虑环境温度。

(4) 升华:升华是指在一定温度下,物质由固态不经液态直接变成气态,冷却时又直接由气态变成固态的现象。实验室里一般有室温下升华的试剂(如碘萘等)和受热条件下升华的试剂(如硫与氯化汞)两种。升华的后果是造成损耗和污染空气。因此,凡具有升华性质的试剂,贮藏时最好在其升华温度下,以免造成损失和沾污。

(5) 密度:密度是指在规定温度下,单位体积所含物质的质量数,也是反映试剂纯度和挥发性的标志之一。易燃液体密度小于 1 时,挥发性大;而密度大于 1 时,挥发性则小。如石油醚的密度 0.634~0.660,其挥发性比水大,易燃(二硫化碳例外)。

(6) 溶解度:依溶解度的大小将物质划分为易溶、微溶、难溶等。易溶于水的物质在暴露于空气中或密封不严时,多数容易发生吸潮现象而不能保持该物质的无水干燥状态。

3. 环境因素的影响 化学试剂的变质有其内在因素,但大多数情况是因为受外界条件的影响,如空气中的氧气、二氧化碳、水蒸气、空气中的酸碱性物质以及环境温度、光照等,都可使化学试剂发生氧化、还原、潮解、风化、析晶、稀释、锈蚀、分解、挥发、升华、聚合、发霉、变色以及燃爆等变化。

(1) 空气中各种成分的影响

1) 氧化、还原性物质:空气中除氧气外,还含有二氧化氮、二氧化硫、溴和有机尘埃等。无机试剂中的大多数含低价离子的化合物(二价铁离子、二价锡离子)、大多数"亚"化合物(亚硫酸)、活泼金属和非金属及有机试剂中具有强还原性的化合物等,都很容易被空气中的氧化性物质所氧化;无机试剂中的强氧化剂(硝酸钾、高氯酸)则容易被空气中的还原性物质所还原。这一因素的影响会使试剂降低或丧失其原有的氧化、还原能力。

2) 二氧化碳:二氧化碳是酸性氧化物,与空气中的水蒸气形成碳酸。它很容易被碱(氢氧化钠)、强碱弱酸盐(砷酸钠)的溶液、能与碳酸形成难溶碳酸盐的化合物(如钙、锶等)及某些有机试剂所吸收。例如,氢氧化钠吸收空气中的二氧化碳后,可生成碳酸钠,降低了其碱度。因此,具有上述性质的试剂若封装不严,就会被二氧化碳侵蚀而变质。

　　3) 酸碱性气体：试剂瓶口封装不严或试验中产生的酸碱性气体，如硫化氢、氯化氢、二氧化硫、二氧化氮和氨气等，均可与空气中的水蒸气结合，形成酸性或碱性雾滴，附着在试剂瓶上，使试剂受到沾污。

　　4) 水蒸气：空气湿度大，水蒸气含量过高时，干燥剂、容量分析的基准物质很容易受潮，影响试剂的准确称量或使其失效。某些物质，如卤化物、硝酸盐、碳酸盐和柠檬酸盐等容易吸水潮解，有的还会发生水解而难于复原；过硫酸铵吸湿水解后放出氧气而失去其氧化性；硫化钠吸湿后变为液体并放出硫化氢；无水三氯化铝水解后变成氢氧化铝并产生盐酸等。

　　当空气湿度小、过于干燥时，某些含结晶水的试剂很容易发生风化、失水，变成粉末或呈不透明的块状结晶。如磷酸氢二铵失水后，部分会变为磷酸二氢铵；酒石酸铵部分变为酒石酸氢铵等。因此，室内的湿度对试剂的贮存也是一个重要条件。

　　5) 微生物：部分试剂（特别是微生物培养基）、某些糖类、醇类等都属于微生物的培养基。当微生物落入试剂后在上面能迅速繁殖起来，同时引起试剂发霉、分解和变质。

　　(2) 温度的影响：温度对试剂的影响很大，一般情况下，温度越高，试剂越容易变质，尤其有机试剂受温度影响更大，如低分子量的醇、醚、醛、酮、酯类、苯及其衍生物、硝基化合物等；还有盐酸、硝酸和氨水等受热时极易挥发的试剂；甲基丙烯酸甲酯、苯乙烯、丙烯酸等试剂，当环境温度超过 −10℃时就会发生聚合或变质，必须低温冷藏；易燃物质的环境温度当超过它的闪点时，就会引起燃烧；过氧化物温度较高时，会引起分解而发生爆炸，最好存放于冰箱中。温度过低也可使一些试剂发生沉淀、冻结、凝固、有的变性和变质。例如，当环境温度低于 9℃时，甲醛就会发生聚合作用，生成不可恢复性的多聚甲醛，呈现浑浊或析出白色沉淀；冰乙酸在 16℃以下时变为晶体。因此，冬天存放甲醛以恒温箱中保存为好。

　　(3) 光的影响：光作为一种能量也能使某些试剂反应而变质。有些试剂受到光（特别是蓝光或紫外线）的作用时，可以发生分解反应及氧化还原反应。如碘化钾溶液在直射日光的作用下，被空气氧化的速度比无直射日光作用时大 10 倍；升汞溶液在光的作用下水解生成甘汞的白色沉淀。受光影响较大的无机试剂有：银的氧化物和盐类，高汞和亚汞的氧化物、卤化物（除氟外）以及其盐类，溴和碘的一些盐类。受光影响较大的有机试剂有：联苯胺、邻苯二酚等。因此，很多试剂要装在棕色瓶中保存，因为棕色瓶有吸收紫外线的作用，可以防止光线对试剂的影响，必要时在棕色瓶外加黑纸。

　　(4) 其他影响因素

　　1) 杂质：许多试剂在纯度很高的状态下是稳定的，可以不受空气、光和热的影响；一旦混进杂质，受到沾污，不仅影响试验结果，其本身也会变得不稳定。如优级纯的溴化汞在光照下是稳定的，若沾有微量的溴化亚汞或有机物时，遇光则分解变黑而游离出金属汞；纯净的间苯二酚为白色，在空气中稳定，当混入少量杂质后，它的颜色就迅速变深，聚合而树脂化；一些强酸遇橡皮塞，能与有机物发生作用，使试剂变黄，严重时含氧酸可发生爆炸。因此，在贮藏和使用试剂时，都必须避免杂质污染。

　　2) 浓度：浓度对某些试剂的稳定性有一定的影响。一般情况是浓度高稳定性好，浓度低易分解。因此，一些需要使用时间较长，配制程序又比较复杂的试剂，可以配成浓度高的"贮存液"，临用时再稀释成"应用液"。过氧化氢溶液例外，它在低浓度时的稳定性要好于高浓度时的稳定性。

3）试剂状态：固体试剂由于其固体分子活动受限，表面的分子不能与内部的分子发生交换，当受外界影响试剂变质时仅局限表面一层，因此，固态试剂的保存相对稳定。液态试剂，由于其分子运动活跃，变质反应的产物很容易扩散，从而产生诱导、催化作用而可加速试剂的变质。

第二节　溶液的配制

一、配制溶液的基本知识

在卫生检验工作中，所用溶液如不特殊指明都是指以水为溶剂的溶液。溶液的纯度除了和溶质有关外，还和水的纯度有关。另外，不同的检验分析，对水的纯度要求不同，水的纯度会直接影响检验结果的准确性。因此，掌握有关水的纯度及其检验方法的基本知识是十分重要的。

（一）分析用纯水的质量要求

1. **实验室用水**　实验室常用的水有自来水、蒸馏水和去离子水。

自来水是由天然水经过简单处理得到的，含有 Na^+、K^+、Ca^{2+}、Mg^{2+}、Al^{3+}、Fe^{3+}、CO_3^{2-}、HCO_3^-、SO_4^{2-}、Cl^- 等杂质和某些有机物。因此，自来水只能用于初步洗涤仪器、冷却和加热等，而配制溶液和分析过程中用水，应采用蒸馏水或去离子水。

蒸馏水是基于水与杂质有不同的挥发性经蒸馏器蒸馏得到的。普通蒸馏水中常含有二氧化碳、挥发性酸、氨和微量金属离子，因此，在进行微量物质检验时，往往还需要将蒸馏水进行特殊处理。一般可用硬质全玻璃蒸馏器重蒸馏一至两次，就可得到高纯度的水。

去离子水是将自来水或蒸馏水经过阴、阳离子交换纯水器处理的水。由于离子交换法制取纯水具有出水纯度高、产量大、操作技术较易掌握和比蒸馏水成本低等优点，很适合各种规模的化验室、检验科用。

2. **分析用水的质量要求**　实验室用水的质量要求，在外观上应为无色透明的液体，其中不得有肉眼可辨的颜色及絮状杂质，无气味。在等级上可分三个等级。

（1）一级水：基本上不含有溶解杂质或胶态粒子及有机物。它可用二级水经进一步处理制得。例如，可将二级水经过再蒸馏、离子交换混合床、$0.2\mu m$ 滤膜过滤等方法处理，或用石英蒸馏装置作进一步蒸馏制得。一级水用于制备标准水样或超痕量物质的分析。

（2）二级水：常含有微量的无机、有机或胶态杂质。可用蒸馏、反渗透或离子交换法制得的水进行再蒸馏的方法制备。用于精确分析和研究工作。

（3）三级水：适用于一般试验工作。可用蒸馏、反渗透或离子交换等方法制备。

实验室用水指标见表 4-5。

表 4-5　我国实验室用水 GB 6682-2000 标准

名称	一级	二级	三级
pH 范围（25℃）	—	—	5.0~7.5
电导率（25℃），mS/m≤	0.01	0.10	0.50

续表

名称	一级	二级	三级
比电阻(25℃),MΩ·cm≥	10	1	0.2
可氧化物质(以 O 计),mg/L<	—	0.08	0.40
吸光度(254nm,1cm 光程)≤	0.001	0.01	—
蒸发残渣(105±25℃),mg/L≤	—	1.0	2.0
可溶性硅(以 SiO₂ 计),mg/L<	0.01	0.02	—

3. 水中常见杂质的实验室检验方法(表 4-6)

表 4-6　水中常见杂质的检验

项目	检验方法	合格标志
氯离子 (Cl^-)	取水样 100ml,加 HNO_3 数滴,滴加 1% 的 $AgNO_3$ 1~2 滴,摇匀	无白色混浊物
硫酸根 (SO_4^{2-})	取水样 100ml,加 HNO_3 数滴,滴加 1% 的 $BaCl_2$ 溶液 1ml,摇匀	无白色浑浊物
铁离子 (Fe^{3+})	取水样 100ml,加 HCl 1ml,再加 1mol/L $K_4[Fe(CN)_6]$ 溶液 1ml,摇匀	不显蓝色
钙离子 (Ca^{2+})	取水样 100ml,调 pH 值至 12~12.5,加适量固体钙指示剂,摇匀	溶液呈蓝色
镁离子 (Mg^{2+})	取水样 100ml,加数滴氨性缓冲溶液(pH 值为 10)及 0.5% 铬黑 T 指示剂 2~3 滴,摇匀	溶液呈天蓝色
可溶性硅	取水样 10ml,加入 1% 的 $(NH_4)_2MoO_4$ 溶液 5 滴,$H_2C_2O_4$-H_2SO_4 混合液 $[H_2C_2O_4(4\%):H_2SO_4(4mol/L)=1:3]$ 8 滴,摇匀,放置 10min(或水浴半分钟),滴加 1% 的 $(NH_4)_2Fe(SO_4)_2$ 溶液 5 滴,摇匀	溶液不显蓝色
易氧化物	取水样 100ml,加稀 H_2SO_4 10ml,煮沸后,加 0.05mol/L 的 $KMnO_4$ 溶液 2 滴,煮 10min	溶液仍呈粉红色
不挥发物	取水样 100ml,在水浴上蒸干,并在烘箱中 105℃干燥 1h	所留沉渣不超过 0.1~0.2mg

4. 实验室制备蒸馏水的方法

(1)普通蒸馏水:采用全玻璃蒸馏器,为提高蒸馏水的纯度,可将最初的蒸馏水(约 200ml)弃去(因含氨等物),当蒸馏水只剩原体积的 1/4 时,即停止蒸馏。只收集中间馏出部分的这种纯水,即是一次蒸馏水,可用来涮洗玻璃仪器和配制一般实验用的溶液。

(2)重蒸馏水:一次蒸馏水中含有微量杂质,为获取比较纯净的蒸馏水,避免低沸点的杂质随水蒸气被带出来,可将一次蒸馏水进行第二或第三次蒸馏,即为二次蒸馏水或三次蒸馏水,并在准备重蒸的蒸馏水中,加入适当试剂以抑制某些杂质的挥发,这样可以满足要求较高的实验用水。

5. 特殊要求用水及制备方法

(1)微量无机物检验用水:用去离子水为好。也可用不含金属离子的蒸馏水,其方法是：在 1L 蒸馏水中加入 2ml 浓硫酸及几粒玻璃珠进行蒸馏,此种蒸馏水可用于测定金属离子的试验。

（2）微量有机物检验用水：最好是在一次蒸馏水中加入碱性高锰酸钾（少量）重蒸的蒸馏水,因碱性高锰酸钾可破坏有机物并防止二氧化碳蒸出等。

（3）酸碱滴定用水：即不含二氧化碳的水,将一次蒸馏水加热煮沸 10 分钟或使水量蒸发 10% 以上加盖冷却；也可将惰性气体（如纯氮）通入去离子水或蒸馏水中,可除去蒸馏水中的二氧化碳。制得的蒸馏水要贮于装有钠石灰干燥管的瓶中,这种蒸馏水还适合于配制 pH 试液。

（4）检验盐基氮的无氨水：用一次蒸馏水加入 2ml 浓硫酸和少量高锰酸钾重新蒸馏获得。

（5）制备 pH≈7 的高纯水：第一次蒸馏可加入氢氧化钠和高锰酸钾；第二次蒸馏可加入磷酸（除 NH_3）；第三次用石英蒸馏器进行蒸馏（除去微量的碱金属杂质）。在整个蒸馏过程中,要避免水于空气的直接接触。

6. 贮存　在贮存期间,水沾污的主要原因是聚乙烯容器可溶成分的溶解或吸收空气中的二氧化碳和其他杂质。所以,一级水尽可能用前现制,不贮存；二级水和三级水经适量制备后,可盛装在预先经过处理并用同级水充分清洗过、密闭的聚乙烯容器中,贮存于空气清新的洁净实验室内。

（二）试剂配制要求及规程

配制试剂是卫生检验工作的一项重要内容和基本技术。作为一名卫生检验员必须熟练掌握配制试剂的方法、规程和要领,同时还要了解试剂中各种成分的使用、反应原理和配成后的质量性能,然后按照规定的步骤认真配制。

1. 试剂配制要求

（1）操作者首先要熟悉试剂的名称（商品名称和化学名称）、规格、配方及试剂的用途：要正确选用和使用各种量器和容器。

（2）配制试剂的品级要按照试验要求进行选择：一般定性试验,试剂可选用四级品的试验试剂即可；而用于定量分析或配制标准溶液,要选择二级品（分析纯）或一级品（优级纯）试剂。一些不符合规定等级的化学试剂需经提纯后方可应用。

（3）配制方法要根据所配试剂的用途决定：一般定性试验,可以选用托盘天平和量筒"粗配",定量分析的试剂一定要用分析天平和容量瓶精配；一些标准溶液配好后还要进行标定,准确无误后才可使用；有些不稳定、易污染、难保存、配制过程比较复杂的试剂或标准液,最好先配成浓缩的"贮存液",临用前再稀释成应用液。

（4）配制试剂的溶剂应根据试验的要求来选择：一般用蒸馏水和去离子水。试验用水必须符合 GB 6682-2000《实验室用水规格》中三级水的质量要求。特殊试剂的配制用水应按要求预先进行特殊处理。如采用有机溶剂应与所用溶质的纯度相匹配,若其纯度偏低,需经蒸馏或分馏,收集规定沸程内的馏出液,必要时应进行检验,质量合格后再使用。

（5）配制试剂的数量要预先计算准确：以避免不必要浪费或不能完成一定量的试验分析工作。稳定的试剂可适当多配并冷藏保存,不稳定的试剂尽量少配或临用现配。

（6）配制试剂所用器皿应清洁干燥：所用量具应是预先校正过的定量量具,精称用的分析天平要有计量部门检定合格证者才可使用。

(7) 化学试剂(药品或溶液):一经从容器中取出,未用完部分不得退回容器中,应另行保存,以免影响原试剂的纯度。

2. 配制程序

(1) 首先要列出配制试剂的清单,其中包括试剂名称、用水、计算试剂用量,仔细核对准确无误后方可配制。

(2) 备齐所用试剂、溶剂、量器、天平和盛装容器等器具。

(3) 取出试剂前应认真核对名称、品级、结晶水的数目,尤其进口试剂更应仔细核对,同时注意有否变质、潮解、风化、变色等现象。

(4) 称量要准确,根据试剂的用途分别选用托盘天平、分析天平或不同感量的电子天平。凡需要用分析天平称量的试剂,可先在托盘天平上粗称,再用分析天平精确称量。

(5) 称药所用器皿可用称量瓶、表面皿、小烧杯或称量纸。要求很高的精确称量不可徒手取放称量瓶,因手上的油污可沾在称量瓶上增加其重量,此时应戴手套操作或用专用镊子取放。

(6) 称量的试药一般可先放入适量大小的烧杯内,加少量蒸馏水(或其他溶剂)溶解,或加热助溶后,再移入定量量具中;然后用蒸馏水涮洗烧杯 2~3 次,洗液一并转入定量量具中;再以蒸馏水加至所需量的刻度,定容后混匀即成。液体试剂的稀释涮洗和定容过程也是如此。

(7) 试剂配好后,应根据试剂存放和保存要求,分别装入无色或棕色玻璃试剂瓶或聚四氟乙烯塑料瓶内,贴好瓶签,并注明溶液浓度、名称、配制时间,置室温或冰箱冷藏保存。

3. 配制试剂的注意事项

(1) 配制易挥发的试剂后,试剂瓶塞一定要盖严,否则会使浓度降低,导致试验出现异常现象。

(2) 熟悉一些常用的特殊溶液的配制方法。如碘溶液应将碘溶于较浓的碘化钾水溶液中,才可稀释;配制易水解的盐类的水溶液应先加酸溶解后,再以一定浓度的稀酸稀释;配制 $SnCl_2$ 溶液时,如果操作不当就会发生水解,加再多的酸仍很难溶解和沉淀。

(三) 配制试剂的安全常识

1. 配制硫酸、磷酸、硝酸和盐酸等溶液时 都应该把酸倒入水中;配制硫酸溶液时应将浓硫酸小股慢慢倒入水中,边加边搅拌,绝对不允许把水往酸里加,否则将产生剧烈沸腾而引起酸液向四周飞溅,引起伤害事故。必要时以冷水冷却烧杯外壁。

2. 用有机溶剂配制溶液时(如配制指示剂溶液) 有些有机物溶解慢,应不时搅拌,可以在热水浴中温热,不可直火加热;易燃溶剂使用时要远离明火;几乎所有的有机溶剂都有毒,应在通风橱内操作;应避免有机溶剂不必要的蒸发,烧杯应加盖。

3. 试剂瓶、量筒及容量瓶等不能用火焰直接加热,烧杯、锥形瓶加热时需垫上石棉网,使整个底部均匀受热,防止容器内部受热不均而导致容器破裂或试剂溅出,发生伤害事件。

4. 烧热的玻璃器皿不能立即接触冷的表面或浸入冷水中,也要防止过冷的玻璃容器突然明火加热处理,防止玻璃仪器爆炸。

5. 溶解或稀释强酸、强碱之类的化学药品,特别是溶解时放热较多的试剂,只能在烧杯等耐温的容器中进行,切不可在试剂瓶、量筒及容量瓶中配制,以免炸裂;并注意不要溅到脸、手、衣服及实验台等处。酸碱腐蚀性大,废弃的酸液、碱液应用大量水稀释后再倾注下水道。

6. 配制各种带有剧毒气体或刺激性气体的试剂时,如一氧化碳、二氧化氮、硫化氢、苯、甲苯、三氯甲烷、丙酮、汞及氨水等,不能用手直接接触腐蚀性及有毒的试剂及溶液,应戴防护手套,一定要在通风橱内进行;如遇这些气体逸散在室内,要迅速打开门窗、人员即刻离开现场,以防中毒。

二、标准溶液的配制

(一)基准试剂

用于配制或标定标准溶液浓度的高纯度化学试剂称为基准试剂或基准物质。基准试剂的必备条件为:

1. 纯度高,杂质含量一般不得超过 0.01%(4 个 9 以上),个别的基准试剂杂质含量不超过 0.02%。

2. 有已知灵敏度的定性方法可供检验其纯度。

3. 易获得、易精制、易干燥,使用时易溶于水(或稀酸、稀碱溶液)。

4. 稳定性好,不易吸水,不吸收二氧化碳,不被空气氧化,干燥时不分解,便于精确称量和长期保存。

5. 使用中符合化学反应的要求,组成恒定,标定时能按化学反应式定量完成。没有副反应或逆反应等,便于计算。

6. 为减小称量的相对误差,所选用的基准试剂,目标元素的质量比应较小,这样可增大其称用量。

(二)配制方法

1. **直接法**　准确称取一定量的基准试剂,溶解后移入量瓶中,用溶剂稀释到标线,根据所取的基准试剂量和量瓶的容量直接计算溶液的准确浓度。

2. **间接法**　先配成稍高于所需浓度的溶液,再用基准试剂或已知浓度的标准溶液准确标定其浓度。必要时再用稀释法调整其浓度至所需值。

(三)标定

标准溶液常用酸碱滴定法、氧化还原滴定法或络合滴定法等容量法进行标定。标定时还须做到:

1. 基准试剂必须在充分干燥后称取。当指定使用含结晶水的试剂时,只能将其放在适宜的干燥器内进行干燥而不得加热,必要时应于精制后再称量。

2. 标定标准溶液必须分别独立称取 2~3 份基准试剂进行平行测定,不允许只称取一份基准试剂配成溶液后从中分取几份进行标定。平行标定结果应有严格的一致性(相对误差 <2‰),否则需重新标定。

3. 每份基准试剂的称用量不应过小。使用 25ml 的滴定管时,以能消耗滴定液 20ml 左右为宜;如使用 50ml 的滴定管,则滴定液的消耗量应在 45ml 左右。

4. 对浓度不稳定的标准溶液,应酌情定期重新标定。最好在每次使用前进行标定。

5. 一种标准溶液能分析多种物质时,例如,EDTA 标准液,应采用含有被测物质而又符合基准试剂条件的试剂作为标定剂。例如,测定水的硬度时,使用碳酸钙标定 EDTA-

Na₂ 标准溶液。

(四) 标准溶液的管理

标准溶液是相对分析方法中赖以比较的物质基础,其质量的优劣直接关系着监测结果的精密度、准确度和可比性的正确实现。因而,在质量检验工作中,各实验室一向对它十分重视。标准溶液在保存和使用中的要求和注意事项:

1. 各种标准溶液必须按其化学性质进行配制和保存。对于在稀溶液中不稳定的物质,应先配制浓度较高的贮备标准溶液,使用前再按分析方法的要求稀释成工作标准溶液(应用标准溶液)。

2. 配制好的标准溶液应使用能密塞的硬质玻璃瓶或塑料瓶贮存,不得长期保存在容量瓶中。

3. 工作标准溶液应在每次实验时现稀释,一次性使用不宜保留。

4. 贮备标准溶液(水溶液)应在低温保存,用前充分摇匀,适量倾出于干燥洁净的容器中,置室温下平衡温度后使用。剩余部分应弃去,不得倾回原瓶。

5. 用有机溶剂配制的贮备标准溶液不宜长期大量存放在冰箱内,以免相互污染或发生危险。

6. 对光敏感的物质,其贮备标准溶液应装贮在棕色容器内,密塞后保存于阴凉避光处。

7. 标准溶液的容器标签上必须准确标注配制日期、浓度和配制人姓名。

8. 一般的标准溶液不宜长期保存。随时检查发现有变质或可疑情况(如瓶口破损,瓶塞松动,标签模糊、涂改或损毁,溶液量有不明原因的增加或减少等异常现象)时,应即废弃不用。

9. 高浓度剧毒或有毒物质的贮备标准溶液应按有毒试剂的使用和管理规定执行,妥善保管,不得随意放置。

三、常用缓冲溶液的配制

(一) 定义

能够抵御少量强酸或强碱的影响,而保持溶液 pH 值基本不变的溶液,称为缓冲溶液。

(二) 配制要求

1. 配制缓冲溶液必须使用符合 GB6682-2000 中的三级水要求的新鲜蒸馏水。配制 pH 值为 6 以上的缓冲溶液时,必须赶除水中的二氧化碳并避免其侵入。

2. 所用试剂纯度应在分析纯以上。

3. 所有缓冲溶液都应避开酸性或碱性物质的蒸气。保存期不得超过三个月。凡出现浑浊、沉淀或发霉等现象时,应即废弃。

(三) 缓冲溶液种类

缓冲溶液一般由浓度较大的弱酸及其盐(包括酸式盐),弱碱及其盐组成。

根据其 pH 范围宽窄可分为三类:

第一类为普通缓冲液,它们的适用 pH 范围较窄。

第二类为广范围缓冲液,它们的适用 pH 范围较宽,但缓冲容量较小。

第三类为用于生物体液的缓冲液,它们适用的 pH 范围居中,其成分比较稳定。在实际工作中发现,磷酸盐与硼酸盐常与生物体液中的成分发生副反应,不适宜此类试验。

(四) 常用缓冲溶液的组成及配制方法

1. 常用缓冲液的组成、基本溶液浓度及 pH 范围(表 4-7)

表 4-7　常用缓冲液的组成、基本溶液浓度及 pH 范围

名称		组成		pH 范围
		A 液	B 液	
第一类	KCl / HCl	0.2mol/L KCl	0.2mol/L HCl	1.0~2.2
	甘氨酸 / HCl	0.1mol/L 甘氨酸 +0.1mol/L NaCl	0.1mol/L HCl	1.2~3.4
	柠檬酸钠 / HCl	0.1mol/L 柠檬酸钠	0.1mol/L HCl	1.2~5.0
	邻苯二甲酸氢钾 / HCl	0.2mol/L 邻苯二甲酸氢钾	0.2mol/L HCl	2.4~4.0
	邻苯二甲酸氢钾 / NaOH	0.2mol/L 邻苯二甲酸氢钾	0.2mol/L NaOH	4.2~6.2
	柠檬酸钠 / NaOH	0.1mol/L 柠檬酸钠	0.1mol/L NaOH	5.2~5.6
	磷酸盐	0.067mol/L Na_2HPO_4	0.067mol/L KH_2PO_4	5.0~8.0
	巴比妥钠 / HCl	0.1mol/L 二乙基巴比妥酸钠	0.1mol/L HCl	7.0~9.0
	硼砂 / HCl	0.2mol/L 硼砂	0.1mol/L HCl	7.8~9.2
	甘氨酸 / NaOH	0.1mol/L 甘氨酸 +0.1mol/L NaCl	0.1mol/L NaOH	8.6~12.8
	硼砂 / NaOH	0.2mol/L 硼砂	0.1mol/L NaOH	9.4~12.4
第二类	磷酸盐 / 柠檬酸	0.2mol/L 磷酸氢二钠	0.1mol/L 柠檬酸	2.2~8.0
	混合酸 / NaOH	0.04mol/L 混合酸(2.71ml 85% 正磷酸 +2.36ml 冰乙酸 +2.47g H_3BO_3/L)	0.2mol/L NaOH	1.8~12.0
第三类	乙酸盐	0.2mol/L 乙酸钠	0.2mol/L 乙酸	3.6~5.8
	Tris / HCl	0.2mol/L Tris(三羟甲基氨基甲烷)	0.1mol/L HCl	7.2~9.0
	碳酸盐	0.1mol/L Na_2CO_3	0.1mol/L $NaHCO_3$	9.2~10.8

2. 常用缓冲液的配制方法(表 4-8~ 表 4-23)

表 4-8　氯化钾 / 盐酸缓冲溶液(每种混合液用蒸馏水加至 200ml)

pH(20℃)	1.0	1.2	1.4	1.6	1.8	2.0	2.2
0.2mol/L KCl(ml)	50	50	50	50	50	50	50
0.2mol/L HCl(ml)	97	64.5	41.5	26.3	16.6	10.6	6.7

氯化钾分子量 =74.54　0.2mol/L KCl 溶液含 14.91g/L

盐酸分子量 =36.46　0.2mol/L HCl 溶液含 16.66ml/L

表 4-9　甘氨酸 - 氯化钠 / 盐酸缓冲溶液

pH(18℃)	1.15	1.25	1.42	1.65	1.93	2.28	2.61	2.92	3.34
0.1mol/L 甘氨酸 -NaCl(ml)	10.0	20.0	30.0	40.0	50.0	60.0	70.0	80.0	90.0
0.1mol/L HCl(ml)	90.0	80.0	70.0	60.0	50.0	40.0	30.0	20.0	10.0

甘氨酸分子量 =75.07　0.1mol/L 甘氨酸溶液含 7.5g/L

表 4-10　柠檬酸钠 / 盐酸缓冲溶液

pH（18℃）	1.17	1.93	2.97	3.69	4.16	4.45	4.65	4.83
0.1mol/L 柠檬酸钠（ml）	10.0	30.0	40.0	50.0	60.0	70.0	80.0	90.0
0.1mol/L HCl（ml）	90.0	70.0	60.0	50.0	40.0	30.0	20.0	10.0

柠檬酸钠 $Na_3C_6H_5O_7 \cdot 2H_2O$ 分子量 =294.12　0.1mol/L 溶液含 29.41g/L

表 4-11　邻苯二甲酸氢钾 / 盐酸缓冲溶液（每种混合液用蒸馏水加至 200ml）

pH（20℃）	2.4	2.6	2.8	3.0	3.2	3.4	3.6	3.8
0.2mol/L 邻苯二甲酸氢钾（ml）	50	50	50	50	50	50	50	50
0.2mol/L HCl（ml）	39.60	32.95	26.42	20.32	14.70	9.90	5.97	2.63

邻苯二甲酸氢钾分子量 =204.23　0.2mol/L 邻苯二甲酸氢钾溶液含 40.85g/L

表 4-12　邻苯二甲酸氢钾 / 氢氧化钠缓冲溶液（每种混合液用蒸馏水加至 200ml）

pH（20℃）	4.2	4.4	4.6	4.8	5.0	5.2	5.4	5.6	5.8	6.0	6.2
0.2mol/L 邻苯二甲酸氢钾（ml）	50	50	50	50	50	50	50	50	50	50	50
0.2mol/L NaOH（ml）	3.70	7.50	12.15	17.70	23.85	29.95	35.45	39.85	43.00	45.45	47.00

邻苯二甲酸氢钾分子量 =204.23　0.2mol/L 邻苯二甲酸氢钾溶液含 40.85g/L
氢氧化钠分子量 =40　0.2mol/L 氢氧化钠溶液含 8g/L

表 4-13　柠檬酸钠 / 氢氧化钠缓冲溶液

pH（20℃）	5.11	5.31	5.57	5.98	6.34	6.69
0.1mol/L 柠檬酸钠（ml）	90.0	80.0	70.0	60.0	55.0	52.5
0.1mol/L NaOH（ml）	10.0	20.0	30.0	40.0	45.0	47.5

柠檬酸钠 $Na_3C_6H_5O_7 \cdot 2H_2O$ 分子量 =294.12　0.1mol/L 溶液含 29.41g/L

表 4-14　磷酸二氢钾 / 磷酸氢二钠缓冲溶液

pH（18℃）	5.29	5.59	5.91	6.24	6.47	6.64	6.81	6.98	7.17	7.38	7.73	8.04
0.067mol/L KH_2PO_4（ml）	97.5	95.0	90.0	80.0	70.0	60.0	50.0	40.0	30.0	20.0	10.0	5.0
0.067mol/L Na_2HPO_4（ml）	2.5	5.0	10.0	20.0	30.0	40.0	50.0	60.0	70.0	80.0	90.0	95.0

磷酸氢二钠 $Na_2HPO_4 \cdot 2H_2O$ 分子量 =178.05　0.067mol/L 溶液为 11.876 g/L
磷酸二氢钾 KH_2PO_4 分子量 =136.09　0.067mol/L 溶液为 9.078 g/L

表 4-15　巴比妥钠 / 盐酸缓冲溶液

pH（25℃）	7.00	7.20	7.40	7.60	7.80	8.00	8.20	8.40	8.60	8.80	9.00
0.1mol/L 巴比妥钠（ml）	53.6	55.4	58.1	61.5	66.2	71.6	76.9	82.3	87.1	90.8	93.6
0.1mol/L HCl（ml）	46.4	44.6	41.9	38.5	33.8	28.4	23.1	17.7	12.9	9.2	6.4

巴比妥钠分子量 =206.18　0.1mol/L 溶液为 20.62g/L

表 4-16　硼砂／盐酸缓冲溶液

pH（20℃）	7.93	8.13	8.27	8.49	8.67	8.79	8.89	8.99	9.07	9.15
0.2mol/L 硼砂（ml）	55.0	57.5	60.0	65.0	70.0	75.0	80.0	85.0	90.0	95.0
0.1mol/L HCl（ml）	45.0	42.5	40.0	35.0	30.0	25.0	20.0	15.0	10.0	5.0

硼砂 $Na_2B_4O_7 \cdot 10H_2O$ 分子量 =381.43　0.05M（=0.2M 硼酸根）溶液为 19.07g/L

表 4-17　甘氨酸 - 氯化钠／氢氧化钠缓冲溶液

pH	10.0	10.2	10.4	10.6	11.0	11.4	11.6	11.8	12.0	12.2	12.4	12.6	12.8
0.1mol/L 甘氨酸 -NaCl（ml）	62.5	59.0	56.0	54.0	51.2	49.8	49.0	47.9	46.0	44.0	39.7	32.5	22.5
0.1mol/L NaOH（ml）	37.5	41.0	44.0	46.0	48.8	50.2	51.0	52.1	54.0	56.0	60.3	67.5	77.5

甘氨酸分子量 =75.07　0.1mol/L 甘氨酸溶液含 7.5g/L

表 4-18　硼砂／氢氧化钠缓冲溶液

pH（20℃）	9.23	9.35	9.48	9.66	9.94	11.04
0.2mol/L 硼砂（ml）	100.0	90.0	80.0	70.0	60.0	50.0
0.1mol/L NaOH（ml）	0	10.0	20.0	30.0	40.0	50.0

硼砂 $Na_2B_4O_7 \cdot 10H_2O$ 分子量 =381.43　0.05M（=0.2M 硼酸根）溶液为 19.07g/L

表 4-19　磷酸氢二钠／柠檬酸缓冲溶液

pH	2.2	2.4	2.6	2.8	3.0	3.2	3.4	3.6	3.8	4.0
0.2mol/L Na_2HPO_4（ml）	4.0	12.4	21.8	31.7	41.1	49.4	57.0	64.4	71.0	77.1
0.1mol/L 柠檬酸（ml）	196.0	187.6	178.2	168.3	158.9	150.6	143.0	135.6	129.0	122.9
pH	4.2	4.4	4.6	4.8	5.0	5.2	5.4	5.6	5.8	6.0
0.2mol/L Na_2HPO_4（ml）	82.8	88.2	93.5	98.6	103.0	107.2	111.5	116.0	120.9	126.3
0.1mol/L 柠檬酸（ml）	117.2	111.8	106.5	101.4	97.0	92.8	88.5	84.0	79.1	73.7
pH	6.2	6.4	6.6	6.8	7.0	7.2	7.4	7.6	7.8	8.0
0.2mol/L Na_2HPO_4（ml）	132.2	138.5	145.5	154.5	164.7	173.9	181.7	187.3	191.5	194.5
0.1mol/L 柠檬酸（ml）	67.8	61.5	54.5	45.5	35.3	26.1	18.3	12.7	8.5	5.5

磷酸氢二钠 $Na_2HPO_4 \cdot 2H_2O$ 分子量 178.05　0.2mol/L 溶液为 35.61g/L

柠檬酸 $C_6H_8O_7 \cdot H_2O$ 分子量 210.14　0.1mol/L 溶液为 21.01g/L

表 4-20　混合酸／氢氧化钠缓冲溶液（每种混合液用蒸馏水加至 200ml）

pH（18℃）	1.81	2.21	3.29	4.56	5.72	6.80	7.00	7.24
0.04mol/L 混合酸（ml）	100	100	100	100	100	100	100	100
0.2mol/L NaOH（ml）	0.0	10.0	20.0	30.0	40.0	50.0	52.5	55.0
pH（18℃）	7.96	8.69	9.15	9.62	10.38	11.20	11.58	11.82
0.04mol/L 混合酸（ml）	100	100	100	100	100	100	100	100
0.2mol/L NaOH（ml）	60.0	65.0	70.0	75.0	80.0	85.0	90.0	95.0

混合酸（2.71ml 85% 正磷酸 +2.36ml 冰乙酸 +2.47g H_3BO_3/L）

表 4-21 乙酸钠 / 乙酸缓冲溶液

pH（18℃）	3.6	3.8	4.0	4.2	4.4	4.6	4.8	5.0	5.2	5.4	5.6	5.8
0.2mol/LNaAc（ml）	7.5	12.0	18.0	26.5	37.0	49.0	59.0	70.0	79.0	86.0	91.0	94.0
0.2mol/LHAc（ml）	92.5	88.0	82.0	73.5	63.0	51.0	41.0	30.0	21.0	14.0	9.0	6.0

NaAc·3H$_2$O 分子量 =136.09 0.2mol/L 溶液为 27.22g/L
HAc 分子量 =60.09 0.2mol/L 溶液为 12.02 g/L

表 4-22 三羟甲基氨基甲烷（Tris）/ 盐酸缓冲溶液（每种混合液用蒸馏水加至 100ml）

pH	23℃	7.20	7.36	7.54	7.66	7.77	7.87	7.96	8.05	8.14
	37℃	7.05	7.22	7.40	7.52	7.63	7.73	7.82	7.90	8.00
0.2mol/L Tris（ml）		25.0	25.0	25.0	25.0	25.0	25.0	25.0	25.0	25.0
0.1mol/ L HCl（ml）		45.0	42.5	40.0	37.5	35.0	32.5	30.0	27.5	25.0
pH	23℃	8.23	8.32	8.40	8.50	8.62	8.74	8.92	9.10	
	37℃	8.10	8.18	8.27	8.37	8.48	8.60	8.78	8.95	
0.2mol/L Tris（ml）		25.0	25.0	25.0	25.0	25.0	25.0	25.0	25.0	
0.1mol/ L HCl（ml）		22.5	20.0	17.5	15.0	12.5	10.0	7.5	5.0	

三羟甲基氨基甲烷（Tris）分子量 =121.14 0.2mol/L 溶液为 24.23g/L

表 4-23 碳酸钠 / 碳酸氢钠缓冲溶液

pH（20℃）	9.16	9.40	9.51	9.78	9.90	10.14	10.28	10.53	10.83
0.1mol/ L Na$_2$CO$_3$（ml）	10.0	20.0	30.0	40.0	50.0	60.0	70.0	80.0	90.0
0.1mol/L NaHCO$_3$（ml）	90.0	80.0	70.0	60.0	50.0	40.0	30.0	20.0	10.0

碳酸钠 Na$_2$CO$_3$·10H$_2$O 分子量 =286.2 0.1mol/L 溶液为 28.62g/L
碳酸氢钠 NaHCO$_3$ 分子量 =84.0 0.1mol/L 溶液为 8.40g/L

四、常用指示剂溶液的配制

（一）指示剂的种类

指示剂是一种辅助试剂，借助它可以指示反应的终点。由于化学反应类型不同，指示剂的种类也不一样，常用的有下列几类：

1. **酸碱指示剂（pH 指示剂）** 石蕊、酚酞、甲基橙、甲基红、百里酚蓝、溴甲酚绿等。

2. **氧化还原指示剂** 亚甲基蓝、二苯胺、邻二氮菲亚铁络合物、淀粉溶液等。

3. **络合反应指示剂（金属指示剂）** 铬黑 T、钙指示剂、磺基水杨酸、二甲酚橙等。

4. **吸附指示剂** 荧光黄、溴酚蓝、曙红等。

容量分析中，为了某些特殊需要，除用单一的指示剂外，也常用混合指示剂。其原因是有些弱酸碱滴定，往往等当点附近的 pH 突变范围较窄，用单一指示剂则无法准确地判断滴定终点，要求有两种指示剂。混合指示剂具有颜色改变明显和变色范围较窄的特点。例如，用溴甲酚绿和甲基红混合后，在 pH 5.1 时出现由酒红色变为绿色的明显改变，便于肉眼观察。

（二）常用指示剂的配制

指示剂大都是一些有色的盐类或有色络合物，有的是高级有机酸或高级有机碱及其盐类。由于酸碱指示剂可在较窄 pH 范围内改变颜色，而其他指示剂对于 pH 的改变灵敏度较低，故在实际工作中主要应用的是酸碱指示剂。酸碱指示剂其本身多为弱的有机酸或弱的有机碱，具有各种颜色，但以红色、黄色和蓝色最为多见。

1. **常用酸碱指示剂**　酸碱指示剂多溶于 20%~90% 的乙醇中，而其盐类则能溶于水，或加一定量的氢氧化钠溶液研匀使之溶解，可制成水溶液，具体的配制方法见表 4-24。

表 4-24　常用酸碱指示剂变色范围、配制及用量

指示剂	变色范围（pH）	颜色变化	配 制 浓 度	用量（滴 /100ml 试液）
百里酚蓝	1.2~2.8	红 ~ 黄	0.1% 的 20% 乙醇溶液	1~2
甲基黄	2.9~4.0	红 ~ 黄	0.1% 的 90% 乙醇溶液	1~2
甲基橙	3.1~4.4	红 ~ 黄	0.05% 的水溶液	1
溴酚蓝	3.0~4.6	黄 ~ 紫	0.1% 的 20% 乙醇溶液或其钠盐水溶液	1
溴甲酚绿	4.0~5.6	黄 ~ 蓝	0.1% 的 20% 乙醇溶液或其钠盐水溶液	1~3
甲基红	4.4~6.2	红 ~ 黄	0.1% 的 20% 乙醇溶液或其钠盐水溶液	1
石蕊	5.0~8.0	红 ~ 蓝	0.05%~1% 的水溶液	1~3
溴麝香草酚蓝	6.0~7.6	黄 ~ 蓝	0.1% 的 20% 乙醇溶液	1~2
酚红	6.4~8.2	黄 ~ 红	0.1% 的 20% 乙醇溶液	1~2
甲酚红	7.2~8.8	黄 ~ 红	0.1% 的 20% 乙醇溶液	1~2
麝香草酚蓝	8.0~9.6	黄 ~ 蓝	0.05% 的 20% 乙醇溶液	1~4
酚酞	8.0~10.0	无 ~ 红	0.05% 的 90% 乙醇溶液	1~3

2. **常用混合指示剂**（表 4-25）

表 4-25　常用混合指示剂的组成及变色点

指示剂溶液组成	变色时 pH 值	颜色 酸色	碱色	备注
一份 0.1% 甲基黄乙醇溶液 一份 0.1% 次甲基蓝乙醇溶液	3.25	蓝紫	绿	pH=3.2 蓝紫色 pH=3.4 绿色
一份 0.1% 甲基橙水溶液 一份 0.25% 靛蓝二磺酸水溶液	4.1	紫	黄绿	
一份 0.1% 溴甲酚绿钠盐水溶液 一份 0.2% 甲基橙水溶液	4.3	橙	蓝绿	pH=3.5 黄色 pH=4.05 绿色 pH=4.3 蓝绿色
三份 0.1% 溴甲酚绿乙醇溶液 一份 0.2% 甲基红乙醇溶液	5.1	酒红	绿	

续表

指示剂溶液组成	变色时 pH 值	颜色		备注
		酸色	碱色	
一份 0.1% 溴甲酚绿钠盐水溶液 一份 0.1% 氯酚红钠盐水溶液	6.1	黄绿	蓝绿	pH=5.4 蓝绿色 pH=5.8 蓝色 pH=6.0 蓝带紫 pH=6.2 紫色
一份 0.1% 中性红乙醇溶液 一份 0.1% 次甲基蓝乙醇溶液	7.0	蓝紫	绿	pH=7.0 紫蓝色
一份 0.1% 甲酚红钠盐水溶液 三份 0.1% 百里酚蓝钠盐水溶液	8.3	黄	紫	pH=8.2 玫瑰红 pH=8.2 清晰的紫色
一份 0.1% 百里酚蓝 50% 乙醇溶液 三份 0.1% 酚酞 50% 乙醇溶液	9.0	黄	紫	从黄到绿,再到紫
一份 0.1% 酚酞乙醇溶液 一份 0.1% 百里酚酞乙醇溶液	9.9	无	紫	pH=9.6 玫瑰红 pH=10 紫色
二份 0.1% 百里酚酞乙醇溶液 一份 0.1% 茜素黄 R 乙醇溶液	10.2	黄	紫	

（三）指示剂应用的选择

在化学定量分析工作中,可以根据欲滴定的酸碱滴定曲线的"等当点"与"突跃范围"来选择适当的指示剂。例如,强酸滴定强碱,其等当点 pH=7.0,突跃范围 pH4.3~9.7,理想的指示剂是它能在滴定反应的等当点 pH7.0 时变色,这样可以使滴定误差减少到最小。而事实上,这种可能性很小。指示剂也有其各自的变色范围,可是其变色范围不是恰好位于 pH 为 7 的左右。其次各种指示剂在变色范围内会显示出逐渐变化的过渡颜色。再则,各种指示剂的变色范围值的幅度也不尽相同。因此,在酸碱中和滴定中,为降低终点时的误差,选用适宜的指示剂尤为重要。

酸碱滴定指示剂选择原则是:强碱滴定强酸时可选用甲基红、酚酞、中性红、石蕊等试液作指示剂;强酸滴定强碱时可选用甲基橙、酚红、甲基红等试液为指示剂;强碱滴定弱酸时则需选用在微碱溶液中变色者,如酚酞或麝香草酚蓝试液为指示剂;若是强酸滴定弱碱时应当选择在微酸溶液中变色者,如甲基橙、溴甲酚绿或溴酚蓝试液。

（赵　肃　刘　艳）

第五章

玻璃仪器使用知识

实验室仪器是进行化学实验的重要工具。实验工具的齐备与否,直接影响到实验的成功与失败。在实际工作中,要根据不同的实验目的,选择相应的实验方法,用合适的实验器皿才能进行实验,而实验器皿的构造和性能又决定了它特有的操作方法和不同的适用范围。所以必须对化学玻璃器皿的有关知识及功能有一个完整的了解,才能正确地使用它完成好各种实验。

玻璃仪器具有很高的化学稳定性、热稳定性,有很好的透明度,又具有一定的机械强度和良好的绝缘性能等一系列性质,在各种物理实验和化学分析中起着重要的作用。随着现代科技水平的迅速提高和应用技术的日新月异,尽管大量的一次性塑料制品开始取代了部分玻璃器皿,但在配置溶液、溶液的蒸馏、溶液的萃取等方面,玻璃器皿仍是不可代替的。

第一节 常用玻璃器材及其性质

由于玻璃仪器品种繁多,用途广泛,形状各异,而不同专业领域的分析实验室还要用到一些特殊的专用玻璃仪器,因此,卫生检验员了解玻璃的性质及玻璃器材的分类,对于顺利开展工作是十分重要的。

一、玻璃的性质和特点

(一)玻璃的性质

1. **化学稳定性** 玻璃能很好地抵抗"三酸"(硫酸、盐酸、硝酸)的侵蚀,化学稳定性较高,但它抗碱能力较差。

2. **水解作用** 水对各种玻璃都有不同程度的侵蚀作用,化学性质稳定的玻璃较能抵抗潮气,因此,在实验室或库房中的玻璃仪器,不宜长久地存放在潮湿的地方。

3. **机械性能** 玻璃的强度与其表面的处理有密切关系。干燥的玻璃比潮湿的玻璃强度大 3~4 倍。这也是玻璃不宜长久存放在潮湿的地方的原因之一。

4. **热膨胀系数** 玻璃受热后膨胀的程度可用热膨胀系数来表示。分为线膨胀系数和体膨胀系数。常用的是线膨胀系数,是指当温度升高 1℃时,单位长度所增加的长度。

5. **黏度** 黏度与温度、化学成分有关。一般地说,温度愈高,黏度就愈小;玻璃中二氧化硅含量越高,玻璃的黏度就越大。

6. **热后效应** 是指物体受热后再冷却至原来的温度,并不完全恢复它原来体积的现象。

(二) 玻璃的特点

1. **原料** 来源方便,价格便宜,易加工,产量可以满足各方面的大量需求。

2. **化学性质稳定** 耐酸(除氢氟酸外)、耐水性能好,耐碱性能稍差。

3. **透明度高** 能观察玻璃内部的各种反应现象与变化;采用不同成分的玻璃,可以透过不同波长的光,各种比色计中用的滤光片也是根据这一特点加入不同成分制成的。

4. **具有良好的绝缘性** 能与金属封接,做成各种光源的泡壳。

二、常用的玻璃器材

按照玻璃的质料特点,一般可将玻璃分为软质玻璃,硬质玻璃,中性玻璃,特种用途玻璃。目前我国一般将实验室中常用的玻璃仪器按用途和结构特征分为以下八类:

1. **容器类** 是指能直接或间接地进行加热的玻璃仪器,如烧杯、试管、蒸发器。

2. **量器类** 是指用于测量液体容积的玻璃仪器,如量杯、容量瓶、滴定管、移液管。

3. **瓶类** 是指用于存放化学药品、试剂、水样等的容器,如试剂瓶、称量瓶、洗瓶。

4. **管、棒类** 此类玻璃仪器种类繁多,按其用途分为冷凝管、离心管、调药棒等。

5. **有关气体操作使用的仪器** 是指用于气体的发生、收集、贮存、处理、分析和测量的,如气体发生器、干燥瓶,气体的收集、储存、处理装置,气体分析、测量装置等。

6. **加液器和过滤器类** 主要包括各种漏斗及过滤器具,如漏斗、分液漏斗、抽滤瓶。

7. **标准磨口玻璃仪器类** 是指那些具有磨口和磨塞的单元组合式玻璃仪器。

8. **其他类** 是指除上述各种玻璃仪器外的玻璃制器皿,如酒精灯、干燥器、研钵。

第二节 玻璃仪器清洗和校正

一个医院的化验室、卫生检验实验室要保证其检验结果的准确性,必须具备一定的条件和要求,包括对实验室环境的要求,常用仪器的清洗、干燥、保管和校正的要求,常用试剂和洗涤剂的要求等。其中玻璃仪器的清洗、干燥和保管是卫生检验员必须重视和掌握的基本内容之一。在分析工作中,仪器洗涤是否符合要求,会直接影响分析结果的可靠性和准确度。不同分析任务对仪器的洁净程度的要求不同。

在卫生检验的定量化学分析中,除了应有准确的测量仪器外,还需要有准确的容量仪器。玻璃容器标量准确与否,对定量化学分析的结果影响很大。

一、常用的清洗液及其作用

(一) 合成洗涤剂

包括洗衣粉、去污粉、烷基苯磺酸类"洗洁净"是最常用的洗涤剂,它们的特点是使用方便、去污力好。其中烷基苯磺酸类"洗洁净"除含烷基苯磺酸钠外,还含有脂肪醇聚氧乙烯醚和脂肪酸二乙醇酰胺等表面活性剂,故去污、去脂能力远比早年的肥皂水强,而且易被流水冲洗干净。

(二) 铬酸清洗液

1. 清洗液性质　铬酸清洗液为强氧化剂洗液,即饱和重铬酸钾和硫酸的混合溶液。重铬酸钾在酸性溶液中是强氧化剂,浓硫酸也是强氧化剂,所以它们的混合物是一种氧化性很强的洗液。新配制的清洗液为红褐色,配好的清洗液应密闭保存,以免硫酸吸水或混进有机物及其他还原性物质,出现绿色的三价铬,从而减弱其氧化洗涤的能力。经多次使用,出现绿色(重铬酸钾被还原成硫酸铬的颜色)效率降低时,可加入适量的粉状高锰酸钾固体,静止沉淀后还能提高其氧化能力或适当加入浓硫酸将 Cr^{3+} 氧化后也可继续使用。当溶液完全变成黑绿时,说明清洗液已经失效。

2. 常用配方及配制方法　重铬酸钾 2000g,加温水 4000ml,搅拌溶解,切勿迸溅,待溶液温度完全冷却后,再缓缓加入浓硫酸 36 000ml。加入浓硫酸时,速度不能过快,以免产生高热而使容器破裂。请特别注意,一定是把浓硫酸加入到重铬酸钾溶液中,千万不能把重铬酸钾溶液倒入浓硫酸中,否则洗液迸溅,造成意外伤害。存放铬酸清洗液的容器以耐酸塑料和耐酸陶瓷缸为最佳。

3. 铬酸清洗液的应用　铬酸清洗液是应用最为广泛的清洗液。适用于清洗各种精密的玻璃仪器及不宜用毛刷洗涤的器皿,如容量瓶、滴定管及刻度吸管等。特别是在实际工作中使用量最大的试管,用铬酸清洗液浸泡后再行冲洗已较普遍,但要充分流水冲洗干净。

铬酸洗液虽然应用普遍,但玻璃能严重吸附 Cr_2O_3,吸附后用水煮也不易完全被除去。由于这些吸附物会抑制酶的活性和病原微生物的生长,因此,供酶学实验和细菌培养的玻璃器材,尽量避免用铬酸清洗液清洗,若需要用铬酸清洗液清洗,一定要在铬酸清洗液洗涤后,多次反复用稀盐酸或稀硝酸洗涤,以除去铬离子及其他重金属离子,然后用自来水多次冲洗,最后再以蒸馏水少量多次涮洗。

4. 铬酸清洗液在应用中需注意的几个问题

(1) 若仪器内壁附有汞、铅及钡等金属盐时,遇铬酸会形成不溶性沉淀而难以除去,因此,在使用铬酸清洗这类器皿时,应先将其用稀硝酸浸泡处理。

(2) 大量有机物的存在可使溶液中铬酸迅速破坏而使洗液失效,卤族化合物及其他还原性物质也会使铬酸还原,故在使用铬酸清洗这类器皿时,先将其用水冲洗几次沥干后再进行清洗。

(3) 洗涤器皿经过初处理带入的水会使铬酸清洗液稀释而降低洗涤能力,因此,初处理后沥干是十分必要的。

(4) 尽管铬酸洗液应用普遍,但目前已证明铬有致癌作用,因此,配制和使用洗液时要极为小心,铬酸清洗液的应用范围应该受到限制,其他洗液能够代替的尽量不用铬酸清洗液。

(三) 乙二胺四乙酸二钠洗液

浓度 50~100g/L 乙二胺四乙酸二钠洗液,加热煮沸可洗脱玻璃内壁上白色沉淀物(钙、镁盐类)和不易溶解的重金属盐类。

(四) 硫代硫酸钠洗液

浓度为 50g/L 洗液可除去碘液污染,稀的硫代硫酸钠溶液还可除去高锰酸钾的污染,对洗除银盐（氯化银、溴化银）污迹也有特效。

（五）硝酸洗液

浓硝酸对于除去可氧化物极为有效，特别是对碳水化合物的洗涤有特效。稀硝酸溶液（30~100g/L）可除去铅、汞等重金属的污染。

（六）45% 尿素洗液

该液对蛋白质有较好的清除能力。有时玻璃器皿中残留的血液蛋白质难以除去，用此浸泡清洗，可取得满意的效果。

（七）盐酸 - 乙醇洗液

浓盐酸 1~3ml 加入 70% 乙醇 100ml 中，对清洗新购置的玻璃仪器上的游离碱有效。也可除去玻璃器材上的染料附着物和重金属离子。

（八）草酸盐洗液

浓度 100g/L 草酸钾溶液，可洗脱高锰酸钾痕迹，使之生成能溶于水的二价锰盐，如加入少量硫酸其效果更佳。

（九）5% 磷酸三钠液

该溶液呈碱性，有油污的玻璃器材放在溶液中浸泡数小时，油污即可除去。

常用的清洗液还有很多，过去经常用的肥皂水清洗现已被烷基苯磺酸类合成洗涤用品代替，乙醚、丙酮、三氯甲烷等有机溶剂因其毒性现一般也不用。

二、玻璃仪器的洗涤

玻璃仪器的洗涤方法很多，有机械法、化学法、物理化学法、超声波法以及这些方法之间交替使用。无论哪种方法清洗洁净的标志是：除了 H_2O 分子以外无其他任何杂物，在玻璃仪器壁上留有均匀的一层水膜，而不挂水珠。下面只简要介绍一般的洗涤方法。

（一）玻璃仪器的一般洗涤步骤

通常情况下，做完试验，应立即把用过的玻璃仪器洗刷干净。这是由于那时污物比较容易清洗，同时由于了解污物的性质，有利于选用适当的洗涤方法。

使用过的玻璃仪器的清洗，可先用自来水洗刷至无污物，再用合适的软毛刷沾洗洁净（洗衣粉）洗刷，或浸泡在 0.5% 的清洗剂中超声清洗（比色皿绝不可超声），这样可以去掉仪器上附着的尘土、可溶性物质和易脱落的不溶性杂质，然后用自来水彻底冲掉洗洁净，最后用蒸馏水小量涮洗 2~3 次，以除去自来水带入的钙、镁、钠、铁、氯等离子。

在大多数情况下，不要用去污粉刷容器的内壁，因为它使钙类物质黏附在器壁上不易冲掉，也会使容器内壁产生毛痕，这对分析试验尤其是微量分析是不利的。

（二）特殊要求的洗涤方法

1. 新玻璃仪器的清洗　新玻璃仪器或器皿，一般均含有游离碱，应先放入 1%~2% 盐酸中浸泡过夜（不可少于 4 小时）以除去游离碱，再用流水充分冲洗干净，然后用"洗洁净"洗刷，并经流水充分冲洗干净，最后应再用蒸馏水涮洗 2~3 次后晾干或烘干备用。

2. 污染玻璃仪器的清洗

（1）一般污染：即无明显沾有病原菌或病毒性疾病患者的血液及排泄物。此类器皿中的标本或试样倒入存有 2% 次氯酸钠溶液的容器中，再用流水对容器内部及外部进行初步冲洗，然后按实验要求，分别采用洗洁净或铬酸清洗液清洗。

"洗洁净"清洗：一般用温水配成 2%~4% 的浓度，浸泡玻璃器皿 1 小时左右即可刷洗。

铬酸清洗液清洗：经初步冲洗过的玻璃器皿，用耐酸塑料网袋或塑料筐装好扎紧，浸入盛有铬酸清洗液的缸中，注意务必使管腔内注满清洗液，浸泡时间应在 12 小时以上，然后慢慢取出，用流水反复冲洗干净，务必不让酸液残留。最后用蒸馏水涮洗 2~3 次，晾干或烘干备用。

（2）病原微生物污染：指微生物实验室污染的器皿，如培养管、培养皿等，这类器皿携带大量活的病原菌，处理不当会造成严重的环境污染。所以这类污染器皿应先经高压灭菌，杀死病原菌后再进行洗涤。此类玻璃器皿不宜用铬酸清洗液清洗，而应选择"洗洁净"清洗。

（3）肝炎病毒污染：指污染了病毒性肝炎患者血液、尿液、粪便等排泄物的玻璃器皿。这类器皿应首先放入盛有消毒液（如过氧乙酸、84 消毒液等）容器中浸泡，浸泡时间在 12 小时以上为宜，取出用流水冲洗干净，沥干后再浸入铬酸清洗液，例行清洗程序。

3. 特殊清洗

（1）盛有石蜡或凡士林的器皿：应单独洗涤，防止油蜡污染其他器皿，造成洗涤污染。这类器皿应先倒立于铺有厚层吸水纸金属丝篮中，移入 100℃ 烘箱内加热 30 分钟，使石蜡充分被厚纸吸去，再放入碱溶液内煮沸，趁热刷洗，必要时可用棉签蘸取二甲苯将油蜡擦拭。

（2）沾有染料的器皿：如盛过染料的试剂瓶等，应先用清水初步冲洗，用稀盐酸乙醇洗液洗脱染料，再按常规方法清洗。一般应用的染料多为碱性，脱色时不宜用肥皂水或碱性洗液清洗。

（3）不能刷洗的仪器：如容量瓶、滴定管及刻度吸管等，应先用流水冲洗，沥干后再用铬酸清洗液浸泡过夜，例行清洗程序。但一定要用流水充分过清后再用蒸馏水涮洗。

（4）石英和玻璃比色皿的清洗：绝不可用强碱清洗，也不宜超声波清洗。因为强碱会侵蚀抛光的比色皿，超声震荡可损坏比色皿。因此，只能用盐酸酒精溶液或 1%~2% 的去污剂浸泡，然后用自来水冲洗，蒸馏水漱洗即可。必要时可使用一支绸布包裹的小棒或棉花球棒刷洗，效果会更好。

（5）水蒸气洗涤：有的玻璃仪器（主要是成套的组合仪器），除按上述要求洗涤外，还要安装起来用水蒸气蒸馏法洗涤一定的时间。如凯氏微量定氮仪，每次使用前应将整个装置连同接收瓶用热蒸气处理 5 分钟，以便去除装置中的空气和前次试验所遗留的沾污物，从而减少试验误差。

三、玻璃仪器的干燥

不同的实验对干燥有不同的要求。有些可以是湿的，有的则要求是干燥的；有时只要求没有水痕，有时则要求完全无水。一般的定量分析中用到的烧杯、锥形瓶等器皿，要求洗净即可使用；而用于有机分析的器皿多是要求干燥的。所以应根据实验要求和仪器本身特点来选择干燥程度及干燥方式。常用的干燥方法有以下四种：

1. 晾干　适用于不急等用、要求一般干燥的仪器。可在蒸馏水涮洗后在无尘处倒置控去水分，然后自然晾干。

2. 烘干　适用于试验要求必须无水的仪器。可在电热恒温干燥箱（电烤箱、烘箱）内

105~120℃烘烤 1~2 小时。这种干燥方法是比较常用的,但要注意以下几个问题:

(1) 实心玻璃塞及厚壁的玻璃仪器:在烘干时要注意慢慢升温且温度不可过高以免烘裂。

(2) 称量用的称量瓶等器皿:在烘干后要放在干燥器中冷却和保存。

(3) 各种容量仪器:如容量瓶、滴定管、定量移液管等,切不可烘干,因高热可引起玻璃变形,改变了原定容积而导致容量不准确。

3. 吹干　适用于急等使用、要求无水的仪器。洗涤控净水后,依次用乙醇、乙醚涮洗几次然后用吹风机热—冷风顺序吹干。

4. 烤干　只适用于急等用的试管。在烘烤时,管口向下倾斜,用火焰从管底处依次向管口烘烤,以免水珠倒流把试管炸裂,烘到无水珠后把试管口向上赶净水汽。

四、玻璃仪器的保管

对于实验室中常用的玻璃仪器,应本着方便、实用、安全的原则进行保管。洗净并干燥的一般玻璃仪器应按种类、规格、顺序置于洁净无尘的玻璃柜中,尽可能倒置,即可自然控干,又能防尘。以下提出一些仪器的保管方法。

1. 移液管　洗净后用干净的滤纸包好两端,以防端口破损和受沾污。

2. 滴定管　用毕洗净后,可装满蒸馏水,管口盖上一个塑料帽,夹在滴定夹上,也可倒置夹在滴定夹上。如长期不用的滴定管,要除掉活塞部位的凡士林后,垫上纸片,用皮套拴好活塞保存。

3. 磨口仪器　如试剂瓶、容量瓶、分液漏斗等,用前将塞子拴好以免打破塞子或互相弄混。暂时不用应在磨口处垫上一纸条,以免日久粘住。

4. 成套的专用仪器　如索氏提取器、气体分析仪等,用完要及时洗涤干净,存放于专用包装盒中。

5. 小件玻璃器皿　可放在带盖的托盘中,盘内要垫上纱布或洁净滤纸。已烘干并需在干燥状态下使用的小件器皿,要存放在干燥器内。

五、玻璃容量仪器的校正

(一) 常用玻璃量器的等级及规格

玻璃容量仪器有一定的技术标准,在出厂前需经国家计量机关检验认可,印有鉴定标记,有些印有"一等"或"二等"(或"Ⅰ""Ⅱ")等字样。

玻璃容量仪器都是以毫升为计量单位,在量器上用"ml"标出。另外,计量鉴定条件是以 20℃为标准,故在容量仪器上都有"20℃"字样。另外,量入式(或以"E""入""In"标记)用于测定注入量器中的液体;其定量标记方法一般是由下往上递增;量出式(或以"A""出""Ex"标记)则用于测定从量器中倾出之液体,其定量标记方式一般是自上而下递增。近年来的产品已不再严格区分,大都是由下向上递增的分度标量。通常量出式的计量容量(如移液吸管)使用时吸管尖的残留试液不得吹下;量入式吸管则必须将管尖残留试液吹出。因而在有些这类吸管上,还标有"吹"的字样。

玻璃容量仪器在出厂前都由计量部门做过鉴定,但均进行个别校正。在一般的实验中可以直接使用不必校正,但在做准确度要求较高的实验之前,容量仪器必须再进行校正。

(二)容量仪器的校正方法

1. 原理 称量被校容量仪器的量入或量出的纯水(或水银)质量,再根据不同温度下纯水(或水银)在空气中的密度计算出该容量仪器的实际体积。根据其原理,容量仪器的校正方法分为纯水称重法和水银称重法。

由于量器的容积随温度而变化,所以必须确定温度,量器才有其意义。温度的选择以接近实验室全年平均温度为佳,所以通常规定 20℃ 为"标准温度"。校正时必须考虑三个因素:温度对容量仪器的影响;温度对水(水银)比密的影响;空气浮力对所称水的重量的影响。其中影响最大的是温度对水的比密的影响,校正时的温度尽可能选择接近 20℃。

2. 校正条件

校准工作是一项技术性较强的工作,操作要正确,故对实验室有下列要求:

(1)天平的称量误差应小于量器允差的 1/10。

(2)选用分度值为 0.1℃ 的温度计。

(3)室温最好控制在 20℃±5℃,室内温度变化不超过 1℃·h^{-1},校正前,量器和纯水应在该室温下达到平衡。

(4)用新制备的蒸馏水或去离子水。

若对校准的精确度要求很高,可引用 ISO 4787-1984《实验室玻璃仪器—玻璃量器容量的校准和使用方法》。

(三)容量仪器的校正实例

1. 刻度吸管的校正

(1)将欲校的刻度吸管洗净,晾干或烘干。

(2)取有塞的锥形瓶(经清洁干燥处理过的)置分析天平上,准确称出其质量 W_1。

(3)将欲校吸管吸取蒸馏水至刻度,然后放入锥形瓶内(吸管的使用方法按正规操作),再在分析天平上称量,得到总质量 W_2。两次称得质量之差(W_2-W_1)即为水的质量 M,重复操作一次,两次释出纯水的质量之差,应小于 0.01g。

(4)将温度计插入水中 5~10 分钟,记录水温。

(5)根据吸管所量出水的质量及水的温度,由附录中查出该温度下纯水的密度 ρ_W,并利用下式计算刻度吸管的实际容量:

$$V=M/\rho_W$$

表 5-1 不同温度下纯水的密度(ρ_W)

温度℃	ρ_W	温度℃	ρ_W
15	0.99793	23	0.99660
16	0.99780	24	0.99638
17	0.99766	25	0.99617
18	0.99751	26	0.99593
19	0.99735	27	0.99569
20	0.99718	28	0.99544
21	0.99700	29	0.99518
22	0.99680	30	0.99491

例1 在28℃时,10ml刻度吸管放出的蒸馏水的质量9.956g,该吸管在20℃时容积则为9.956÷0.99544=10.002(ml)。

2. 容量瓶的校正

(1) 将要校正的容量瓶彻底洗净,去瓶塞,倒放干燥。

(2) 在分析天平上称出容量瓶质量(精确到小数点后第2位)。

(3) 以蒸馏水准确充满容量瓶,使刚到标线,最后数滴应用滴管加入,附着于瓶颈上的水珠应用滤纸吸干。

(4) 再在分析天平上称出其质量(同样精确到小数点后第2位),两次质量之差为水的质量,并记录水温。

(5) 按表5-1由水重和水温计算出容量瓶在20℃时的真实容积。

例2 100ml容量瓶自重47.48g,注入蒸馏水后重147.22g,水温18℃,该容量瓶在20℃时的容积则是(147.22−47.48)÷0.99751=99.99ml。

3. 微量吸管的校正 微量吸管是指0.25ml以下的刻度吸管及20μl血红蛋白吸管。因这类吸管容量较小,又主要用于吸取待测样品或标准溶液,若依照普通刻度吸管那样用水称重校正,则误差较大,对实验结果的准确性影响较大。因此,实验室通常采用水银称重法来校正微量吸管。水银的比密及换算系数见表5-2。

表5-2 15~30℃水银比密及换算系数

温度℃	比密	ml/g	温度℃	比密	ml/g
15	13.5585	0.0738	23	13.5389	0.0739
16	13.5561	0.0738	24	13.5364	0.0739
17	13.5536	0.0738	25	13.5340	0.0739
18	13.5512	0.0738	26	13.5315	0.0739
19	13.5487	0.0738	27	13.5291	0.0739
20	13.5462	0.0738	28	13.5266	0.0739
21	13.5438	0.0738	29	13.5242	0.0739
22	13.5413	0.0738	30	13.5217	0.074

(1) 将要校正的微量吸管洗净,并相继用无水乙醇、乙醚抽吸干燥。

(2) 将水银倒入一洁净、干燥的培养皿中,测量其温度。

(3) 将吸管尖端插入水银中,将水银吸至要校的刻度,用毛刷将吸管外面黏附的水银刷净。注意吸水银时吸管与培养皿可倾斜呈45°,便于水银吸入管腔(水银比重大,如垂直操作难以控制)。同时还应注意管腔内没有气泡和分段现象。

(4) 将管中的水银注入一预先经分析天平称重的小烧杯或表面皿中,再进行称量,并求出水银的质量。

(5) 重复测定2~3次,求出水银质量的平均值,如差值过大,应重新测定。

(6) 微量吸管容积的计算:

$$微量吸管容积(\mu l) = \frac{被检吸管吸出水银质量(mg)}{水银比密}$$

例3 1支0.25ml的刻度吸管,测得所含水银的平均重量是3.3613g,水银温度是17℃。该吸管的容量(μl)=3361.3(mg)÷13.5536=248(μl),即为0.248ml。

(四)容量仪器的允许误差

经上述方法校正后,所示容积往往和真实容积还有一定误差,这些误差只要在容量玻璃仪器的允许误差内是可以的。在卫生检验工作中,移液管、吸量管、滴定管、容量瓶等是常用量器,它的准确度是保证测定结果准确程度的前提,国家对这些量器的允许误差作了A、B级标准规定,参见表5-3~表5-5。

表5-3 在标准温度20℃时移液管的允许误差

标称容量(ml)	等级	2	5	10	25	50	100
容量允差(ml)	A	± 0.010	± 0.015	± 0.020	± 0.030	± 0.05	± 0.08
	B	± 0.020	± 0.030	± 0.040	± 0.060	± 0.10	± 0.16
水的流出时间(s)	A	7~12	15~25	20~30	25~35	30~40	35~40
	B	5~12	10~25	15~30	20~35	25~40	30~40

表5-4 在标准温度20℃时容量瓶的允许误差

标称容量(ml)	等级	10	25	50	100	200	250	500	1000
容量允差(ml)	A	± 0.020	± 0.03	± 0.05	± 0.10	± 0.15	± 0.15	± 0.25	± 0.40
	B	± 0.040	± 0.06	± 0.20	± 0.20	± 0.30	± 0.30	± 0.50	± 0.80

表5-5 在标准温度20℃时滴定管的允许误差

标称容量(ml)		5	10	25	50	100
分度值(ml)		0.02	0.05	0.1	0.1	0.2
容量允差(ml)	A	± 0.010	± 0.025	± 0.04	± 0.05	± 0.10
	B	± 0.020	± 0.050	± 0.08	± 0.10	± 0.20
水流出时间(s)	A	30~45	35~55	45~70	60~90	70~100
	B	20~45	25~55	35~70	50~90	60~100
读数前等待时间(s)				30		

例4 检定某20μl血红蛋白吸管。吸至刻度之水银平均质量为256mg,水银温度为20℃。该吸管之容积:256(mg)÷13.5462=18.89(μl)。该吸管标称容量为20μl,校正容量为18.89μl,其误差已超过了标称容量20℃时的允许误差,则应弃去。

第三节 常用玻璃仪器的使用

在卫生检验工作中,大部分检验属于定量分析(常量和微量分析),涉及的多是些精密容量仪器,如刻度吸管、容量瓶及滴定管和容器类器皿等。只有在使用之前,了解这些仪器的正规操作、精密度及有效数字,才能使实验得出准确的结果。

一、容器类

(一) 烧杯

烧杯是实验室应用最为广泛的玻璃器皿。因其口径上下一致,取用液体方便,是做简单化学反应、配制溶液、溶解样品、促进溶剂蒸发最常用的容器。

1. 烧杯的种类和规格　烧杯的种类和规格较多,有低型烧杯、印标烧杯和微量烧杯。常见的规格有:10~2000ml 不等。为了在使用时便于添加一定量的液体,现生产的烧杯外壁多有刻度,这种烧杯称印标烧杯,允许误差一般在 ±5%,切不可作量器使用。有的烧杯在外壁上亦会有一块粗糙面的白色小区,在此区内可以用铅笔写字描述所盛物的名称。

2. 烧杯使用注意事项

(1) 烧杯所盛溶液不宜过多,不要超过总容积的 2/3。

(2) 烧杯一般都可以加热,但不能干烧,在加热时应该垫石棉网均匀加热。

(3) 溶解样品用玻棒搅拌,切不可用力过猛,切勿撞击杯壁与杯底,以防打碎烧杯。

(4) 转移液体时为防止溶液沿着杯壁外侧流下,可用玻璃棒轻触杯口,则附在杯口的溶液即可顺利的沿玻棒流下。

(5) 加热腐蚀性液体时,杯口要盖表面皿。

(6) 拿烧杯时,要拿外壁,手指勿接触内壁;拿加热时的烧杯,要用烧杯夹。

(7) 烧杯不宜长期存放化学试剂,用后应立即洗净、擦干、倒置存放。

(二) 锥形瓶

又称三角烧瓶。为平底窄口的锥形容器,盛入溶液后,重心靠下,极便于手持振荡,故常用于容量分析中作滴定容器和加热处理试样。锥形瓶以容积(ml)表示,有塞、无塞、广口、细口和螺旋口几种,规格有 25~2000ml 不等。

锥形瓶在容量分析滴定时,可以用手握住瓶颈以手腕晃动,即可顺利地搅拌均匀;在加热处理试样过程中,反应液体不能超过锥形瓶用量的 2/3,必须放在石棉网上;磨口具塞锥形瓶加热时要打开塞子,以免因气体膨胀或冷缩,使其炸碎或打不开塞子。

(三) 试剂瓶

试剂瓶是实验室常用的玻璃器材。用于存放水溶性试剂、固体试剂,特别是生物技术实验室储存试剂的首选。因为试剂瓶只用作常温存放试剂使用,一般都用钠钙普通玻璃制成。为了保证具有一定强度,所以瓶壁一般较厚。

1. 试剂瓶的种类及选用　依据试剂瓶的玻璃的颜色,有白色和棕色两种,白色瓶适于盛装化学性质比较稳定的试剂;棕色瓶用于盛装见光易分解变质的试剂或溶液,如硝酸银、高锰酸钾、碘化钾等。

按瓶口大小,试剂瓶又有广口和小口之分,广口多用来盛装固体试剂;小口盛装液体试剂。

按瓶塞又将试剂瓶分为有塞和无塞两类,有塞者瓶口均有内磨砂处理工艺,无塞者可不作内磨砂,而配以一定规格的非玻璃塞,如橡胶塞、塑料塞、软木塞等。一般地说,塑料塞或玻璃非磨口试剂瓶用于装碱性试剂,防止试剂结晶和溶解玻璃,致使塞子与瓶口粘结而不易打开;磨口试剂瓶则用于装酸、非强碱、有机溶液等低沸点易挥发对玻璃侵蚀性小的试剂。若试剂具有上述多项理化指标时,则可根据以上原则综合考虑,选用适宜的试剂瓶。

2. 使用注意事项

(1) 试剂瓶只能用于容装贮存试剂,但不能久贮浓碱、浓盐溶液。

(2) 试剂瓶不能用作加热器皿,也不能注入骤冷骤热试剂,更不能在试剂瓶中配制溶液。

(3) 有塞试剂瓶不使用时,要在瓶塞与瓶口磨砂面间夹上纸条,防止粘连。

(4) 有些特殊试剂,如氢氟酸等不能用任何玻璃试剂瓶而选用塑料瓶盛装。

试剂瓶的规格以容积大小表示,规格由 30~1000ml 不等。近年来各类实用的塑料试剂瓶纷纷面市,使这类容器丰富多彩。

二、量器类

(一) 吸量管

1. 吸量管的种类 吸量管有移液管和刻度吸管之分。两者都是用于准确移取一定体积溶液的量出式玻璃量器(量器上标有"Ex"字)。

(1) 移液管:又称无分度吸管,是一根细长而中间膨大的玻璃管,在管的上端有一环形标线,标志吸管的最大容积量,膨大部分标有它的容积和标定时的温度。它属于完全流出式。在使用移液管时,如需将所量取的液体放出,先应垂直放流,最后将移液管尖端在管器壁上停留 15~30 秒,管尖端余液不得吹出。常用的移液管有 10ml、25ml 和 50ml 等规格。

(2) 刻度吸管:又称分度吸管,是具有分刻度的直形玻璃管,用于移取非固定量的溶液,一般只用于量取小体积的溶液。它有完全流出式,不完全流出式和吹出式 3 种。刻度也因生产厂家不同,有自上而下或自下而上的两种标刻,使用前应仔细辨认。其中不完全流出式的分刻表与滴定管相似,而吹出式的管上标有"吹"字,只有吹出式移液管在溶液放尽后,才须将尖嘴部分残留液吹入容器内。常用的吸量管有 0.5ml、1ml、2ml、5ml、10ml、20ml 等规格。

2. 吸量管的使用方法

(1) 使用前需用移取液润洗 2~3 次。

(2) 用吸量管移取溶液时,一般用右手的拇指和中指拿住颈标线上方,将吸量管插入液面下,并始终保持在约 1cm 左右。吸量管插入太深会使管外黏附溶液过多,太浅会在液面下降时吸空。左手拿洗耳球,排除空气后紧按在吸量管口上,慢慢放松手对吸球的按压使溶液吸入管内,吸量管应随容器中液面的下降而下降。

(3) 当管口液面上升到刻线以上时,立即用右手食指堵住管口,将吸量管提出液面,用洁净滤纸揩干管外黏附的溶液,把吸量管提高到与眼睛视线同一水平线高度,让管尖端靠着容器的内壁,左手拿容器,并使其倾斜 30°,略微放松右手食指并用拇指和中指轻轻转动管身,使液面平稳下降,直到溶液的弯月面与标线相切时,再按紧食指。

(4) 取出吸量管,把准备受液容器稍倾斜,将吸量管移入容器中,使管身垂直,管尖靠着容器内壁,松开食指,使溶液自由的沿器壁流下,待下降的液面静止后,再等待 15 秒。如要放出液体全量,则应根据吸管种类,分别将最后一滴吹出或自留。管上未刻有"吹"字的,切勿把残留在管尖内的溶液吹出,因为在校正吸量管时,已经考虑了末端所保留溶液的体积。

（5）使用刻度吸管取血液标本时，应慢慢吸入，缓缓放出，放出时注意管内壁无血色可见。切不可猛吸或快吹，以免血液黏附在管壁上，影响放出量的准确性。

（6）移液管用后，若短期内不再使用它吸取同一溶液，应及时用水洗净并上下各加一纸套后存放在架上。

（二）容量瓶

容量瓶是常用的测量容纳液体体积的一种量入式精密计量仪器（量器上标有"In"字），主要用途是配制标准溶液或定量地稀释溶液。容量瓶的容量定义为：在20℃时，充满至刻度线所容纳水的体积，以毫升计。

容量瓶是细颈梨形平底玻璃瓶，由无色或棕色玻璃制成，带有磨口玻璃塞或塑料塞，颈上有一标线，以示液体定容到此时的体积数。其细颈便于定容，平底则便于移放桌上。容量瓶属量入式量器，常用规格有10~2000ml不等。

1. 容量瓶使用前要检查瓶塞是否漏水　其方法是：加自来水至标线附近，盖好瓶塞后，用左手食指按住塞子，其余手指拿住瓶颈标线以上部分，右手用指尖托住瓶底，将瓶倒立2分钟，如不漏水，将瓶直立，转动瓶塞180°后，再倒立2分钟检查，如不漏水，即可使用。最好用橡皮筋将塞子系在瓶颈上，防止丢失或搞错。

2. 容量瓶的正确使用方法

（1）拿容量瓶时，用右手食指及中指夹住瓶塞的扁头，拇指及无名指拿住瓶颈标线以上的地方，不要全手握住瓶颈，更不要握紧标线以下的部位，以免受热后体积发生改变。

（2）将准确称取的试剂或药品置于小烧杯中，加蒸馏水或其他溶剂将其溶解，然后全部转入容量瓶中（用蒸馏水或溶剂洗烧杯3~4次，"洗液"一并移入容量瓶中）。转移溶液时，右手拿玻璃棒，左手拿烧杯，使烧杯嘴紧靠玻璃棒，而玻璃棒则悬空伸入容量瓶口中，棒的下端靠在瓶颈内壁上，使溶液沿玻璃棒和内壁流入容量瓶中。烧杯中溶液流完后，将烧杯沿玻璃棒轻轻上提，同时将烧杯直立。切记，务必使溶液及"洗液"一滴不漏地全部移入容量瓶中。

（3）慢慢加水至容量瓶的2/3容积时，拿起容量瓶，按同一方向摇动，使溶液初步混匀，此时切勿倒转容量瓶。最后继续加水至距离标线1cm处，等待1~2分钟使附在瓶颈内壁的溶液流下后，眼睛平行标线，用滴管滴加蒸馏水至弯月面下缘与标线恰好相切。

（4）盖好瓶塞，用左手食指按住塞子，其余手指拿住瓶颈标线以上部分，右手用指尖托住瓶底，将瓶倒转并摇动，再倒转过来，使气泡上升到顶，如此反复多次，使溶液充分混合均匀。

3. 使用注意事项

（1）容量瓶不得在烘箱中烘烤（一般无需干燥），也不能用任何加热的方法（包括热水温热）来加速溶解。

（2）容量瓶一般不宜配强碱性溶液，万一用于配制或稀释之用，必须立即冲洗干净，否则可因放置而使瓶塞粘住打不开。

（3）不宜用容量瓶存放配好的溶液，也不能将存有溶液的容量瓶放入冰箱内，以防止冻结胀破。

（4）物质溶解时，凡有放热或吸热效应的，应待溶液达到室温后，再定量移入容量瓶内,然后稀释至刻度。

（三）滴定管

滴定管是容量分析中专用于滴定操作的较精密的玻璃仪器,是盛装滴定液并可控制滴定速率的刻度玻璃管,它属量出式。

所有滴定管的分度表数值都是由上而下均匀地递增排列在表的右侧,零刻度在上方,最大容积值在下方,每 10 条分度线有一个数字。有的无色透明滴定管在背面涂有一条白底蓝线,便于观察、读数。常用 25ml 和 50ml 两种规格。

1. 滴定管分类

（1）滴定管按其用途分为两类:①酸式滴定管:下部有玻璃活塞,用来装酸性或中性溶液;②碱式滴定管:下端用乳胶管连接一个尖嘴玻璃管,胶管内装有玻璃球,适用于装碱性溶液,但不允许盛装能与胶管起作用的溶液,如高锰酸钾、碘、硝酸银等。

（2）滴定管按其容量分为两类:①常量滴定管:有 25ml、50ml、100ml 等规格。最小刻度为 0.1ml,读数可估计到 0.01ml。②微量滴定管:有 1.0ml、2.0ml、3.0ml、5.0ml 等规格,此种滴定管刻度较细,0.01ml 或 0.02ml,适于微量精密分析之用。

2. 滴定前的准备工作

（1）滴定管洗涤:首先用自来水冲洗沥干,灌注铬酸清洗液浸泡 4 小时左右,放出清洗液再用自来水冲洗 4~5 次,最后用蒸馏水冲洗 2~3 次,至此管腔内壁应无水珠可见。

（2）检查玻璃活塞部分:查看滴定管有否漏水、活塞旋转是否自如,否则,酸式滴定管要拆下玻璃活塞涂油,碱式滴定管要更换玻璃珠和橡皮管。

给活塞涂油:滴定管平放在桌面上,取下活塞头部的小橡皮圈,再拔出活塞,用干布将活塞擦净。再用软布卷成一条,尖端通入活塞槽,来回扯拉,将槽内壁擦净。用手指沾少量油脂(或凡士林)擦在活塞两头,沿圆周各涂一薄层,不宜涂抹太多,绝对不能涂在孔周围,防止活塞孔的堵塞,油层要尽量均匀,尽可能薄些。

上活塞:将涂油的活塞对准槽孔轻轻插入,然后向同一方向转动活塞,直到从外面观察活塞与槽孔接触处透明为止。如发现旋转不灵活,或出现纹路,表示涂油不够;如果有油从活塞隙缝溢出或挤入活塞孔,则表示涂油太厚。遇有上述两种情况,均应重新涂油至合格为止。涂油合格后,则在活塞小头的槽圈上套上小橡皮圈,以防活塞滑脱。

（3）滴定管试漏:检查时滴定管先关闭活塞,用水充满至"0"线以上,直立 2 分钟,仔细观察有无水滴漏下,活塞隙缝出有无渗漏现象;然后将活塞旋转 180° 再检查,如有漏水需重新涂油。碱式滴定管如果漏水,需更换玻璃珠或胶管。

（4）滴定管涮洗:滴定前,用少量滴定溶液涮洗滴定管 2~3 次,以除去管内残存的水或其他杂质,否则加入管内的滴定液有被稀释和污染的可能。

（5）除去滴定管内气泡:为了使溶液充满出口(出口管中不得有气泡),对于酸式滴定管可稍倾斜,突然打开活塞,使溶液冲出,可排除气泡;碱式滴定管则以左手轻挤玻璃珠段橡皮管,使溶液流出充满橡皮管。如仍有气泡,则可把橡皮管向上弯曲,出口向上,用两指挤压稍高于玻璃珠所在处,使溶液从出口管时挤气泡向上排出,边挤边放直橡皮管。

3. 滴定操作

（1）调节滴定液弯月面下缘于"0"刻度处(在实际工作中,不一定刻意追求"0"位,只要能正确的读取溶液的量即可)。实验时将滴定前管内液体的量减去滴定后管内液体的存量即为滴定溶液的用量,过 1~2 分钟再查弯月面位置有无变化,如无变化则可以进行滴定操作。

(2) 使用酸式滴定管时,左手握滴定管,无名指和小指向手心弯曲,轻轻贴着出口部分,其他三个手指控制活塞,手心内凹,轻轻向里扣住,防止活塞滑出;使用碱式滴定管时,左手握滴定管,拇指和食指捏挤玻璃珠周围一侧的胶管,使胶管与玻璃珠之间形成一个小缝隙,溶液即可流出。注意不要捏挤玻璃珠下部胶管,以免下部橡皮管压宽,在放手时,就会有空气进入而产生气泡,影响读数。

(3) 滴定时应适当地控制滴定速度,一般每分钟 10ml 左右,以防止滴定管内壁沾有少量液体,在读数时会继续流下,影响读数结果的准确性。

(4) 滴定时受液反应的锥形瓶应边滴边摇匀,前一滴褪色后,再滴下一滴,以免局部浓度不均匀。接近终点时还要加一次或几次半滴溶液直至终点。

4. 滴定操作注意事项

(1) 装置滴定管时,管身必须与地面垂直。

(2) 最好每次滴定都从 0.00ml 开始,或接近 0 的任一刻度开始,这样可减少滴定误差。

(3) 滴定过程中左手不要离开活塞而任溶液自流。

(4) 滴定时,要观察液滴落点周围颜色的变化,不要去看滴定管上的刻度变化。

(5) 读数原则:注入溶液或放出溶液后,需等待 1~2 分钟,使附着在内壁上的溶液流下来再读数。滴定管内的液面呈弯月形,无色和浅色溶液读数时,视线应与弯月面下缘实线的最低点相切,即读取与弯月面相切的刻度;深色溶液读数时,视线应与液面两侧的最高点相切,即读取视线与液面两侧的最高点呈水平处的刻度。使用"蓝带"滴定管时液面呈现三角交叉点,读取交叉点与刻度相交之点的读数。读数必须读到毫升小数后第二位,即要求估计到 0.01ml。

(6) 滴定管用完后应立即洗涤洁净,倒夹在铁支架上,管尖可套上一支试管或干净纱布,以防尘埃污染。

(7) 从结构上看,碱式滴定管的准确性不如酸式滴定管。原则上不可用酸式滴定管盛装碱液,亦不可用碱式滴定管盛装氧化剂,但现今滴定管上的活栓已开始采用铁氟龙为材质,而铁氟龙对碱性液有很好的耐受性,故即使滴定碱液也不必再改用前述的橡皮管式滴定管。

(四) 量杯(量筒)

1. 量杯 量杯属量出式(符号 Ex)量器,它用于量度从量器中排出液体的体积。排出液体的体积为该液体在量器内时从刻度值读取的体积数。量杯有 2 种型式。面对分度表时,量杯倾液嘴向右,便于左手操作,称为左执式量杯。倾液嘴向左,则称为右执式量杯。250ml 以内的量杯均为左执式,500ml 以上者,则属于右执式。

量杯的分度不均匀,上密下疏,最大容积值刻于上方,最低标线为最大容积值的,无零刻度。它是量器中精度最差的一种仪器。其规格以容积区分,常用 20ml 和 250ml 几种。

2. 量筒 量筒有无塞、有塞 2 类,其定量方式分量出式和量入式(符号 In)2 种。量入式量器用于量度注入量器中液体的体积。当液体在量器内时,其体积为从量器分度表直接读取的数值,有塞量筒仅为量入式。无塞量筒两种定量方式都有。

量筒的分度均匀,其数值按从下到上、递增排列在分右度侧。最低标线也是最大容积值的,无零刻度。它的测量精度比量杯稍高。量筒的规格以容积大小区分,常用有 10ml、20ml、50ml、100ml 等多种。

3. 使用注意事项

(1) 量取液体应在室温下进行。读数时,视线应与液体弯月面底部相切。

(2) 量杯、量筒都不能加热,也不能盛装热溶液,以免炸裂。

(3) 当物质溶解时,其热效应不大者,可将其直接放入量杯或量筒内配制溶液。

三、特殊用途器皿类

(一) 玻璃漏斗

漏斗又称三角漏斗,它是用于向小口径容器中加液或配上滤纸作过滤器而将固体和液体混合物进行分离的一种器皿。漏斗呈圆锥体,圆锥角一般在"57~60"之间。做成圆锥体是为了既便于折放滤纸,在过滤时又便于保持漏斗内液体常具一定深度,从而保持滤纸两边有一定压力差,有利滤液通过滤纸。常见的漏斗有:

1. 普通漏斗　此类漏斗的锥角呈 60°,用于常压过滤。

(1) 普通漏斗的种类:可分为短颈、长颈和波纹三种。

1) 短颈漏斗常用来加注液体,漏斗口径一般在 50~120mm 之间。

2) 长颈漏斗颈部较细,过滤时容易形成液柱,滤速较快,多用于重量分析实验和用于组装简易气体发生装置,由于漏斗颈较长,能使颈下口形成液封,免得气体自漏斗逸出,漏斗口径通常在 60~80mm。

3) 波纹漏斗是为了使滤液通过滤纸的时间加快,在漏斗在圆锥内壁制有数条直渠或弯渠。

(2) 使用注意事项

1) 在实际工作中,选择漏斗的大小应以沉淀量为依据。

2) 过滤时,漏斗应放在漏斗架上,其漏斗柄下端要紧贴承接容器内壁,滤纸应紧贴漏斗内壁,滤纸边缘应低于漏斗边缘约 5mm,事先用蒸馏水润湿使不残留气泡。

3) 倾入分离物时,要沿玻璃棒引流入漏斗,玻璃棒与滤纸三层处紧贴。倾入的溶液应低于滤纸上缘 3mm。

4) 漏斗内的沉淀物不得超过滤纸高度的 1/5,便于过滤后洗涤沉淀。

5) 漏斗不能直火加热。若需趁热过滤时,应将漏斗置于金属加热夹套中进行。若无金属夹套时,可事先把漏斗用热水浸泡预热方可使用。

2. 分液漏斗　分液漏斗用于气体发生器中控制加液,也常用于互不相溶的几种液体分离的玻璃器皿。分液漏斗的颈部有一个活塞,这是它区别于普通漏斗及长颈漏斗的重要原因,当分液漏斗中的液体向下流时,活塞可控制液体的流量,若要终止反应,就要将活塞紧紧关闭,可立即停止滴加液体。常用规格有 60~1000ml 不等。

(1) 分液漏斗的分类:分液漏斗有梨形和锥形两种式样。锥形分液漏斗适用于萃取分离和富集操作;梨形分液漏斗除用于分开两种互不相溶的液体外,在合成反应中常用来随时加入反应试液。

(2) 分液漏斗的使用

1) 使用前应检查活塞是否漏水,玻璃活塞应涂薄层凡士林,但不可太多,以免阻塞流液孔。使用时左手虎口顶住漏斗球,用拇指示指转动活塞控制加液。

2)用作加液器时,漏斗下端不能浸入液面下;漏斗内加入的液体量不能超过容积的 3/4。

3)振荡时,塞子的小槽应与漏斗口侧面小孔错位封闭塞紧;每次振荡后要倒置漏斗打开活塞放气,以免液体迸溅造成伤害事故分液时,下层液体从漏斗颈流出,上层液体要从漏斗口倾出。

4)放液时,磨口塞上的凹槽与漏斗口颈上的小孔要对准,这时漏斗内外的空气相通,压强相等,漏斗里的液体才能顺利流出。

5)长期不用分液漏斗时,应在活塞面加夹一纸条防止粘连,并用一橡筋套住活塞,以免失落。分液漏斗不能加热。

3. 砂芯漏斗 也称细菌漏斗,耐酸漏斗。以砂板代替滤纸,适用于化学分析,卫生检验中对不同物质的过滤。规格按砂芯板孔的大小(G1~G6)和体积(30~500ml)来区分。G1~G5 型砂芯漏斗,滤板平均孔径由大到小从 120~2μm 不等,适合于滤除化学分析中不同大小的颗粒沉淀物、胶状沉淀物和结晶沉淀物;G6 型砂芯漏斗,滤板平均孔径 <2μm,一般用来滤除细菌。无论哪种规格的砂芯玻璃漏斗,在使用前都要用热盐酸或铬酸清洗液浸泡,随即用蒸馏水洗涤。G1~G4 号浸泡 4~5 小时,G5~G6 号需浸泡 48 小时。

(二)干燥器

干燥器是用于存放防潮物品的器皿,即存放经过烘干的样品、试剂、称量瓶、坩埚等防止吸湿又要冷却以保持其恒重的样品。

1. 干燥器的种类 干燥器有常压干燥器和真空干燥器两种。真空干燥器的盖顶具有抽气支管与抽气机相连。两种干燥器的器体均分为上下两层。下层(又称座底)放干燥剂,中间放置有孔瓷板,上层(又称座身)放置要干燥的物质。

干燥器的规格以座身上口直径来划分,小至 100mm,大至 500mm 不等。有白色和棕色两种,棕色用于存放避光的样品和物件。需要在减压条件下干燥的样品,可使用盖上具有活塞的真空干燥器。

2. 使用注意事项

(1)干燥器的盖子和座身上口磨砂部分需涂少量凡士林,使盖子滑动数次以保证涂沫均匀透明后方可使用。久存的干燥器经常打不开盖子,多因磨口处的凡士林凝固或室温低所致,可捂热毛巾或用暖风机吹化开启。

(2)干燥器在开启、合盖时,左手按住器体,右手握住盖顶"玻球",沿器体水平方向轻推或拉动,切勿用力上提。盖子取下后要仰放桌上,使玻球在下,但要注意盖子滚动。

(3)要干燥的物质首先盛在容器中,再放置于有孔瓷板上面。热坩埚等器皿,不要与器壁接触,待冷至室温才可完全盖严。

(4)根据干燥物的性质和干燥剂的干燥效率选择适宜的干燥剂,放在瓷板下面的容器中,所盛量约为容器容积的一半。常用的干燥剂有变色硅胶、氧化钙、碱石灰和浓硫酸等。

(5)搬动干燥器时必须两手同时拿住盖子和器体,以免打翻器中物质和滑落器盖。

(三)温度计

温度计是用于测量温度的仪器,其种类很多。有数码式温度计,热敏温度计,而实验室中常用为玻璃液体温度计。

温度计可根据用途和测量精度分为标准温度计和实用温度计两类。标准温度计的精度高,它主要用于校正其他实用温度计。

实用温度计是指所供实际测温用的温度计,主要有实验用玻棒温度计、工业温度计、气象温度计、医用温度计等。

1. 玻棒温度计的种类 玻棒温度计因其柱体材料的不同大体可分为三种。

(1) 水银温度计:棒体由玻璃制成,内装水银液体。量度温度范围在 $-38\sim360℃$ 之间,实测时不能超过高低稳限范围(汞在 $-38.87℃$ 时凝固)。

(2) 酒精温度计:玻棒由玻璃制成,内装酒精液体。量度温度范围在 $-35\sim100℃$ 之间。

(3) 低温计:玻棒由玻璃制成,内装甲苯液体。可测到 $-90℃$。

2. 温度计的校正 在对温度要求严格的使用中,需要对温度计进行校正。校正的方法有选择几种不同熔点的标准物质(高纯度),通过测定各物质的熔点来校正温度计。在实际工作中,常常使用的是一种简单的校正方法,即用标准温度计与实用温度计并行测量温度变化,并记录量值。根据记录数据绘制校正曲线,从而由曲线上查得准确温度。

3. 温度计的使用及注意事项

(1) 应选择适合测量范围的温度计,严禁超量程使用。

(2) 在实验装置中,应将温度计的水银(或酒精)球端远离容器器壁,并完全浸没在液体或气体之中,测蒸馏馏分温度时,液泡应略低于蒸馏烧瓶支管。

(3) 温度的实验量值以汞柱(或酒精)的恒定点为准,读数时,视线应与液柱弯月面最高点(水银温度计)或最低点(酒精温度计)水平。

(4) 水银温度计不能用于骤冷骤热的体系,否则容易发生爆裂,也切忌将温度计代替搅拌棒来使用,水银温度计的破损会使汞蒸气污染实验室并危害人体健康。

(5) 用完后应擦拭干净,装入纸套内,远离热源存放。

(四) 微量进样器

微量进样器常用作气相和液相色谱仪的进样器,在生化试验中主要是用作电泳试验的加样器。

1. 微量进样器的种类 通常可分为无存液和有存液两种。

(1) 无存液微量进样器:$10\mu l$ 以下的极微量液体进样。进样器的不锈钢芯子直接通到针尖端处,不会出现存液。

(2) 有存液微量进样器:$10\sim100\mu l$ 液体进样。不锈钢的针尖管部分是空管,进样器的柱塞不能到达,因而管内会存有空气或液体。

2. 使用注意事项

(1) 不可吸取浓碱溶液,以免腐蚀玻璃和不锈钢零件。

(2) 如有存液,在吸液时要来回多拉几次,将针尖管内的气泡全部排尽。

(3) 针尖管内孔极小,使用后尤其是吸取过蛋白质溶液后,必须立即清洗针尖管,防止堵塞。若遇针尖管堵塞,不可用火烧,只能用 $\varphi0.1mm$ 的不锈钢丝耐心串通。

(4) 进样器未润湿时不可来回干拉芯子,以免磨损而漏气。

(5) 若进样器内发黑,有不锈钢氧化物,可用芯子蘸少量肥皂水,来回拉几次即可除去。

(赵 肃 刘 艳)

第六章

实验室常用仪器

第一节　显微镜的使用与维护

生物显微镜是医学检验不可缺少的精密的光学仪器,用于观察肉眼不能直接看见的组织细胞和微生物等。显微镜的种类很多,根据原理和结构不同可分为光学显微镜、电子显微镜和光电结合的显微镜。生物显微镜按用途不同可分为普通型显微镜、特种显微镜(如暗视野显微镜、相称显微镜、荧光显微镜等)和高级的研究型显微镜。

一般所说的生物显微镜是指透射光照明、明视场观察的显微镜,广泛应用于医疗、卫生、检验、科研等部门。目前高、中档显微镜均采用双筒目镜装置。本节主要介绍普通型生物显微镜。

一、显微镜的光学原理

由于放大镜的放大率受多种条件限制,用它来观察微小的物体的形貌是远不能满足要求的,显微镜则具有更高的放大倍率。普通的光学显微镜是由两组会聚透镜所组成,为了便于说明,可简单地将其看作由两块透镜所组成。靠近被观察物体的一块称物镜,靠近眼睛的一块称目镜,如图 6-1 所示,被观察的物体 AB 置于物镜前的焦距以外靠近焦点(F1)的地方。在物镜的另一侧就生成一个放大、倒立的实像 A′B′。A′B′ 正好落在目镜的焦距以内(因为是实像,对目镜即相当于一个物体),经目镜的再次放大,最后生成一个倒立(相对于原物体)的经两次放大的虚像 A″B″,供眼睛观察。

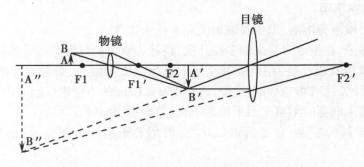

图 6-1　成像光学原理

二、显微镜的结构与机械装置

显微镜的基本结构可分为光学系统、光源照明系统和机械装置三部分。显微镜的机械装置是为光学系统服务的。只有精密、灵活、准确的机械装置与良好的光学系统密切配合,才能使显微镜发挥出良好性能。图 6-2 为一种普通双目显微镜和一种双目显微镜的结构。从图中可知,一般显微镜的机械装置由下列部件组成:

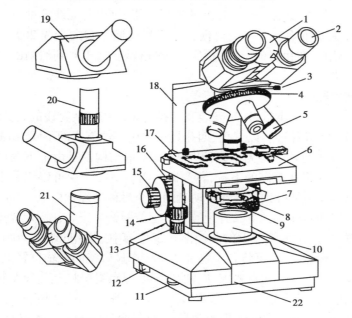

图 6-2　普通双目显微镜的机械装置

1. 目头　2. 目镜　3. 镜筒固紧螺钉　4. 转换器　5. 物镜　6. 载物台　7. 聚光镜升降手轮　8. 聚光镜固紧螺钉　9. 聚光镜(带孔径光阑)　10. 下聚光镜　11. 亮度旋钮　12. 电源开关　13. 横向移动手轮　14. 纵向移动手轮　15. 微动调焦旋钮　16. 粗动调焦旋钮　17. 标本片夹持器　18. 镜臂　19. 单目头(镜筒)　20. 双人示教头(镜筒)　21. 三目头(镜筒)　22. 镜座

(一)镜座与镜臂

1. **镜座**　镜座又称底座,是整个显微镜的基座。用以支撑整个镜体。镜座下面通常装有四个支撑橡胶脚,以使仪器稳定放在工作台上。简易显微镜的镜座多呈马蹄形,用铸铁制造。

2. **镜臂**　呈弓形,立于镜座的上端。对于直筒显微镜,用它来支撑整个光学系统的大部分机械零件。其下有一个倾斜关节,用以倾斜镜筒。对于斜筒显微镜,镜臂是固定的,主要用它来支撑镜筒、载物台等其他光学元件。

(二)镜筒

镜筒又称目镜头,是金属制的圆筒。其上端可插目镜。单目显微镜镜筒的下端连接物镜,双目及三目显微镜的下端为连接头,被手旋螺钉固定在镜臂上。需要时,旋动手旋螺钉,可以方便地将镜筒从镜臂上取下来。

1. **单目镜筒**　单目镜筒又有直筒和斜筒之分。双目和三目镜筒则都是斜筒式的。

2. **双目镜筒**　双目镜筒由左右两个镜筒组成。镜筒的下部装有一套复杂的反射棱镜机构。

为了适应不同人的观察,复合棱镜两侧的反射棱镜的间距通常都设计为可调的。目的是为了适应瞳距不同的人使用。调节范围通常在 55~75mm。双目镜筒一般设计成可伸缩调节方式。这是为了适应视力不同的人使用。调节范围通常在 500 度近视和远视之间。

3. 三目镜筒 三目镜筒是为显微摄影配置的。它是在双目镜筒的上方又增加一个镜筒。在此镜筒上可加配照相机。这样既可以观察,又可以摄影。它有两种方式:一种是安装有一个可推拉的棱镜。推入时供平时观察用,拉出时光线全部进入摄影镜筒供照相用。还有一种是既可观察又可同时摄影的三目镜筒。它的光线 20%~30% 供观察用,70%~80% 供摄影用。在摄影时,可用摄影目镜进行调焦,当看到清晰的物像时,再摄影,便可摄出清晰的照片。

(三)物镜转换器

物镜转换器装于镜筒下端,用来安装和转换物镜。按安装物镜的孔数不同,可分为两孔式、三孔式、四孔式等几种。以三孔、四孔具多。按定位方式的不同,物镜转换器可分为外定位式和内定位式两种。但无论何种方式,其基本结构都是由上下两块凸面朝下的圆盘组成。上面一块固定在镜筒的下端,称为固定盘。下面一块可以绕其中心的大头螺钉旋转,称为转动盘。物镜就分别安装在转动盘的几个对称的螺丝口上。外定位式的转换器,其定位弹簧安装在外面;内定位式的转换器,其定位弹簧片安装在固定盘里面。当转动盘旋转至某一位置时,定位弹簧片上的凸棱落入定位槽中,发出咔嗒一声响,便有一个物镜进入光路。继续旋转转动盘,可将各个物镜依次调在显微镜的光轴位置上。

对物镜转换器的精度有两点要求:同轴和齐焦。所谓同轴,是指每个物镜被定位即调入光路后,物镜和目镜的光轴应在一条直线上。所谓齐焦,是指用低倍物镜调焦后,从低倍转换到高倍物镜,无须使用粗调,即可初见物像(但允许细调)。齐焦又称为"等高转换"。

(四)载物台与移动器

载物台用于承放标本。它与显微镜的光轴垂直。为了便于操作,载物台上可设一个移动器,叫做带移动器的载物台。当标本被夹入移动器后,使用移动器的横向和纵向调节旋钮或手轮,便可以上下左右移动标本,十分方便。这种载物台与移动器是靠移动器上的一只滚花螺丝连接的。

(五)粗动调焦机构

粗动调焦机构简称粗调,是用来快速调焦的装置。它受粗调手轮控制。旋转粗调手轮,可以使物、目镜与载物台相对明显地移动。极限升降距离通常为 30mm 左右。

(六)微动调焦机构

微动调焦机构简称微调,是对显微镜作精细调焦用的装置。它的总调节距离一般为1.8~3mm,由微动手轮控制。旋转微动手轮时,通过多级齿轮变速传动机构,能使载物台作精细的缓慢升降移动,其光学系统也随之非常慢地移动。通常上升或下降 2mm 的距离,需要转动十几圈。

三、显微镜的光学系统

显微镜的光学系统主要包括物镜、目镜、聚光镜和光源系统四个主要部件。其次还包括滤光片、载玻片和盖玻片。

（一）物镜

物镜一般都是在物镜转换器上旋着。它是显微镜的最主要部件。显微镜的放大及分辨作用主要由它来担当。其优劣直接决定了显微镜的主要光学性能。

为了校正像差和色差（所谓像差是指所成的像与原物在形状上的差别，色差是指所成的像与原物在颜色上的差别），物镜都由多块透镜组成，而且放大倍数越高，结构越复杂。

普通物镜所观察到的像面总有些弯曲，即靠中间部分清晰，靠边缘部分比较模糊。要想让边缘清楚，需要调节显微镜的微调钮。但是边缘部分清楚后，中间部分又变得模糊了。除了不便观察，更主要的是无法对其进行摄影。平场物镜可以较好地校正像面弯曲，使视场平坦。但其结构也相应地复杂些。

现在，多数高倍物镜和油镜内都装有弹簧。在物镜前端受压时，镜头可以退缩回来。这样一方面可以保护镜头，另一方面也不会把载玻片和盖玻片压碎。这种物镜称为弹簧物镜。

1. 物镜的分类　显微镜的物镜虽然细分起来多达数百种，但是一般采用下述三种分法：

（1）按物镜使用空间介质的不同可分为：

干燥系物镜：使用时，物镜与标本之间以空气为介质。

油浸系物镜：简称油镜。使用时，物镜与标本之间以油类为介质。

（2）按物镜的放大倍数不同，可分为：

低倍物镜：放大 10 倍以下；

中倍物镜：放大 10~25 倍：

高倍物镜：放大 40~80 倍；

油镜：放大倍数一般为 100 倍。

（3）按物镜对像差和色差的校正程度不同，可分为：

消色差物镜（ACH）；

复消色差物镜（APO）；

平场消色差物镜（PLAN ACH）；

平场半复消色差物镜；

平场复消色差物镜（PLAN APO）。

这五种物镜的区别主要是消除色差与校正场曲的程度不同。其性能和复杂程度均是递增的。即平场复消色差物镜质量最好，但其价格也最高，结构也最复杂。

2. 物镜的识别　物镜通常都标有表示物镜光学性能和使用条件的一些数字和符号。如"40/0.65"和"160/0.17"。此处的 40 表示它的放大倍数（有的写成 40× 或 40∶1）；0.65 表示它的"数值孔径"（有的写成 N.A.0.65 或 A. 0.65）；160 表示使用该物镜时，显微镜的机械筒长应为 160mm（所谓机械筒长是指取下物镜和目镜以后，所剩下的镜筒长度。显微镜的机械筒长现已统一规定为 160mm）；0.17 表示使用该物镜时，盖玻片的厚度应为0.17mm。有些低倍物镜，在有、无盖玻片的情况下都可以使用，所以不标 0.17 而代之以横线"–"。有些油镜上标有"油（或 oil）"字。

（二）目镜

目镜通常插在镜筒上。根据需要可以方便地拔插更换。其作用是把物镜放大后的像作进一步的放大,使人眼能够清楚地观察标本。它有单目和双目两种工作方式。廉价显微镜多采用单目形式,使用时,只能用一只眼睛观察。双目显微镜配有两个相同的目镜,可供两只眼睛同时观察。一般的目镜是由上下两块或两组透镜组成。下面的一块大透镜称场镜,上面的一块小透镜叫接目镜。两块透镜之间有一个环状光栏,用它来限制视场的大小,只留下成像质量较好的像供观察,通常把它称为视场光栏。光栏上一般粘有一个细丝,用来指示特定的观察目标。当此细丝掉下后,可粘一小段头发或细铜丝代替。但要注意,其尖端要落在光栏平面内。否则,观察时指示不清晰。

目镜可分为惠更斯目镜、冉斯登目镜、平场补偿目镜、平场广视野目镜和其他特殊目镜等多种。其中,上下两块透镜的凸透面都朝下的惠更斯目镜在普通显微镜上用得最多。平场补偿目镜一般标有"P",国产也有标有"PB"的。它和平场物镜相配用,属于高档目镜。

(三) 聚光镜

聚光镜又叫集光器,一般安装在镜台下面。它由手旋螺丝固定,安装方便。通常它由聚光镜和可变光栏两个部件组成。有的聚光镜的下方还安装有一个放置滤光片的圆环形架子。聚光镜的作用一是将光源来的光线会聚到标本上,以便观察。二是使照明光线获得一个与物镜数值孔径相适应的孔径角,以保证物镜充分地被利用。可变光栏又称光圈或虹彩光栏,装在聚光镜的下方,由十几块金属薄片组成。中央通光孔为圆形,移动可变光栏的把手,可以任意调节通光孔的大小。改变聚光镜的孔径角,以配合物镜的数值孔径。

聚光器的主要参数是数值孔径。但它的数值孔径是可变的,受光栏孔的大小控制。光孔开大,数值孔径增大,反之则减小。聚光镜外壳上所标的是数值孔径的最大值。

整个聚光镜安装在支承架上。支承架是由滑板连接,利用齿轮齿条,作高低升降运动。聚光镜的光轴应和显微镜物镜的轴重合。当发现偏差时,可调节聚光器支承架两侧的中心调节螺钉,使两者重合。

除了上述普通的聚光镜外,还有暗视场聚光镜、相衬聚光镜、偏光聚光镜等多种不同用途的聚光镜。以满足不同场合的使用。有的显微镜在镜座部分还有一个聚光镜,此聚光镜仅仅起普通的会聚光线的作用。

(四) 其他

1. 滤光片　有些显微镜配有不同波长的滤光片供选用。显微镜所用的滤光片通常为几个毫米厚的有色玻璃片。滤光片可以滤出与其本身颜色相同的光。使用不同的滤光片,可以有选择地使用不同颜色的照明光线,使观察效果更佳。滤光片常被放置在聚光镜最下方的圆环内,也有的放置在底座上。

2. 载玻片和盖玻片　顾名思义,载玻片是用来承载样本的,盖玻片是用来复盖样本的。即,通常观察标本时,标本被夹在两块玻璃片之间,下面的一块叫载玻片,上面的叫盖玻片。两者一般是用长方形的透明玻璃片制成,只是薄厚有所区别。标准盖玻片的厚度为 0.17mm;载玻片的厚度则为 1.1mm。即厚的一块为载玻片,薄的一块为盖玻片。两者的长、宽相同,通常为 45mm×26mm。厚的一块为载玻片,薄的一块为盖玻片。两者的长、宽相同,通常为 45mm×26mm。

四、显微镜的光源照明系统

光源照明系统用来供给照亮标本用的光线。显微镜所用的光源有自然光和电光源两种。对采用自然光的显微镜,其光源系统只有一个反射镜。反射镜又叫反光镜。它安装在聚光器下面的镜臂上。反射镜有两个反射面:一面为平面,另一面为凹面。可在水平和垂直两个方向上任意转动。它的作用主要是改变室内光线的方向(凹面镜也有一定的聚光作用),使光线射向聚光镜。

现代显微镜多使用电光源进行照明。其光源系统由光源灯电路、光源灯、透镜、反射镜、聚光镜等组成。整个光源照明系统安装在灯座内。光源灯一般使用钨灯或卤钨灯。灯的功率从十几瓦到数十瓦不等。光源灯所使用的电压通常为12V以下的低电压,并要求电压可调,以改变光线的亮度。在光源灯的电路部分通常都设有光亮调节器。通过调节光亮调节器,可以很方便地改变投照在标本上光的亮度。

光源灯的电路的结构形式多种多样。但通常都是采用改变变压器初级线圈电压的方法来进行调压的。常用的改变变压器初级线圈电压的方法有:改变变压器初级所串联的电阻分档来改变变压器的初级电压;用单结晶体管或双向二极管控制可控硅的导通角来改变变压器的初级电压等。具体电路这里不再介绍。

五、显微镜的光学参数

显微镜的光学性能由下列八个基本光学参数(或参量)来决定。

(一) 数值孔径

数值孔径又叫镜口率。它是指所观察的物体与镜头间介质的折射率 n 与物镜镜口角 α 一半的正弦值的乘积,用 N.A 或 A. 来表示,即:

$$N.A.=n\sin(\alpha/2)$$

所谓镜口角是指被观察点射入物镜前透镜的边缘光线之间的夹角。数值孔径 α 是物镜与聚光镜的重要参数,与显微镜的其他各个光学参数都有密切关系。一般希望它越大越好。从公式中可知:提高数值孔径有两种方法,一是增大镜口角,二是增大物镜与标本之间的折射率。

采取前一种方法时,可以让标本与物体尽量靠近。但无论怎样靠近,α 总是小于180°。这样,$\sin(\alpha/2)$ 也小于1。而空气的折射率 $n=1$。因此,干燥系物镜的数值孔径 $n\sin(\alpha/2)$ 总是小于1,一般在 0.04~0.95 之间。采取后一种方法时,可在物镜与标本之间加入折射率较大的介质。如香柏油的折射率 $n=1.515$,使用香柏油为介质时,可使数值孔径达到 1.2 以上。这就是为什么在有些情况下要使用油镜的原因。目前油镜所能达到的最大数值孔径为 1.4。

(二) 分辨率

分辨率又叫鉴别率或分辨本领。所谓分辨率是指显微镜分辨被检物体细微结构的能力。它与分辨距离成反比。分辨距离是指能被分辨开的两物点间的最小距离。分辨距离越小,显微镜的分辨率越高。如果两物点间的距离小于分辨距离,就会把两点误看成一点,无法看清其结构。显微镜的分辨率是由物镜决定的。目镜只起放大作用,不能增加显微镜的分辨率。在普通中心照明的情况下,物镜的分辨距离 d 由下式决定。

$$d=(\lambda/2)N.A.$$

式中: d 表示分辨距离,单位是微米,λ 表示照明光线的波长,单位也是微米。

在可见光中,亮度最大而且对人眼最敏感的波长为 0.55μm,物镜最大的 N. A. 为 1.4。

代入上式可得 d 近似为 0.2μm。即，使用普通光学显微镜，在中心照明的情况下，分辨距离的极限为 0.2μm。也就是说，小于 0.2μm 的两物体，普通光学显微镜无法区分。使用紫外线，可以减小照明光线的波长，能使分辨距离达到 0.1μm。但因紫外线不能为人眼所见。只能拍成照片后再观察。

电子流的波长只有 0.00387nm。利用"电子透镜"或磁透镜来控制电子流，所制成的电子显微镜的分辨距离达零点几 nm。可以用它去观察原子的结构。

（三）放大率

显微镜的放大率等于物镜的放大率和目镜的放大率的乘积。从原理上讲，放大率可以做得非常大。但是，如果标本的细节不能被物镜分辨开来，放大得再大，也毫无意义。理论上可以推导出来，显微镜最合适的放大率（称为有效放大率，用M有效表示）是在物镜的数值孔径的 500~1000 倍之间。即

$$500 N.A. \leq M有效 \leq 1000 N.A.$$

在有效放大率范围内，眼睛可以长时间观察而不易疲劳。如果放大率低于 500 N.A.，观察起来就很吃力。如果高于 1000 N.A.，则会使像质变坏，甚至造成不真实的像。因此，超过 1000 N.A. 的放大率称为无效放大率。

（四）工作距离

工作距离是指显微镜调焦后，在使用标准盖玻片和标准机械筒长的情况下，物镜的下面至盖玻片上表面之间的距离。物镜的放大率越高，工作距离越短。一般 10 倍以下的低倍物镜，工作距离为 5~7mm，而 100 倍的油镜，其工作距离只有 0.19mm 左右。

（五）焦点深度

当显微镜调焦于标本中某一平面后，不仅这一物平面可以看清楚，而且和它相连的上下两个物平面也能同时看清楚。这上下两个物平面之间的距离叫做焦点深度，简称焦深。

显微镜的焦深是很小的，而且数值孔径越大、总放大率越大，焦深越小。例如，使用 N.A. 为 1.25/100 倍的油镜、12.5 倍的目镜观察时，焦深只有 0.27μm。这就是说，调焦后一次只看清楚 0.27μm 厚的一个薄层。而普通标本一般都有几个微米厚。要想看完整个标本，需要使用显微镜的微调机构，自上而下分层观察。

（六）视场

视场又叫视野。是指显微镜一次能够看到的被检物体的范围。通常我们希望视场尽可能大些。显微镜的视场由物镜的视场和目镜的视场共同决定的。普通物镜的视场小于 20mm，大的可达 40mm 以上。普通 10 倍目镜的视场为 14mm，大的可达 24mm 以上。物镜与目镜一旦设计好后，其视场便固定了。因一般显微镜的视场较小，不可能在一个视场内看到整个标本，只能看到标本上极小的一个小圆块。而且视场的大小与显微镜的总放大率成反比。总放大率越大，视场越小。解决的办法是利用移动器，使标本的各部分依次进入视场，轮流观察。

（七）镜像亮度

镜像亮度是指显微镜中所看到的物像的亮暗程度。为了便于观察，我们希望所成的像亮一些。在外部光线不变的情况下，镜像亮度与数值孔径的平方成正比，而与总放大率的平方成反比。要想使镜像亮度大些，应使用大数值孔径的物镜，配以低放大率的目镜。例如，在物镜相同的情况下，使用 5 倍的目镜与使用 10 倍的目镜相比，其镜像亮度要大 4

倍。使用电光源的显微镜,其镜像亮度可以通过调节照明灯的亮度来控制。

(八) 清晰度

显微镜成像的清晰度取决于其光学系统,尤其是物镜的光学性能。它与显微镜的设计、制造、使用和保管都有关系。是一个很重要而又很复杂的问题。从使用和保管的角度来说,影响清晰度的主要原因有:所使用的盖玻片的厚度不合格、调焦没有调到理想位置、总放大率用得过大、油镜的镜头没有擦干净、镜片生霉等。

上述八个参数之间是互相联系、互相制约的。例如,使用数值孔径大的物镜,其分辨率、放大率、镜像亮度都大,对观察有利。但它的工作距离短、焦点深度和视场小,使用起来不太方便。在使用中应根据具体使用情况,照顾重点,兼顾其他。使用显微镜的根本目的是要看清楚样本的细节,否则,就失去了使用显微镜的意义。从这个前提条件看来,分辨率应摆在首位,放大率摆在第二位。其余各参数应列入从属地位。因为前两个参数是决定被检物体能否看得见的问题。其余各参数只是决定使用方便不方便或观察效果好不好的问题。因此,使用时,应在保证主要参数满足要求的前提下,适当兼顾其余各参数。

六、显微镜的使用与维护

1. 使用环境应清洁、干燥、无震动、无腐蚀性气体存在。

2. 学习好光学及显微镜的有关知识是正确使用显微镜的基础,了解显微镜的结构、功能,弄清各旋钮及配件和附件的作用。

3. 养成良好的工作习惯。台面与凳子要高度适当,镜检时须两眼同时睁开,特别是用单筒显微镜时可用左眼观察,用右眼绘图或记录。如一眼睁,一眼闭,眼睛及易疲劳,无法久看,甚至损伤视力。

4. 显微镜的安装要特别注意光学系统的安装,顺序是:目镜→物镜→聚光镜→反射镜。若颠倒顺序易使灰尘落入物镜的后透镜上,很难清除。

5. 观察标本时先低倍镜观察,先将低倍物镜的位置固定好,然后放置标本片,转动反光镜,调好光线,将物镜提高,向下调至看到标本,再用细调对准焦距进行观察。除少数显微镜外,聚光镜的位置都要放在最高点。如果视野中出现外界物体的图像,可以将聚光镜稍微下降,图像就可以消失。聚光镜下的虹彩光圈应调到适当的大小,以控制射入光线的量,增加明暗差。

6. 显微镜的设计一般是共焦点的。低倍镜对准焦点后,转换到高倍镜基本上也对准焦点,只要稍微转动微调即可。有些简易的显微镜不是共焦点,或者是由于物镜的更换而达不到共焦点,就要采取将高倍物镜下移,再向上调准焦点的方法。虹彩光圈要放大,使之能形成足够的光锥角度。稍微上下移动聚光镜,观察图像是否清晰。

7. 油浸镜观察,油浸镜的工作距离很小,所以要防止载皮片和物镜上的透镜损坏。使用时,一般是经低倍、高倍到油浸镜。当高倍物镜对准标本后,再加油浸镜观察。载玻片标本也可以不经过低倍和高倍物镜,直接用油浸镜观察。显微镜有自动止降装置的,载玻片上加油以后,将油浸镜下移到油滴中,到停止下降为止,然后用微调向上调准焦点。没有自动止降装置的,对准焦点的方法是从显微镜的侧面观察,将油浸镜下移到与载玻片稍微接触为止,然后用微调向上提升调准焦点。

使用油浸镜时,镜台要保持水平,防止油流动。油浸镜所用的油要洁净,聚光镜要提高到最高点,并放大聚光镜下的虹彩光圈,否则会降低数值口径而影响分辨率。无论是油浸镜或高倍镜观察,都宜用可调节的显微镜灯作光源。

8. 显微镜是精密贵重的仪器,必须很好地保养。显微镜用完后要放回原来的镜箱或镜柜中,同时要注意下列事项:

(1) 观察完后,移去观察的载玻片标本。

(2) 用过油浸镜的,应先用擦镜纸将镜头上的油擦去,再用擦镜纸蘸着二甲苯擦拭2~3次,最后再用擦镜纸将二甲苯擦去。

(3) 转动物镜转换器,放在低倍镜的位置。

(4) 将镜身下降到最低位置,调节好镜台上标本移动器的位置,罩上防尘套。

镜头的保护最为重要。镜头要保持清洁,只能用软而没有短绒毛的擦镜纸擦拭。擦镜纸要放在纸盒中,以防沾染灰尘。切勿用手绢或纱布等擦镜头。物镜在必要时可以用溶剂清洗,但要注意防止溶解固定透镜的胶固剂。根据不同的胶固剂,可选用不同的溶剂,如酒精、丙酮和二甲苯等,其中最安全的是二甲苯。方法是用脱脂棉花团蘸取少量的二甲苯,轻擦,并立即用擦镜纸将二甲苯擦去,然后用洗耳球吹去可能残留的短绒。目镜是否清洁可以在显微镜下检视。转动目镜,如果视野中可以看到污点随着转动,则说明目镜已沾有污物,可用擦镜纸擦拭接目的透镜。如果还不能除去,再擦拭下面的透镜,擦过后用洗耳球将短绒吹去。在擦拭目镜或由于其他原因需要取下目镜时,都要用擦镜纸将镜筒的口盖好,以防灰尘进入镜筒内,落在镜筒下面的物镜上。

第二节　天平的使用与维护

一、分析天平的原理和分类

分析天平是根据杠杆原理制成的。如图 6-3 所示,支点 O 在中间,硬棒的左右两端点 A、B,则绕 O 转动的 AB 就被称为杠杆。如果杠杆的左右臂相等,则称为等臂杠杆。根据杠杆原理,左右力矩相等时,杠杆处于平衡状态,即 $m_1g \times AO = m_2g \times OB$,在杠杆处于平衡状态时,如果 AO=BO,则 $m_1=m_2$,只要知道砝码的质量 m_2,即可知道物品的质量 m_1。

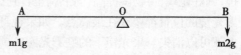

图 6-3　天平的杠杆原理

分析天平习惯上是指具有较高灵敏度、全载量不大于 200g 的天平,天平的分类方法有几种,但目前还没有统一的完善的分类方法

1. **按照结构不同可分为以下几种形式:**

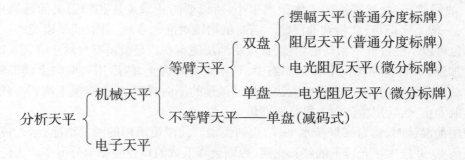

2. 按用途或称量范围分类　天平可分为工业天平、分析天平、物理天平、标准天平、微量天平、超微量天平等。这种分类方法缺乏准确性，不能概括各种天平的精度及适用范围。

3. 按天平的相对精度分类　天平按精度分级和命名是常用的分类方法。根据《天平检定规程 JJG98-2006》的规定，按天平的名义分度值与最大载荷之比把天平分成了 10 级，见表 6-1。

1 级天平精度最好，10 级天平精度最差。在常量分析中，使用最多的是最大载荷为 100~200g 的天平，相当于国家规定的 3~4 级天平，而在微量分析中，常用最大载荷为 20~30g 的天平，相当于国家规定的 1~3 级天平。

表 6-1　天平的分级

精度级别	1	2	3	4	5
名义分度值与最大载荷之比	1×10^{-7}	2×10^{-7}	5×10^{-7}	1×10^{-6}	2×10^{-6}
精度级别	6	7	8	9	10
名义分度值与最大载荷之比	5×10^{-6}	1×10^{-6}	2×10^{-5}	5×10^{-5}	1×10^{-4}

这种按相对精度分类的方法，也不能完全体现天平的衡量精度。例如，一台最大载荷为 200g，名义分度值为 0.1mg 的分析天平，按规定是 3 级天平；而另一台最大载荷为 20g，名义分度值为 0.01mg 的天平同样也是 3 级天平。这两种天平虽同为 3 级天平，但绝对精度却相差 10 倍。因此，在选用天平时，不仅要注意天平的级别，还要注意天平的最大载荷。

二、电子天平

由于国产电子天平的技术取得了长足的进步，价格也越来越被接受，电子天平近年来有了较大的发展，在某些领域基本上取代了分析天平，成为实验室计量的首选工具。

(一) 电子天平的结构与选购

1. 电子天平的结构　天平的基本结构包括机械和电子两个部分。机械部分由挠性轴承、称盘、两对三角形的导向装置组成，机械部分的作用是将力传递给压力传感器。电子部分由磁轭、磁铁、极靴、补偿线圈、温度补偿、示位器及有关电路组成。其外观如图 6-4 所示。

电子天平称量快速、简便。称量前，先藉由零点调节器将天平调到恰好显示在零的位置，此时数字显示器即"0.0000"字样。当把物体放到称量盘上后，几乎立即就能在数字显示器上显示出其质量。目前在实验室中普遍使用。

2. 选购注意事项

(1) 应该从电子天平的绝对精度(分度值 e)上去考虑是否符合称量的精度要求。如选 0.1mg 精度的天平或 0.01mg 精度的天平，切忌不可笼统地说要万分之一或十万分之一精度的天平，因为国外有些厂家是用相对精度来衡量天平的，否则买来的天平无法满足用户的需要。例如在实际工作中遇到这样一个情况，用一台实际标尺分度值 d 为 1mg，检定标尺分度值 e 为 10mg，最大称量为 200g 的电子天平，用来称量 7mg 的物体，这样是不能

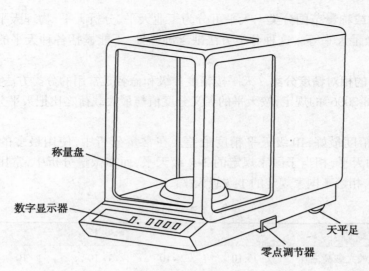

称量盘

数字显示器

天平足

零点调节器

图6-4　电子天平

得出准确结果的：在《JJG98-2006非自动天平试行检定规程》中规定，最大允许误差与检定标尺分度值"e"为同一数量级，此台天平的最大允许误差为1e，显然不能称量7mg的物体；称量15mg的物体用此类天平也不是最佳选择，因为其测试结果的相对误差会很大，应选择更高一级的天平，有的厂家在出厂时已规定了最小称量的数值。因此我们在选购及使用电子天平时必须考虑精度等级。

（2）对称量范围的要求　选择电子天平除了看其精度，还应看最大称量是否满足量程的需要。通常取最大载荷加少许保险系数即可，也就是常用载荷再放宽一些即可，不是越大越好。

（二）电子天平的使用方法

1. 调水平　天平开机前，应观察天平后部水平仪内的水泡是否位于圆环的中央，否则通过天平的地脚螺栓调节，左旋升高，右旋下降。

2. 预热　天平在初次接通电源或长时间断电后开机时，至少需要30分钟的预热时间。因此，实验室电子天平在通常情况下，不要经常切断电源。

3. 称量

（1）按下ON/OFF键，接通显示器。

（2）等待仪器自检。当显示器显示零时，自检过程结束，天平可进行称量。

（3）放置称量纸，按显示屏两侧的Tare键去皮，待显示器显示零时，在称量纸加所要称量的试剂称量。

（4）称量完毕，按ON/OFF键，关断显示器。

（三）电子天平的校准

电子天平开机显示零点，不能说明天平称量的数据准确度符合测试标准，只能说明天平零位稳定性合格。因为衡量一台天平合格与否，还需综合考虑其他技术指标的符合性。因存放时间较长，位置移动，环境变化或为获得精确测量，天平在使用前一般都应进行校准操作。校准方法分为内校准和外校准两种。德国生产的沙特利斯，瑞士产的梅特勒，上海产的"JA"等系列电子天平均有校准装置。如果使用前不仔细阅读说明书很容易忽略"校准"操作,造成较大称量误差。下面以上海天平仪器厂JA1203型电子天平为例说明如何对天平进行外校准。方法如下:

1. 轻按CAL键当显示器出现CAL-时,即松手,显示器就出现CAL-100其中"100"为闪烁码,表示校准砝码需用100g的标准砝码。

2. 此时就把准备好"100g"校准砝码放上称盘,显示器即出现"—"等待状态,经较长时间后显示器出现100.000g。

3. 拿去校准砝码,显示器应出现0.000g,若出现不是为零,则再清零,再重复以上校准操作。

注意:为了得到准确得到校准结果最好重复以上校准。有人认为在电子天平量程范围内称量的物体越重对天平的损害也就越大。这种认识是不完全正确的。一般衡器最大安全载荷是它所能够承受的、不致使其计量性能发生永久性改变的最大静载荷。由于电子天平采用了电磁力自动补偿电路原理,当秤盘加载时(注意不要超过称量范围),电磁力会将秤盘推回到原来的平衡位置,使电磁力与被称物体的重力相平衡,只要在允许范围内称量大小对天平的影响是很小的,不会因长期称重而影响电子天平的准确度。

(四) 电子天平的维护与保养

1. 将天平置于稳定的工作台上避免振动、气流及阳光照射。

2. 在使用前调整水平仪气泡至中间位置。

3. 电子天平应按说明书的要求进行预热。

4. 称量易挥发和有腐蚀性的物品时,要盛放在密闭容器中,以免腐蚀和损坏电子天平。

5. 经常对电子天平进行自校或定期外校,保证其处于最佳状态。

6. 如果电子天平出现故障应及时检修,不可带"病"工作。

7. 操作天平不可过载使用以免损坏天平。

8. 若长期不用电子天平时应暂时收藏为好。

第三节　实验室恒温箱类仪器的使用

实验室恒温箱类仪器包括:干燥箱、真空干燥箱、恒温培养箱、恒温恒湿箱、人工气候箱、菌培养箱、水温箱及马福炉(高温电炉)等。干燥箱用于物品的干燥和干热灭菌,恒温箱用于微生物和生物材料的培养。这两种仪器的结构和使用方法相似,干燥箱的使用温度范围为50~250℃,常用鼓风式电热以加速升温;恒温箱的最高工作温度为60℃;真空干燥箱可用于低温干燥;马福炉可用于消化,温度可达1000℃。

一、干燥箱

(一) 电热干燥箱

电热干燥箱可分为普通式和鼓风式两种。后者在箱内装有一个电风扇,用以加快热空气的对流,使箱内温度均匀。同时使箱内物品蒸发的水蒸气加速散逸到箱外的空气中,以提高干燥效率。电热干燥箱通常称之为烘箱或干燥箱。是利用电热丝隔层加热通过空气对流使物体干燥的设备。实验室用的电热干燥箱适用于在 50~200℃甚至 50~300℃范围内恒温烘烤,干燥试样、试剂、器皿、沉淀等物料,或用于干热灭菌及测定水分等。而红外干燥箱则是利用加热元件所产生的红外线透入被加热物体内部,因此,加热速度快、能耗少、加热质量高。

电热干燥箱的型号很多,生产厂家为突出其某一附加功能,常常标以不同的名称,如市场上常见的电热干燥箱有:电热恒温干燥箱、电热鼓风干燥箱、电热恒温鼓风干燥箱、电热真空干燥箱等。但它们的结构基本相似,主要由箱体、电热系统和自动恒温控制系统三部分组成。

1. 电热鼓风干燥箱使用方法

(1)使用前控温检查:第一次开机或使用一段时间或当季节(环境湿度)变化时,必须复核下工作室内测量温度和实际温度之间的误差,即控温精度。

(2)样品放置:把需干燥处理的物品放入干燥箱内,上下四周应留存一定空间,保持工作室内气流畅通,关闭箱门。

(3)开机:打开电源及风机开关。此时电源指示灯亮,电机运转。控温仪显示经过"自检"过程后,PV 屏应显示工作室内测量温度,SV 屏应显示使用中需干燥的设定温度,此时干燥箱即进入工作状态。

(4)设定温度、时间:点击"设定"键,进入温度设定状态,显示窗上排显示提示符 SU,再按↑、↓键修改所需要的设定值;再点击"设定"键进入到恒温时间设定状态,显示窗上排显示 ST1,可通过↑、↓键修改所需要的设定值(单位:分钟);再点击"设定"键退出此设定状态,修改的数值自动保存。时间到 OUT 灯熄灭,ST 设定为 0 是没有定时功能。

(5)关机:干燥结束后 . 如需更换干燥物品,则在开箱门更换前先将风机开关关掉,以防干燥物被吹落掉;更换完干燥物品后(注意:取出干燥物时,千万注意小心烫伤),关好箱门,再打开风机开关,使干燥箱再次进入干燥过程;如不再继续干燥物品,把电源开关关掉,待箱内冷却至室温后,取出箱内干燥物品,将工作室擦干。

2. 电热干燥箱使用时注意事项:

(1)易挥发的化学药品、低浓度爆炸的气体、低着火点气体等易燃易爆和具有腐蚀性的物质不能在电热干燥箱中使用。

(2)调温方法:一般设备加热时红色指示灯亮,停止加热时绿色指示灯亮。在电热丝通电后,一般到达所需温度之前,提前 3~5℃使绿灯发亮,例如,恒温 100℃,当温度指示到达 95℃时,即调节温度控制旋钮,使绿灯刚好发亮。这是因为箱内温度平衡后,由于余热温度仍可上升 3~5℃,10 分钟后再观察温度计和指示灯稍做调整。如此反复几次,直到恒定到所需温度。

(3)试剂和玻璃仪器要分开烘干,以免相互污染。干燥箱内物品之间应留有空间,不可过密。

(4)使用无鼓风的干燥箱时,应将温度计插在距被烘物较近位置,以便准确指示和控制温度。另外,不允许将被烘物放在箱底板上,因为底板直接受电热丝加热,温度极大地超过干燥箱所控制的温度。

(5)有鼓风装置的电热干燥箱,在加热和恒温过程中必须将鼓风机开启,否则影响工作室温度的均匀性和损坏加热元件。

（6）干燥箱使用时，顶部的排气阀应旋开一定间隙，以便于让水蒸气逸出，停止使用时应及时将排气阀关闭，以防潮气和灰尘进入。

（7）当需要观察箱内物品情况时，可打开外门通过玻璃观察，但箱门应尽量少开，以免影响恒温。特别是工作温度超过200℃时，打开箱门有可能使玻璃门骤冷而破裂。新型的干燥箱具有可视窗，避免了这样的问题。

（二）红外线干燥箱

红外线是一种电磁波，波长在0.75~1000μm范围内。红外线投射到物体上，此物体就吸收了大量的红外能，从而改变和加剧其分子运动，达到加热升温作用。红外线加热的特点是：红外线能透入被加热物体表面一定深度，因此，使加热速度加快、电能消耗少、加热质量高。分析实验室常用的红外线加热干燥箱主要是用灯型电热元件即红外灯作为热源。其中一种是由一组红外灯（每只250W）并联加热，不带自动温度控制系统，最多一组可将12只红外灯泡并联使用；另一种是带自动恒温控制的红外线干燥箱，根据所用功率大小，最高使用温度可分10~300℃和10~450℃两种规格。使用方法及注意事项参见电热鼓风干燥箱。

二、培养箱

培养箱主要有直热式和隔水式两种：直热式用电热丝直接加热。隔水式培养箱的恒温室被水箱包围，通电后，加热的是水，利用热水的温度使箱内恒温，故为间接加热。这种培养箱，温度的上升或下降较为缓慢，更适合于细菌培养。培养箱用于培养细菌等。其恒温调节范围：自高于室温起至60℃。现在，温控技术的发展，培养箱的专业性越来越强。例如，生化培养箱用于植物栽培，植物育种，种子发芽，以及血液行业研究实验等。

生化培养箱控制采用集成电路附有LED数字显示干球温度和湿球温度，调整方便，指示直观。并设有限温保护，箱内气流循环采用轴流风机强迫对流，使箱内温度达到均匀，内胆采用镜面不锈钢，外壳静电喷粉；恒温恒湿培养箱，有加湿时温度范围内4~50℃；光照培养箱，全光照时温度范围为4~50℃，光照强度≤3000LX；人工气候箱，有加湿、全光照时温度范围15~50℃，光照强度≤3000LX；烟草平衡温度调节箱，有加湿时湿度范围为4~55℃，真菌培养箱，带紫外线消毒，并可控湿度；低温储存箱，适用于电子媒体、集成电路、贵重物品等作长期保存；隔水式电热恒温培养箱，用于细菌培养、育种、发酵及其他恒温实验等。

在过去的数十年间，细胞生物学、分子生物学、药理学等的研究领域都有了惊人的长足进步，同时，这些领域中的技术应用也不得不跟上"脚步"。虽然典型的生命科学实验室设备有了很大的改变，但二氧化碳培养箱依然是实验室中的主要组成部分，其使用的最终目的都是维持和促使细胞和组织更好地生长。然而，随着技术的进步，其功能和运作都变得越来越精确、可靠和方便。如今，二氧化碳培养箱已成为实验室最普遍使用的常规仪器之一，已广泛应用于医学、免疫学、遗传学、微生物、农业科学、药物学的研究和生产。

（一）培养箱的结构与使用

普通培养箱的结构与干燥箱基本相同，从外形上看很难区别。仅有以下几点不同：

1. 隔水式培养箱　内夹层用铜皮制造，用于贮水，形成一个包围恒温室的水箱。这种结构的优点是：温度的上升或下降都比较缓慢，箱内温度均匀。缺点是：水箱的锡焊处有可能漏水,不便于修理。

2. 培养箱使用的电热器有下述两种　①直热式培养箱的电热器由多根电热丝串联而成。总功率较小(300~800W),加热时,电热丝本身温度并不高(约800℃左右)。②隔水式培养箱的电热器,多采用浸入式电热管,这种电热管,通电前必须用水将它浸没,否则将会烧坏。

3. 为了防止隔水式电热管烧坏,有的培养箱还设有低水位报警保护装置。当槽内的水降至规定水位时,在发出声光报警的同时,还能自动切断电热管的电源。

(二) 恒温培养箱使用方法

下面以 DHP-9272 电热恒温培养箱为例,介绍其操作。

1. 把电源开关拨至"1"处,此时电源指示灯亮,控温仪上有数字显示。

2. 温度设定

(1) 当所需加热温度与设定温度相同时不需设定,反之则需重新设定。先按控温仪的功能键"SET"进入温度设定状态,SV 设定显示一闪一闪,再按移位键"◢"配合加键"△"或减键"▽",设定结束需按功能键"SET"确认。

(2) 如需设定 37℃,原设定 26.5℃,先按功能键"SET",再按移位键"◢",将光标移至显示器十位数字上,然后按加"△",使十位数字从"2"升至为"3",十位数设定后,移动光标依次设定个位和分位数字,使设定温度显示为 37℃,按功能键"SET"确认,温度设定结束。

(3) 上限跟踪报警设定:产品出厂前已设定高 10℃,一般不要进行设定。如需重新设定按功能键"SET" 5 秒,仪表进入上限跟踪报警设定状态"AL1"再按移位键"◢"配合加键"△"或减键"▽"操作,最后按功能键"SET"确认。跟踪报警设定结束。

(4) 温度显示值修正:由于产品出厂前都经过严格的测试,一般不要进行修正。如产品使用时的环境不佳,外界温度过低或过高,会引起温度显示值与箱内实际温度误差,如超出技术指标范围,可以修正。具体步骤:按功能键"SET" 5 秒,仪表进入参数设定循环状态"AL1",继续按动功能键"SET",使"显示"SC"修正,然后按动移位键"◢"配合加键"△"或减键"▽"操作,就可以进行温度修正。最后按键"SET"确认,温度显示值修正结束。

(5) 设定结束后,各项数据长期保存。此时培养箱进入升温状态,加热指示灯亮。当箱内温度接近设定温度时,加热指示灯亮忽亮忽熄,反复多次,控制进入恒温状态。

3. 打开内外门,把所需培养的物品放入培养箱,关好内外门,如内外门开门时间过长,箱内温度有些波动,这是正常现象。

4. 根据需要选择培养时间,培养结束后,把电源开关拨"0",如不马上取出物品,请不要打开箱门。

5. 如果对控温精度和波动度有较高的要求,可采用 PID 自整定控制,当箱内温度第一次将达到设定温度时,先按功能键"SET" 5 秒,仪表进入设定循环状态"AL1",继续按"SET"键使显示"ATU",SV 显示"0 0 0 0",然后按加键"△"使 SV 显示"00 01",最后按功能键"SET"确认,此时自整定指示灯亮,控温仪进入 PID 自整定控制。

(三) 生化培养箱的使用

下面以 SPX-150 生化培养箱为例,介绍其操作。

1. 将培养箱放于平整坚实的地面上,调节箱体下端两支撑螺杆,使箱体安置平稳。

2. 插上电源插座(电源应有良好接地),按下"电源开关",显示屏亮,此时显示屏所显示的是培养箱室内的实际温度及其工作时间。

3. 时间设定　时间设定包括"分钟"与"小时"的设定。按下 "SET" 设置键,当 "分钟" 数码管显示位的右下角小数点亮,即进入 "分钟" 的设置状态,再按 "▲" 或 "▼" 键来确认培养箱本次工作的"分钟"时间(最长为 59 分钟);再按"SET"键,当"小时"数码管显示位的右下角小数点亮时,即进入"小时"的设置状态,再按 "▲" 或 "▼" 键来确认培养箱本次工作的"小时"时间(最长为 99 小时)。

4. 温度设定　按下 "SET" 键,当温度显示最后一位数码管右下角的小数点亮时,即进入温度的设置状态,再按 "▲" 或 "▼" 键来确认培养箱本次设定温度(设定的温度范围为 5~50℃)。当上述 3、4 步骤完成时,按下 "ENTER" 确认键以确认培养箱本次工作时间及培养箱内的工作温度(设定温度)。注意:当温度设定确认之后,不能随意频繁的来回设定温度,以免压缩机启动频繁,造成压缩机出现过载现象,影响压缩机的使用寿命。

5. 如需查看培养箱本次所设的工作时间及温度,按下 "SET" 键,显示面板即显示所设定的时间及温度,再按下 "ENTER" 键,培养箱的显示值回复到原来的工作状态。

6. 如培养箱内需要照明时,按下 "照明开关" 即可;如箱内不需照明时,应将面板上的照明开关置于 "关" 的位置,以免影响上层温度。

7. 搬运时必须小心,箱体与水平面的夹角不得小于 60°。

8. 当使用温度较低时,培养箱内会有冷凝水产生,应定期倒掉位于箱内底部积水盘内的积水。

9. 为了保持设备的美观,不得用酸或碱及其他腐蚀性物品来擦箱体表面,箱内可以用干布定期擦干。

10. 当培养箱在停止使用时,应拔掉电源插头。

三、水温箱

水温箱用于间接恒温加热。其恒温调节范围:自高于室温起至 65℃。水温箱使用最多的是生化反应中控制反应的温度。

由于水温箱使用的是浸入式电热管,所以通电前必须加水将电热管浸没,然后才可以通电,切忌通电后加水,以免烧坏电热管或损坏电热设备。

水温箱使用的主要注意事项是先加水再加温,调节温度也同其他仪器一样防止温度过冲。即先将温度调到低于所需温度 5~10℃,温度稳定后再调到所需温度。

第四节　分光光度计使用

一、概述

分光光度法即可用于吸收光谱仪器也可用于发射光谱仪器。发射光谱仪器主要有火焰(分光)光度计和荧光分光光度计,吸收光谱仪器可分为分子吸收和原子吸收两大类。原子吸收分光光度计本书不作介绍。分子吸收分光光度计分为紫外 - 可见和红外两个系列,红外分光光度计在医学方面主要用于药物分析,临床医学检验常用的是可见分光光度

计和紫外 - 可见分光光度计。因此,本节主要介绍可见分光光度计和紫外 - 可见分光光度计的知识。

分光光度计按波长区域不同分为:

可见分光光度计(360~700nm);

紫外、可见、近红外分光光度计(185~2500nm);

红外分光光度计(2500~50 000nm);

远红外分光光度计(50 000~1 000 000nm)。

其基本原理是溶液中的物质在光的照射激发下产生了对光的吸收效应。物质对光的吸收是具有选择性的。各种不同的物质都具有其各自的吸收光谱,因此,当某单色光通过溶液时其能量就会被吸收而减弱,光能量减弱的程度和物质的浓度有一定的比例关系,也即符合于比色原理—比耳定律。

二、分光光度计的使用方法

现在最常使用的分光光度计型号分别是 722N 和 752N,下面以 752N 紫外可见分光光度计为例简介其操作规程。

1. 插上电源,打开仪器后面的电源开关预热 20 分钟。

2. 键盘上的 4 个键简介:

(1) A/T/C/F——用于切换 A、T、C、F 之间的值。

(2) SD 键——具有两个功能。用于 RS232 串行口和计算机传输数据;还用于当处于 F 状态时具有确认的功能,即确认当前的 F 值并自动计算 C 值。

(3) ▽ /0%——具有两个功能:

1) 调零:只有在 T 状态时有效打开样品室盖按键后应显示 000.0;

2) 下降键:只在 F 状态时有效,按本键会自动减 1。

(4) △ /100%——具有两个功能:

1) 按键后显示 100.0。只在 A 状态时有效关闭样品室盖。

2) 上升键。按本键会自动加 1,只在 F 状态时有效。

3. 将波长旋钮旋至所需波长。

4. 将样品倒入比色皿放入比色皿架,空白管进入光路,按 A/ T/C/F 键,至光标于 T 位,开盖,按 ▽/0% 键使读数显示 000.0。盖下暗盒盖再按 △/100% 键使读数显示 100.0,分别拉出样品管进入光路读数。

5. 测定结束关掉电源,拔出电源插头。

6. 取出比色皿清洗干净后用蒸馏水冲洗并倒扣在粗滤纸上晾干。

三、分光光度计使用的注意事项

1. 使用比色皿时,只能拿毛玻璃的两面并且必须用擦镜纸擦干透光面以保护透光面不受损坏或产生斑痕。在用比色皿装液前必须用所装溶液冲洗 3 次,以免改变溶液的浓度。比色皿在放入比色皿架时应尽量使它们的前后位置一致。以减小测量误差。

2. 需要大幅度改变波长时,在调整 T 值为 0% 和 100% 之后,应稍等片刻(因钨丝灯在急剧改变亮度后,需要一段热平衡时间),待指针稳定后再调整 T 值为 0 和 100%。

3. 确保仪器工作稳定,在电源电压波动较大的地方应外加一个稳压电源。同时仪器应保持接地良好。

4. 在使用过程中不得在仪器表面放任何东西以免污染、腐蚀仪器。

5. 需要用紫外光测定的物质必须用石英比色皿。

6. 每台仪器所配套的比色皿不能与其他仪器上的比色皿单个调换。

四、分光光度计的日常维护和保养

1. 光源　可见分光光度计的光源是卤钨灯,12V/30W,紫外可见分光光度计光源分别是卤钨灯(12V/30W)、氘灯(2.5A)。光源的寿命是有限的,为了延长光源使用寿命,在不使用仪器时不要开光源灯,应尽量减少开关次数。在短时间的工作间隔内可以不关灯。刚关闭的光源灯不能立即重新开启。仪器连续使用时间不应超过 3 小时。若需长时间使用,最好间歇 30 分钟。如果光源灯亮度明显减弱或不稳定,应及时更换新灯。更换后要调节好灯丝位置,不要用手直接接触窗口或灯泡,避免油污黏附。若不小心接触过,要用无水乙醇擦拭。

2. 单色器　单色器是仪器的核心部分,装在密封盒内,不能拆开。选择波长应平衡地转动,不可用力过猛。为防止色散元件受潮生霉,必须定期更换单色器盒干燥剂(硅胶)。若发现干燥剂变色,应立即更换。

3. 吸收池　必须正确使用吸收池,应特别注意保护吸收池的两个光学面。为此,必须做到:

(1) 测量时,池内盛的液体量不要太满,以防止溶液溢出而侵入仪器内部。若发现吸收池架内有溶液遗留,应立即取出清洗,并用纸吸干。

(2) 拿取吸收池时,只能用手指接触两侧的毛玻璃,不可接触光学面。

(3) 不能将光学面与硬物或脏物接触,只能用擦镜纸或丝绸擦拭光学面。

(4) 凡含有腐蚀玻璃的物质(如 F、$SnCl_2$、H_3PO_4 等)的溶液,不得长时间盛放在吸收池中。

(5) 吸收池使用后应立即用水冲洗干净。有色物污染可以用 3mol/LHCl 和等体积乙醇的混合液浸泡洗涤。生物样品、胶体或其他在吸收池光学面上形成薄膜的物质要用适当的溶剂洗涤。

(6) 不得在火焰或电炉上进行加热或烘烤吸收池。

4. 检测器　光电转换元件不能长时间曝光,且应避免强光照射或受潮积尘。

5. 当仪器停止工作时,必须切断电源。

6. 为了避免仪器积灰和玷污,在停止工作时,应盖上防尘罩。

7. 仪器若暂时不用要定期通电,每次不少于 20~30 分钟,以保持整机呈干燥状态,并且维持电子元器件的性能。

五、仪器的调校方法

分光光度计经较长时间的使用后,仪器的性能指标会有所变化,需要进行调校或修理。国家技术监督局批准颁布了各类紫外、可见分光光度计的检定规程。各检定规程规定,检定周期为半年,两次检定合格的仪器检定周期可延长至一年。

1. 光源灯的更换和调整　光源灯是易损件,当损坏件更换或由于仪器搬运后均可能偏离正常的位置。为了使仪器有足够的灵敏度,正确地调整光源灯的位置则显得更为重要。如图 6-5 所示。

（1）光源灯的更换:722 型可见分光光度计的光源灯采用 12V/30W 插入式卤钨灯。更换时先切断电源,移去仪器上面的大盖板,光源灯室处于仪器的后右侧。旋下灯室盖板螺钉,取出损坏的钨卤素灯,换上新灯(注意!在更换光源灯时应戴上手套,以防止沾污灯壳而影响发光能量),轻轻紧固螺钉。

（2）光源灯的调整:接通电源,观察光源灯在入射光孔和入射狭缝上形成的光斑(可在样品室通光孔处插一张白色卡片纸),它在垂直方向应相对于狭缝对称分布,如果有偏高或偏低的现象,应关掉电源,松开螺钉 1,向相反方向降低或升高灯的位置,直到达到要求为止。然后紧固螺钉 1,再观察左右对称情况及光斑是否清晰完整、亮

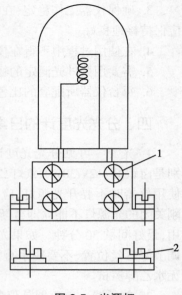

图 6-5　光源灯

度最强,若达不到要求,应松开螺钉 2,将光斑调到适当的位置并使其最亮,最后紧固螺钉 2。调整完毕,将灯室盖板及仪器盖板装回原来位置。

2. 波长准确度的校验　分光光度计在使用过程中,由于机械振动、温度变化、灯丝变形、灯座松动或更换灯泡等原因,经常会引起刻度盘上的读数(示示值)与实际通过溶液的波长不符合的现象,因而导致仪器灵敏度降低,影响测定结果的精度,需要经常进行校验。

722 型分光光度计可以使用仪器随机配置的镨钕滤光片准确地校正波长。波长准确度检查和校正的具体步骤如下:

（1）打开仪器电源开关,开启吸收池样品室盖,取出样品室内遮光物(如干燥剂),预热 20 分钟。

（2）调节 0%τ 旋钮,使显示器显示为“000.0”(调节时应将选择旋钮置于“τ”档并打开样品室盖)。

（3）在吸收池位置插入一块白色硬纸片,将波长旋钮从 720nm 向 420nm 方向慢慢转动,观察出口狭缝射出的光线颜色是否与波长调节钮所指示的波长相符(黄色光波长范围较窄,将波长调节在 580nm 处应出现黄光),若相符,说明该仪器分光系统基本正常。若相差甚远,应调节灯泡位置。

（4）取出白纸片,在吸收池架内垂直放入镨钕滤光片,以空气为参比,盖上样品室盖,将波长调至 500nm,旋转“100%τ”旋钮使显示器显示 100.0。用吸收池拉杆将镨钕滤光片推入光路读取吸光度值。以后在 500~540nm 波段每隔 2nm 测一次吸光度值(注意!每改变一次波长,都应重新调空气参比的 τ%=100.0)。记录各吸光度值和相应的波长标示值,查出吸光度最大时相应的波长标示值(标示 max 1)。如果测出的最大吸收波长的仪器标示值与镨钕滤光片的吸收峰波长相差 ±3nm 以下(即在 528.7nm ±3nm 之内),说明仪器波长的标示值准确度符合要求,一般不需作校正。如果测出的吸收光谱曲线最大吸收波长的仪器标示值与镨钕滤光片的吸收峰波长相差 ±3nm 以上,则可卸下波长手轮,

旋松波长刻度盘上的三个定位螺钉,将刻度指示置于特征吸收波长值,旋紧螺钉即可(注意,不同厂家生产的仪器波长读数的调整方法可能有所不同,应按仪器说明书进行波长调节)。如果测出的最大吸收波长的仪器波长标示值与镨钕滤光片的吸收峰波长之差大于±10nm,则需要重新调整钨灯灯泡位置,或检修单色器的光学系统(应由计量部门或生产厂检修,不可自己打开单色器)。

3. 吸收池配套性检验 一般商品吸收池的光程与其标示值常有微小的误差,即使是同一生产厂家生产的同规格的吸收池,也不一定能够互换使用。仪器出厂前吸收池是经过检测选择而配套的,所以在使用时不应混淆其配套关系。在定量工作中,为了消除吸收池的误差,提高测量的准确度,需要分别对每个吸收池进行校正及配对。玻璃吸收池配套性检验的具体步骤如下:

(1) 检查吸收池透光面是否有划痕或斑点,吸收池各面是否有裂纹,如有则不应使用。

(2) 在选定的吸收池毛面上口附近,用铅笔标上进光方向并编号。用蒸馏水冲洗 2~3 次(必要时可用(1+1)HCl 溶液浸泡 2~3 分钟,再立即用水冲洗净)。

(3) 拇指和示指捏住吸收池两侧毛面,分别在 4 个吸收池内注入蒸馏水到池高 3/4 处(注意!吸收池内蒸馏水不可装得过满,以免溅出腐蚀吸收架和仪器。装入水后,吸收池内壁不可有气泡)。用滤纸吸干池外壁的水滴(注意!不能擦),再用擦镜纸或丝绸轻轻擦拭光面至无痕迹。按吸收池上所标箭头方向(进光方向)垂直放在吸收池架上,并用吸收池夹固定好。

(4) 打开样品室盖,将选择旋钮置于"τ"档,用波长调节旋钮将波长调至 600nm,调节 0%τ 旋钮,使显示器显示为"000.0"。

(5) 盖上样品室盖,将在参比位置上的吸收池推入光路。调节 100%τ 调节钮,使显示器显示为"100.0",反复调节几次,直至稳定。

(6) 拉动吸收池架拉杆,依次将被测溶液推入光路,读取并记录相应的透射比。若所测各吸收池透射比偏差小于 0.5%,则这些吸收池可配套使用。超出上述偏差的吸收池不能配套使用。

第五节 溶液 pH 值测定与酸度计的使用

测定溶液 pH 值的仪器是酸度计(又称 pH 计),是根据 pH 的实用定义设计而成的。测定溶液中待测离子的活(浓)度的仪器是离子计。酸度计(pH 计)和离子计(pX 计)由于都是测量具有高内阻化学电池两电极间的电动势,因此,其结构原理基本相同,甚至往往同一台仪器具有多种功能,既可测量 pH 值、pX 值,又可测量 mV 值。此类仪器有电位差计式、直读式(直接读取 pH 值、mV 值和 pX 值)和数字显示式(直接显示 pH 值、mV 值和 pX 值)。有些数字显示式仪器还可以直接读取被测离子的浓度。酸度计和离子计都属小型仪器,其结构简单,体积小,如果具有直流电源,还可以提携到野外进行环境监测。

一、仪器基本结构

实验室用酸度计和离子计的型号很多,但其结构一般均由两部分组成,即电极系统和高阻抗毫伏计两部分。电极与待测溶液组成原电池,以毫伏计测量电极间电位差,电位差经放大电路放大后,由电流表或数码管显示。酸度计和离子计的基本结构如图 6-6 所示。

根据 pH 玻璃电极和各种离子选择性电极(ion selective electrode)的特性,酸度计和离子计有较高的阻抗,具有正负极性,能测量试液的正负离子;仪器要有较好的稳定性,因此,在仪器的输入部分由输入阻抗较高的场效应晶体管组成差分对电路,由双三极管组成的恒流源,保证差分对的工作点固定不变以减少信号的漂移程度;仪器中设有滤波电路,以防止高频信号的干扰;温度补偿网络的作用是使电极信号不受温度变化的影响。具有浓度直读功能的离子计,还加入了反对数放大器,把 pX 值换算成被测离子的浓度值由显示器直接显示出来。

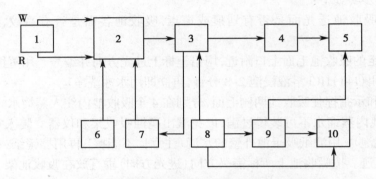

图 6-6　酸度计和离子计的基本结构框图

1- 化学电池(W 为指示电极,R 为参比电极);2- 差分对电路;3- 运算放大器;4- 反对数放大器;5- 显示器;6- 恒流源;7- 负反馈电路;8- 温度补偿网络;9- 减法器;10- 量程扩展电路

酸度计一般有以下几个调节器:

1. 零点调节器　当指示电极和参比电极之间的极间电势为零时,溶液的 pH 值称为"零位 pH"值(也称为测量元件的"零点")。但由于仪器零点是可变的且任意两个测量元件的零点也不相同,因此,仪器的"电器零点"设计为可调形式。

2. 定位调节器　在用标准缓冲溶液对仪器进行校准时,需用定位调节器,它的作用在于抵消外参比电极电位、不对称电位、内参比电极电位以及液接界电位等因素的影响。由于被补偿电位中的液接界电位随溶液性质而变,为了使对标准缓冲溶液(定位)和未知溶液(测定)的两次测量中液接界电位能相互抵消,所以定位所用的标准缓冲溶液的 pH 值应尽量与被测溶液的 pH 值相接近。

3. 温度补偿器　根据能斯特方程可知,溶液的 pH 值与电动势的关系随温度而变化,其转换系数 $k(nF/RT)$ 系温度的函数。不同温度下的理论 k 值见表 6-2。

表 6-2　不同温度下的理论 k 值

温度 /℃	0	5	10	15	20	25	30	35	40	45
k(mV/pH)单位	54.19	55.10	56.18	57.17	58.16	59.15	60.15	61.14	62.13	63.12

由上表可知,在不同温度下,pH值每改变一个单位所引起的电动势改变是不同的。为了适应各种温度下pH值的测量,所以在仪器中设置了温度补偿器。

温度补偿器只能补偿转换系数随温度的变化,其他如内参比电极电位、外参比电极电位、不对称电位等随温度的变化仍无法补偿。因此,测量时必须注意被测溶液与标准缓冲溶液的温度应尽量接近。如果温度变化较大时,需用标准溶液重新校正仪器。

4. 斜率补偿调节器(即 mV/pH 调节器)　温度补偿器一般是按理论转换系数设计的。实际上玻璃电极的 k 值往往低于理论值,另外,玻璃电极的长期使用也会使 k 值下降。因此,在 pH 值的精密测量中,需采用两点定位法。这种定位方法是选用两种 pH 值不同的标准缓冲溶液,使被测溶液的 pH 值能介于选用的两标准缓冲溶液 pH 值之间。先用一种标准缓冲溶液将定位旋钮调至"0",然后用斜率补偿器调节表示值为两份标准缓冲溶液 pH 值的差值,即 ⊿ pH 值的位置,固定斜率补偿调节旋钮,再用第二份标准缓冲溶液将定位旋钮调至该缓冲溶液 pH 值,这时"定位"调节器不变,就可对被测溶液进行测量。

二、仪器工作原理

酸度计的化学电池中,指示电极为 pH 玻璃电极,参比电极为饱和甘汞电极。离子计的化学电池中,指示电极多为各种离子选择性电极,参比电极亦多为饱和甘汞电极。这两种仪器的工作原理相同。在测量过程中,仪器的化学电池所产生的电位信号进入由差分对组成的源跟随器作阻抗变换,变成低阻信号后,由一电阻器输至运算放大器的同相端,经运算放大器放大后,输出的信号分别通过仪器的 mV 档、pH 档、pX Ⅰ档、pX Ⅱ档(一般的通用离子计都具有这三种功能),然后又经过反馈电路源跟随器的场效应晶体管的栅极再进入运算放大器的反相输入端,形成电压串联负反馈。于是在 mV、pH、pX Ⅰ、pX Ⅱ同相输入的各档分别获得放大了的电极信号。在电化学过程中,如果发生温度变化,则运算放大器的输出信号经过温度补偿后,得到校正。由于减法器的作用,将温度补偿后的电极信号过滤,凡满足"额定电位值"的整数部分被减去,由量程扩展器档显示,凡不足"额定电位值"的尾数值,均由显示器的表头显示。

三、各种类型的电极构造及使用

1. 甘汞电极　甘汞电极由纯汞、Hg_2Cl_2-Hg 混合物和 KCl 溶液组成。其结构如图 6-7 所示。

甘汞电极有两个玻璃套管,内套管封接一根铂丝,铂丝插入纯汞中,汞下装有甘汞和汞(Hg_2Cl_2-Hg)的糊状物;外套管装入 KCl 溶液,电极下端与待测溶液接触处是熔接陶瓷芯或玻璃砂芯等多孔物质。

电位法测定溶液 pH 的工作电池中,通常使用饱和甘汞电极作参比电极。在使用饱和甘汞电极时应注意如下几点:

(1) 使用前应先取下电极下端口和上侧加

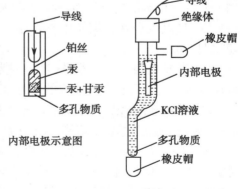

图 6-7　甘汞电极的构造

液口的小胶帽,不用时戴上。电极内饱和 KCl 溶液的液位应保持有足够的高度(以浸没内电极为度),不足时要补加。

(2) 为了保证内参比溶液是饱和溶液,电极下端要保持有少量 KCl 晶体存在,否则必须由上加液口补加少量 KCl 晶体。

(3) 使用前应检查玻璃弯管处是否有气泡,若有气泡应及时排除掉,否则将引起电路断路或仪器读数不稳定。

(4) 使用前要检查,电极下端陶瓷芯毛细管是否畅通。检查方法是:先将电极外部擦干,然后用滤纸紧贴瓷芯下端片刻,若滤纸上出现湿印,则证明毛细管未堵塞。

(5) 安装电极时,电极应垂直置于溶液中,内参比溶液的液面应较待测溶液的液面高,以防止待测溶液向电极内渗透。

(6) 饱和甘汞电极在温度改变时常显示出滞后效应(如温度改变 8℃时,3 小时后电极电位仍偏离平衡电位 0.2~0.3mV),因此,不宜在温度变化太大的环境中使用。但若使用双盐桥型电极,加置盐桥可减小温度滞后效应所引起的电位漂移。饱和甘汞电极在 80℃以上时电位值不稳定,此时应改用银氯化银电极。当待测溶液中含有 Ag^+、Cl^- 及高氯酸等物质时,应加置 KNO_3 盐桥。

2. pH 玻璃电极 pH 玻璃电极是测定溶液 pH 值的一种常用指示电极,其结构右图 6-8 所示。

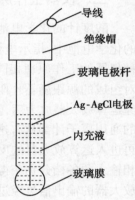

它的下端是一个由特殊玻璃制成的球形玻璃薄膜,它是玻璃电极最重要的部分。膜厚约 0.08~0.1mm,膜内密封以 0.1mol/L HCl 内参比溶液,在内参比溶液中插入银 - 氯化银作内参比电极。由于玻璃电极的内阻很高,因此,电极引出线和连接导线要求高度绝缘,并采用金属屏蔽线,防止漏电和周围交变电场及静电感应的影响。测定溶液 pH 的工作电池中,以 pH 玻璃电极作为指示电极。使用 pH 玻璃电极时要注意以下几个问题。

图 6-8 玻璃电极的构造

(1) 初次使用或久置重新使用时,应将电极玻璃球泡浸泡在蒸馏水或 0.1mol/L HCl 溶液中活化 24 小时。

(2) 使用前要仔细检查所选电极的球泡是否有裂纹,内参比电极是否浸入内参比溶液中,内参比溶液内是否有气泡。有裂纹或内参比电极未浸入内参比溶液的电极不能使用。若内参比溶液内有气泡,应稍晃动以除去气泡。

(3) 玻璃电极在长期使用或贮存中会"老化",老化的电极不能再使用。玻璃电极的使用期一般为一年。

(4) 玻璃电极玻璃膜很薄,容易因为碰撞或受压而破裂,长期不用应放在盒内保存。玻璃电极不宜放置在温度剧变的地方,也不能烘烤,以防止玻璃球破裂和内部溶液蒸发。

(5) 玻璃球泡沾湿时可以用滤纸吸去水分,但不能擦拭。玻璃球泡不能用浓 H_2SO_4 溶液、洗液或浓乙醇洗涤,也不能用于含氟较高的溶液中,否则电极将失去功能。

(6) 电极导线绝缘部分及电极插杆应保持清洁干燥。玻璃电极玻璃膜很薄,容易因为碰撞或受压而破裂,长期不用应放置盒内保存。玻璃电极不宜放置在温度剧变的地方,也不能烘烤,以防止玻璃球泡破裂和内部溶液蒸发。

3. 氟离子选择性电极 氟离子选择性电极的电极膜为 LaF_3 单晶,为了改善导电性,晶体中还掺入少量的 EuF_2 和 CaF_2。单晶膜封在硬塑料管的一端,管内装有 0.1mg/L NaF

和 0.1mg/L NaCl 溶液作内参比溶液，以 Ag-AgCl 电极作内参比电极，其结构如图 6-9 所示。

氟离子选择性电极的使用时应注意：

（1）氟电极在使用前应在纯水中浸泡数小时或过夜，或在 10^{-3}mol/L 的 NaF 溶液中浸泡活化 12 小时，再用去离子水反复清洗，直至达空白值 300mV 左右，方能正常使用。

（2）试样和标准溶液应在同一温度下测定，用磁力搅拌器搅拌的速度应相等。

（3）测量前电极用去离子水清洗后，应用滤纸擦干，再插入试液中。测定时，应按溶液浓度从稀到浓的顺序测定。每次测定后都应用去离子水清洗至空白电位值，再测定下一个试样溶液，以免影响测量准确度。

（4）电极晶片勿与坚硬物碰擦，晶片上如有油污，用脱脂棉依次以酒精、丙酮轻拭，再用蒸馏水洗净。电极引线和插头要保持干燥。

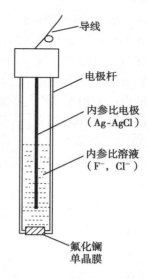

图 6-9　氟离子选择性电极

（5）电极内充液为 AgCl 饱和的 10^3mol/L 的 NaF 溶液和 10^1mol/L 的 NaCl 溶液。配制后陈化 12 小时后再加入。

（6）为了防止晶片内侧附着气泡，测量前，让晶片朝下，轻击电极杆，以排除晶片上可能附着的气泡。

（7）电极使用完毕，用去离子水清洗至空白值，干放保存。间歇使用可浸泡在水中。

4. pH 复合电极　饱和甘汞电极和 pH 玻璃电极复合在一根电极内。pH 复合电极的使用时应注意：

（1）初次使用或久置重新使用时，把电极球泡及砂芯浸在 3mol/L KCl 溶液中活化 8 小时。

（2）保持电极插头清洁干燥。

（3）电极的外参比溶液为 3mol/L KCl 溶液。

（4）测量时拔去外罩，去掉橡皮套，将电极的球泡及砂芯微孔同时浸在被测组分溶液内。测量另一溶液时，先在蒸馏水中洗净，防止杂质带入溶液，避免溶液间交错污染，保证测量精度。内参比溶液为 AgCl 饱和的 3.33mol/L KCl 溶液，从上端小孔补充，溶液量保持在内腔容量的 1/2 以上。不用时，小孔用橡皮套盖上。

（5）电极避免长期浸在酸性氟化物溶液中。

（6）电极球泡或砂芯沾污会使电极响应速度减慢。根据污染物性质用适当溶液清洗，使电极性能恢复。

四、酸度计的使用

实验室用酸度计目前应用较广的是数显式精密酸度计。下面以 pHS-3F 型酸度计为例说明酸度计的使用方法。

1. 主要技术参数　测量范围 0~14.00pH；0~±1999mV（自动显示极性）；分辨率 pH 档：0.01pH；mV 档：1mV；基本误差 pH 档：0.01pH±1 个字；mV 档：±1mV±1 个字稳定性：±0.01pH±1 个字 /3h；输入阻抗 >10^{12}Ω；溶液温度补偿范围 0~60℃（手动）。

2. 仪器各部件调节钮和开关的作用 pHS-3F 型酸度计外形如图 6-10 所示。图中的各部件调节钮和开关的作用简要介绍如下：mVpH 按键开关：是一个功能选择按钮，当按键在"pH"位置时，仪器用于 pH 的测定；当按键在"mV"位置时，仪器用于测量电池电动势，此时温度调节器、"定位"调节器和"斜率"调节器无作用。"温度"调节器：是用来补偿溶液温度对斜率所引起的偏差的装置，使用时将调节器调至所测溶液的温度数值（或先用温度计测知）即可。"斜率"调节器：用它调节电极系数，使仪器能更精确地测量溶液 pH 值。"定位"调节器：它的作用是抵消待测离子活度为零时的电极电位，即抵消 EpH 曲线在纵坐标上的截距。电极架座：用于插电极架立杆的装置。U 型电极架立杆：用于固定电极夹。

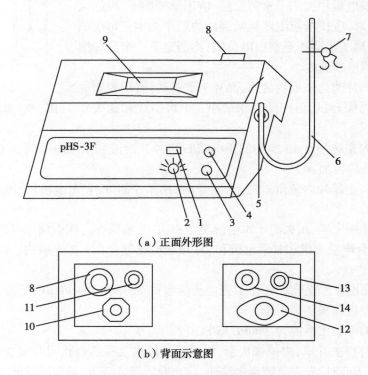

（a）正面外形图

（b）背面示意图

图 6-10　pHS-3F 酸度计

1-mV/pH 按键开关；2-"温度"调节器；3-"斜率"调节器；4-"定位"调节器；5-电极架座；6-U 型电极架立杆；7-电极夹；8-玻璃电极输入座；9-数字显示屏；10-调零电位器；11-甘汞电极接线柱；12、13-仪器电源插座与电源开关；14-保险丝座

电极夹：用于夹持玻璃电极，甘汞电极或复合电极。

调零电位器：在仪器接通电源后（电极暂不插入输入座）若仪器显示不为"000"，则可调此零电位器使仪器显示为正或负"000"，然后再锁紧电位器。

3. pHs-3F 型酸度计的操作方法

（1）仪器使用前准备：打开仪器电源开关预热 20 分钟。将二电极夹在电极夹上，接上电极导线。用蒸馏水清洗二电极需要插入溶液的部分，并用滤纸吸干电极外壁上的水。

（2）溶液 pH 的测量：①仪器的校正（以二点校正法为例）：将二电极插入一 pH 值已知

且接近 pH=7 的标准缓冲溶液（pH=6.86，25℃）中。将功能选择按键置"pH"位置，调节"温度"调节器使所指示的温度刻度为该标准缓冲溶液的温度值。将"斜率"钮顺时针转到底（最大）。轻摇试杯，待电极达到平衡后，调节"定位"调节器，使仪器读数为该缓冲溶液在当时温度下的 pH 值。取出电极，移去标准缓冲溶液，用蒸馏水清洗二电极，并用滤纸吸干电极外壁上的水后，再插入另一接近被测溶液 pH 值的标准缓冲溶液中。旋动"斜率"旋钮，使仪器显示该标准缓冲液的 pH 值（此时"定位"钮不可动）。若调不到，应重复上面的定位操作。调好后，"定位"和"斜率"二旋钮不可动。②测量试液的 pH 值移去标准缓冲溶液，清洗二电极，并用滤纸吸干电极外壁上的水后，将其插入待测试液中，轻摇试杯，待电极平衡后，读取被测试液的 pH 值。

（3）测量溶液的电极电位（mV 值）：仪器接上各种适当的离子选择性电极和参比电极，用蒸馏水清洗选择性电极对，然后把电极插入待测溶液内。将功能选择按键置"mV"位置上，开动电磁搅拌器，搅拌均匀后，停止电磁搅拌器，即可读出该电极的电位值（mV），并自动显示极性。

五、酸度计的维护和保养

1. 酸度计应放置在干燥、无震动、无酸碱腐蚀性气体，环境温度稳定（一般在 5~45℃之间）的地方。

2. 酸度计应有良好的接地，否则将会造成读数不稳定。若使用场所没有接地线，或接地不良，须另外补接地线。简易方法是：用一根导线将其一端与仪器面板上"+"极接线柱（即甘汞电极接线柱）或仪器外壳相连，另一端与自来水管连接。

3. 仪器使用时，各调节旋钮的旋动不可用力过猛，按键开关不要频繁按动，以防止发生机械故障或破损。温度补偿器不可旋过位，以免损坏电位器或使温度补偿不准确。

4. 仪器应在通电预热后进行测量。长时间不使用的仪器预热时间要长些；平时不用时，最好每隔 1~2 周通电一次，以防因潮湿而影响仪器的性能。

5. 仪器不能随便拆卸。每隔一年应由计量部门对仪器性能进行一次检定。

第六节　离心机的使用

离心机可使混合溶液中的悬浮微粒快速沉淀，借以分离比重不同的各物质组分，是各个实验室进行科学研究的基本工具之一。

一、离心原理

当含有细小颗粒的悬浮液静置不动时，由于重力场的作用使得悬浮的颗粒逐渐下沉。粒子越重，下沉越快，反之密度比液体小的粒子就会上浮。微粒在重力场下移动的速度与微粒的大小、形态和密度有关，并且又与重力场的强度及液体的黏度有关。像红血球大小的颗粒，直径为数微米，就可以在通常的重力作用下观察到它们的沉降过程。

另外，物质在介质中沉降时还伴随有扩散现象。扩散是无条件的、绝对的。扩散与物质的质量成反比，颗粒越小扩散越严重。而沉降是相对的、有条件的，要受到外力才能运动。沉降与物体重量成正比，颗粒越大沉降越快。对小于几微米的微粒如病毒或蛋白质等,它们在溶液中成胶体或半胶体状态,仅仅利用重力是不可能观察到沉降过程的。因为颗粒越小沉降越慢,而扩散现象则越严重。所以需要利用离心机产生强大的离心力,才能迫使这些微粒克服扩散产生沉降运动。

离心就是利用离心机转子高速旋转产生的强大的离心力,加快液体中颗粒的沉降速度,把样品中不同沉降系数和浮力密度的物质分离开。

二、离心机的类型

表6-3 离心机分类

类型	最大转速(r/min)	最大RCF(g)	分离形式	转子	仪器结构性能和特点	应用
普通离心机	6000	6000	固液沉淀	角式和外摆式转子	速率不能严格控制,多数室温下操作	收集易沉降的大颗粒(如RBC、酵母细胞等)
高速离心机	25 000	89 000	固液沉淀分离	角式、外摆式转子等	有消除空气和转子间摩擦热的制冷装置,速率和温度控制较准确、严格	收集微生物、细胞碎片、大细胞器、硫酸铵沉淀物和免疫沉淀物等。但不能有效沉淀病毒、小细胞器(如核糖体)、蛋白质等大分子
超速离心机	可达75 000以上	可达510 000以上	密度梯度区带分离或差速沉降分离	角式、外摆式、区带转子等	备有消除转子与空气摩擦热的真空和冷却系统,有更为精确的温度和速度控制、监测系统、有保证转子正常运转的传动和制动装置等	主要分离细胞、病毒、核酸、蛋白质、多糖等甚至能分开分子大小相近的核素标记物 ^{15}N-DNA 和未标记的 DNA

三、离心机转数与离心力的换算

RPM 为离心机每分钟的转数;RCF 为相对离心力,以重力加速度 g($980.66cm/s^2$)的倍数来表示。RCF 与每分钟的转数 RPM(r/min)以及离心机旋转轴到离心管中间的距离,即平均半径 r(以 cm 表示)的关系为:

$$RCF=1.119\times10^{-5}\times(rpm)^2\times r$$

换算法:在 r 标尺(单位 rpm)上取已知转速,在 RCF 标尺上取已知的离心半径(单位 cm),将这两点作一直线相连,直线所通过的 g 标尺上的交叉点即为相应的离心力。见图 6-11。

四、离心机转子

许多离心机可以配用不同大小的离心管,只需要改变转子或使用一个与不同的吊桶/适配器相配的转子。

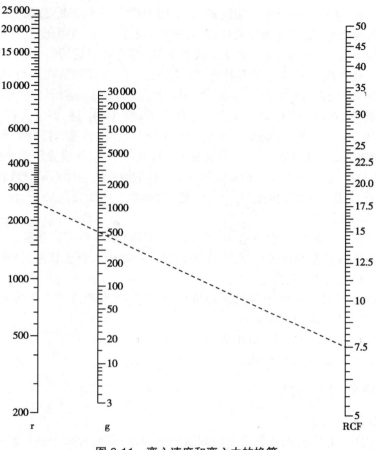

图 6-11　离心速度和离心力的换算

1. **水平转子**　盛样品的离心管放在吊桶内,以转子的加速度运转。水平转子用于低速离心机,其主要缺陷是延长了沉淀的路径。同时,减速过程中产生的对流会引起沉淀物的重新悬浮。

2. **角式转子**　许多高速离心机及微量离心机安装。由于沉降路径短,沉淀颗粒时角式转子比水平转子的效率更高。

3. **垂直管转子**　用于高速及超高速离心机进行等密度梯度离心时。这种转子在沉淀没有形成之前不能用来收集悬浮液中的颗粒。

五、离心机操作指南

下面以 L5-30 多管架平衡离心机为例介绍离心机的操作方法。

1. 把离心机放置于平面桌或平面台上,目测使之平衡,用手轻摇一下离心机,检查离心机是否放置平衡。

2. 打开门盖,将离心管放入转子内,离心管必须成偶数对称放入(离心管试液目测均匀),必要时需称重平衡。注意把转子体上的螺帽旋紧,并重新检查上述步骤,完毕用手轻轻旋转一下转子体,使离心管架运转灵活。

3. 关上门盖,注意一定要使门盖锁紧,完毕用手检查门盖是否关紧。

4. 插上电源插座,按下电源开关(电源开关在离心机背面,电源座上方)。

5. 设置转子号、转速、时间 在停止状态下时,用户可以设置转子号、转速、时间,按设置（SET）键,此时离心机处于设置状态,停止灯亮、运行灯闪烁;在运行状态下时,用户可设置转速、时间,按设置（SET）键,此时离心机处于设置状态,运行灯亮、停止灯闪烁。

(1) 设置转子、转速、时间:离心机在停止状态下,按"SET"键,即进入转子、转速、时间设置状态,再按"▲"或"▼"键确定离心机本次工作的转子、转速、时间(最多为 2 个转子,最高转速为 5300r/min,时间最长为 99 分钟);在运行状态下,只能设置转速、时间,操作与上同。注意:对应的转子一定要设置相应的转速,不可超速使用,否则对试管或转子有损坏。

(2) 当上述步骤完成后,再按"ENTER"键,以确认上述所设的转子、转速、时间,再按"START"键启动离心机。

(3) 在运行当中,如果要看离心力,按下"RCF"键(RCF 灯亮),就显示当前转速下的离心力,3 秒钟后自动返回到运行状态;在离心机运行时进入设置状态,如果要取消设置,按下"RCF"键即返回到运行状态。

6. 离心机时间倒计时到"0"时,离心机将自动停止,当转速等于 0r/min 时,蜂鸣器鸣叫 15 声,按下"RCF"键可取消鸣叫。

7. 当转子停转后,打开门盖取出离心管。

8. 关断电源开关,离心机断电。

六、安全使用离心机

1. 正确安装

(1) 电源电压:电压波动要符合 ±10% 以内的国家标准,否则一些厂家的离心机是不能正常运转。如果电压波动在此以上,建议用稳压器,以供符合此电网。

(2) 地线要牢:房间的电源的布线要符合要求。我国是三相四线制。三相是工业电中的三相,使用三相电时零线与地线分开,更重要的是不管是三相工业电也好,一般的单相电也好,地线应可靠,以免漏电,地线不能接在暖气管、自来水管上。

(3) 地面要平整、牢固:对大型离心机而言,在安装地点搬动地板要牢固,保证离心机的转子正常工作,不陷凹进去,安装固定处地面应平整且牢固。

(4) 找好水平:找较准确的小型水平尺,离心机盖子打开,在主轴上找水平,通过调整 4 个脚轮旁边的调整螺栓的拧动来找好水平。

2. 装样找平衡 离心机在设计与制造时,对转子的加工误差带来的不平衡,已做了动平衡实验的补救,但凡是离心机,都有其允许的装样不平衡量。离心机厂商为了在离心机允许的最大不平衡限量这一指标上与其他厂家竞争,尽量给出较大值。在这较大值上,离心机可以运转,但这时产生的不平衡力以每分钟 n 次频率猛然冲击轴承及支架,离心机是受损伤的。因此,用户对昂贵的离心机,尽量找好平衡后离心,对离心机的寿命有好处。

3. 清理离心腔内的积水 离心机运转时使用制冷,由于空气的水分,在离心腔内结霜,停机后霜化为水。大部分国外的低速大容量离心机,没有排水孔,离心腔中水愈积愈多。此时,用户应自行拆下转子,清理积水。在重新安装转子时,一定要装好,避免出事故。

4. 铝合金不能受腐蚀 离心机转子一般是用铝合金制造,当受腐蚀后强度降低,容易出事故。铝合金易受液体腐蚀,清洗后应用吹风机吹干,或倒置一段时间,确认干了才能使用。有的血站进口离心机,6个铝杯里应有的6个塑料托没有。塑料托中应放血袋,避免直接放在铝杯里。注意试管有无裂纹。若试管(尤其是反复使用的试管)有裂纹,万万不可使用,否则在使用中试管破裂会引起转子旋转中失去平衡,可引发断轴等恶性事故。

5. 断轴事故 转子没安放好,或装样品不平衡超过量太大,离心机开动。现代的进口离心机虽都有不平衡保护,即当不平衡量超过某一限时,应自动断电,令离心机停转。但在上述情况下,已经晚了,会出现恶性事故。恶性事故之一是断轴,由于高速旋转中突然断轴,离心转子没有了支撑,在离心腔中乱转乱撞,可使离心机整机转270°。此时,若旁边有人员或设备,会造成人员伤亡与毁坏设备的事故。

七、离心机新技术简介

1. 温度制冷 当转子高速旋转时,空气摩擦生热,转子温度会上升,试管中的样品温度也会升高。由于生物学样品对温度敏感。一般要求离心实验中温度保持4℃。没有电脑控制的智能化技术,是不可能做到±1℃的精度。因此,用制冷机对离心腔冷却,而达到冷却转子、冷却样品温度的目的。但测量旋转中的转子的实际温度极为困难,国内外都采用在离心腔底部离转子较近处理设温度传感器,间接测量转子温度。这里 T 样品 =T 腔 + T 补偿。T 补偿又与转子的类别、转速及运行时间有关。

2. 无刷电机直接驱动 离心机是由电机带转子高速旋转的。过去的电机是带碳刷的直流电机,离心机运转时碳刷磨损,带来火花与噪声甚至振动,且有寿命,届时要更换碳刷万能再行运转。更严重的是碳刷的磨损带来碳粉尘的污染,不仅污染离心机,还会污染周围环境,这种污染对卫生行业是不合适的。

3. 显示数字技术 模拟技术典型的表现形式为拧旋钮选择操作参数(如转速、温度与时间等),以表盘的指针来显示数据。其缺点为:选择参数与数据的读数值受操作人与读数人的人为干扰多,控制精度差。而且每次操作都要这样,重复性差。有的离心机虽数字显示(如旋钮选值而数字显示),虽在读数上有改进,但取值原理未变仍属模拟技术;数字显示典型的表现形式为界面友好、键盘操作、数字化显示、可编程操作的全电脑控制,其核心为智能化控制,是由电脑来实现的。离心机操作所需要一切参数(如转速、温度、时间、加减速率档等),键盘操作输入,并以数字显示出来,因此,选择操作参数与读取数误差极小。又由于是可编程操作,可把一组操作参数编成号码,可存取使用。

第七节 移液器的使用

移液器又称移液枪(pipettes/transferpette/tripette),是一种用于定量转移液体的器具,被广泛用于生物、化学等领域和临床诊断实验室,生物技术实验室,药学和化学实验室,环境实验室,食品实验室的一种常用工具,常用的有手动可调移液器和电动的之分,具体还根据移取液体的容积的不同有许多可选规格。

一、移液器分类

1. 按移液是否手动来分 手动移液器、电动移液器。

2. **按量程是否可调来分** 固定移液器、可调移液器。

3. **按排出的通道来分** 单道、8 道、12 道、96 道工作站。

4. **按灭菌情况可分为** 半支灭菌、整支灭菌。

二、如何选择移液器

1. **性能** 准确性和重复性。

2. **耐用性 / 维护** 移液器使用寿命长,仅需要很少的维护或维护成本低。

3. **符合人体工程学原理** 手感舒适,吸排液操作力轻,避免重复性肌劳损,退吸头力小。

4. **选择具有厂商资质售后服务的品牌** 如瑞宁、eppendorf 等。

三、单道手持移液器主要特点

单道手持移液器可量取从 0.1μl~10ml 的体积变化,满足常规的需要,常见规格见表 6-4。

表 6-4 单道可持移液器的规格

量程	增量	量程	增量
0.1~2.5μl	0.05μl	20~200μl	1μl
0.5~10μl	0.1μl	100~1000μl	5μl
2~20μl	0.5μl	1000~5000μl	50μl
5~50μl	0.5μl	1~10ml	0.1ml
10~100μl	1μl		

移液器灭菌:整个移液器的下半部能够高温灭菌,只要将下半部轻轻旋开,即可卸下进行灭菌。因此,可以进行一些有生物危险性或无菌要求比较高的工作。整支灭菌只适用于极少数实验,移液器灭菌方法需要按规定的步骤操作,如果长时间步骤灭菌会影响移液器的精度和使用寿命。

每支移液器都具备工厂提供的通过一系列完整测试后得到相关数据的该移液器性能证书。

四、移液器应用范围

应用于临床诊断实验室,生物技术实验室,药学和化学实验室,环境实验室及食品实验室等。

五、移液器的使用方法

1. **容量设定** 从大值调整到小值时,刚好即可。从小值调整到大值时,需要调超过 1/3 圈后再返回,这是因为计数器里面有一定的空隙,需要弥补。不要将按钮旋出量程,这将导致移液器损坏。

2. **安装移液头** 正确的安装方法是:把白套筒顶端插入吸液头,在轻轻用力下压的同时,把移液器按逆时针方向旋转 180°。切记用力不能过猛,更不能采取剁吸液头的方法来进行安装,这样做会对移液器造成不必要的损伤。

3. 预洗移液头　安装了新的吸液头或增大了容量值以后,应把需要转移的液体吸取、排放两到三次。这样做是为了让吸液头内壁形成一道同质液膜,确保移液工作的精度和准度,使移液过程具有重现性。其次,在吸取有机溶剂或高挥发液体时,挥发性气体会在白套筒室内形成负压,从而产生漏液的情况,这时需要预洗 4~6 次,让白套筒室内的气体达到饱和,负压就会自动消失。

4. 吸液　先将移液器排放按钮按至第一停点,再将吸液头垂直浸入液面。尽量避免吸液头浸入液面过深,以免液压对吸液的精确度造成影响。同时可以避免在吸取黏稠液体时在吸液头表面粘上液体影响吸取精度。松开移液器排放按钮要平稳,切记不能过快,以免导致液体吸入移液器内部。

5. 排液　排液时,吸头紧贴容器壁,先将排放按钮按至第一停点,略作停顿以后,再按至第二停点,这样做可以确保吸头内无残留液体。

6. 卸去移液头　一般用力下按吸液头推出器即可卸掉吸液头。如吸液头安装过紧,则可用手卸除。将吸液头丢弃到合适的废物收集器中。

7. 在转移高黏度液体、生物活性液体、易起泡液体或极微量液体时,很容易导致体积误差较大。为了提高移液准确性,建议采取反向移液法。

(1) 按下按钮至第二停点,将吸液头没入液面下,轻缓松开按钮回原点。

(2) 将吸液头在容器壁上停靠一下,以去除多余液体。

(3) 将吸液头紧贴容器壁,轻按按钮至第一停点,排出液体。

(4) 继续按住按钮,将留在吸液嘴中未被转移的多余液体返回原来容器或随吸液头丢弃。

六、维护保养时的注意事项

1. 如较长时间不使用,要把移液枪的量程调至最大值的刻度,使弹簧处于松弛状态以保护弹簧,不注意此点容易导致活塞无法回弹。

2. 如果移液器每天都需要使用,则建议每三个月清洁并校准一次,可以用肥皂水或消毒乙醇,再用蒸馏水清洗,自然晾干。

3. 清洁移液器步骤

(1) 按说明书拆开移液器。

(2) 检查并擦拭灰尘和污迹。

(3) 只能用 70% 的乙醇擦拭,管嘴连件和推出器可浸泡在肥皂水或者异丙醇溶液中两小时。有替换滤芯的型号产品要及时更换脏掉的滤芯,以保证腔体内的清洁。

(4) 活塞、O 形环和弹簧涂上硅油(没有硅油也可用凡士林)。

(5) 装上并复原移液器。

注意:清洁后的移液器需要校准。

4. 校准步骤

(1) 温度要求:移液器校准时必须在室温条件(25+/-2℃)下进行。

(2) 参照移液器的使用说明,不同刻度 10 000\5000\1000\200μl 必须分别进行校准。

(3) 将移液头里的气泡排除，选择好需要校准的刻度。

(4) 将一空容器放在精度为 0.1mg 的电子天平上去皮。

(5) 按加液键，将水加入空容器中称重，记录读数。

(6) 按照国标 JJG646-2006，移液器的校准采用"三点测试（最大量程的 100%，50% 和 10%），每点六次"的原则，而供应商通常会选择两种原则：一是简易校准，也就是两点测试（最大量程的 100% 和 10%），每点四次；二是严格校准，也就是三点测试（最大量程的 100%，50% 和 10%），每点十次。使用者根据自己的实际需求选择一种规则完成测试后即进入计算环节。（根据平均值与实际值间的绝对差值进行调节，用工具来拧弹簧卡扣的松紧）。

5. 高温消毒之前，要确保移液器能适应高温。

6. 通过重复几次秤量蒸馏水的方法来进行。

7. 使用时要检查是否有漏液现象。方法时吸取液体后悬空垂直放置几秒中，看看液面是否下降。如果漏液，原因大致有以下几个方面。

(1) 枪头是否匹配；

(2) 弹簧活塞是否正常；

(3) 如果是易挥发的液体（许多有机溶剂都如此），则可能是饱和蒸汽压的问题。可以先吸放几次液体，然后再移液。

七、常见故障及解决方法

解决方法详见表 6-5。

表 6-5 常见问题及解决办法

常见问题	原因	解决方法
移液器渗漏	使用了不合适的吸头	用原厂的吸头
	吸头安装不正确	稳妥安装吸头
	吸头圆锥磨损或污染	清洗安全圆锥
		更换安全圆锥
	活塞密封磨损或润滑剂不足	清洗并给垫圈重上润滑剂
		更换垫圈
	仪器损坏	送去维修
移液性能规格超出给定范围	使用了不合适的吸头	用原厂的吸头测试
	非标准测试条件或校准改变	根据 ISO 8655 标准进行测试，必要时再校正
	移液器没有定期保养	进行常规维护并在测试
	安全圆锥过滤器污染	更换安全圆锥过滤器
	移液器渗漏	见以上说明
操作按钮卡住或无法固定	液体已经通过吸头圆锥并在移液器内部变干	清洗活塞／密封处和吸头圆锥并上油

（王晓红）

第七章

临床常规检验基本知识

第一节　血液生理概述

血液是由多种成分组成的一种红色黏稠的混悬液,它不停地循环于心血管系统,与全身各组织和器官保持着密切联系,从而完成其重要的生理功能。

一、血液的组成

血液由血细胞(红细胞、白细胞、血小板)和血浆组成。离体后的血液自然凝固后,分离出来的淡黄色透明液体称为血清。血液加抗凝剂后分离出来的淡黄色液体称为血浆。血清不同于血浆,血清缺少某些凝血因子(凝血过程中被消耗),如凝血因子Ⅰ(纤维蛋白原)、Ⅱ(凝血酶原)、Ⅴ、Ⅷ等。

二、血液主要的理化性质

(一) 血量

指存在于血液循环系统中全部血液的总量,相当于血浆量与血细胞量的总和。正常人的血液总量约为 $70 \pm 10ml/kg$ 体重,成人约 4~5 升,占体重的 6%~8%,小儿的血量与体重之比略高于成人,男性比女性血量稍多,但女性在妊娠期间血量可增加 23%~25%。血量相对恒定对机体正常的生命活动具有重要意义。

(二) 颜色

血液的红色来自红细胞内的血红蛋白。动脉血氧合血红蛋白(HbO_2)含量较高,呈鲜红色。静脉血还原血红蛋白(Hbred)含量高而呈暗红色。严重贫血患者的血液红色变浅。严重 CO 中毒或氰化物中毒患者的血液可呈樱红色。餐后,尤其是高脂膳食后采血分离的血浆呈乳白色。溶血患者的血浆可呈不同程度的红色。

(三) 红细胞在血浆中的悬浮稳定性

健康人循环血液中的红细胞呈均匀混悬状态。主要因为红细胞膜表面的唾液酸根带有负电荷,形成的 Zeta 电位使之相互排斥保持一定的距离。除红细胞自身的因素外,正常的血浆成分、血浆黏度及血流动力学等因素对维持红细胞的悬浮稳定性也有重要作用。

(四) 黏滞性

血液的黏度主要取决于血细胞比容和血浆黏度。血浆黏度主要受血浆中纤维蛋白原、球蛋白等大分子蛋白质的影响，它们的浓度越高，血浆黏度越高。另外，血管内壁和血流动力学诸因素的变化亦影响血液黏度。健康成人的全血黏度为生理盐水黏度的 4~5 倍，血浆黏度为生理盐水黏度的 1.6 倍左右。

(五) 比重和渗透浓度

血液的比重，正常男性为 1.005~1.063，女性为 1.051~1.060；血浆的比重为 1.025~1.030；血细胞的比重约为 1.090。血液的比重主要取决于所含红细胞的百分比，并与红细胞内所含血红蛋白量有关。血浆比重则和血浆内蛋白浓度有关。血浆渗量(渗透压) 为 290~310mOsm/kg·H_2O。

(六) pH

血液的 pH 值相对恒定，健康人血液 pH 值为 7.35~7.45，动脉血 pH 值 7.40，静脉血 pH 值为 7.35。但是人体经常从饮食中摄入酸性或碱性物质，体内代谢过程中也产生一定量的酸性代谢产物，如乳酸、乙酰乙酸、β-羟丁酸、H_3PO_4 及 H_2SO_4 等。故血液 pH 值可在小范围内波动。

(七) 凝固性

将血液从血管中取出，如果未经抗凝，通常在数分钟内便自行凝固，这是一系列复杂的凝血因子相继被激活的结果。

三、血液的功能

血液通过循环系统与全身组织器官密切联系，并参与各种功能活动，维持正常的新陈代谢和内外环境的平衡。现将其主要生理功能简述如下：

(一) 运输功能

为血液的基本功能。它可将自肺部吸入的氧气和自消化道吸收的各种营养成分(如葡萄糖、氨基酸、矿物质等)，经过血液运输到全身各个脏器和组织。同时将各个脏器和组织产生的各种代谢产物(如 CO_2、尿素等)，通过血液输送到肺、肾等排泄器官排出体外，以保证人体正常的生理功能。

(二) 协调功能

血液将各种激素、酶类输送到相关的组织器官，实现对全身各组织器官功能活动的协调。

(三) 维护机体内环境稳定

由于血液通过循环与身体各部位广泛沟通，故对体内的水电解质平衡、酸碱平衡和体温的恒定有着极为重要的作用，使各组织器官有一个适宜而稳定的理化环境，各种生理活动得以顺利进行。

(四) 防御功能

血液中的白细胞和各种抗体、补体、细胞因子具有强大的免疫功能。机体损伤造成出血时，血液中血小板、凝血因子起止血和凝血作用。

第二节　外周血正常细胞形态

一、白细胞形态

(一)中性粒细胞

中性粒细胞根据细胞核的形状不同分为中性杆状核和中性分叶核粒细胞两种。细胞体呈圆形,直径 10~15pm,约为红细胞的 2 倍。细胞核为深紫红色,染色质致密成块状,粗糙不均。细胞质丰富,呈粉红色,含较多细小均匀的淡粉红色中性颗粒。关于杆状核与分叶核的划分,有学者认为,胞核完全分离或核间仅一丝相连者为分叶核,否则为杆状核。但一般以核径最窄处小于最宽处 1/3 即为分叶核,核径最窄处大于最宽处 1/3 即为杆状核。杆状核粒细胞核型多样,可呈 C 形、S 形、V 形或不规则形。分叶核粒细胞核分为 2~5 叶,甚至 5 叶以上,各叶之间或相连或完全分开,且大小形状和排列各不相同。

(二)嗜酸性粒细胞

细胞呈圆形,直径约 13~15μm,略大于中性粒细胞。胞核多为两叶,呈眼镜状,也可偶见 3~4 叶,染色质粗糙染紫红色。胞质内充满粗大、整齐、均匀、紧密排列且折光性强的橘红色嗜酸性颗粒,有时染色不好可呈淡紫色。嗜酸性粒细胞易破碎,颗粒可分散于细胞周围。

(三)嗜碱性粒细胞

胞体呈圆形,直径约 10~12μm,略小于中性粒细胞。核分叶不明显,形态不规则。胞质中含有少量粗大但大小不一、分布不均的紫黑色嗜碱性颗粒,颗粒常盖于核上,致使核的轮廓与结构模糊不清。

(四)淋巴细胞

光镜下可分为小淋巴细胞和大淋巴细胞。小淋巴细胞直径 6~10μm,占 90%;大淋巴细胞直径 10~15μm,占 10%。小淋巴细胞胞体呈圆形或椭圆形;胞核呈圆形或椭圆形,偶见凹陷,染色质粗糙致密,排列均匀无空隙,常有隐约成块现象,染深紫红色;胞质很少,仅在核的一侧见到少量淡蓝色胞质,有时几乎不见而似裸核一般无颗粒。大淋巴细胞呈圆形;胞核呈圆形或椭圆形,常偏于一侧,染色质常致密呈稀疏的紫红色嗜天青颗粒。

(五)单核细胞

胞体呈圆形或不规则形,直径 14~20μm。细胞核呈肾形、马蹄形或不规则分叶,淡紫红色,常折叠扭曲,染色质细致,疏松如网状。胞质丰富,染淡灰蓝色或淡粉红色,含大量细小、弥散分布的灰尘样淡紫红色嗜天青颗粒。

二、红细胞形态

经瑞氏或瑞-吉等染色后,血涂片中正常的成熟红细胞呈淡红色圆盘状,直径 6.7~7.7μm,平均约 7.2μm,向心性浅染,中央有一苍白区,其直径约为红细胞直径的 1/3。除健康人外,有些类型的贫血如再生障碍性贫血、急性失血性贫血和白血病等患者的红细胞亦呈正常形态。

血红蛋白(hemoglobin,Hb)是红细胞的主要成分,由珠蛋白(globin)与亚铁血红蛋白

（heme）组成。每个血红蛋白分子有 4 条珠蛋白肽链，每条折叠的珠蛋白肽链包裹一个亚铁血红蛋白。血红蛋白按不带氧计算，分子量为 64 458。

第三节 血型与输血概述

早期血型（blood groups）的概念仅指存在于红细胞上表面抗原的差异。随着对血型研究的深入，发现白细胞、血小板也存在表面抗原的差异，所以确切地说血型是人类血液的主要特征之一，表达了产生抗原 - 抗体系统的遗传特征。根据血型抗原的差异和相互关系以及遗传规律，分为不同的血型系统，如 ABO、Rh、MNS 等血型系统。随着免疫学和分子生物学的进展，对人类血型本质的认识不断深入，免疫学新技术丰富和修正了传统的血型血清学实验技术，血型定型也开始应用血型分析仪及基因检测技术等。血型的研究和应用，不仅与输血有密切的关系，也与器官移植、骨髓移植、溶血性疾病、法医鉴定及考古等有关。

输血（blood transfusion）是将血液或血液的某种成分输给患者的一种补充治疗，可治疗许多疾病，是抢救危重患者的一种重要治疗手段。在输血前作供血者与受血者的血型鉴定和交叉配血试验，提高了输血的安全性，输血治疗才真正开始应用于临床。

一、ABO 血型系统

ABO 血型系统（ABO blood group system）是 1900 年由 Landsteiner 提出的，是第一个被描述的与人类输血与器官移植最为密切相关的红细胞血型系统，是人类血型系统中抗原免疫原性最强的一个血型系统。根据红细胞上是否存在 A、B 抗原、血清中是否存在抗A、抗 B 抗体，ABO 血型表现型分为 A、B、O、AB 四种血型（表 7-1）。

表 7-1 ABO 血型系统（基因型、表现型）

血型（表现型）	红细胞表面的抗原	血清中的抗体 基因型
A	A	抗 B（AA 或 AO）
B	B	抗 A（BB 或 BO）
AB	AB	—（AB）
O	—（H）	抗 A 及抗 B（OO）

注："—"表示无抗原或抗体

ABO 血型系统的分型是由体内 ABO 抗原和抗体两者共同决定的。人体内 ABO 血型抗原不仅存在于红细胞膜上，而且广泛地存在于很多组织细胞膜和体液、分泌液中。人体ABO 血型抗体最多的是 IgM 类天然抗体，在 ABO 母婴血型不合的妊娠或输 ABO 不相容血液后可产生 IgG 类免疫抗体。

（一）ABO 血型系统抗原

1. ABO 抗原的遗传　1924 年由 Bernstein 提出，ABO 血型遗传的基因座上，有 A、B、O 三个等位基因，ABO 遗传座位在第九号染色体的长臂 3 区 4 带，A 和 B 基因对于 O 基因而言为显性基因，O 基因为隐性基因。父母双方如各遗传给子代一个基因，则 ABO 血型系统有 6 种基因型,4 种表现型。由于血型表达了抗原、抗体的遗传特性故从父母的血型可以推测子代的血型,有助于做亲子鉴定。

2. **红细胞血型抗原的分类** 依红细胞上的生化性质分为两类,一类是红细胞抗原决定簇为糖分子的血型抗原,也称组织血型抗原或糖抗原,这些多糖抗原可能游离于血浆中;也可共价与脂结合,形成糖脂;或与多肽结合形成糖蛋白存在于膜上。一些重要的血型抗原如:如 ABO、Lewis、P 及 I 等就属这类复合糖。它们不仅分布在人红细胞表面,而且广泛地分布于人体除中枢神经细胞外的各种组织细胞以及体液、分泌液中。另一类红细胞抗原决定簇为多肽,也称器官血型抗原或蛋白抗原,其抗原化学组成为可以是蛋白质、糖蛋白和脂蛋白,如 Rh、MNSs、Kell、Kidd 等,它们绝大多数只分布于人体内红细胞或其他血细胞的膜上。与组织血型抗原结构类似的多糖物质广泛存在于自然界各种细菌、真菌、植物和动物细胞中,而器官血型抗原和类似的抗原只存在于少数高级哺乳动物细胞中。人出生时,抗原决定簇为多肽的红细胞膜血型抗原已发育成熟,而抗原决定簇为糖分子的血型抗原则在出身后逐渐发育成熟。

3. **抗原的产生及存在部位** 全部 ABH 抗原的产生可早到 37 天的胎儿,5~6 周胎儿红细胞上就可检出 ABH 抗原,但到出生时仍未发育完全,出生时抗原性仅为成人的 20%,以后逐渐加强至 20 岁左右时达高峰,到老年时抗原性有所下降。

ABH 抗原除存在于红细胞和其他组织细胞表面外,还广泛存在于体液和分泌液中,以唾液中含量最丰富,其次血清、胃液、精液、羊水、汗液、尿液、泪液、胆汁及乳汁中也少量存在,但脑脊液中没有。凡体液中存在这些可溶性抗原(血型物质)者称为分泌型,相反为非分泌型。血型物质存在意义主要有:①测定唾液、羊水血型物质可辅助鉴定血型和预测胎儿血型;②中和 ABO 血型系统的"天然抗体",有助于鉴别抗体的性质等。

(二)ABO 血型系统抗体

1. **抗体的结构与功能** 抗体是机体对外来抗原刺激所产生的一组具有免疫功能的球蛋白。若按免疫球蛋白生物化学特性分类,可分为五类即 IgG、IgM、IgA、IgD 和 IgE,其中最多见的为 IgG 和 IgM。IgG 相对分子量为 15 万,是唯一能通过胎盘到达胎儿的免疫球蛋白,并有结合补体的能力,其中 IgG_3 结合补体能力最强。其次是 IgG_1,所以 IgG_3 和 IgG_1 在溶血性输血反应和新生儿溶血病中有重要意义。

IgM 相对分子量为 90 万,由 5 个免疫球蛋白单体通过 J 链连接而组成的五聚体结构。IgM 是胎儿免疫系统成熟时最早出现的免疫球蛋白,并具有高度的有效凝集素,使补体活化的效率高,1 个 IgM 分子与红细胞表面的抗原结合,就能引发补体介导的细胞溶解现象。

2. **抗体的特性** ABO 血型系统抗体若按产生的原因又分为"天然抗体"和"免疫性抗体"。

"天然抗体"主要由自然界中与 A、B 抗原类似的物质在无觉察的免疫刺激下产生,以 IgM 为主。因为一些细菌有与人红细胞 ABH 同样的抗原性,而这些细菌广泛存在于环境中,食物、尘埃甚至在肠道,它们不断给人以类 A 或类 B 抗原的刺激,若红细胞上缺乏此种抗原的个体,经这种刺激后,就会产生针对自己所缺乏抗原的抗体。

"免疫性抗体"主要是由母婴血型不合的妊娠及血型不合的输血产生,以 IgG 为主。两种抗体的主要区别见表 7-2。

表 7-2 "天然抗体"与"免疫性抗体"的特征及区别

特性	天然抗体(IgM)	免疫性抗体(IgG)
抗原刺激	无察觉	有(妊娠)
分子量	100 万	16 万
与红细胞反应的最适温度	4~25℃	37℃
被血型物质中和	能	不能
溶血素效价	较低	较高
耐热性	不耐热(冷抗体)	耐热(温抗体)
在盐水中与相应红细胞发生肉眼可见凝集	能	不能
对酶处理红细胞的反应	变化不大	能反应
通过胎盘	不能	能
与巯基乙醇或二硫苏糖醇的反应	灭活	不被灭活

事实上这种"天然抗体"与"免疫抗体"的区分是不确切的,因为人的 IgM 与 IgG 抗体常常是同时存在的,如存在于 A 型、B 型血清中的抗 B、抗 A 抗体,可能是 IgM、IgG 或 IgM、IgG、IgA 的混合物;O 型人血清中存在抗 A、抗 B 及抗 AB 抗体也可能是 IgM、IgG 或 IgM、IgG、IgA 的混合物。只是"天然抗体"以 IgM 为主,"免疫抗体"以 IgG 为主。

3. 抗体的产生及存在部位　人在出生前尚未产生抗体,ABO 血型系统的抗体一般在出生后 3~6 个月开始出现,5~6 岁时达高峰。产生抗体的功能可一直延续到生命的晚期,但成人后抗体效价随年龄增长而逐渐降低。新生儿血清中可检测出的抗体常是来自母体的 IgG,偶尔也有胎儿自身产生的 IgM。由于新生儿血型抗原位点少,抗体效价低,为此检测血型时应十分慎重,可因抗原少或抗体效价低而凝集不明显而误定血型。抗 A、抗 B、抗 AB 抗体存在于所有缺少相应抗原的人血清中,唾液、乳汁、泪液等各种体液及分泌物中也可发现 ABO 抗体。

二、Rh 血型系统

Rh 血型系统(Rh blood group system)是红细胞血型中最复杂的一个系统,其重要性仅次于 ABO 血型系统。1940 年 Landsteiner 和 Wiener 用恒河猴(Rhesus monkey)的红细胞免疫家兔得到的抗血清,能与 85% 白人的红细胞发生凝集反应,认为呈阳性反应的人的红细胞含有与恒河猴红细胞相同的抗原,于是取 Rhesus 的前两字母"Rh"作为这种抗原名称。但几乎在这同时,Levine 与 Stetson 从一例新生儿溶血病胎儿的妇女血清中也发现了与这种抗原反应的抗体,后经研究发现 Landsteiner 用动物血清鉴别的抗原和 Levine 用人体抗体确定的抗原仍不完全相同。因为 Rh 这个术语已普通采用,故一直沿用下来,而把最初由 Landsteiner 发现的用动物血清鉴别的抗原命名为 LW 抗原。现在鉴定 Rh 血型多采用单克隆抗体或来自人体血清的抗体,而不是用免疫动物得到的 Rh 抗体(或称 LW 抗体)。

(一) Rh 血型系统抗原及亚型

1. Rh 抗原种类　到目前为止已发现 40 多种 Rh 抗原,但与临床关系最为密切的只有 5 种,按其抗原性强弱依次为 D、E、C、c、e,5 种抗原中 D 的抗原性最强对临床更为重要。临床上习惯将含 D 抗原的红细胞称 Rh 阳性;不含 D 抗原的红细胞称 Rh 阴性。据调查,我国汉族人中 Rh 阴性率小于 1%,少数民族如维吾尔族 Rh 阴性率为 4.97%。

2. Rh 抗原特性　Rh 血型的抗原性强度,可能仅次于 A 及 B 抗原,其中以 D 抗原性最强,在正常 D 阳性个体的红细胞上一般有 10 000~40 000 个 D 抗原,而在 D 抗弱表现形式的细胞上,抗原数变化在 200~10 000 个。

3. Rh 亚型

(1) D"(弱 D 抗原):是 D 抗原的变异体,为一组弱 D 抗原,表现为红细胞上抗原量少,抗原性表达弱但质无变化。D" 是 D 抗原的变异体,其抗原性较正常 D 红细胞抗原性明显减弱,但 D" 毕竟是 Rh 阳性的红细胞,所以将 D" 血输给 Rh 阴性受血者时仍有引起产生抗 D 抗体的可能性,因此,不应将 D" 输给 Rh 阴性的受血者;而 D" 型人如接受输血则应是 Rh 阴性血。由于 D" 抗原性弱,要用多批抗 D 血清(可能与某几批抗 D 血清凝集,而与另几批抗 D 血清却完全不凝)或用间接抗人球蛋白试验加以证实,否则易将 D" 误定为 Rh 阴性。

(2) -D- 为缺失型:其红细胞上缺少其他抗原,只有 D 抗原,正因如此,显示比较强的 D 抗原活性,甚至与 IgG 类抗 D 在生理盐水中亦能发生凝集。本型十分罕见。

(二) Rh 血型系统抗体

1. Rh 抗体的产生　Rh 抗体极少数是天然抗体,如抗 E,抗 Cw,绝大多数是通过 Rh 血型不合输血或妊娠产生的免疫性抗体,这些抗体均为 IgG,但在免疫应答早期也可有部分 IgM。

2. Rh 抗体的种类　Rh 血型系统抗体主要有 5 种,即抗 D、抗 E、抗 C、抗 c、抗 e,其中最常见的是抗 D,其余 4 种依次是抗 E,抗 c,抗 C,抗 e,后两种较为少见。

在临床输血中,一般只做 D 抗原鉴定,凡被检红细胞和抗 D 血清凝集者为 Rh 阳性,不凝集为 Rh 阴性。目前已研制出单克隆抗 D,可用于 Rh 血型鉴定。

3. Rh 抗体的特性　Rh 抗体多数为免疫性抗体 IgG,其特性在本章前已叙述。

三、贮血与输血

输血包括了输血及成分输血,它是指将人类本身所拥有的血液或血液的某种成分输入患者体内,补充患者丢失的血液或某种血液成分,是临床上一种重要的治疗手段。近年来,随着血型、血液免疫学和细胞分离技术研究的深入以及对血液的收集、分离、保养和贮存设备的不断改进,输血尤其是成分输血有了很大发展。

(一) 贮血

正确的血液及其成分的贮存对保证其质量是十分重要的,但即使把血液贮存在血液保存液中,红细胞也会发生一系列生物化学与结构上的改变,这些变化统称为红细胞贮存损伤,这些损伤是影响输血后红细胞生存与功能改变的主要原因。为了尽量减少红细胞的贮存损伤,提高贮存血的质量,选择恰当的血液保存液及贮存温度是十分重要的。

1. 血液保存液　血液保存液除必须具备抗凝作用外,还应该具有保护细胞生存能力及功能的作用。针对这种要求,现在的保存液中主要成分有枸橼酸盐、葡萄糖、磷酸盐和腺嘌呤。根据配方不同分为 ACD 和 CPD 两大类。

　　(1) ACD 保存液(acid-citrate-dextrose preservation solution):由枸橼酸盐 - 葡萄糖组成,简称 ACD 保存液,用于全血抗凝及血液保存。ACD 有不同配方,ACD- I 和 ACD- II,常用是的 ACD- I 号。枸橼酸三钠起抗凝作用,葡萄糖为红细胞代谢的必需营养成分,可延长红细胞的保存时间。枸橼酸三钠与葡萄糖的混合液通过高压灭菌时葡萄糖会焦化,如加入枸橼酸使溶液略为酸化,即可防止葡萄糖焦化。ACD- I 号,血液与保存液的比例是 4:1。ACD 保存液只能保存红细胞 21 天,此时红细胞在体内存活率为 70%,但放氧能力迅速下降,保存时间虽较单纯枸橼酸保存液(4 天)、枸橼酸钠 - 葡萄糖保存液(5~14 天)长,但仍不及 CPD 保存液。

　　(2) CPD 保存液(citrate-phosphate-dextrose preservation solution):由枸橼酸盐 - 磷酸盐 - 葡萄糖组成。简称 CPD 保存液,用于全血抗凝及血液保存。CPD 保存液 pH 为 5.63,提高保存液 pH 以防止红细胞破坏,因为 ACD 保存液 pH 较低,容易引起红细胞破坏,从而使有效保存液期提高到 28 天,此时红细胞在体内存活率为 80%。大量输血时血浆磷酸根无明显升高,与 ACD 并列为世界上广泛采用的血液标准保存液。在 CPD 保存液中加腺嘌呤即为 CPDA-1 保存液(citrate-phosphate-dextrose-adenine-1 preservation solution),这样可使红细胞的保存时间延长至 35 天,并使红细胞放氧功能增强。这是因为贮存损伤的重要变化之一是红细胞中 ATP 消失,ATP 与红细胞的活力是相关的。加入腺嘌呤能改善红细胞中 ATP 的水平,提高贮存红细胞的存活率。故 CPDA-1 保存液在国内外已广泛采用。

　　由于成分输血的发展,各种成分又有各自的适应条件,例如,浓缩红细胞可用晶体盐保存液或胶体红细胞保存液,所以可根据不同的血液成分选择适当的血液保存液。

　　2. 贮存温度与时间　一般而言低温有利于血细胞的保存,因为低温可以减慢红细胞糖酵解使葡萄糖不致迅速被消耗,同时还可能将进入血液中的细菌繁殖率减少到最低程度,但冷冻可能导致细胞溶解,除非经特殊处理后再冻。

　　(1) 全血和各种红细胞制剂:贮存于 2~6℃,保存时间根据保存液的不同或是否有添加剂而定。ACD- I 号红细胞保存期为 21 天,CDPA-1 为 35 天,洗涤红细胞为 24 小时。

　　(2) 浓缩血小板:保存在 20~24℃环境中,在振荡条件下保存,频率为 60 次 / 分,振幅为 4cm。保存时间视其贮存的塑料袋特性而定,如用三苯六羧酸酯和二酸酯的混合物作塑剂的聚氯乙烯塑料袋,可保存 7 天。

　　(3) 浓缩粒细胞:保存于 20~24℃环境中,最多可贮存 24 小时。近年来研究表明,贮存 8 小时后粒细胞已降低了循环和移向感染灶的能力,虽然规定可贮存 24 小时,但尽可能采集后立即输用。

　　(4) 新鲜冷冻血浆、冷冻血浆、冷沉淀物:保存于低于 –30℃环境中,保存期为 1 年。

　　(5) 低温冷冻保存红细胞:在聚氯乙烯容器中最终甘油浓度为 40% 的红细胞,可在 –65℃或更低温度下贮存,时间可长达 10 年,但由于造价高昂且去甘油红细胞有效期允许 24 小时,所以没有必要常规库存冷冻红细胞,一般用于稀有血型血液的贮存。

　　(二)输血

　　输血在临床上已成为必不可少的治疗手段,在治疗过程中要做到安全而有效的输血,首先必须要全面了解患者的病情,进行综合分析,再决定是否输血,能够不输血的最好不输,因为输血并非绝对安全,可能发生多种不良反应、传播疾病同时也造成血液浪费。必须要进行输血治疗,还应考虑输血的用途,能够用成分输血的,不要用全血,以达到高效、安全、经济的目的。

1. 全血输注　全血输注(whole blood transfusion)指血液全部成分的输注,包括血细胞、血浆、抗凝剂及保存液。全血又分为两种,新鲜全血和保存全血。

(1) 新鲜全血(fresh whole blood):一般认为采血 6 小时内的全血称新鲜全血。适应证:遗传性和获得性凝血因子缺乏症,重症血小板减少症,血小板功能缺陷症,急性粒细胞缺乏症,重度再生障碍性贫血和 DIC 等。

(2) 保存全血(preservation of whole blood):常用的是 ACD 保存液保存的全血,适应证:急性大出血,包括手术、创伤、消化道、呼吸道、泌尿生殖道和产妇出血等。

输全血的缺点是:①容易引起不良反应,例如,全血中含有血小板与白细胞可使受血者产生抗体,以后再输血时易发生输血反应。②引起循环血量超负荷发生急性肺水肿或心衰,尤其是在血容量正常的老人,儿童最易发生。

2. 成分输血　成分输血(component blood transfusion)开始于 20 世纪 70 年代,是指用物理或化学方法将血液各种有效成分分离,分别制成纯度高或浓度高的制剂,然后根据患者的病情,补充患者所需血液成分的输血方法。

成分输血是现代输血的方向,但随着对造血和恶性疾病理解的进展,造血因子和细胞刺激因子不断被证实以及细胞培养技术的发展,有可能使用体外培养制备血细胞进行治疗,这是新一代血液成分输血的理念。

血液成分包括血细胞,血浆和血浆蛋白。各种细胞成分可以用塑料袋离心沉降方法分离,也可用细胞单采机器获得。细胞单采机可以从一个供血者采取多量的白细胞或血小板,这种方法可以减少由多个血源而引起的输血反应。全血采集后离心即可分离出血浆,血浆用化学方法分离提纯可制成不同的血浆蛋白。

成分输血的优点:①疗效高,患者需要什么成分就补充什么,特别是用血液成分提纯、浓缩得到的制品;②反应少,血液成分复杂,有多种抗原系统,再加上血浆中的各种抗体,输全血更容易引起各种不良反应;③合理,将全血分离制成不同的细胞,血浆及血浆蛋白成分,供不同目的应用;④经济,既可节省血液,又可减少患者的经济负担。

(1) 红细胞输注(erythrocytes transfusion):红细胞成分经全血离心分出血浆制备而成。由于其浓度和加工制备的方法不同,可制成多种红细胞制剂。将不同红细胞制剂输注给患者即红细胞输注。临床上需要输血的患者约 80% 以上需要补充红细胞,它是衡量现代成分输血水平的最主要标志之一。

输红细胞适用于:①恢复带氧活力,任何原因的慢性贫血均可输注浓缩红细胞,因对血容量影响较小而不会引起心、肺功能不全;②急性失血和手术治疗可用代浆血红细胞;③如果输血后有反复发热的非溶血性输血反应时,可输入少白细胞的红细胞;④洗涤红细胞常用于因输血而发生严重过敏的患者;⑤冷冻红细胞主要适用于自身输血和稀有血型血液长期保存;⑥照射红细胞适用于免疫缺乏或免疫抑制患者。

(2) 粒细胞和单个核细胞输注

1) 粒细胞:临床上输白细胞主要是指粒细胞,它可以通过全血离心分离获得,现多采用血细胞单采机分离而得,这种方法一次可处理几升血液,获得高至 $(1.5\sim3.0)\times10^{10}$ 粒细胞供患者一次输注,同时还可对同一供血者多次有计划地采集,减少患者发生 HLA 致敏的机会。为了获得较高的粒细胞产率,可用药物或造血因子如 GCSF 诱导使粒细胞产率明显提高;大量应用抗生素可导致粒细胞采集困难。

应用浓缩白细胞应十分慎重,因为其可引起输血反应。输注白细胞主要适应证有:①治疗:患者白细胞少于 0.5×10^9/L,有严重细菌感染而经抗生素治疗 24~48 小时无效时,可输注大剂量白细胞,连续数天才能有效。另外,新生儿败血症,白细胞输注治疗可明显降低其死亡率;②预防:白血病或骨髓移植引起的粒细胞缺乏症时,输白细胞可能降低并发严重感染的危险,由于引起不良反应大,一般不宜采取这种预防措施。

2)单个核细胞:单个核细胞主要包括淋巴细胞、单核细胞及造血干细胞,可采用单采机分离,或用密度梯度离心法分离纯化得到。①淋巴细胞主要用于如病毒感染、肿瘤及白血病等;②造血干细胞适用于自体骨髓移植、肿瘤化疗后造血细胞减少及白血病骨髓移植后造血重建的患者等。

输注粒细胞后,临床疗效的观察主要是看感染是否被控制,而不是观察粒细胞数量是否增加,因为粒细胞在输注后很快离开血液循环而在体内重新分布,常移至炎症部位,所以不能以外周血粒细胞数作为疗效评价标准。输粒细胞或单个核细胞时,必须用与患者 ABO 和 Rh 同型的血液,HLA 血型若能相配则更为有益。

(3)血小板输注(platelet transfusion):将全血分离、制备的血小板制剂输注给患者。血小板制剂主要有:①富含血小板血浆,大约可获得全血中 70% 以上血小板。②浓缩血小板,浓缩血小板制备有两种方法:一种是用由新鲜全血通过离心分离获得,每单位至少有 5.5×10^{10} 个血小板,其容量为 50~70ml,一般可贮存 5 天;另一种是用单采机一次对一个献血者采集血小板,又分连续性和非连续性血小板单采,每单位至少含 3×10^{11} 个血小板,其容量为 200~400ml,贮存时间为 24 小时。③少白细胞血小板,血小板在新鲜全血中,特别是在 4℃贮存时,活性很快下降,6 小时后大约仅有 40% 存活 12 小时后仅有 20% 左右存活,故贮存血即使是新鲜血中的血小板也很难达到止血作用。

血小板输注,一般情况下应输入同型。输血小板适用于:①血小板数减少,一般血小板小于 20×10^9/L 并发出血时使用,如白血病、再生障碍性贫血及淋巴瘤等血液病。②血小板功能异常,如巨大血小板综合征、血小板无力症、药物或肝肾功能异常引起的血小板功能异常者。③体外循环患者,体外循环患者的血液通过体外循环机时血小板可能受损,此时如血小板计数很低或有出血倾向时应输入血小板。

影响血小板输注疗效的因素有:①脾大,正常人约有 1/3 血小板在脾破坏,脾大可增加其破坏量。②严重感染可使血小板存活期缩短。③ DIC 时大量消耗血小板。④免疫因素,由于免疫因素或其他因素使输入的血小板破坏,从而使输注效果不良甚至完全无效,称为血小板输注无效。一般发生在妊娠或以前多次反复输血(包括血小板输注)而引起异体免疫和致敏,产生针对血小板抗原的抗体,此抗体可破坏输入相应抗原的血小板而致血小板输注无效,在反复接受血小板输血的患者中,约有 50% 可发生血小板输注无效。

(4)血浆制品

1)血浆:常用的血浆主要包括两种,即新鲜冷冻血浆和普通冷冻血浆。①新鲜冷冻血浆(fresh frozen plasma),全血采集后 6 小时内制备的血浆,于 -30℃进行低温快速冷冻,保存期 1 年;-20℃冷冻保存,最多 3 个月。它能有效地保存各种凝血因子(包括不稳定因子Ⅴ，Ⅷ），但缺乏血小板。新鲜冷冻血浆应用时在37℃水浴中融化，约需20~30分钟，融化后应尽快（2小时内）输入。否则凝血因子Ⅴ、Ⅷ将迅速变质。融化后的血浆不可在10℃放置超过2小时，4℃不能超过24小时，更不可再冷冻。适用于一种或多种凝血因子缺乏的疾病，如DIC、肝衰竭伴有出血倾向、口服抗凝剂过量等。②普通冷冻血浆（common frozen plasma），新鲜冷冻血浆保存期超过1年后继续保存，或新鲜冷冻血浆分离出冷沉淀物，或从过期5天以内的全血分离出的血浆贮存于–20℃普通冷冻血浆，它含有各种稳定的凝血因子，不稳定的凝血因子含量很少，适应证基本上同新鲜冷冻血浆，但要除外缺乏不稳定凝血因子的患者。

2）凝血因子制剂：①冷沉淀物（cryoprecipitate），因冷却而沉淀的物质，是由新鲜冷冻血浆于4℃融化后，通过分离获得的低温下不溶解的血浆蛋白组分。冷沉淀物中主要含有Ⅷ因子复合成分、纤维蛋白原和一定量的球蛋白和少量的其他蛋白质。适用于血友病、血管性假性血友病、先天性或获得性纤维蛋白原缺乏症等。②Ⅷ因子浓缩剂：可以通过以冷沉淀为原料，采用层析、分离、纯化获得，也可以用DNA重组技术，通过免疫亲和层析纯化制得。用于甲型血友病（血友病A）的治疗与预防。③凝血酶原复合物浓缩制剂：是由健康人的混合血浆制成的冻干制剂，含有维生素K依赖因子（Ⅱ、Ⅶ、Ⅸ、Ⅹ）。用于乙型血友病的治疗，或各种原因引起上述凝血因子缺乏的患者。

（三）输血反应

1. 输血反应的分类　输血反应（transfusion reaction）指输注血液和血液制剂后即引起患者任何意外反应，称为即刻反应；有些可在输血后10~120天才出现症状，称为迟发反应。按发病机制分为免疫性和非免疫性两大类，每一类又包括即发和迟发性反应两种。即刻反应指输血当时和输血后24小时发生的反应。迟发反应可在输血后几日、十几日发生。也可按症状及体征分类，如发热反应，过敏反应、溶血反应、细菌污染反应等。无论发生什么样的输血反应都应立即中止输血并作出相应的处理。分析原因并明确诊断，以便在下次输血时采取预防措施。输血不良反应的分类（表7-3）。

表7-3　输血不良反应分类（按时间与免疫状态）

		反应种类	一般病原病因
即发反应	免疫性	溶血反应（有明显症状）	红细胞血型不合
		非溶血性发热反应	白细胞抗体
		过敏反应	IgA抗体
		荨麻疹	血浆蛋白抗体
		非心源性肺水肿	白细胞、血小板抗体
	非免疫性	高热（有休克）	细菌污染
		充血性心力衰竭	循环负荷过重
		溶血	血液物理性破坏，如冷冻或过热、药物与
		空气栓塞	非等渗物的混入等
		出血倾向	加压输血与输血操作不严
		枸橼酸钠中毒	输大量陈旧血
		钾中毒、血液酸化、高血氨溶血反应	输大量ACD血后引起低钙血症
			输大量陈旧血

续表

		反应种类	一般病原病因
迟发反应	免疫性	移植物抗宿主 输血后紫癜 对红细胞、白细胞、血小板或血浆蛋白的同种(异体)免疫	对红细胞抗原的回忆性抗体 植入有功能的淋巴细胞 血小板抗体(常为 PI^{A1} 抗体) 抗原-抗体反应
	非免疫性	含铁血黄素沉着症 血栓性静脉炎 疾病传播:乙肝、丙肝、艾滋病、梅毒、疟疾、巨细胞病毒感染等	多次输血(100 次以上) 插入静脉的塑料导管 有关的微生物传播

2. 输血反应发生后检查 输血反应发生后首先应对所有的单据、标签、血型鉴定、配血化验单及发血单、输血记录等资料详细检查核对。然后做进一步的实验室检查,主要包括以下项目:①肉眼观察并比较患者输血前和输血后样本的血清或血浆的颜色。②做输血前、后的直接抗球蛋白试验,值得注意的是,由于抗体或补体包被的不配合细胞在循环中很快就被破坏,所以样本是在可疑反应发生后几小时抽取的,直接抗球白试验仍可能是阴性。③尿液检查主要是观察颜色及尿隐血试验。

如果以上试验为阳性或异常,应对受血者供血者作进一步检查:①重做 ABO、Rh 定型试验;②重做交叉配血试验;③抗体筛选试验;④若为非免疫性溶血,应检查剩余供血者的血,包括做细菌培养、输血器材及应用液方面的检查;⑤其他包括血小板抗体,白细胞抗体及血红蛋白、血细胞比容及胆红素的检查。

(四) 输血传播性疾病

输血传播性疾病(transfusional infectious disease)供体的传染病原如细菌、病毒、寄生虫,可通过输血或血液制剂进入受血者体内引起的疾病。输血或成分输血均有传播疾病的危险,其中以肝炎,艾滋病危害性最大。另外,如血液被细菌污染,可致受血者发生菌血症,严重者可引起败血症,故输血传播的疾病,又称输血相关疾病。

1. 常见的输血传播性疾病

(1) 肝炎:主要是乙型和丙型肝炎,尽管采用了比较灵敏的试剂,乙肝和丙肝的传播率明显降低,但仍不能避免其发生,尤其是使用混合血浆制剂时可能性更大。

(2) 艾滋病:人类免疫缺陷病毒(human immunodeficiency virus,HIV)即存在血浆中,也存在于细胞中,所以输全血或成分输血均能传播艾滋病。血友病患者因常输入数份混合血浆制备的浓缩Ⅷ因子,感染艾滋病机会更多。

(3) 巨细胞病毒:巨细胞病毒存活时间较短,所以输库存血比新鲜血传播巨细胞病毒可能性小。

(4) 疟疾:输血传播疟疾是少见的。排除有疟原虫感染的献血者是最有效的预防措施。

(5) 梅毒:献血者患梅毒并处于梅毒螺旋体血症阶段,可以传播梅毒。梅毒螺旋体在体外生活能力低,4℃时 48~72 小时,40℃失去传染力,100℃立即死亡。近年来我国性传播病有所增加,因此,把梅毒的检查作为献血员必须要检测的项目之一。

(6) 其他:当献血员患有 EB 病毒感染,黑热病、丝虫病、回归热及弓形虫感染等疾病时,均有可能通过输血传播。

2. 影响输血传播病毒性疾病的因素　输血传播病毒性疾病危险性最大,为了提高其防范措施,应注意下列问题。

(1) 献血者中病毒的阳性率:献血者中病毒阳性率高低直接关系到输血传播病毒危险的大小。

(2) 人群的免疫状态:人群对某种病毒的免疫状态是决定该病毒对输血安全与否的因素之一,如人群对 HIV、HBV、HCV 免疫状态很低,只要有漏检的病毒阳性血输注,多数情况下患者都会感染发病。

(3) 血中病毒的滴度:血中病毒的滴度即单体积中血液中病毒的数量与带病毒血液的感染力呈正相关。在评价血液制剂病毒灭活效果时,处理之前血中的病毒滴度是一个重要因素。

(4) 试剂的质量:试剂的质量直接关系到检测结果的准确性和可靠性。在使用一批新试剂前应作质量评估,以确保试剂的质量。

(5) 病毒标志物检测窗口期长短:窗口期是指病毒感染后,病毒出现在血液中直到可以检测出相应病毒标志物前的时期。窗口期是目前威胁输血安全的一个重要因素,因为处于窗口期的血液检测结果阴性,血液合格,但实际上已被病毒污染。因此,用于血液常规检测病毒标志物试剂和方法的窗口期长短是决定输血传播疾病的一个重要因素。近几年来,随着对病毒和机体感染免疫过程研究的深入,病毒检测试剂的窗口期已逐渐缩短。

第四节　血栓与止血概述

血管损伤后,血液自血管内溢出或流出称为出血(bleeding),自发的阻止出血和维持体内血液呈溶胶状态的一系列过程称止血(hemostasis)。血液由溶胶状态转变为凝胶状态称为凝血(blood coagulation)。在某些因素作用下,活体血管内或心腔中形成纤维蛋白块或出现血凝块的过程称为血栓形成(thrombosis),所产生的纤维蛋白或血凝块称为血栓(thrombus)。这一系列过程主要涉及血管、血小板、凝血系统、抗凝系统及纤溶系统,另外,还有激肽系统、丝氨酸蛋白酶抑制剂、补体系统等参与。在生理情况下,这些系统相互作用以保持血管内血液流动,不会发生凝血或出血,病理情况下,导致这些系统的相互作用失去平衡而引起出血或血栓形成。

一、血管壁的止血作用

血管壁的正常结构主要包括:内层、中层和外层。内层主要由内皮细胞和基底膜组成。中层由基膜、微纤维、胶质、平滑肌和弹力纤维组成。外层主要由结缔组织组成。血管壁的止血作用主要通过神经、体液的调节及血管内皮细胞完成。

(一) 神经、体液的调节

血管损伤后,通过神经轴突反射和收缩血管的活性物质使受损的血管发生收缩,有利于止血。

(二) 血管内皮细胞的作用

在血管壁未受损伤时,内皮细胞主要通过分泌一些抗凝物质来保持其抗血栓活性。

当血管壁受损时,内皮下组织暴露,启动内源性凝血系统,激活血小板,引起血小板黏附,聚集和释放反应,形成血小板血栓,堵塞伤口;内皮细胞受刺激释放组织因子,启动外源性凝血系统,最后在损伤局部形成纤维蛋白凝块,达到止血目的。

二、血小板的止血作用

(一) 血小板黏附功能

血小板可直接黏附于血管内皮下成分,如胶原及弹性蛋白等,亦可通过血管性血友病因子(von Willebrand factor,vWF)及纤维连接蛋白等黏附蛋白介导而发生黏附。血小板粘着于血管内皮下成分或其他异物表面的特性称为血小板的黏附功能。受损血管内皮下成分暴露时,血小板通过血小板膜糖蛋白 I b-IX-V(glyco-protein I b-IX-V,GP I b-IX-V)与血管内皮下成分表面吸附的 vWF 结合而导致血小板黏附反应。

(二) 血小板聚集功能

当血小板黏附于血管破损处或受到凝血酶、来自红细胞的二磷酸腺苷(adenosine diphosphate,ADP)等诱导剂作用后即被活化,活化的血小板相互黏附在一起即为血小板聚集。这是因为活化时血小板表面的血小板膜糖蛋白 II b/III a(GP II b-III a)表达出与纤维蛋白原结合的功能而导致血小板聚集。在人体内除纤维蛋白原外,一些其他大分子黏附蛋白如 vWF 和纤维连接蛋白等亦可与 GP II b-III a 结合而介导血小板聚集。

(三) 血小板释放功能

在诱导剂作用下,血小板贮存在溶酶体、α- 颗粒和致密颗粒中的内容物通过开放管道系统释放到血小板外,完成其相应的生物学效应的过程称为血小板释放反应,血小板释放出的各种因子参与凝血、溶栓与组织修复过程。

(四) 血小板促凝功能

血小板促凝作用主要通过:①血小板 3 因子或称血小板膜磷脂(platelet factor 3,pF3):参与因子 IXa-VIIIa-Ca^{2+} 复合物和因子 Xa-Va-Ca^{2+} 合物的形成,促进凝血。②接触产物生成活性接触产物(contact product-forming activity,CPFA):血小板受 ADP 和胶原刺激时,CPFA 从血小板膜磷脂成分中释放出来,促进 F XII 活化,启动内源性凝血途径。③胶原诱导凝血活性(collagen induced coagulant activity,CICA):血小板受胶原刺激时,血小板膜磷脂成分中释放出 CICA,激活 FXI。④α- 颗粒中凝血因子的释放,当血小板激活时,α- 颗粒中释放 FV、FXI、Fg 等至血浆,参与凝血过程。

(五) 血块收缩功能

活化的血小板释放血块收缩蛋白,使血块收缩。

(六) 维护血管内皮的完整性

血小板能填充受伤内皮细胞所造成的空隙,参与血管内皮细胞的再生和修复过程,能增强血管壁的抗力,减低血管壁的通透性和脆性。

三、凝血因子及血液凝固机制

血管损伤的正常止血反应可分为两个阶段。初期止血为血小板黏附于暴露的血管内皮下成分的立即反应,邻近的血小板活化形成聚集物以及血管的收缩。这些反应可有效地使小的血管破损愈合。二期止血主要为血浆凝血因子活化并形成纤维蛋白及凝血块,堵塞伤口,可达到彻底止血,对预防较大的血管损伤引起的出血有较大意义。参与血液凝固的凝血因子至少有 14 个,包括 12 个经典的凝血因子以及激肽系统的激肽释放酶和高分子量激肽原。国际凝血因子命名委员会用罗马数字命名凝血因子Ⅰ～Ⅻ。因子Ⅳ为 Ca^{2+},其余均为蛋白质,除因子Ⅲ为组织因子外,其他因子均存在于血浆中。因子Ⅵ是因子Ⅴ的活化形式,已被废除。血液凝固被认为是一系列凝血因子的酶促反应过程,每个因子都被其前因子所激活,最后生成纤维蛋白。传统上将凝血反应通常分为:内源性凝血、外源性凝血途径。内源性凝血主要反应在血浆内;外源性凝血途径,在起始阶段需要组织因子参与。内源性或外源性凝血也并非绝对独立,而是相互有关联。

四、血液抗凝及纤溶系统

在正常生理情况下,即使有少量的凝血因子被激活或促凝物质进入血液循环,血液也不会凝固,维持血液在血液循环中正常运行,这些都与血液的抗凝及纤溶作用有关。一旦机体抗凝及(或)纤溶系统功能降低,则会导致血栓形成。相反,如其功能亢进则可发生出血。血液抗凝作用主要包括细胞抗凝作用和体液抗凝作用。细胞抗凝作用主要指单核 - 巨噬细胞系统,肝细胞和血管内皮细胞参与合成和释放某些凝血抑制物,以及灭活或消除某些激活的凝血因子。体液抗凝作用主要有抗凝血酶Ⅲ(antithrombin Ⅲ,AT-Ⅲ)、肝素辅因子Ⅱ(heparin cofactor,HC-Ⅱ),蛋白 C(protein C,PC)系统、组织因子途径抑制物(tissue factor pathway inhibition,TFPI),α_2- 巨球蛋白(α_2-macroglobulin,α_2-MG),α_1- 抗胰蛋白酶(α_1-antitrypsin,α_1-AT),补体抑制物 C_1-INH),其中以 AT-Ⅲ和 PC 系统的生理意义最为重要。

纤维蛋白溶解系统简称纤溶系统,参与纤溶系统的酶都归属于丝氨酸蛋白酶,这些酶在血液中通过一系列的酶促反应激活纤溶酶原转变为纤溶酶,最终水解纤维蛋白(原)及其他蛋白质(如 FV、Ⅷ和Ⅻ等),消除已形成的血栓,维持血液通畅。另外,纤溶系统还参与溶解结缔组织。纤溶系统是维持止凝血动态平衡的重要因素,通过检测纤溶复合物和生物片段,可用于评价纤溶活性。

血栓与止血不仅与血液病有关,也涉及临床各科,如心脑血管性疾病,糖尿病等,其检查的主要目的是:①发现和诊断先天性或后天性,原发性或继发性止凝血障碍疾病。②作为抗凝治疗监测指标。③判断溶栓治疗效果。

第五节　尿液的理化性质

一、尿量

尿量(urinary volume)是指一定时间排出的尿量,主要取决于肾小球的滤过、肾小管的重吸收和浓缩 - 稀释功能,还受饮食起居习惯、环境(气温、湿度)、排汗量、年龄、精神因素等影响。健康成人尿量为 1～2L/24h。昼夜尿量之比为 2～4：1;小儿的尿量个体差异较大,按公斤体重计算较成人多 3～4 倍。

二、尿液外观

尿液外观指尿液的颜色和透明度。尿液的颜色源于尿色素及尿胆原,受饮食、药物浓缩程度及化学成分的影响。尿液透明度取决于尿液中难溶性盐类及有形成分的含量。正常尿液为淡黄色或橘黄色,清晰透明。部分女性因混入阴道分泌物可使尿液轻度浑浊。

三、尿比重

尿比重(urinary specific gravity,SG)指在 4℃时尿液与同体积的纯水重量之比,又称尿比密,它表示肾小管的浓缩和稀释能力。尿比重的高低因尿中水分、盐类及有机物的含量与溶解度而异,与尿中溶质(氯化钠等盐类、尿素)的浓度成正比,同时受年龄,饮食和尿量影响。

四、尿液酸碱度

肾脏是调节酸碱平衡的重要器官,肾小管通过分泌 H^+,形成可滴定酸和 NH_4^+ 随尿排出,使尿液呈酸性,同时重吸收 HCO_3^- 以维持体内酸碱平衡。尿液的酸碱性取决于尿中酸性磷酸盐(主要是 $H_2PO_4^-$)和碱性磷酸盐(主要是 HPO_4^{-2})的相对含量,受饮食、运动、药物和疾病种类影响较大。测定尿液酸度可间接反映肾小管的功能。

五、尿液蛋白质

血浆流经肾小球时,仅有少量小分子量蛋白质(protein,Pro)通过肾小球滤过膜,中、大分子量的蛋白质不能滤过。原尿中的蛋白质绝大部分又被肾小管重吸收,因此,尿中只含有极微量的蛋白质,用常规化学定性的方法不能测出。健康成年人 30~130mg/24h。其中 2/3 来自血浆蛋白,分子量在 4.0~7.0 万之间,以清蛋白为主,还有少量来自肾小管、尿路及生殖道的分泌性蛋白。当尿蛋白排出量 >150mg/24h、或尿中蛋白浓度 >100mg/L 时,常规化学定性检查呈阳性,称为蛋白尿(proteinuria)。

六、尿液葡萄糖

葡萄糖(glucose,Glu)分子量为 180 的单糖,含有还原性的醛基。葡萄糖从食物中吸收,肝细胞将其大量摄取并转化为肝糖原贮存,血浆浓度为 3.9~6.1mmol/L(葡萄糖氧化酶测定法),经肾小球全部滤过,在肾近曲小管几乎全部被主动重吸收,正常人尿液中仅有微量葡萄糖,排出量为 0.6~1.7mmol(0.1~0.3g)/24h,浓度为 0.8mmol/L(50~150mg/L),定性为阴性。当血浆葡萄糖含量超过肾糖阈(>8.88mmol/L),或肾小管重吸收能力下降时,尿糖定性为阳性,称为糖尿。

七、尿中酮体定性检查

酮体(ketone body,KET)是脂肪代谢的中间产物,由乙酰乙酸、β- 羟丁酸和丙酮组成。正常生理情况下,肝合成的酮体大部分被其他组织利用,血浆中含量仅为 2.0~4.0mg/L,其中乙酰乙酸、β- 羟丁酸和丙酮分别占 20%、78% 和 2%。因 β- 羟丁酸肾阈较高;丙酮大部分经呼吸道排出,故 24 小时尿中酮体含量仅为:乙酰乙酸 <25mg,β- 羟丁酸 <9mg,丙酮 <3mg。用常规化学定性方法测不出尿 β- 羟丁酸酮体,当体内脂肪代谢加速,生成的大量酮体便在血中蓄积称为酮血症(ketonemia),从尿中排出形成酮尿(ketonuria)。

八、尿液胆红素定性检查

正常生理状态下,衰老红细胞在单核巨噬细胞系统被破坏,血红蛋白经过一系列变化,转化成非结合胆红素,又被肝细胞摄取,与葡萄糖醛酸结合生成结合胆红素,由胆管系统排至肠腔。经肠道菌群作用转变成粪胆原或尿胆原排出体外。由于血中结合胆红素水平很低,非结合胆红素不能透过肾小球滤过膜,故尿中胆红素定性阴性;如果血中结合胆红素水平升高,则有较多的胆红素滤出,导致尿胆红素定性阳性,称为胆红素定性阳性,称之为胆红素尿。

九、尿胆原定性检查

胆红素经胆管排泄至肠道后,被肠道细菌氧化为尿胆原(urobilinogen),其中大部分又经肠肝循环被肝细胞摄取转化成胆红素。少部分尿胆原进入血液由尿中排出(0.5~4.0mg)。还有一部分随粪便排出体外。当尿胆原合成增加,或肝细胞摄取,转化尿胆原的能力下降,尿中尿胆原排出增加;而由于胆管阻塞,胆红素不能排泄入肠道时,则没有尿胆原生成,尿中尿胆原减少甚至阴性。

十、尿血红蛋白定性检查

血红蛋白主要存在于红细胞中。在正常生理状态下,人血浆中仅有微量的血红蛋白(20-40mg/L),与触珠蛋白形成 Hb-Hp 复合物,在单核巨噬细胞系统代谢,不能从尿中排出。因此尿中血红蛋白含量极微,化学定性为阴性。尿中血红蛋白来源有两个,其一为血管内溶血时,红细胞破坏后,血红蛋白释放入血浆,当游离血红蛋白超过了触珠蛋白结合能力,游离的血红蛋白则由肾小球滤过,随尿液排出。另一来源为肾及上尿路出血,红细胞在低渗、高渗或酸性环境中溶血。当尿中的血红蛋白含量较少时,肉眼看不出尿液颜色变化,但化学定性为阳性,故称为隐血试验(occult blood test)或潜血试验。

十一、尿液亚硝酸盐定性检查

当尿中有病原微生物增殖,并且尿液在膀胱中存留足够长时间的情况下,某些含有硝酸盐还原酶的感染病原菌可将尿中的硝酸盐(nitrate)还原为亚硝酸盐(nitrite,NIT)。最常见的细菌有:大肠埃希菌属、克雷伯杆菌属、变形杆菌、葡萄球菌属、假单孢菌属等。此外产气杆菌、铜绿假单胞菌、某些厌氧菌以及真菌也富含有硝酸盐还原酶。因此,亚硝酸盐定性试验可作为泌尿系感染的筛选指标之一。

第六节 脑脊液的生理功能

CSF 对神经系统有重要的生理作用,主要功能包括:

1. 保护脑和脊髓,免受外力震荡损伤。
2. 调节颅内压,使颅内压恒定。
3. 参与神经组织的物质代谢,供给脑、脊髓营养物质,并运走代谢产物。
4. 调节神经系统碱贮存量,维持正常 pH。

5. 转运生物胺、神经肽等物质,参与神经内分泌调节。

第七节 浆膜腔积液

人体的胸腔、腹腔、心包腔等统称浆膜腔。正常情况下浆膜分泌少量液体,一般小于 50ml,主要起润滑作用,以减轻两层浆膜相互摩擦,一般采集不到。在病理情况下,浆膜腔 内液体的产生和吸收平衡遭到破坏,过多的液体在腔内积聚形成积液,其性质也发生变 化,称为浆膜腔积液(serous membrane fluid),此时由穿刺可获取病理标本。根据积液部位 的不同分为胸腔积液(pleural effusion,简称胸水)、腹腔积液(peritoneal effusion,简称腹水) 和心包腔积液(pericardial effusion)等。浆膜腔积液的检查,主要用于渗出液与漏出液、良 性与癌性积液的鉴别及病原体的诊断。

（朱明艳）

第八章

临床生物化学检验基本知识

第一节 蛋白质概述

蛋白质(protein)是体内主要的生物大分子。作为生物体的基本组成成分,人体几乎所有的器官组织都含有蛋白质,其含量约占人体固体成分的 45%,一个细胞约有 3000~5000 种蛋白质。在人体的生长发育、组织修复、物质代谢、血液凝固、肌肉收缩、防御、细胞之间的信息传递等生命活动中,蛋白质起着非常重要的、不可替代的作用。

在疾病的发生和发展过程中,当细胞遭到破坏时,一些正常时存在于细胞内或细胞表面的蛋白质可进入细胞外液而使血浆、尿液、脑脊液等体液中的蛋白质出现异常,因此,体液蛋白质的检测对某些疾病的诊断和治疗有重要的临床价值。

一、血浆蛋白质的组成、功能及分类

(一) 血浆蛋白质的组成

血浆蛋白质是血浆固体成分中含量最高、组成极为复杂、功能广泛的一类化合物。目前已经研究的血浆蛋白质有 500 种左右,其中分离出接近纯品者近 200 种,血浆中各种蛋白质的含量差别很大,多者每升达数十克,少的仅为毫克甚至微克水平。绝大多数血浆蛋白质由肝脏合成,如白蛋白、纤维蛋白原、部分球蛋白等;还有少量血浆蛋白质如免疫球蛋白和蛋白质类激素由其他组织细胞合成。

(二) 血浆蛋白质的功能

由于血浆蛋白质种类繁多,其中不少蛋白质的功能尚未完全阐明,但对血浆蛋白质的一些重要功能已有较深入的了解。血浆蛋白质的功能可概括为:①营养作用;②维持血浆的胶体渗透压;③维持血浆的正常 pH;④运输作用;⑤免疫与防御功能;⑥催化作用;⑦代谢调控;⑧凝血、抗凝血及纤溶作用。

(三) 血浆蛋白质的分类

由于有些血浆蛋白质的结构和功能尚不清楚,所以难以对全部血浆蛋白质作出十分恰当的分类。通常根据来源、分离方法和生理功能将血浆蛋白质分类。利用盐析法可将血浆蛋白质分为白蛋白和球蛋白两大类;通过醋酸纤维素薄膜电泳可将血浆蛋白质分为白蛋白、α_1- 球蛋白、α_2- 球蛋白、β- 球蛋白、纤维蛋白原和 γ- 球蛋白六部分;用琼脂糖凝胶

电泳常可分出 13 条区带;如采用聚丙烯酰胺凝胶电泳在适当条件下可分出 30 多条区带;而用 SDS 聚丙烯酰胺凝胶等电聚焦双向电泳可分离出 300 多种不同的血浆蛋白质。

据生理功能将蛋白质分类,见表 8-1。

表 8-1　血浆蛋白质的功能分类

分类	血浆蛋白质
载体蛋白	前白蛋白、白蛋白、脂蛋白、铜蓝蛋白、运铁蛋白、结合球蛋白、血红素结合蛋白、甲状腺素结合球蛋白等
免疫防御系统蛋白	IgG、IgM、IgD、IgE、IgA、补体系统等
凝血和纤溶蛋白	凝血因子Ⅶ、Ⅷ、凝血酶原、纤维蛋白原、纤溶酶原等 10 种以上的蛋白质
酶	脂蛋白脂肪酶、卵磷脂:胆固醇酰基转移酶等
蛋白酶抑制物	α_1- 抗胰蛋白酶、α_1- 抗糜蛋白酶、α_2- 巨球蛋白等
激素	胰岛素、红细胞生成素等
参与炎症应答的蛋白	α_1- 酸性糖蛋白、C- 反应蛋白等

二、疾病时的血浆蛋白质

(一)炎症、创伤

在急性炎症或某些组织损伤时,有些血浆蛋白质含量会增高,有些会降低,这些血浆蛋白质被称为急性时相反应蛋白(acute phase reactants,APR)。急性时相反应蛋白包括 α_1-抗胰蛋白酶、α_1-酸性糖蛋白、结合珠蛋白、铜蓝蛋白、C3、C4、C-反应蛋白、纤维蛋白原、前白蛋白、白蛋白、转铁蛋白等。

在炎症、创伤、心肌梗死、感染、肿瘤等病理情况时,除血浆前白蛋白、白蛋白及转铁蛋白含量下降外,其他的时相反应蛋白的血浆含量明显升高,少则升高 50%,多则升高 1000倍。这一现象称为急性时相反应,其详细机制尚不十分清楚,目前的解释是,在机体受到损伤或炎症时释放某些小分子蛋白质,如细胞因子,导致肝细胞中上述蛋白质的合成增加或减少。

急性时相反应时血浆蛋白质的变化和炎症及创伤的时间进程有关,可用于鉴别急性、亚急性和慢性病理状态。在一定程度上与病理损伤的性质和范围相关,但对任何一种疾病都不是特异的。

(二)肝脏疾病

肝脏合成大多数血浆蛋白质,肝库普弗细胞参与免疫细胞的生成调节,因此,肝脏疾病可以导致多种血浆蛋白质发生变化。急性肝炎时,可以出现非典型的急性时相反应、如乙型肝炎活动期 α_1- 抗胰蛋白酶含量增高,α_1- 酸性糖蛋白大致正常,IgM 在发病时即可增高,而结合珠蛋白常偏低,前白蛋白、白蛋白往往降低,特别是血浆前白蛋白的含量可作为肝功能损伤的敏感指标。

肝硬化时 α_1- 抗胰蛋白酶、IgA、α_2- 巨球蛋白明显增高,IgG 增高,铜蓝蛋白、C- 反应蛋白轻度升高,而 α_1- 抗胰蛋白酶、结合珠蛋白、C3 可由于肝细胞损坏而偏低;前白蛋白、白蛋白、转铁蛋白及 α_1- 脂蛋白明显降低。肝脏疾病时血浆蛋白质的变化见表 8-2。

表 8-2　几种疾病时血浆蛋白质的变化

	乙型肝炎	肝硬化	选择性蛋白丢失
前白蛋白	↓	↓	↓
白蛋白	N 或 ↓	↓	↓
α_1- 脂蛋白		↓	
α_1- 酸性糖蛋白	N	↓	↓
α_1- 抗胰蛋白酶	↑	↑↑	
α_2- 巨球蛋白		↑	↑↑
铜蓝蛋白		N↑	↑↑
结合珠蛋白	↓	N↓	
转铁蛋白		↓	↓
β- 脂蛋白			↑↑
C3		N↓	
纤维蛋白原		N	
IgG		↑	↓
IgA		↑↑	↓
IgM	↑	N↑	↑
C- 反应蛋白		N	
电泳图谱特征	PA ↓		Alb 明显 ↓
	Alb 略 ↓	PA 明显 ↓	α_2 ↑
	α、β 不规则 ↑	Alb 明显 ↓	β ↑
	宽 γ 带(有时可与 β 溶成一片)	宽 γ 带	γ ↓

（三）肾脏疾病

不少肾脏病变早期就可以出现蛋白尿而导致血浆蛋白质丢失,丢失的蛋白质与其分子量有关。小分子量蛋白质丢失最明显,而大分子量蛋白质因肝细胞代偿性地合成增加,绝对含量可升高。表现为血浆白蛋白含量明显下降,前白蛋白、α_1- 酸性糖蛋白、α_1- 抗胰蛋白酶及转铁蛋白含量降低;α_2- 巨球蛋白、β- 脂蛋白及结合珠蛋白多聚体增加;IgG 含量降低,而 IgM 可增加。以上称选择性蛋白丢失,某些肠道疾病也可出现上述情况。选择性蛋白丢失时血浆蛋白质的变化见表 8-2。

严重肾病时肾小球失去分子筛的作用,可导致非选择性蛋白丢失,表现为广泛地低血浆蛋白质血症。此类全低血浆蛋白质血症在充血性心力衰竭、严重的肠道炎症、肝功能衰竭、全血丧失及营养不良时也可见到。

（四）风湿病

风湿病可表现为急性或慢性炎症过程,主要累及结缔组织。血浆蛋白质异常变化的特征为:免疫球蛋白特别是 IgA、IgG 及 IgM 升高,炎症活动期 α_1- 酸性糖蛋白、结合珠蛋

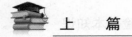

白及 C3 升高。

（五）遗传性缺陷

血浆蛋白质遗传性缺陷，包括个别蛋白质发生变异或其量的缺乏，这一现象多由于编码相应蛋白质的基因发生突变或缺失。可出现遗传性缺陷的蛋白质包括 α_1- 抗胰蛋白酶、铜蓝蛋白、免疫球蛋白、结合珠蛋白、转铁蛋白、补体成分及罕见的无蛋白血症等。

第二节　葡萄糖概述

糖是人体重要的能量资源和结构材料。糖在肠道经消化成单糖吸收后，由血液运送到全身各组织器官，供细胞利用或合成糖原贮存。糖的主要生理功能是分解代谢产生能量，其中间代谢产物是合成蛋白质、脂类和核酸所需的原料。

体内糖类主要有葡萄糖、糖原和复合糖类。葡萄糖是体内新陈代谢的重要物质。对于某些器官（如大脑），葡萄糖几乎是唯一的能量来源。糖原是由许多葡萄糖组成的多糖，主要存在于肝脏和肌肉细胞内，是葡萄糖的贮存形式。过多的葡萄糖可以转变为脂肪储存在脂肪组织，胰岛素对这一过程有刺激作用。糖蛋白是由氨基多糖和蛋白质结合组成，是组成细胞膜和细胞间质的成分。血清中的黏蛋白也是短链寡糖和蛋白结合的复合物。糖和脂类结合则形成糖脂，糖脂是神经组织和生物膜的重要组分。

对于糖的检测我们常常测定体液（血、尿、脑脊液）中葡萄糖的含量。诊断糖代谢紊乱的试验有：①血糖浓度测定；②口服糖耐量试验；③糖化血红蛋白测定；④糖化血清白蛋白测定、胰岛素测定、C 肽测定等。

一、血糖的来源、去路和调节

血糖（blood glucose）是指血液中的葡萄糖。正常情况下，血糖的来源和去路保持平衡。血糖浓度的相对恒定，对于保持机体正常活动有着极其重要的作用。神经、激素及肝脏、肾等器官的调节作用，特别是肝脏的调节作用，对维持血糖恒定起着重要作用。

（一）糖的来源与去路

1. 来源　血液中的葡萄糖来源主要有：①食物中的糖类物质，在胃肠中消化，以单糖的形式被吸收进入血中，是血糖的主要来源。②肝贮存的糖原分解成葡萄糖入血，是空腹时血糖的直接来源。③糖异生作用，在禁食情况下，肝脏可将甘油、某些有机酸及牛糖氨基酸等非糖物质通过糖异生作用转变成葡萄糖以补充血糖。④单糖的转化，肝脏可以将饮食中摄取的其他己糖如果糖、半乳糖等转变为葡萄糖。

2. 去路　组织细胞的摄取和利用是血糖的去路，包括：①氧化分解供能。通过有氧氧化和无氧酵解产生 ATP 是血糖的主要去路。②肝脏和肌肉等组织将葡萄糖合成糖原而贮存。③转变为非糖物质，如甘油、脂肪酸、非必需氨基酸等以合成脂肪、蛋白质。④转变成其他糖及糖食物中的糖衍生物，如核糖、脱氧核糖、氨基多糖。

（二）血糖浓度的调节

1. 肝脏的调节作用　肝脏从器官水平通过神经—激素的作用，使肝细胞内各种糖代谢途径的酶活性改变从而达到调节血糖浓度的目的。而且有些代谢途径为肝脏所特有。肝脏对糖代谢具有双向调控功能。当血糖浓度低于正常时，肝脏通过特有的葡萄糖 -6-

磷酸酶将贮存的肝糖原分解,使血糖浓度升高,同时肝内糖异生作用也加强;当血糖浓度高于正常时,可直接促进肝脏等组织摄取葡萄,肝糖原的合成作用加强,并抑制肝糖原的分解,促进糖转变为脂肪,同时,肝内糖异生作用减弱,使血糖浓度降低。

2. **神经系统的调节作用**　神经系统主要通过下丘脑和自主神经系统控制激素的分泌,后者影响糖代谢途径中关键酶的活性,最终达到调控目的。

3. **激素的调节作用**　根据激素对血糖调节作用的效果,可分为两组:

(1) 降低血糖浓度的激素:胰岛素(insulin)是降低血糖浓度的主要激素。它是胰岛 β 细胞分泌的一种蛋白类激素。胰岛素以单肽链前胰岛素形式合成并贮存于胰岛 β 细胞。在特殊酶的作用下,前胰岛素断裂,产生活性胰岛素和无活性 C 肽,释放入血液循环。其中仅活性胰岛素能促进葡萄糖被细胞摄取和利用,前胰岛素和 C 肽均无此作用。

胰岛素的作用:①加快葡萄糖通过肌肉和脂肪细胞的转运速率;②促进糖原合成;③加速糖的氧化分解;④促进糖转变为脂肪;⑤抑制糖异生。结果是使血糖浓度降低。

(2) 升高血糖浓度的激素:①胰高血糖素和肾上腺素,肾上腺素是肾上腺髓质分泌的一种胺类激素。胰高血糖素是胰腺 α 细胞分泌的一种多肽类激素。这两种激素都能促进肝糖原分解和糖异生加强,升高血糖。②糖皮质激素,是由肾上腺皮质分泌的类固醇激素,主要是促进糖异生和促进单糖的吸收。③甲状腺素,是由甲状腺分泌的氨基酸类激素。它对糖代谢的影响是两方面的,既能促进单糖吸收,加速糖原分解和糖异生作用,使血糖升高;又可促进糖酵解和糖的有氧氧化作用,使血糖下降。但总的趋势是:使血糖浓度升高。

二、糖代谢紊乱

许多疾病都影响糖代谢,如内分泌失调、肝、肾疾病、神经功能紊乱,酶的遗传缺陷、某些维生素的缺乏和药物等都能引起糖代谢异常或障碍。糖代谢异常或障碍常以血糖浓度改变为特征,但血糖浓度的一过性改变不是糖代谢异常。

(一)高血糖症与糖尿病

1. **概念**　高血糖症(hyperglycemia)是指空腹血糖浓度超过 7.3mmol/L。若血糖浓度高于肾糖阈值 9.0mmol/L,则出现尿糖。高血糖症有生理性和病理性之分,临床上最常见的病理性高血糖症是糖尿病(diabetes mellitus,DM)。糖尿病是一种复杂的慢性代谢性疾病,因胰岛素相对或绝对不足,或利用缺陷引起。糖尿病的临床特征是血糖浓度持续升高,甚至出现糖尿。长期糖尿病常伴有脂类、蛋白质代谢紊乱,水、电解质紊乱及酸碱平衡失调,甚至出现一系列并发症如眼、肾的微血管病变及神经病变,严重者可致死亡。

2. **糖尿病的诊断标准**　症状＋随机血浆葡萄糖≥11.1mmol/L(200mg/dl),或空腹血浆葡萄糖≥7.0mmol/L(126mg/dl),或口服糖耐量试验中两小时血浆葡萄糖≥11.1mmol/L(200mg/dl)。症状不典型者,需另一天再次证实,但不主张做第三次口服糖耐量试验。随机血糖是指一天中的任一时间采血测得的血糖浓度。此新的诊断标准正在全球范围广泛讨论中,1999 年 10 月我国糖尿病学会即开始采纳新的诊断标准。

3. **糖尿病的分类**　一般分为三类:

(1) 胰岛素依赖型糖尿病(insulin dependent diabetes mellitus,IDDM),也称为 1 型糖尿病:此型好发于青春期,对胰岛素治疗敏感。

(2) 胰岛素非依赖型糖尿病(noninsulin dependent diabetes mellitus,NIDDM),也称为 2

型糖尿病：常见于中年肥胖患者，此型病变靶细胞膜上胰岛素受体数减少或者缺陷，因而对胰岛素治疗不敏感。

（3）继发性糖尿病：如继发于嗜铬细胞瘤、库欣病等，还可为其他因素如紧张或药物等引起的一过性的高血糖。

4. 糖尿病的代谢变化　糖尿病会导致糖、蛋白质和脂肪代谢的改变，表现为高血糖症和糖尿，高脂血症和酮酸血症及乳酸血症等。

（1）高血糖症：其原因有肝糖原分解增加；肌细胞蛋白质动员加强，氨基酸转化成葡萄糖等糖异生加强；血糖来源增加。而血糖去路，如肌组织和脂肪组织对葡萄糖摄取减少。

（2）糖尿、多尿及水盐丢失：血糖过高超过肾糖阈时出现尿糖，严重者尿中会有酮体出现。尿液中葡萄糖和酮体分泌增加产生渗透性利尿，引起多尿及水盐丢失。

（3）高脂血症和高胆固醇血症：糖尿病时，脂肪组织动员加强，脂肪酸转变成乙酰CoA，生成酮体和胆固醇后进入血液。

（4）酮血症：当酮体产生过多，超过肝外组织的氧化能力时，会形成酮血症和酮尿。酮体中除丙酮为中性外，乙酰乙酸和 β- 羟丁酸均为酸性物质，产生过多进入血液会导致酸中毒。

严重的糖尿病由于脂肪分解过多，丙酮酸无氧酵解成乳酸作用加强，可能引起乳酸症。血液高渗透性和酮酸中毒可引起休克。

（二）低血糖症

1. 概念　血糖浓度低于 2.2mmol/L（葡萄糖氧化酶法）称低血糖症（hypoglycemia），临床出现一系列因血糖浓度过低引起的综合征。低血糖症可由于血糖的来源小于去路，即食入糖减少，肝糖原分解少，或非糖物转化为葡萄糖减少；也可以是组织消耗利用葡萄糖增多和加快所致。具体包括：①激素效应：胰岛素过剩；胰岛素分泌过多；肾上腺皮质和垂体功能低下所引起的 ACTH 缺乏；生长激素缺乏。②肝病变如肝功能严重损伤所引起肝糖原减少和糖异生作用严重障碍。③长期饥饿或剧烈运动时代谢率增加，血糖消耗过多，也可出现低血糖。

2. 分类　常用临床分类法（表 8-3）。

表 8-3　低血糖的临床分类

空腹性低血糖症	①高胰岛素血症：良性、恶性和多发性胰岛瘤，胰岛细胞增殖症；②非胰性肿瘤；③内分泌系统疾病：垂体、下丘脑、肾上腺等；④先天性代谢疾病：糖原贮积病；⑤自身免疫性疾病；⑥肝和肾疾病；⑦各型新生儿低血糖症；⑧饥饿
刺激性低血糖症	①外源性低血糖因子：药物、毒物；②反应性低血糖症；③酒精性低血糖症；④半乳糖血症

（1）空腹性低血糖：正常人一般不会因为饥饿而发生低血糖。成年人空腹时发生低血糖症往往是由于葡萄糖利用过多或生成不足。

（2）刺激性低血糖：空腹时低血糖不明显，当给予适当的刺激，如进食会诱发低血糖。临床上用胰岛素治疗糖尿病不当时可能引起低血糖，也可由干扰糖异生或促进利用的药物、毒物或半乳糖、果糖引起低血糖。餐后性低血糖症为刺激性低血糖症的一大类。餐后性低血糖症按病史与口服糖耐量反应类型可分为 3 型：①功能性低血糖症（反应性低血糖症):发生于餐后或口服糖耐量 2~5 小时的暂时性低血糖。多见于心理动力学异常的年轻妇女。患者有交感和副交感神经兴奋的症状。②Ⅱ型糖尿病或糖耐量受伴有的低血糖症:患者空腹血糖正常,在口服糖耐量后,前 2 小时似糖耐量受损或Ⅱ型糖尿病,但食入葡萄糖后 3~5 小时,血糖浓度迅速降至最低点。其原因可能是持续高血糖引起的胰岛素延迟分泌,出现高胰岛素血症所致。③营养性低血糖症发生于餐后 1~3 小时。患者多有上消化道手术或迷走神经切除史。由于胃迅速排空,使葡萄糖吸收增快,血糖浓度明显增高并刺激胰岛素一过性分泌过多,导致低血糖。

第三节 血脂及血浆脂蛋白概述

血脂代谢异常与动脉粥样硬化(atherosclerosis,AS)的发生和发展有密切的关系,而且对冠心病急性事件(不稳定型心绞痛、急性心肌梗死和冠脉猝死)的发生起重要作用。血脂与动脉粥样硬化发生机制的研究已有 80 余年的历史。早在 1916 年就已证明给兔喂饲高胆固醇食物可在短期内引起兔动脉粥样硬化。但从临床角度开展血脂与心血管疾病的研究则始于 20 世纪 50 年代初。近 20 年来有关脂蛋白在体内的代谢研究取得了很大进展,最突出的例子是美国 Goldstein 和 Brown 由于发现低密度脂蛋白受体(low density lipoprotein receptor,LDL 受体),并阐明了低密度脂蛋白(low density lipoprotein,LDL)的体内代谢机制,于 1985 年荣获诺贝尔医学奖。一系列大规模的临床试验业已肯定,降低血浆胆固醇水平是冠心病一级和二级预防的有效措施。大量前瞻性的研究证实,富含甘油三酯(triglyceride,TG)的脂蛋白是冠心病(coronary heart disease,CHD)的独立危险因子,TG 增加表明患者存在代谢异常综合征,需进行治疗。血脂、血浆脂蛋白及载脂蛋白检验已成为 AS 和心、脑血管疾病诊断、治疗和预防的重要实验室指标。对高脂蛋白血症与异常脂蛋白的诊断,具有非常重要的价值。

血脂及血浆脂蛋白

血脂是血浆中的中性脂肪(甘油三酯和胆固醇)和类脂(磷脂、糖脂、固醇、类固醇)的总称。血脂中的主要成分是 TG 和胆固醇(cholesterol,C),其中甘油三酯参与人体内能量代谢,而胆固醇则主要用于合成细胞膜性物质、类固醇激素和胆酸。脂类难溶于水,正常血浆脂类物质与蛋白质结合,以脂蛋白的形式存在。

(一)血浆脂蛋白的分类

目前常用脂蛋白分类法有两种。超速离心法是根据脂蛋白在一定密度的介质中漂浮速率不同而进行分离的方法。用超速离心方法,可将血浆脂蛋白分为四大类:乳糜微粒(chylomicron,CM)、极低密度脂蛋白(very low density lipoprotein,VLDL)、低密度脂蛋白(low density lipoprotein、LDL)和高密度脂蛋白(high density lipoprotein、HDL)。这四类脂蛋白的密度依次增加,而颗粒则依次变小。病理情况下,VLDL 与 LDL 之间出现中间密度脂蛋白(intermediate density lipoprotein,IDL),另外,还有脂蛋白(a)〔lipoprotein(a),LP(a)〕,它的密度在 LDL 与 HDL 之间,并与此二者重叠。Lp(a)结构与 LDL 相似,所不同的是 Lp(a)含特殊的载脂蛋白(a)。

电泳法是根据不同密度的脂蛋白所含蛋白质的表面电荷不同,利用电泳将其分离并与血浆蛋白质的迁移率比较以判断其部位。利用琼脂糖电泳法,血浆脂蛋白可分为:位于原点不移动的乳糜微粒、前-β、β 和 α 四条脂蛋白区带,分别相当于超速离心法中分出的 CM、VLDL、LDL 以及 HDL。IDL 也有 β 移动度,在 IDL 异常增加时可出现宽 β 带,Lp(a)也在前-β 带,但不易分离清楚。

(二)血浆脂蛋白的组成与结构

血浆脂蛋白主要由蛋白质、甘油三酯、磷脂(phospholipids,PL)、游离胆固醇(free cholesterol,FC)及胆固醇酯(cholesterol ester,CE)等成分组成,但其组成比例及含量却相差很大(表 8-4)。CM 颗粒最大,含 TG 含量最多,达 90%~95%,蛋白质含量最少,约 1%~2%,密度最小,小于 0.95,血浆(清)静置即可漂浮。VLDL 含 TG 较 CM 少,约 50%~65%,但其蛋白含量较 CM 多,占 5%~10%,密度较 CM 大。LDL 含 FC 及 CE 最多,占 45%~50%。HDL 含蛋白量最高,约 50%,密度最高,颗粒最小(表 8-4)。

表 8-4　血浆脂蛋白的物理和化学特性

脂蛋白	密度	电泳	漂浮率	颗粒直径(nm)	化学组成(%)				
					TG	CE	FC	PL	蛋白质
CM	<0.95	原位	>100	80~1200	90~95	2~4	1	2~6	1~2
VLDL	0.95~1.06	前-β	200~400	30~80	50~65	8~14	4~7	12~16	5~10
IDL	1.006~1.019	β	12~20	30~40	22	33	9	19	22
LDL	1.019~1.063	β	0~12	18~30	4	35~45	6~15	18~22	22~26
HDL	1.063~1.21	α	沉降	5~12	3	15~20	5	25~30	45~59
Lp(a)	1.050~1.130	前-β	0~2	25~35	3	36	9	18	34

注:漂浮率(Sf)指 NaCl 溶液密度为 1.063,26℃时的漂浮率

成熟的血浆脂蛋白大致为球形颗粒,由两大部分组成,即疏水性的内核和亲水性的外壳(图 8-1)。内核由不同量的 CE 与 TG 组成,表层由载脂蛋白、PL 及 FC 组成,FC 及 PL 的极性基团向外露在血浆中,载脂蛋白是兼性化合物,它的疏水部分掩蔽在脂蛋白中,而亲水部分突出于脂蛋白颗粒的表面。这种结构使脂蛋白能溶于水,并可以与酶和细胞表面的受体接触,在脂蛋白代谢中起关键作用。脂蛋白颗粒之间内核及外壳中各种成分在不断地进行交换,脂蛋白的密度和颗粒大小也是连续变化的。因此,在进行血浆脂蛋白分离时,各种脂蛋白间常有重叠。近年来,随着人们对血浆脂蛋白的深入研究,发现各种脂蛋白自身也很不均一。基于其颗粒大小和(或)脂质组成不同,各类脂蛋白可再分为多种

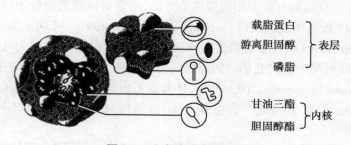

图 8-1　血浆脂蛋白结构图

亚类,如 HDL 存在 HDL$_2$、HDL$_3$ 等亚类。各亚类脂蛋白的代谢有差异。

(三) 载脂蛋白

脂蛋白的蛋白部分称为载脂蛋白(apolipoprotein,Apo),具有结合与转运脂质及稳定脂蛋白结构等功能。已发现有 20 多种。Apo 种类的命名是按 1972 年 Alaupovic 建议的命名方法,用英文字母顺序编码,分为 ApoA、B、C、D、E、F、G、H、I、J 等。由于氨基酸组成的差异,每一型又可分若干亚型。例如,ApoA 可分 A I、A II、A IV;ApoB 可分 B$_{48}$、B$_{100}$;ApoC 可分 C I、C II、C III 等。一般认为,载脂蛋白至少有下列五方面的功能:①与脂质的亲和作用使脂质溶于水性介质中。②运转胆固醇和甘油三酯。③作为脂蛋白外壳的结构成分,与脂蛋白外生物信息相联系。④以配体的形式作为脂蛋白与特异受体的连接物。⑤激活某些与血浆脂蛋白代谢有关的酶类,例如:ApoA I 和 C I 能激活卵磷脂 - 胆固醇酰基转移酶(lecithin-cholesterol acetyl transferase,LCAT)。

第四节　肝脏功能概述

肝脏是体内最大的实质性器官,成人肝重 1.2~1.5kg,占体重的 2%;青少年肝脏占体重的 5%。肝脏具有特殊的组织结构,对维持机体内外环境的稳定起着重要的作用。

肝脏有双重血液供应,其中腹主动脉的分支肝动脉为肝细胞提供氧,其提供的血液量占肝细胞总供血量的 25%;门静脉将肠壁的血液回流至肝,以供应肝组织营养,它提供肝的总供血量的 75%。肝脏有双重输出管道,肝静脉将肝细胞代谢降解物带出肝组织后,注入下腔静脉,维持肝细胞代谢内环境的稳定;胆道系统是肝脏特有的管道结构,由肝细胞分泌的胆汁进入胆道,体内的脂溶性物质及其代谢产物由此处排出体外。

肝细胞是机体内唯一的具有再生能力的实质细胞,而且再生能力很强。新生肝细胞有两种来源,即由已分化的肝细胞增殖而来和由肝内未分化的小叶内胆管上皮细胞分裂面来。

一、肝脏的生物化学功能

肝脏具有多种生物化学功能,除了与其他组织器官相同的功能外,还具有一些重要功能,如排泄、物质代谢和生物转化功能。

(一) 排泄功能

胆汁酸、胆红素、氨等均在肝脏进行代谢、转化和排泄。

1. 胆汁酸代谢

(1) 胆汁的分泌:由肝细胞分泌的胆汁(bile),不仅能促进脂类的消化吸收,同时能将体内某些代谢产物及生物转化产物如胆固醇、胆红素及药物、毒物等异物不断地排入肠道,并随粪便排出体外。正常人肝细胞每天分泌 500~1000ml 液体,呈金黄色透明澄清,比重约 1.01,称为肝胆汁。肝胆汁进入胆囊后,由于胆囊壁分泌大量黏液物质以及对部分水和钠的重吸收,浓缩成 300~700ml,呈暗褐色不透明黏稠液,比重约 1.04,称为胆囊胆汁,储存于胆囊,经胆总管排入十二指肠。无论是肝胆汁还是胆囊胆汁,均有苦味,其组成除水之外,还含有许多固体物质,其中以胆汁酸(Bile acid)含量最高,占总固体物质的一半以上,除此以外,还有卵磷脂、蛋白质、脂肪酸和胆固醇。胆汁酸由肝细胞合成和分泌,随胆汁排泄。因胆汁酸多以钠盐和钾盐形式存在,因此,又称胆汁酸盐(简称胆盐)。

(2) 胆汁酸生成及种类:胆汁酸是胆汁中存在的一大类胆烷酸的总称,按其来源分为初级胆酸(primary bile acid)或次级胆酸(secondary bile acid);按其是否与甘氨酸及牛磺酸结合又分为结合胆酸(conjugated bile acid)和游离胆酸(free bile acid)。

初级胆酸在肝脏生成,分为游离初级胆酸和结合初级胆酸。在肝细胞内以胆固醇为原料,经过一系列酶促反应生成胆酸和鹅脱氧胆酸,称初级游离胆酸。初级游离胆酸分别与甘氨酸或牛磺酸结合生成的甘氨胆酸、甘氨鹅脱氧胆酸、牛磺胆酸与牛磺鹅脱氧胆酸,统称初级结合胆酸。

初级胆酸经胆道排至肠道,在细菌的作用下水解酰胺键、脱出 7 位的羟基生成脱氧胆酸及石胆酸,称游离次级胆酸。游离次级胆酸在肠道分别与甘氨酸及牛磺酸结合生成甘氨石胆酸、甘氨脱氧胆酸、牛磺石胆酸与牛磺脱氧胆酸,称次级结合胆酸。

(3) 胆汁酸肠肝循环:由肠道吸收的各类胆汁酸经门静脉重回肝脏,肝细胞将游离胆汁酸再合成为结合型胆汁酸,重吸收和新合成的结合胆酸一起,再排入肠道,称胆汁酸的肠肝循环。胆汁酸每天经肠肝循环 6~12 次,从肠道重吸收入肝的胆汁共达 12~32g,从而维持肠内胆汁酸盐的浓度,以利于脂类消化吸收的正常进行。

(4) 胆汁酸的功能:①促进脂类消化,胆汁酸具有亲水和疏水两种基团。能降低油/水两相的表面张力,使脂类乳化,因此,扩大了脂肪与肠酯酶的接触面,并激活胰酯酶,从而加速脂类消化。②促进脂类吸收,胆汁酸盐与甘油一酯、胆固醇、磷脂、脂溶性维生素等组成可溶性混合微团乳糜微粒(CM),有利于脂类物质透过肠黏膜表面水层,促进脂类吸收。③抑制胆固醇从胆汁中析出沉淀:胆汁在胆囊中浓缩后,胆固醇从胆汁中析出沉淀,胆汁酸作为强乳剂,使胆固醇在胆汁中以溶解态形式存在,抑制了肝胆结石的形成。

2. 胆红素代谢　胆色素是血红蛋白的辅基——铁卟啉在体内代谢产物的总称,包括胆红素、胆绿素、尿胆素原、粪胆素原、尿胆素、粪胆素等化合物,其中以胆红素(bilirubin)为主。胆红素有结合胆红素和未结合胆红素两种,未结合胆红素在单核吞噬细胞系统(骨髓、脾)生成,结合胆红素由未结合胆红素在肝内随胆汁排泄。

(1) 未结合胆红素(unconjugated bilirubin)的来源:成熟红细胞的正常寿命为 100~200 天,每天约有相当于 7.5g 血红蛋白的红细胞衰老,在单核吞噬细胞系统(骨衰老红细胞被吞噬细胞破坏后释放出血红蛋白。血红蛋白由珠蛋白与血红蛋白脱去珠蛋白分离出血红素。血红素在微粒体血红素加氧酶催化下释放 CO 和铁,形成胆绿素。胆绿素在胆绿素还原酶催化下,迅速还原为胆红素,此时胆红素呈游艺机离态,又称未结合胆红素。未结合胆红素分子量很小(585),具亲脂性,故很易透过细胞膜,对细胞产生毒性作用;未结合胆红素不能与偶氮试剂直接起反应,必须加速乙醇或尿素等加速破坏分子内部的氢键后才能反应,故又称间接胆红素。

(2) 未结合胆红素的运输:在单核吞噬细胞系统(骨髓、肝、脾)中生成的未结合肝脏。进入血液中的未结合胆红素立即与白蛋白结合,以"未结合胆红素 - 白蛋白复合体"形式运输。因为白蛋白呈水溶性,且分子量大(69 000),所以这种复合体有利于未结合胆红素的运输,同时又限制了未结合胆红素透过细胞膜。正常人血液中未结合胆红素 <0.8mg/dl(13.7μmol/L),占总胆红素的 4/5。

(3) 结合胆红素(conjugated bilirubin)的生成:肝细胞摄取白蛋白运载的未结合胆红

素,在内质网进行转化,在葡萄糖醛酸转移酶催化下,一分子胆红素与两分子葡萄糖醛酸合成胆红素双葡萄糖醛酸(diconjugated bilirubin)酯,或与一分子葡萄糖醛酸生成胆红素单葡萄糖醛酸(monoconjugated bilirubin)脂。胆红素单葡萄糖醛酸酯和双葡萄糖醛酸酯统称结合胆红素,其分子量较大(分别为 769,937),呈水溶性,不易透过生物膜,对细胞有毒性小。结合胆红素能与偶氮试剂直接反应,又称直接胆红素。结合胆红素在肝细胞内质网合成后由高尔基体排入毛细胆管,最终通过总胆管排入小肠。

(4) 结合胆红素转运:经过肝细胞转化生成的结合胆红素,大多数(每天约 250~300mg)排入小肠继续代谢,少量经胆总管壁的门静脉重吸收入肝,极少部分直接进入体循环。重吸收入肝的结合胆红素,大多又随胆汁再排入小肠。血、尿中结合胆红素由此而来。正常人血中结合胆红素浓度占总胆红素的 1/5,浓度 <0.1mg/dl(1.7μmol/L)。血中结合胆红素大多与白蛋白结合,即以"结合胆红素 - 白蛋白复合体"形式运输;少量与低分子肽(分子量为数千)结合,即以"结合胆红素 - 低分子肽复合体"形式运输。其中只有"结合胆红素 - 低分子肽复合体"能够通过肾小球滤过膜,但其量甚微,故正常人尿中一般测不出结合胆红素。

(5) 结合胆红素代谢:肝脏合成的结合胆红素随胆汁排入小肠,在小肠下端的肠道细菌作用下,先脱去葡萄糖醛酸,再逐步还原为无色的尿胆原和粪胆原,总称胆素原。约 80%~90% 的胆素原在肠道下端或随大便排出时与空气接触,进一步被氧化成粪胆素,此为大便颜色的主要来源。胆道梗阻时,因结合胆红素不能排入肠腔,则不能形成胆素原和粪胆素,大便呈灰白色。在小肠下段生成的胆素原,约 10%~20% 经门静脉得吸收入肝,其中大部分再经胆道排入肠腔,形成胆色素的肠肝循环。小部分通过肝静脉进入体循环,经肾随尿排出,尿中胆素原可进一步氧化成尿胆素,成为尿颜色的主要来源。

正常人血中胆红素含量甚少,大部分是未结合胆红素,故胆红素定性试验为间接反应弱阳性,直接反应阴性;尿中尿胆原及尿胆素含量很少,无胆红素,大便中有粪胆原和粪胆素。

(二)物质代谢功能

1. 营养物质代谢

(1) 在蛋白质代谢中的作用:合成蛋白质是肝脏最重要的代谢功能之一。肝脏合成 100 种血浆蛋白,其中比较重要的有前白蛋白(pre-albumin)、白蛋白、凝血因子(coagulation factor)及转铁蛋白(transferrin)。肝脏还合成多种酶,如多种肝内酶、血浆功能酶等。

(2) 在氨基酸代谢中的作用:①合成尿素。②合成重要的含氮化合物。③调节血液中氨基酸的比例。

(3) 在糖代谢中的作用:肝脏通过肝糖原储存与动员及糖异生作用来维持血糖水平的稳定。

(4) 在脂代谢中的作用:肝脏除了进行脂肪酸的 β- 氧化、产生酮体、合成脂肪酸、胆固醇、磷脂酰胆碱等一般反应外,还能完成一些其他的重要脂类代谢过程。包括合成载脂蛋白 A1、B100、C I、C II、C III 等;参与血浆脂蛋白代谢,如处理 CM 的残余颗粒,合成 VLDL、HDL 等。

2. 激素及维生素代谢

(1) 在激素代谢中的作用:正常情况下,各种激素的生成与灭活处于平衡状态,使各种激素在体内保持一定浓度。激素的灭活主要在肝脏进行,灭活过程调控了激素的作用时间和强度,灭活后的产物大部分由尿排出。当肝脏疾病时,肝脏对激素的灭活功能降低,使某些激素在体内堆积而引起物质代谢紊乱。如醛固酮、抗利尿激素在体内堆积,引起水、钠滞留;雌激素过多可使局部小动脉扩张,出现"蜘蛛痣"或"肝掌"。

(2) 在维生素代谢中的作用:多种维生素能在肝细胞内储存并进行转化。在肝内储存较多的是维生素 A、D 和 B_{12}。另外,维生素 D_3 羟化生成 25- 羟维生素 D_3、全反式 - 视黄醇转变为 11- 顺视黄醛、维生素 B_1 生成焦磷酸硫胺素(TPP),以及叶酸转化成 N_5、N_{10}- 甲酰四氢叶酸等反应的过程均在肝细胞中进行。

(三) 肝脏的生物转化

1. 生物转化的概念 机体对许多外源性或内源性非营养物质进行化学转变,增加其水溶性(或极性),使其易随胆汁、尿排出,这种体内变化过程称生物转化(biotransformation)。体内生物转化的主要器官是肝脏,其他许多组织如肺、肠、肾等也有一定的生物转化功能。

2. 生物转化的物质 生物转化的内源性非营养物有体内代谢过程生成的氨、胺、胆色素、激素等物质。外源性非营养物为摄入体内的药物、毒物、食品防腐剂、色素等。

3. 生物转化的特点

①连续性:非营养物质在肝脏内进行的生物转化是在一系列酶的催化下连续进行的化学反应,最终将这些物质清除至体外。②多样性:在连续的化学反应中,非营养物质有的经过第一相的氧化、水解及还原可以清除,有的还要经过第二相结合反应才能清除。③失活与活化双重性:经过生物转化,有的非营养物质的活性基团被遮蔽而失去活性;有的却获得活性基团而被活化。表现出生物转化的双重性特点。

4. 生物转化的生理意义 对体内生物活性物质进行灭活,同时有利于排除废物及异物,具有保护机体的作用,如激素的灭活、胺的解毒等。对外源物质的生物转化,有时反而出现毒性或致癌、致畸等作用,如 3,4- 苯并芘转化后生成致癌性物质,但易于排出体外。

二、肝脏疾病的生化改变

(一) 胆红素代谢障碍(黄疸)

正常人体内胆红素代谢处于动态平衡,血中胆红素含量极少,约 1.0mg/dl(17.1μmol/L)以下,如果未结合胆红素生成过多,或肝处理未结合胆红素能力下降,或结合胆红素排泄障碍,都可使血中胆红素浓度增高,出现高胆红素血症。巩膜或皮肤中因含有较多的弹性蛋白,与胆红素有较强的亲和力,易导致皮肤、巩膜和黏膜等组织黄染,临床上称为黄疸(jaundice)。一般血清中胆红素浓度超过 2mg/dl 时,肉眼即可看出组织黄染;当血清胆红素达 7~8mg/dl 以上时,黄疸较为明显。胆红素虽超过正常范围,但仍在 2mg/L 以内时,肉眼尚不能观察,则称为隐性黄疸。临床上根据造成黄疸的原因将其分为溶血性黄疸、肝细胞性黄疸和阻塞性黄疸三大类型。

(二) 血浆酶异常

肝脏疾病时多种血浆酶活性发生改变。肝细胞损伤时,来自肝脏的血浆特异性酶的活性降低,而来自肝脏的血浆非特异性酶的活性升高。肝脏阻塞性疾病、肝硬化时,血浆中非特异性酶活性也会升高。各种肝病时来自胞质、线粒体、细胞膜的酶在血中水平升高,升高程度与肝病的类型有关,其中丙氨酸氨基转移酶(alamine aminotrans-ferase,ALT)、门冬氨酸氨基转移酶(aspartate aminotransferase,AST)、碱性磷酸酶(alkaline phosphatase,ALP)、γ-谷氨酰基转肽酶(γ-glutamyltransferase,GGT)是临床判断肝脏疾病常用的检测指标。

1. **肝脏合成酶类**　如胆碱酯酶(cholinesterase)、凝血因子、铜蓝蛋白等,经细胞粗面内质网处合成,在高尔基体处加工、修饰,最后通过肝细胞膜分泌到血浆。进入血浆的酶具有生理功能。肝细胞功能障碍时,这类酶的合成、加工、修饰及分泌受到影响,血中水平下降。

2. **肝细胞内酶**　ALT、AST 分别分布在肝细胞的胞质及线粒体中。ALT 主要分布在胞质中,线粒体中的 ALT 含量低,且不稳定,故血清中 ALT 主要来自胞质。血清 AST 分别来自胞质或线粒体,这两种 AST 同工酶的一级结构、动力学性质、电泳迁移率及免疫特性不同,但具有相同的催化功能。病毒性肝炎可造成肝细胞的损伤,早期肝细胞膜的通透性升高,胞质中的氨基转移酶会进入肝窦,由此进入血液;随着感染的加重也会累及线粒体,使线粒体膜通透性发生改变,线粒体内的氨基转移酶也会进入血中,使其升高。

3. **肝脏阻塞性疾病酶活性改变**　ALP 在肝窦状隙,中央静脉和外周静脉的内皮细胞中含量最高,而在胆小管的含量较低。GGT 在门管区的胆小管、胆管的内皮细胞活性高,在 Diss 腔中的脂肪细胞中也含有丰富的 GGT。病理肝组织常见胆小管和胆管上皮细胞中 GGT 活性明显升高。肝病时 ALP、GGT 活性升高与肝细胞合成功能增强有关。在胆汁淤积的患者血中发现富含 ALP、GCT 的细胞碎片,提示血浆中这类酶类活性增加与肝细胞碎片进入血中有关。由于胆汁淤积且与胆小管、胆道上皮细胞接触时间延长,此类上皮细胞溶解,这类酶从细胞中释放出来。

4. **肝硬化疾病酶活性改变**　肝硬化呈弥散性纤维化伴结节状的肝细胞增生。临床表现有门脉高压、腹水、胃底和食管静脉曲张、黄疸等。肝硬化时除了血浆蛋白下降、凝血时间延长、胆固醇合成降低及对胰岛素的耐受力降低外,还有酶活性的变化。

单胺氧化酶(MAO)又称赖氨酰氧化酶,存在于肝、胃、脑等组织的线粒体中,参加体内胺类代谢。存在于结缔组织中有 MAO 是一种细胞外酶,对结缔组织的胶原纤维生成起重要作用。肝硬化时,纤维化现象十分活跃,MAO 活性明显增强。而在急性肝病时由于肝细胞坏死少,纤维化现象不明显,MAO 活性正常或轻度增加;急性肝坏死由于肝细胞中线粒体破坏,其中 MAO 进入血清,血清中 MAO 活性明显升高。肝硬化时由于胆汁的淤积,可出现 ALP、GGT 上升。

(三) 血浆蛋白异常

肝脏是血浆蛋白合成的重要部位。合成蛋白质的质与量可反映肝功能受损程度。当蛋白质合成降低时,血液循环中前白蛋白、白蛋白、α-抗胰蛋白酶、纤维蛋白原、铜蓝蛋白、转铁蛋白、凝血酶等低分子量的蛋白质水平下降,而肝脏对损伤、炎症反应的表现为急性时相反应蛋白合成上升。血浆蛋白的改变与肝细胞受损的方式、严重程度、时间长短有关。如急性肝功能不全时,血中蛋白质种类及总蛋白的变化很小,但慢性肝病中,血清白蛋白下降而 γ-球蛋白上升。从血浆蛋白电泳或免疫电泳不同区带的定量分析中可以得到有关的诊断信息。血浆蛋白测定可以提供肝脏疾病的预后资料,如血浆白蛋白、γ-球蛋白多次检查结果在正常水平表示急性肝炎的预后良好。

第五节　肾脏功能概述

肾脏是人体重要的排泄器官。它通过排出代谢废物,调节水、电解质和酸碱平衡来维持机体内环境的相对稳定。通过肾脏功能检验可以评价肾脏的生理功能和疾病时肾脏的受损状态。

一、肾脏的结构

(一)肾脏的解剖学结构

肾脏呈扁豆形,左右成对,位于腹膜后侧。正常情况下成年人的肾脏平均长 10cm、宽 5cm、厚 4cm,两肾总重量约为 300g,占体重的 0.4%。

肾脏是实质器官,分为皮质和髓质两部分。外层为皮质,主要由肾小球和肾小管组成;内层为髓质,由肾锥体构成,主要包含髓袢、集合管和乳头管。

(二)肾脏的组织学结构

肾脏的基本结构和功能单位是肾单位(nephron),每个肾脏约含有 100 万个肾单位。每个肾单位由肾小球和肾小管两部分组成。

1. 肾小球(glomeruli)　位于肾皮质,由毛细血管球及肾球囊构成。

(1)毛细血管球:由入球小动脉、反复分支形成的毛细血管网、随后汇合而成的出球小动脉组成。

(2)肾球囊:包裹在毛细血管球外,连接肾小管,由两层上皮细胞构成:壁层位于外层,连接肾小管上皮细胞;脏层位于内层,与基底膜紧贴。两层之间为肾球囊腔(Bowman capsule)。

2. 肾小管　分为三个部分:

(1)近端小管(proximal tubule):包括曲部和直部,位于肾皮质,开始于肾小球囊,连接髓袢降支。

(2)髓袢(loop of Henle):分布于肾髓质,包括降支和升支两部分。

(3)远端小管(distal tubule):包括直部和曲部,位于肾皮质,紧邻肾小球入球旁器。

3. 集合管(collecting duct)　不包含在肾单位中,但在尿液浓缩稀释过程中起重要作用,故可把集合管看作肾小管的终末部分。

二、肾脏的功能

肾脏的主要生理功能是生成尿液,用以排泄人体代谢终产物如尿素、肌酐、尿酸等含氮物质等,同时回收保留有用的物质,调节水钠代谢,维持机体酸碱平衡。另外,肾脏还分泌一些生物活性物质,有调节血压、促进红细胞生成等功能。

(一)尿液的生成

尿液的生成主要通过肾小球滤过、肾小管重吸收、肾小管与集合管分泌三个步骤完成。

1. 肾小球滤过　血液流经肾小球毛细血管网时,血液中的水、小分子溶质和分子量较小的血浆蛋白质,均可以通过肾小球滤过膜进入肾球囊的囊腔中,形成原尿。原尿中除不含大分子的蛋白质和血细胞外,其渗透压、pH 值和溶质成分与血浆大致相同。

影响原尿生成的因素主要有三个:肾小球滤过膜的通透性、有效滤过压(effective filtration pressure)、肾血流量(renal plasma flow)。

(1)肾小球滤过膜:由三层结构组成,即肾小球毛细血管内皮细胞层、基底膜层和肾球囊上皮细胞层。肾小球滤过膜存在裂孔,它是肾小球滤过的结构基础。其屏障作用包括:①分子屏障,滤过的分子直径大小与裂孔大小有关。②电荷屏障,组成肾小球滤过膜的内皮细胞膜和上皮细胞膜上含有涎蛋白,基底膜上含有硫酸类肝素,从而使肾小球滤过膜带有负电荷,可阻止同样带负电荷的蛋白质(如白蛋白)通过。

(2)有效滤过压:有效滤过压是肾小球滤过的动力。

肾小球有效滤过压 = 肾小球毛细血管压 -(血浆胶体渗透压 + 肾球囊囊内压)

肾小球毛细血管血压为 60mmHg,血浆胶体渗透压为 25mmHg,肾球囊囊内压为 10mmHg,故肾小球有效滤过压为 25mmHg。

任何原因如出血、休克、低蛋白血症及尿路肿瘤、结石等引起其中一种因素发生改变,都会导致有效滤过压的相应变化。

(3)肾血流量:肾血流量是肾小球滤过的物质基础。可用肾小球滤过率(glomerular filtration rate,GFR)表示,即单位时间内两肾生成的原尿量。每分钟流经两个肾脏的血浆量为 1000~1200ml,从肾小球滤出生成的原尿约每分钟 120ml。

因此,肾小球的滤过功能在尿液的生成及肾脏排泄功能中占重要地位,GFR 可作为衡量肾脏功能的重要指标。

2. 肾小管重吸收 双侧肾脏一昼夜生成的原尿量达 180L,而最终排出的终尿量仅 0.5~1.5L,而且终尿与原尿中的溶质成分明显不同,说明肾小管将原尿中的水分和某些溶质全部或部分重吸收回血液。

不同物质的重吸收率不同:原尿中的葡萄糖和蛋白质等被完全重吸收;水的重吸收率高达 99%;电解质和氨基酸等大部分被重吸收;尿素小部分被重吸收;而肌酐则完全不被重吸收。

(1)近端小管:肾小管的重吸收作用主要在此段进行。原尿中的葡萄糖、氨基酸、微量蛋白质几乎全部在此处被重吸收,Na^+、K^+、Cl^-、HCO_3^- 等大部分在此段重吸收,水的重吸收率约为 65%。

肾小管对葡萄糖的重吸收有一个限度,当血液中葡萄糖浓度超过 8.9mmol/L 时,超出了肾小管的重吸收能力,葡萄糖就出现于尿液中,此浓度界限称为肾糖阈,它反映了肾小管重吸收葡萄糖的最大能力。

(2)髓袢:此段主要是通过"逆流倍增"效应使水分的重吸收率达 25%,尿容量进一步减少,滤液流量从 125ml/min 下降到 16~40ml/min。此段在尿液的浓缩稀释中起重要作用。

(3)远端小管:此段对水的重吸收率为 8%~9%,其重吸收量受抗利尿激素(ADH)和醛固酮的调节控制。此段参与机体对体液和酸碱平衡的调节,在维持机体内环境的稳定中起重要作用。

经过肾小管的重吸收以后,最终进入集合管的滤液不到原尿的 2%。

3. 肾小管与集合管分泌 肾小管和集合管的上皮细胞能够将细胞或血液中的一些物质转运到管腔中,这些物质包括:

（1）H^+、K^+、NH_4^+：为肾小管与集合管分泌的机体正常代谢产物。通过 H^+-Na^+ 交换达到分泌 H^+ 而重吸收 Na^+ 的目的。

远端小管与集合管分泌 NH_3 主要是以与原尿中 H^+ 结合成 NH_4^+ 的形式，这样不仅促进了排 H^+，也促进了 Na^+ 的重吸收。

尿液中的 K^+ 主要是由远端小管和集合管分泌。一般情况下有 Na^+ 的主动重吸收才会有 K^+ 的分泌，称为 K^+-Na^+ 交换，该交换过程受醛固酮的调控。K^+-Na^+ 交换与 H^+-Na^+ 交换存在相互抑制的现象。在肾小管与集合管中既存在 K^+ 的重吸收，又存在 K^+ 的分泌，一般而言，K^+ 的分泌量大于其重吸收量，因此，尿液中的 K^+ 主要来源于肾小管与集合管的分泌。

肾小管与集合管通过上述分泌及离子交换作用，调节机体电解质及酸碱平衡。

（2）对氨基马尿酸等是正常机体代谢产物，既能从肾小球滤过，又能从肾小管、集合管分泌。

（3）进入体内的一些外来物质，如酚红、青霉素等药物由肾小管与集合管分泌到尿液中。

（二）肾脏的内分泌功能

1. 肾素 - 血管紧张素 - 醛固酮系统（renin-angiotension-aldosterone system，RAAS）　肾缺血等情况能刺激肾素的分泌。肾素是由肾小球旁器分泌的一种蛋白水解酶，能使血管紧张素原水解成有活性的血管紧张素I。后者在肝、肾中的转换酶作用下生成血管紧张素 Ⅱ、Ⅲ，血管紧张素 Ⅱ、Ⅲ 直接使小动脉平滑肌收缩，血压上升；同时刺激肾上腺皮质，使醛固酮分泌增加，促进肾小管对水、Na^+ 重吸收，增加血容量，同样达到升高血压的作用。

2. 激肽释放酶 - 激肽 - 前列腺素（kallikrein-kinin-prostaglandin）系统　肾小管分泌激肽释放酶，水解激肽原生成激肽。激肽有舒张血管作用，同时作用于肾髓质的间质细胞及集合管上皮细胞，使前列腺素分泌增加。前列腺素可使血管扩张、血压下降，并可增大肾血流量。

3. 促红细胞生成素　促红细胞生成素（erythropoietin，EPO）可促进骨髓中红细胞的分化成熟。

4. 1α,25- 二羟维生素 D_3　由肾间质中的 1α- 羟化酶将 25- 羟维生素 D_3 转化为 1α, 25- 二羟维生素 D_3，后者参与钙、磷代谢的调节。

肾脏也是一些激素的代谢场所，对胃泌素、胰岛素等有灭活作用。另外，肾脏还是抗利尿激素、胰高血糖素、甲状旁腺激素、心房利钠因子等的靶器官，其功能受这些激素影响和调节。

第六节　心脏功能概述

心脏是人体最重要的器官之一，它和血管组成人体的血液循环系统。缺血性心脏疾病是心脏病中最常见的疾病之一，包括心绞痛和急性心肌梗死等，其中急性心肌梗死在我国发病率逐渐增加，早期诊断对于治疗十分重要，其诊断除根据临床症状和体征外，主要依靠实验室检查。本章主要介绍急性心肌梗死的常见实验室检测指标。

一、心脏的结构

心脏分成左心和右心,被房间隔和室间隔分开。左心室收缩射出的血液进入主动脉,流经全身毛细血管,通过上下腔静脉回到右心房,完成体循环。右心室射出的血液进入肺动脉,流过肺泡旁的毛细血管,与肺泡中的气体完成交换,经肺静脉回到左心房,完成肺循环。

心脏壁由三层组成,从内向外依次为心内膜、心肌和心外膜。心内膜主要由内皮、内皮下层和少许平滑肌组成。心肌层主要由心肌构成,心肌纤维呈螺旋状排列,大致可分为内纵、中环和外斜三层。心肌纤维多集合成束,肌束间有较多的结缔组织和丰富的毛细血管。

心外膜是心包膜的脏层,其结构为浆膜,它的表层是间皮,间皮下面是薄层结缔组织,与心肌层相连。心外膜中含血管和神经,并常有脂肪组织。心包膜壁层衬贴于心包内面,属于浆膜。壁层与脏层这间为心包腔,腔内有少量液体,使壁层与脏层湿润光滑,利于心脏搏动。

二、心脏的功能

心脏和血管组成机体的循环系统,血液循环的主要功能是完成体内的物质运输,运输代谢原料和代谢产物,使机体新陈代谢能不断进行;体内各内分泌腺分泌的激素或其他体液因素,通过血液的运输作用于相应的靶细胞,实现机体的体液调节。机体内环境的相对稳定和血液防卫功能的实现,也都有赖于血液的不断循环流动。心脏除循环功能外,还具有内分泌功能。心钠素是脊椎动物心脏分泌的激素,主要在心房肌经胞内合成,具有利尿、利钠、舒张血管和降血压作用,参与机体水电解质平衡、体液容量和血压的调节。除心钠素外,从哺乳动物的心肌组织中还提取分离出某些生物活性多肽,如抗心律失常肽和内源性洋地黄素等。

第七节　钾、钠、氯代谢基本知识

水和电解质是人体体液(body fluid)的主要组成成分,参与机体许多重要的生理和生化过程。正常情况下,体内具有一整套完善的缓冲和调节系统,以维持水、电解质及酸碱平衡状态。在病理情况下,这种稳定的平衡状态可能被破坏,造成水、电解质和酸碱平衡紊乱,特别在某些胃肠道疾病、感染性疾病、创伤或环境剧烈改变时,这些代谢紊乱使各系统和器官组织的生理功能进一步受到影响,严重时危及患者的生命。因此,水、电解质及酸碱平衡指标的常规检测已成为临床医师诊断、治疗许多疾病的重要参考资料。特别是在某些危重患者的抢救过程中,实验室提供的全面、快速、准确的电解质和酸碱平衡指标,可能成为疾病治疗甚至抢救患者生命的关键。

一、钠、钾、氯代谢

体液中电解质以 Na^+、K^+ 和 Cl^- 的含量最高,它们在维持体液渗透平衡及酸碱平衡过程中起着重要作用。机体通过各种途径对 Na^+、K^+ 和 Cl^- 等离子在体液中的分布进行调节,使机体各部分体液渗透压和容量维持在正常范围内。同时体液中 H^+ 浓度,即酸碱度的改变也常与水和电解质平衡的改变有关。在临床上,水和电解质平衡紊乱与酸碱平衡紊乱相互影响,具有非常密切的联系。

(一)体液中的电解质及其生理功能

1. 体液电解质的分布　以体液形式存在的水含有浓度不等的无机盐成分,这些无机盐和可溶性蛋白质常以离子形式存在,称为电解质。正常人细胞内外液电解质的分布及浓度由表8-5所示。需要注意的是,体液中的主要电解质在细胞内外液分布明显不均。细胞外液的阳离子以 Na^+ 为主,阴离子以 Cl^- 为主,其次是 HCO_3^-。细胞内液的阳离子以 K^+ 为主,阴离子以有机磷酸根(HPO_4^{2-})和蛋白质为主。由于大分子蛋白质及 Na^+、K^+ 等电解质均不易自由透过细胞膜,细胞内外液 Na^+、K^+ 浓度的明显差异主要依赖细胞膜上的钠泵维持,即 Na^+-K^+-ATP 酶的作用,而细胞内外的渗透平衡则靠水的跨膜自由移动来维持。

表 8-5　体液中各种电解质的含量

电解质	血浆 mmol/L 血浆	浆 mmol/L 水	细胞间液 mmol/L 水	细胞内液 mmol/L 水
阳离子				
Na^+	142	154	147	15
K^+	5	5.4	4	150
Ca^{2+}	5	5.4	2.5	2
Mg^{2+}	2	2.2	2.0	27
阳离子总量	154	167	155.5	194
阴离子				
HCO_3^-	27	29.3	30.0	10
Cl^-	103	111.8	114.0	1
HPO_4^{2-}	2	2.2	2.0	100
SO_4^{2-}	1	1.0	1.0	20
有机酸	5	5.4	7.5	—
蛋白质	16	17.3	1.0	63
阴离子总量	154	167	155.5	194

2. 体液电解质的生理功能　正常情况下,细胞内、外液的渗透压处于平衡状态。当细胞内外液中无机离子发生改变时,渗透压随之发生改变,导致水的跨膜移动,从而影响体液在细胞内外的分布。细胞外液中 Na^+ 含量较高,在维持细胞的渗透压及容量方面起着决定性的作用,而细胞内液的渗透压主要依靠 K^+ 来维持。体液中的电解质可形成缓冲体系,对体液中的酸、碱起缓冲作用,在维护体液的酸碱平衡中起重要作用。另外,K^+、Cl^- 在细胞内外液的分布及含量也对体液 pH 产生一定的影响。

体液中的 Na^+、K^+、Ca^{2+}、Mg^{2+} 等均可影响肌肉的兴奋性,它们对神经肌肉兴奋性的影响可用下式表示:

神经肌肉的兴奋性 $\propto$ {$[K^+]+[Na^+]$}/{$[Ca^{2+}]+[Mg^{2+}]+[H^+]$}

离子浓度对心肌的兴奋性也有一定的影响,它们的关系是:

心肌兴奋性 $\propto$ {$[Ca^{2+}]+[Na^+]+[OH^-]$}/{$[K^+]+[Mg^{2+}]+[H^+]$}

体液中无机离子对人体生理功能的影响,尤以血 K^+ 及血 Ca^{2+} 浓度变化最为明显。正常人血 K^+ 及血 Ca^{2+} 浓度较低且波动范围小,当其浓度发生改变时,容易出现一些临床症状。临床上常见的各种原因引起的低血钾患者出现肌肉软弱无力、胃肠蠕动减弱以及肠麻痹等症状,均与骨骼肌和平滑肌的兴奋性降低有关。而高血钾患者由于心肌兴奋性降低,可出现心率减慢,甚至心脏骤停,导致患者死亡。

（二）钠、氯的代谢及其平衡紊乱

1. 钠、氯的代谢　正常成人钠、氯的来源主要是食物中的 NaCl,每日需要量约4.5~9g。60kg 体重的成年人体内含 Na^+ 总量约 60g 左右,其中约 50% 存在于细胞外液,血清钠为 135~145mmol/L,另有 40%~45% 存在于骨骼中。细胞内液中含钠量较少,占总量的 5%~10%,且主要存在于肌细胞中。氯也主要存在于细胞外液,血清中氯含量为96~105mmol/L。

随食物进入消化道的 NaCl 几乎全部以离子状态被人体吸收,构成细胞外液中的主要电解质成分,并参与维持细胞外液的晶体渗透压(crystalloid osmotic pressure)。Na^+ 和 Cl^- 的排泄主要通过肾脏,少量由汗液排出。肾脏对 Na^+ 的排泄有严格的调节作用,尿中排出 Na^+ 量随摄入 Na^+ 量的多少而增减。正常人摄入过量 NaCl 时,可以很快由肾脏排出体外。当体内 Na^+ 减少时,Na^+ 的排泄量可以降至很低,甚至接近于零,这对于维持体内 Na^+ 含量的恒定有重要意义。

2. 钠、氯与体液平衡紊乱　体液平衡主要由体液中水和电解质的含量和比例决定。Na^+ 是细胞外液中含量最高的阳离子,在维持细胞外液容量、渗透压、酸碱平衡和细胞功能方面起重要作用。人体体液丢失造成细胞外液的减少,称为脱水(dehydration)。而当机体摄入水过多或排出减少,使体液中水增多时,称为水肿或水中毒。根据失水和失 Na^+ 的比例不同,可将脱水分为高渗性脱水(hypertonic dehydration)、等渗性脱水(isotonic dehydration)和低渗性脱水(hypotonic dehydration)三种类型。高渗性脱水指水的丢失比例高于 Na^+ 的丢失,造成细胞外液中 Na^+ 浓度升高,晶体渗透压增大。这种情况常在大量出汗失水过多后出现。等渗性脱水指水的丢失与 Na^+ 的丢失量等比例,需要及时补充等渗盐水加以缓解。低渗性脱水指 Na^+ 的丢失比例大于水的丢失,常由剧烈呕吐、腹泻,造成大量消化液丢失所致,服用某些排 Na^+ 利尿剂时亦可发生,需要补充适当的 NaCl 溶液。

（三）钾的代谢及其平衡紊乱

1. 钾的代谢　人体 K^+ 主要来自食物。蔬菜、果品、肉类均含有丰富的 K^+。成人每日约需 K^+ 2~3g,一个 60kg 体重的成人体内 K^+ 总量 120g 左右,其中 98% 存在于细胞内液,仅有 2% 存在于细胞外液。因而血清 K^+ 浓度很低,为 3.5~5.5mmol/L,而细胞内液中 K^+ 浓度为 150mmol/L 左右。

食物中所含的钾 90% 在消化道以离子的形式吸收。由于食物中 K^+ 含量很丰富,很少出现 K^+ 的缺乏。K^+ 的排泄主要通过肾脏随尿排出,每日尿中排 K^+ 量约占排出总量的80%。肾脏排 K^+ 量可根据 K^+ 的摄入量和其他排出途径的排泄情况而变化,但对 K^+ 的控制能力不如保 Na^+ 能力强。一般情况下,K^+ 的排出与摄入在量上保持一致,但在无 K^+ 摄入时,仍有部分 K^+ 从尿中排出。因此,长期 K^+ 的摄入不足或禁食患者,应特别注意 K^+ 的补充。通过粪便排出的 K^+ 约占总排出量的 10%,仅有少量 K^+ 经汗液排出。由于每日消化液的分泌量很大,在呕吐、腹泻、胃肠减压时,随着消化液的丢失常常大量失 K^+,如不能及时补充,会出现低血 K^+ 状态。

2. 钾代谢平衡紊乱　钾在细胞内外的分布受多种因素的影响。前已述及,血 K^+ 浓度是否恒定,对人体正常生理功能影响极大。由于人体 K^+ 的绝大多数存在于细胞内液,细胞外液含量极少,任何一种导致细胞内外 K^+ 分布异常的因素,都会造成严重的后果。例如,胰岛素对 K^+ 的分布有明显的调节作用,它可以激活"钠泵",将 K^+ 摄入到细胞内,这种作用有利于防止饭后大量 K^+ 的摄入所造成高血钾状态。临床上对于高血钾(hyperkalemia)患者,也常用静脉补充胰岛素和葡萄糖,促进 K^+ 进入钾胞内,从而使 K^+ 降低。而胰岛素分泌不足的患者,由于 K^+ 较难进入细胞,致使患者对于钾负荷的耐受性较差,容易出现高血钾的症状。细胞内蛋白质代谢也影响 K^+ 的分布,特别是肌肉组织。当蛋白质合成代谢增强时,血浆的 K^+ 进入细胞,而当蛋白质分解代谢增强时,如烧伤、术后等,一部分 K^+ 就会从细胞内释出引起暂时性的高血钾。

酸碱平衡与 K^+ 的分布有密切的关系。当细胞外液 pH 降低,出现酸中毒时,H^+ 通过细胞膜进入细胞内,机体为保持细胞内、外液的电荷平衡,将部分 K^+ 从细胞内移出。同时细胞外液 H^+ 浓度的增加使肾小管泌 H^+ 作用增强,泌 K^+ 作用减弱,结果在酸中毒时可出现高血钾;反之,在碱中毒时,细胞外液 H^+ 浓度降低,将会导致低血钾(hypokalemia)。

（**万　冰　朱明艳　薛　虹　李迎旭**）

第九章

微生物学基本知识

微生物是存在于自然界的一群体积微小、结构简单、肉眼直接看不见,需借助光学显微镜或电子显微镜放大数百倍、数千倍,甚至数万倍才能看到的微小生物。

微生物种类及数目繁多,根据其生物学特性,可分为三大类:

1. 真核细胞型微生物 细胞核分化程度高,有核膜、核仁和染色体;胞质内有各种细胞器。真菌属于此类。

2. 原核细胞型微生物 细胞核分化程度低,只有原始的核质,无核膜和核仁;缺乏完整的细胞器,除核糖体外,无其他细胞器。此类微生物包括细菌、支原体、衣原体、立克次体、螺旋体和放线菌。

3. 非细胞型微生物 无细胞结构和产生能量的酶系统,只能在易感的活细胞内增殖。病毒属于此类。

医学微生物学是研究与医学有关的病原微生物的生物学性状、致病性与免疫机制、检查方法及防治措施的一门科学。

第一节 细菌学总论

细菌是一类具有细胞壁的单细胞微生物,具有原始的核质,属于原核细胞型微生物。细菌体积微小,结构简单,以二分裂方式繁殖,在人工培养基上生长良好。

一、细菌的形态与结构

(一)细菌的大小与形态

1. **细菌的大小** 细菌的个体很小,用肉眼直接观察不到,需要借助显微镜放大才能看到,以微米(μm)作为测量单位。不同种类的细菌大小不一,同一种细菌在生长的不同阶段大小也有差异。

2. **细菌的形态** 细菌的基本形态有三种:

(1)球菌:多数球菌平均直径为 $1.0\mu m$,呈球形或近似球形。按分裂方式及排列分为:双球菌、链球菌、葡萄球菌、四联球菌、八叠球菌。

(2)杆菌:杆菌的大小、长短、粗细差异较大。大杆菌长 $3\sim10\mu m$,如炭疽杆菌;中等大小的杆菌长 2~3μm,如大肠埃希菌;小杆菌长 0.6~1.5μm,如布氏杆菌。

杆菌依形态分为直杆菌、分枝杆菌、棒状杆菌及梭杆菌。

(3) 螺形菌:按菌体弯曲的数目的不同分为只一个弯曲的弧菌和具有多个弯曲的螺菌。

(二)细菌的结构

1. **细菌的基本结构**　细菌都具有的结构称为基本结构,细菌的基本结构由外向内有细胞壁、细胞膜、细胞质和核质(图 9-1)。

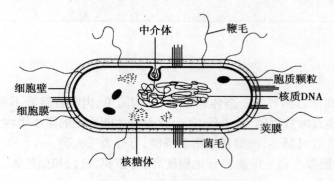

中介体　　鞭毛

细胞壁　　胞质颗粒

细胞膜　　核质DNA

　　　　　荚膜

　　　　　菌毛

核糖体

图 9-1　细菌细胞结构模式图

(1) 细胞壁:细胞壁位于细菌细胞最外层,紧贴在细胞膜外,其厚度为 20~30nm,坚韧而有弹性。细胞壁的功能有:①维持细菌固有的外形和保护细菌抵抗环境中的低渗作用。②与细胞膜共同完成细菌细胞内外物质的交换。③决定菌体的抗原性。④与细菌的致病性有关。革兰阴性菌细胞壁的脂多糖成分具有内毒素作用。另外,细胞壁也是某些抗生素作用的部位。

细胞壁的化学组成比较复杂,革兰阳性(G^+)菌与革兰阴性(G^-)菌细胞壁的组成不完全相同,其主要成分有:

1) 肽聚糖是细菌细胞壁的主要成分。革兰阳性菌的肽聚糖由聚糖骨架、四肽侧链和五肽交联桥组成。聚糖的骨架由 N- 乙酰葡萄糖胺和 N- 乙酰胞壁酸二种单糖交替排列,经 β-1,4 糖苷键连接而成。革兰阳性菌的四肽侧链连接在聚糖骨架的胞壁酸分子上,五肽侧链连接在两个相邻的四肽侧链之间,从而构成了机械强度十分坚韧的三维立体网状结构。

革兰阴性菌两条相邻的四肽侧链彼此相连,无五肽交联桥,所以只形成二维单层平面网络结构,故其结构疏松。

肽聚糖是保证细胞壁机械强度十分坚韧的化学成分,凡能破坏其结构或抑制其合成的物质,均可损伤细胞壁而使细菌变形或裂解。例如,溶菌酶能破坏肽聚糖的骨架,引起细菌裂解。青霉素能干扰五肽交联桥与四肽侧链之间的连接,使细菌不能合成完整的细胞壁,从而可致细菌死亡。

革兰阳性菌与革兰阴性菌细胞壁的厚度及肽聚糖的层数不同。前者细胞壁较厚,约 20~80nm,肽聚糖层数多,约 15~50 层。后者细胞壁较薄,约 10~15nm,肽聚糖层数少,只有 1~3 层。

2）革兰阳性菌细胞壁的特有组分为磷壁酸,约占细胞壁干重的50%。分为壁磷壁酸和膜磷壁酸。磷壁酸在革兰阳性菌细胞壁的最外层,是革兰阳性菌重要的表面抗原。某些细菌的磷壁酸与细胞壁的其他成分协同,具有黏附宿主细胞的功能,与细菌的致病性有关。

3）革兰阴性菌细胞壁比较薄弱,肽聚糖含量少,在肽聚糖之外,还有三层结构,依次为脂蛋白、脂质双层和脂多糖,构成革兰阴性菌的外膜。

脂蛋白:位于肽聚糖层与脂质双层之间,由脂质和蛋白质构成。

脂质双层:其结构类似细胞膜,为液态的脂质双层,其间镶嵌着多种蛋白质,称为外膜蛋白。其功能除了转运营养物质外,还有通透屏障作用,能阻止大分子物质和青霉素、溶菌酶等进入细胞内。

脂多糖:即革兰阴性菌的内毒素,借疏水键与脂质双层相连。由三种化学成分组成:①脂类A是内毒素的毒性和生物活性主要成分,与细菌的致病性有关。②核心多糖位于脂类A的外层,为细菌的属特异性抗原。③特异多糖是暴露在最外层的多糖链,由若干个重复的寡糖单位构成。

革兰阳性菌与革兰阴性菌细胞壁的结构有显著不同,致使它们在染色性、抗原性、毒性、对某些抗生素和溶菌酶的敏感性等方面均有很大差异,见表9-1。

表9-1　革兰阳性菌与革兰阴性菌细胞壁的主要区别

细胞壁结构	革兰阳性菌	革兰阴性菌
厚度	15~80nm	10~15nm
肽聚糖层数	15~50 层	1~3 层
肽聚糖含量	占细胞壁干重的 50%~80%	占细胞壁干重的 5%~20%
磷壁酸	+	–
脂蛋白	–	+
外膜	–	+
脂多糖	–	+
糖类含量	约 45%	15%~20%
脂类含量	1%~4%	11%~22%

（2）细胞膜:位于细胞壁内侧、细胞质外面的一层柔软而有弹性并具有半渗透性的生物膜。与真核细胞生物膜相似。

中介体是由细胞膜内陷折叠形成的囊状物,多见于革兰阳性菌。它扩大了细胞膜的面积,相应地增加酶的含量,与细菌呼吸有关,故称“拟线粒体”。

细胞膜的功能有:①渗透和运输作用:细胞膜具有选择性的通透作用,膜上有许多微孔,容许小分子可溶性物质通过;膜上嵌有载体蛋白,以主动转运的形式,使菌体代谢所需要的营养物质进入胞内。②呼吸作用:需氧菌和兼性厌氧菌细胞膜上有细胞色素和氧化还原酶类,可进行电子传递和氧化磷酸化作用,参与细胞的呼吸过程,与能量的产生、储存和利用有关。③生物合成作用:细胞膜上含有生物合成酶,细胞膜的脂类和细胞壁的肽聚糖、磷壁酸、脂多糖等成分均在细胞膜上合成。④参与细胞的分裂:中介体与细菌的分裂有关。

(3) 细胞质：又称细胞浆，是位于细胞膜内的无色透明的胶状物质，基本成分是水、蛋白质、核酸、脂类、糖类和无机盐。其中 RNA 含量高，故有较强的嗜碱性，易被碱性染料着色。细胞质内含有多种酶系统，是细菌新陈代谢的主要场所。细胞质中还有多种重要结构：

1）核糖体：是游离于细菌胞质中的超微结构，数量可达数万个。化学成分为 RNA 和蛋白质。核糖体是细菌合成蛋白质的场所。细菌核糖体的沉降系数为 70S，由 50S 和 30S 两个亚基组成。而真核生物细胞的核糖体沉降系数为 80S，由 60S 和 40S 亚基组成。细菌的核糖体常是许多抗菌药物选择作用的靶位，如链霉素可与细菌核糖体上 30S 亚基结合；红霉素可与 50S 亚基结合，从而干扰蛋白质的合成而导致细菌死亡，但对人体细胞无影响。

2）质粒：是细菌染色体以外的遗传物质，为闭环双链的 DNA 分子，可携带遗传信息，控制细菌某些遗传性状，如细菌的耐药性、性菌毛的产生等。质粒并非是细菌生命活动所必需的遗传物质。质粒能独立进行复制，可随细菌分裂传到子代细胞中去。质粒可经接合、转导等方式在细菌间传递。医学上主要的质粒有 R 质粒、F 质粒等。质粒在遗传工程中常被用作目的基因的载体。

3）胞质颗粒：细胞质中含有多种颗粒，多为营养贮藏物，包括多糖、脂类、多聚磷酸盐等。这些颗粒常随菌种、菌龄及环境而异。较常见的是异染颗粒，用特殊的染色法可染成与菌体其他部位不同的颜色，如白喉棒状杆菌具有异染颗粒。异染颗粒对鉴别细菌有一定意义。

(4) 核质：是细菌的遗传物质。由环状双链 DNA 分子反复折叠而成的超螺旋结构，呈球状、棒状或哑铃状。细菌是原核细胞，无核膜和核仁，故称核质或拟核。核质与真核细胞的染色体功能相似，控制细菌的各种遗传性状。

2. 细菌的特殊结构

(1) 荚膜：某些细菌在生长的过程中，可以在细胞壁外形成一层黏液状物质，称为荚膜。荚膜的厚度大于 200nm。若厚度小于 200nm 者，需在电镜下方能看清楚，称微荚膜。荚膜的化学组成为多糖或多肽。

荚膜的功能：①抗吞噬作用：荚膜具有抵抗吞噬细胞的吞噬和消化作用，因而增强了细菌的致病能力。②抗有害物质损伤作用：荚膜能保护细菌免受体液中一些杀菌物质如溶菌酶、补体、抗体、抗菌药物等的作用，增强细菌的侵袭力。③黏附作用：荚膜多糖可使细菌彼此粘连，并可黏附于组织细胞或无生命的物体表面形成生物膜，是引起感染的重要因素。④荚膜成分具抗原性，可依此对细菌进行鉴别、分型。

(2) 鞭毛：是某些细菌表面附着的细长波状弯曲的丝状物。细菌鞭毛少者仅 1~2 根，多者达数百根，其长度常超过自体若干倍，直径 10~30nm，经特殊的鞭毛染色法染色后在光学显微镜下可见。

鞭毛的化学组成为蛋白质，鞭毛蛋白是一种弹性蛋白，具有很强的抗原性，通常称为 H 抗原，可用于细菌鉴定。

根据鞭毛着生的位置和数量，可将有鞭毛的细菌分为四类：①单毛菌：在菌体一端，只有一根鞭毛，如霍乱弧菌；②双毛菌：在菌体两端各有一根鞭毛，如空肠弯曲菌；③丛毛菌：在菌体一端或两端有一丛或两丛鞭毛，如铜绿假单胞菌；④周毛菌：在菌体周身遍布许多鞭毛，如变形杆菌。

鞭毛是细菌的运动器官,具有鞭毛的细菌在液体标本中运动活泼;用半固体培养基穿刺培养,细菌呈扩散性生长,可作为鉴别细菌的一个指标。

(3)菌毛:在多数革兰阴性菌和少数革兰阳性菌的菌体周围长出比鞭毛数量更多,更为纤细、短、直的丝状物,称为菌毛。菌毛在普通光学显微镜下看不到,必须借助电子显微镜才能看清楚。菌毛的化学成分是蛋白质,菌毛蛋白具有抗原性。菌毛是细菌的黏附结构,与细菌的致病性有关。

根据形态和功能的不同,菌毛可分为普通菌毛和性菌毛两类:

1)普通菌毛:遍布于细菌细胞表面,细、短、直,每个细菌带有数百根菌毛。细菌通过菌毛与宿主细胞表面的受体结合,黏附于黏膜上皮细胞,有利于细菌定植及侵入黏膜引起感染。因此,菌毛与细菌的致病性有关。

2)性菌毛:仅见于少数革兰阴性菌。比普通菌毛粗而长。数量少,一个细菌仅有1~4根。带有性菌毛的细菌称为雄性菌或 F^+ 菌,无性菌毛的细菌称为雌性菌或 F^- 菌。性菌毛能将 F^+ 菌的某些遗传物质转移给 F^- 菌,使后者也获得 F^+ 菌的某些遗传特性。

(4)芽孢:某些细菌,特别是革兰阳性杆菌,在一定的环境条件下能在菌体内形成一个圆形或卵圆形、折光性强的小体称芽孢。芽孢由于通透性低,用普通染色法不易着色,所以常用特殊的芽孢染色法使其着色。

芽孢的形成受遗传控制,各种细菌形成芽孢的条件因菌种而异。芽孢多形成于细菌对数生长的末期,与营养物消耗、代谢产物堆积等因素有关。成熟的芽孢具有多层膜状结构,核心是原生质体,内含有菌体的酶、核质等成分,故能保持细菌的生命活性。芽孢代谢缓慢,对营养物质需求降低,不能分裂繁殖,是细菌的休眠体。芽孢若遇到适宜的环境条件,可发育成具有繁殖能力的繁殖体。一个细菌只形成一个芽孢,一个芽孢也只能生成一个繁殖体。因此,芽孢不是细菌的繁殖方式,只是细菌的休眠状态。

芽孢的形状、大小和在菌体中的位置随菌种而异,有重要的鉴别意义。细菌的芽孢与繁殖体最大的不同之处,在于芽孢对热、干燥、化学药品等有较强的抵抗力。芽孢在自然界可存活数年至数十年。芽孢的抵抗力强与其特殊的结构与组成有关,芽孢的含水量少,蛋白质不易受热变性;芽孢中含有吡啶二羧酸钙盐,提高了各种酶的热稳定性;由多层膜包裹,通透性低,不易受环境中理化因素影响。微生物实验器具、培养基以及外科手术器械等,常以杀灭芽孢作为灭菌的标准。

二、细菌的生理

细菌与其他生物细胞一样,在生命活动中进行新陈代谢、获得能量及生长繁殖。

(一)细菌的生长与繁殖

1. 细菌生长繁殖的条件 细菌生长繁殖的必备条件是营养物质、酸碱度、温度和气体环境。

(1)营养物质:细菌生长繁殖所需的营养物质有水、碳源、氮源、无机盐和生长因子等。水分约占细菌重量的80%,是构成菌体的重要成分之一,也是细菌各种生命活动的媒介。碳源和氮源不仅是细菌的核酸、蛋白质、酶、糖、脂类的组成成分,也是细菌能量的来源。钾、钠、钙、镁、铁、硫、磷等无机盐除构成菌体成分,还有调节细胞的渗透压,维持酶活性的作用。少数细菌在生长过程中还需要一些自身不能合成的生长因子,如 B 族维生素、某些氨基酸、嘌呤、嘧啶等。

(2) 酸碱度:多数细菌生长的最适 pH 为 7.0~7.6,因在此酸碱度细菌酶的活性强,生长繁殖旺盛。少数细菌适宜在碱性或酸性环境生长,如霍乱弧菌最适 pH 为 8.4~9.2;结核分枝杆菌最适 pH 为 6.5~6.8。

(3) 温度:绝大多数病原菌生长的最适温度与人的体温相似,也是 37℃。

(4) 气体环境:与细菌生长有关的气体是 O_2 和 CO_2。

根据细菌对 O_2 的需求与否可分四种类型:

1) 专性需氧菌:此类细菌具有完善的呼吸酶系统,需要分子氧作为受氢体以完成呼吸作用,必须供给游离 O_2 才能生长繁殖,如结核分枝杆菌。

2) 专性厌氧菌:此类细菌缺乏完善的呼吸酶系统,利用氧以外的其他物质作为受氢体,在无 O_2 的环境中进行发酵。此类菌在有 O_2 的条件下不但不能生长,而且还受其害,甚至死亡,如破伤风芽孢梭菌。

3) 兼性厌氧菌:此类细菌兼有需氧呼吸及无氧发酵两个酶系统,因此,在有氧和无氧的环境中都能生长,但在有氧时生长较好,大多数病原菌都属于此类型。

4) 微需氧菌:此类细菌在低氧压下生长良好,高氧压对其有抑制作用,如空肠弯曲菌。

CO_2 对细菌的生长也很重要。一般细菌在代谢过程中,自身产生的 CO_2 即可满足需要。有一些细菌如脑膜炎球菌、淋病奈瑟菌等,在初次分离时,必须在环境中提供 5%~10% 的 CO_2 才能生长良好。

2. 细菌的繁殖方式与速度

(1) 细菌个体的繁殖:细菌以简单的二分裂方式进行繁殖,即一个分裂为二个,二个分裂为四个,如此连续分裂。一般在营养充足和环境适宜的条件下,多数细菌每 20~30 分钟的速度分裂一次,称之为一代。少数细菌分裂缓慢,如结核分枝杆菌繁殖一代需 15~18 小时。

(2) 细菌群体的繁殖:细菌的生长繁殖速度很快,理论上一般细菌以每 20~30 分钟的速度分裂一代。事实上由于营养物质的逐渐耗竭,有害代谢产物的积累,细菌的繁殖速度会逐渐减慢,死菌数量逐渐增加。如果将一定量的细菌接种于适宜培养基中培养,间隔不同时间取样测定菌数,可见细菌在生长过程中具有一定规律性。若以活菌数的对数作为纵坐标,生长时间为横坐标,可得出一条生长曲线(图 9-2)。

细菌的生长繁殖过程可分为四期:

1) 迟缓期:为最初培养 1~4 小时,此期细菌体积增大,代谢活跃,但分裂迟缓,菌数增加极少,是细菌适应新环境为繁殖做准备阶段。

2) 对数期:培养至 8~18 小时左右,细菌生长迅速,细菌数以几何级数增长。此期中细菌形态、染色性及生理特性等都较典型,对外界环境因素的作用比较敏感。

3) 稳定期:经过对数生长期,由于培养环境中营养物质大量消耗,毒性产物积聚及 pH 的改变,细菌生长繁殖速度下降,死亡数缓慢增加,繁殖数与死亡数趋于平衡,活菌数量保持稳定。此时,细菌可出现形态、染色性及生理特性的改变。

4) 衰退期:细菌繁殖减慢或停止,死菌数量迅速超过活菌数量。此期细菌形态显著改变,生理代谢活动趋于停滞。

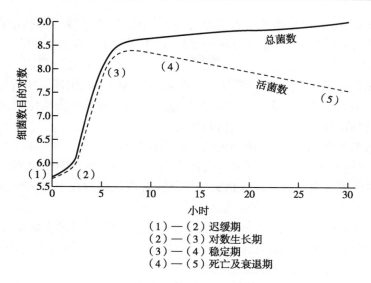

（1）—（2）迟缓期
（2）—（3）对数生长期
（3）—（4）稳定期
（4）—（5）死亡及衰退期

图 9-2　细菌的生长曲线

细菌生长曲线往往仅在体外人工培养条件下才观察到。细菌在自然界或人和动物体内生长繁殖时，情况更为复杂，受各种因素的影响与制约，不能出现如此典型的生长曲线。

（二）细菌的新陈代谢

细菌的新陈代谢包括分解代谢和合成代谢两方面。分解代谢是将复杂的营养物质降解为简单的化合物，同时伴随能量释放，以供细菌代谢所需。合成代谢是将简单的化合物合成为复杂的菌体成分和酶，伴随能量吸收，以保证细菌的生长繁殖。

1. 细菌的分解代谢产物及生化反应　各种不同细菌所具有的酶不完全相同，对糖和蛋白质的分解能力亦不一致，因而产生的代谢产物也不同。通过检测细菌各种代谢产物来鉴别细菌的反应，称为细菌的生化反应。

（1）糖分解产物及检测：细菌能分解发酵多种单糖，产生多种不同产物。如需氧菌分解糖产生 CO_2 和水；厌氧菌则产生各种酸类、醇类、醛类及酮类等。不同细菌对糖类的分解能力及代谢产物亦不同。常用的有单糖发酵试验、VP 试验、甲基红试验等。

① 单糖发酵试验：将细菌接种于含有某种糖及酸碱指示剂的培养基中，培养后根据指示剂颜色的改变及气体的产生情况来判断结果。例如，大肠埃希菌能分解乳糖和葡萄糖，而伤寒沙门菌只能分解葡萄糖，不能分解乳糖。大肠埃希菌有甲酸解氢酶，能将分解糖所产生的甲酸进一步分解为 CO_2 和 H_2，故产酸又产气，而伤寒沙门菌因缺乏此酶，分解葡萄糖仅产酸不产气。细菌对糖的分解能力，是肠道杆菌鉴定的重要依据。

② VP 试验：用于检测细菌是否分解葡萄糖产生甲基乙酰甲醇，进而氧化为二乙酰的生化反应。

③ 甲基红试验：用于检测细菌分解葡萄糖，产生中性的甲基乙酰甲醇还是丙酮酸的生化反应。

（2）蛋白质分解产物及检测：细菌对氨基酸的分解能力不同，有的通过脱氨基生成氨和各种有机酸，有的使其脱羧基生成胺和 CO_2。还有的细菌能够分解个别氨基酸，产生特殊产物。常用的有吲哚试验和硫化氢试验。

171

① 吲哚试验：用于检测细菌是否能够分解色氨酸，生成吲哚。某些细菌如大肠埃希菌、变形杆菌等含有色氨酸酶，能够分解色氨酸，产生无色的吲哚，进而与对二甲基氨基苯甲醛反应生成红色的玫瑰吲哚。

② 硫化氢试验：检测细菌是否能分解含硫氨基酸（胱氨酸、甲硫氨酸等），产生硫化氢。如变形杆菌、乙型副伤寒沙门菌等分解培养基中的含硫氨基酸产生硫化氢，硫化氢与培养基中的硫酸亚铁或醋酸铅反应生成黑色的沉淀物。

（3）枸橼酸盐利用试验：是检测细菌能否将枸橼酸盐作为唯一的碳源的生化反应。如产气杆菌能在以枸橼酸盐为唯一碳源的培养基上生长，而大肠埃希菌则不能。

2. 细菌的合成代谢产物及医学意义 细菌在合成代谢过程中，除合成菌体自身成分外，还能合成一些在医学上具有重要意义的代谢产物。

（1）热原质或称致热原：是细菌在代谢过程中合成的一种多糖类物质，注入人体或动物体内可引起发热反应，故名热原质。革兰阴性菌细胞壁中的脂多糖，即内毒素为热原质的主要成分。少数 G^+ 菌能合成致热性多糖。

热原质能耐高温，高压蒸气灭菌不被破坏。药液、器皿等如被细菌污染，即可能有热原质产生。临床上所用注射制剂必须用无热原质的蒸馏水配制。玻璃器皿和用具要经250℃高温干烤，才能破坏热原质。对于液体中的热原质可用吸附剂或过滤等方法除去。

（2）毒素和侵袭性酶：许多致病性细菌产生毒素，分为内毒素和外毒素，在细菌的致病作用中甚为重要。外毒素是多数革兰阳性菌和少数革兰阴性菌在生长繁殖的过程中释放到菌体外的有毒性的蛋白质，如破伤风痉挛毒素等。内毒素是革兰阴性菌细胞壁的脂多糖，菌体裂解制后释放出来。某些细菌能产生一些具有侵袭性的酶，能损伤机体组织，促进细菌在体内扩散，如链球菌产生的透明质酸酶。

（3）抗生素：某些微生物在代谢过程中产生的一种能抑制或杀死某些其他微生物的物质，称为抗生素。抗生素多由放线菌和真菌产生。由细菌产生的抗生素较少，仅有多黏菌素和杆菌肽等几种。

（4）细菌素：某些细菌菌株产生的一类具有抗菌作用的蛋白质，称为细菌素。

（5）维生素：细菌能合成某些维生素，除供自身需要外，还能分泌至菌体外。如大肠埃希菌在人肠道中合成的维生素 B_6、维生素 K 可被人体利用。

（6）色素：某些细菌在一定条件下能合成各种颜色的色素。其中有水溶性和脂溶性两种。如铜绿假单胞菌可产生水溶性的色素，弥散至培养基中使之呈绿色。金黄色葡萄球菌能产生不溶于水的脂溶性色素，色素只保留在菌细胞内不扩散在培养基中，因此菌落呈金黄色。色素有助于鉴别细菌。

三、细菌的遗传与变异

细菌和其他生物一样也具有遗传和变异的生命特征。遗传是指细菌通过自身 DNA 复制，使子代与亲代之间保持相对稳定的性状。在某些情况下，当细菌改变了原有的性状，子代与亲代出现了不同程度的差异，这种现象称为变异。遗传使细菌特性世袭相传，变异使细菌适应新的环境，发展与进化。

（一）细菌常见的变异现象

1. 形态与结构的变异 在一定的外界环境条件影响下，细菌的形态和结构可发生变异。

（1）细菌的L型变异：L型细菌是许多细菌在青霉素、溶菌酶等因素作用下，细胞壁合成受阻，出现的一种形态与结构的变异。其主要特征是细胞壁缺陷，呈现多种形态。当细菌细胞壁缺陷形成L型时，在低渗液体内，常引起菌体肿胀与裂解，故在普通培养基中不能生长，在高渗的、营养丰富的培养基上才能缓慢生长，典型的L型菌落呈"油煎蛋"样。L型细菌仍具有致病力，并易造成疾病的迁延。L型细菌对作用于细胞壁的抗生素（青霉素、头孢霉素等）有耐药性；但对干扰细菌蛋白质合成的抗生素（链霉素等）比较敏感。

（2）荚膜变异：有荚膜的肺炎球菌，在体外经多次传代培养后，荚膜可以消失，致病能力也随之减弱；若将没有荚膜的肺炎球菌感染动物，荚膜又可恢复。

（3）芽孢变异：将能够形成芽孢的炭疽杆菌放在42℃经10~20天培养后，其可失去形成芽孢的能力，毒力也相应减弱。

（4）鞭毛变异：将有鞭毛的细菌在含有1%苯酚的琼脂培养基上培养，细菌可失去鞭毛，细菌的这种鞭毛从有到无的变异称为H-O变异。

2. 毒力变异 细菌毒力的变异可分为毒力的增强和毒力的减弱两类。如无毒力的白喉棒状杆菌经β-棒状噬菌体感染成为溶原性细菌时，能产生外毒素，而成为有毒力的菌株，可致病；将有毒力的牛型结核分枝杆菌在含有胆汁的甘油马铃薯培养基中经13年230次传代培养，得到失去毒力而抗原性稳定的变异菌株，即卡介苗（BCG），可用于人工接种预防结核病。

3. 耐药性变异 细菌对某种抗菌药物可由敏感变为耐受甚至依赖，这种变异称为耐药性变异。由于滥用抗菌素，造成多种耐药菌株的形成，给临床治疗带来困难。如将对链霉素敏感的痢疾志贺菌长时间在含有链霉素的培养基内培养，痢疾志贺菌可由敏感到耐药，甚至变成链霉素依赖株。因此，在应用抗生素治疗中，应注意合理选药，防止耐药菌株的形成。

4. 菌落的变异 新从患者体内分离的菌株毒力强，通常菌落为光滑（smooth，S）型，表面光滑、湿润、边缘整齐。经人工培养后，菌落可逐渐变为粗糙（rough，R）型，其表面粗糙、干皱、边缘不整齐。这种菌落的变异称为S-R变异，多见于肠道杆菌。S-R变异是由于革兰阴性杆菌失去脂多糖中的特异性寡糖重复单位所致，而且细菌的毒力、生化反应及抗原性等其他特性也同时发生改变。

（二）细菌变异的物质基础

细菌遗传与变异的物质基础是菌体内的染色体和质粒DNA及噬菌体。

1. 细菌染色体 细菌染色体是单一的环状双螺旋DNA长链，附着在横隔中介体上或细胞膜上。细菌染色体缺乏组蛋白，外无核膜包绕。细菌的染色体DNA包含了细菌生存不可缺少的全部遗传基因。

2. 质粒 质粒是细菌染色体以外的遗传物质，是环状闭合的双链DNA。质粒基因可编码很多重要的生物学性状，如：①F质粒能编码性菌毛；②R质粒又称耐药性质粒，能编码细菌对抗菌药物或重金属盐类药物的耐药性因子；③毒力质粒或Vi质粒，编码与该菌致病性有关的毒力因子，如致病性大肠埃希菌产生的耐热性肠毒素是由毒力质粒编码的；④细菌素质粒编码各种细菌产生细菌素，如Col质粒编码大肠埃希菌产生大肠菌素；⑤代谢质粒编码产生相关的代谢酶。质粒并非是细菌生长繁殖不可缺少的遗传物质，宿主菌丢失了质粒后仍可生存,但质粒编码的性状却随质粒的丢失而消失。质粒可通过一定的方式在细菌间转移,受体菌可获得由质粒决定的遗传性状。

3. **噬菌体**　噬菌体是感染细菌、真菌、放线菌或螺旋体等微生物的病毒。噬菌体个体微小,没有完整的细胞结构,只能在活的微生物细胞内复制增殖。噬菌体头部呈六边形立体对称,内含遗传物质核酸;尾部是一管状结构,由一个中空的尾髓和外面包绕的尾鞘组成(图 9-3)。

噬菌体与细菌的变异密切相关。噬菌体感染细菌有两种结果,一是在宿主菌细胞内复制增殖,产生子代噬菌体,并最终裂解细菌的噬菌体,称为毒性噬菌体(virulent phage)。二是噬菌体感染易感细菌后,噬菌体基因与宿主菌染色体整合,多数情况下,不产生子代噬菌体,但噬菌体 DNA 能随细菌 DNA 复制,并随细菌的分裂而传代,称为温和噬菌体(temperate phage)或溶原性噬菌体(lysogenic phage)。整合在细菌基因组中的噬菌体基因组称为前噬菌体(prophage),带有前噬菌体基因组的细菌称为溶原性细菌(lysogenic bacterium)。

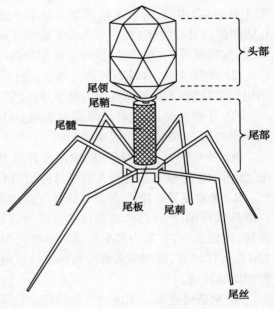

图 9-3　噬菌体结构模式图

四、细菌的感染与致病机制

细菌侵入宿主机体与机体相互作用导致不同程度的病理过程称为细菌的感染或传染。少数细菌能引起宿主感染,称为病原菌或致病菌;大多数细菌一般不造成宿主感染,称为非病原菌或非致病菌。两者之间并非绝对,有些细菌在一般情况下不致病,但在某些特殊条件下也可以致病,这类细菌称为条件致病菌或机会致病菌,引起条件致病性感染或机会性感染。

(一)正常菌群与条件致病菌

在人体的体表以及与外界相通的腔道,存在着不同种类和一定数量的细菌(或其他微生物),它们之间及其与宿主之间相互制约,保持平衡状态,通常对人体无害而且有利,称为正常菌群或正常微生物群。

1. **正常菌群的生理作用**

(1) 生物拮抗作用:致病菌引起感染,首先要突破皮肤、黏膜的生理屏障。正常菌群作为生物屏障,对致病菌的侵入有拮抗作用。其机制主要有:①通过与营养物质的竞争;②产生有害代谢产物抑制某些病原菌;③竞争黏附作用,正常菌群通过其配体与相应上皮细胞表面受体结合而黏附,并能形成细菌生物膜,发挥屏障和占位性保护作用,使外来致病菌不能定植。

(2) 免疫作用:正常菌群能促进宿主免疫器官的发育和成熟。另一方面,正常菌群也具有免疫原性,可刺激免疫系统发生免疫应答,对与正常菌群有交叉抗原的致病菌可产生一定抑制或杀灭作用。

（3）营养作用:正常菌群参与宿主的物质代谢、营养转化和合成。如肠道中的正常菌群能促进营养物质的吸收。大肠埃希菌、乳链球菌等能合成维生素 B、泛酸、叶酸、维生素 K 等供宿主利用。双歧杆菌和乳杆菌能合成叶酸、烟酸及维生素 B 供人体利用;同时产酸造成的酸性环境,可促进机体对维生素 D、钙、铁的吸收。

（4）抗肿瘤作用:动物试验表明,无菌大白鼠癌症诱发率比普通大鼠高 2 倍。其机制可能是正常菌群能将致癌物质转化为非致癌物质;通过激活巨噬细胞等提高机体抗肿瘤免疫功能有关。

另外,正常菌群还有一定的抗衰老作用,如肠道中的双歧杆菌。

2. 正常菌群转化为条件致病菌　　正常菌群与宿主之间的生态平衡在某些情况下可以被打破,形成生态失衡而导致疾病。此时,在正常条件下原本不致病的正常菌群就可转化为条件致病菌或机会致病菌。致生态失衡的原因主要有以下三个方面。

（1）免疫力低下:机体因大剂量使用皮质激素、抗肿瘤药物或放射治疗等导致机体免疫功能低下,致使某些正常菌群在寄生部位引起内源性感染,严重者可导致败血症而死亡。

（2）定居部位改变:正常菌群离开定居部位向其他部位转移,如大肠埃希菌进入泌尿道或腹腔、血液等部位就可引起感染。

（3）菌群失调:在正常情况下,正常菌群中各种细菌间的比例维持相对的平衡状态,有些因素可使正常菌群中的细菌的比例关系发生改变称为菌群失调。严重的菌群失调使机体出现临床症状者称为菌群失调症,即二重感染。如临床上长期使用广谱抗生素时,对抗生素敏感的类杆菌、双歧杆菌、大肠埃希菌等就会被杀灭,而对抗生素不敏感的菌株,如金黄色葡萄球菌、白假丝酵母菌等则乘机大量繁殖,而成为优势菌,引起伪膜性肠炎、白假丝酵母菌性肠炎等疾病。

（二）细菌的致病机制

1. 细菌的致病性　　细菌侵入机体引起疾病的性质称为细菌的致病性。不同种类的病原菌引起不同的病理过程,如结核分枝杆菌引起结核病,伤寒杆菌引起伤寒。而同种细菌的不同型、不同株致病力也有不同。病原菌侵入机体是否致病,与细菌的毒力、数量、侵入门户及机体的免疫力、环境因素等密切相关。

2. 细菌的毒力　　病原菌致病力的强弱程度用毒力来表示。各种病原菌的毒力不同,就是同一种细菌中也有强毒、弱毒与无毒株之分。细菌毒力的强弱程度常以半数致死量（LD_{50}）或半数感染量（ID_{50}）来表示,即在一定的条件下,能引起 50% 实验动物死亡或感染的最小细菌的量。但这些指标通常仅作为判断细菌毒力的参考。

构成细菌毒力的物质基础是侵袭力和毒素。

（1）侵袭力:是指病原菌突破机体的防御功能,进入机体内定居、繁殖和扩散的能力。侵袭力与细菌表面的黏附性结构物质、荚膜与类荚膜物质及细菌产生的侵袭性物质密切相关。

（2）毒素:是细菌在生长代谢过程中产生和释放的有毒代谢成分。按毒素的来源、性质和作用不同可分为外毒素和内毒素。

1) 外毒素:是细菌在生长代谢过程中分泌到菌体外的毒性物质。产生外毒素的细菌主要是某些革兰阳性菌,如破伤风梭菌、肉毒梭菌、白喉棒状杆菌、产气荚膜梭菌、A群链球菌、金黄色葡萄球菌;少数革兰阴性菌也能产生,如痢疾志贺菌、霍乱弧菌、产毒型大肠埃希菌、铜绿假单胞菌等。

外毒素的主要性质有:①化学成分是蛋白质,多数外毒素由A、B两个亚单位组成,A亚单位为毒性基团决定毒素的致病作用;B亚单位是介导毒素分子与靶细胞结合的部分。外毒素不耐热,一般加热60~80℃,30分钟可被破坏。②外毒素有较强的抗原性,可用甲醛脱毒制成类毒素,类毒素仍保持毒素的抗原性,能刺激机体产生抗毒素,用于人工主动免疫。③外毒素的毒性极强,具选择性作用于机体组织的特点。如纯化的肉毒毒素1mg能杀死2000万只小白鼠,是目前已知的强剧毒物。各种细菌产生的外毒素对组织器官具有高度的选择性,引起各自不同的特殊病变和临床症状。

外毒素的种类很多,一种细菌也可产生多种毒素。根据外毒素的作用机制,主要分为神经毒素、细胞毒素与肠毒素三大类。

2) 内毒素:内毒素是革兰阴性菌细胞壁的外层结构,也是革兰阴性菌的主要毒力因子。一般只有细菌死亡崩解后才能释放出来。内毒素也存在于螺旋体、衣原体及立克次体中。

内毒素的化学成分为脂多糖(LPS),LPS由特异性多糖、核心多糖及脂类A三部分组成。内毒素的理化性质稳定,耐热,可耐100℃1小时不失活;160℃作用2~4小时或用强碱、强酸或强氧化剂煮沸30分钟才能被破坏。这一性质具有重要的临床意义。内毒素用甲醛处理不能成为类毒素。内毒素的主要毒性成分是类脂A,其毒性作用较外毒素相对弱,且无选择性。

(3) 细菌侵入的数量:病原菌引起感染,除致病菌必须具有一定的毒力因素外,还需要足够的侵入数量。一般是细菌的数量与其毒力成反比,细菌的毒力越强,引起感染所需的细菌数越少。

(4) 细菌的侵入门户:各种细菌需侵入机体的适当部位才能到达特定器官和细胞而引起感染。这些适当部位称为细菌的侵入门户。一般一种细菌只有一个侵入门户,如破伤风梭菌及其芽孢必须进入深部创口,在厌氧环境中才能致病,经口食入则不引起疾病;痢疾志贺菌需经口侵入肠道才能引起痢疾。也有一些病原菌可有多种侵入门户,如结核分枝杆菌,可经呼吸道、消化道、皮肤创伤等多种途径侵入引起感染。

(三) 细菌感染的途径和类型

1. 感染的来源 在感染性疾病中,根据病原体的来源分为外源性感染和内源性感染。

(1) 外源性感染:是指病原体源于宿主体外,传染源有:①患者:在疾病潜伏期一直到病后一段恢复期内,都可作为传染源。②带菌者:无临床症状,但体内带有某种致病菌并不断排出体外传染健康人群,称为健康带菌者。有些传染病患者,恢复后可在一定时间内继续排菌,称恢复期带菌者,如伤寒患者。③病畜和带菌动物:有些细菌是人畜共患病的致病菌,故病畜或带菌动物的病原菌也可传播给人类,如鼠疫耶氏菌、炭疽芽孢杆菌等。

(2) 内源性感染:指源于患者自身体内或体表的病原菌引起的感染。这类感染的细菌多来自于宿主的正常菌群,少数是以隐伏状态存留的致病菌,当机体大量使用广谱抗生素或长期应用激素类药物而使机体免疫力降低时,这些细菌就有可能引起疾病。

2. 传播的方式与途径 细菌主要经以下途径感染机体:

(1) 呼吸道:通过吸入污染致病菌的飞沫和尘埃等经呼吸道黏膜感染,如肺结核、白喉、百日咳等。

(2) 消化道:通过食入被患者及带菌者粪便污染的食物后,经消化道黏膜感染,如伤寒、菌痢、霍乱、食物中毒等胃肠道传染病。水、手指和苍蝇等昆虫是消化道传染病传播的重要媒介。

(3) 泌尿生殖道:淋病奈瑟菌、大肠埃希菌等可经泌尿生殖道感染,引起淋病、尿路感染等。

(4) 创伤:皮肤、黏膜的细小破损,可引起各种化脓性细菌直接或间接感染。深部创伤混有污染的泥土,有可能引起破伤风梭菌等厌氧菌感染。节肢动物叮咬也可归为一种创伤感染,如鼠疫由鼠蚤传播。

(5) 接触:通过人与人或动物与人的密切接触而感染。其方式可为直接接触或通过用具等间接感染。如淋病奈瑟菌。

3. 感染的类型

(1) 隐性感染:致病菌侵入体内,但由于宿主的抗感染免疫力较强,或侵入的病原菌数量不多、毒力较弱,感染后对机体损害较轻,不出现或仅出现不明显的临床症状,称隐性感染。隐性感染后,机体常可获得特异性免疫力,能抵御同一病原菌的再次感染;亦可携带病原菌作为重要的传染源。

(2) 显性感染:致病菌侵入宿主体内,由于宿主的抗感染免疫力弱,或侵入的病原菌数量多、毒力较强,导致机体的组织细胞受到不同程度的损害,出现一系列临床症状和体征,称为显性感染。由具有传染性病原菌引起的显性感染称传染病。

显性感染根据病情急缓程度,分为急性感染和慢性感染;按感染的部位,分为局部感染和全身感染。全身感染指感染发生后,致病菌或其毒性代谢产物向全身播散引起全身性症状。临床常见下列几种情况:

1) 毒血症:病原菌侵入机体,只在局部生长繁殖,其产生的外毒素进入血液循环,到达特定靶器官,引起特殊的毒性症状,如白喉、破伤风等。

2) 内毒素血症:革兰阴性菌侵入血流,并在其中大量繁殖,崩解后释放大量的内毒素;也可由病灶局部的革兰阴性菌死亡后,分解释放大量的内毒素入血所致。如小儿急性中毒性菌痢。

3) 菌血症:病原菌由原发部位一时性或间断性侵入血流,但未在其中生长繁殖,并无明显中毒症状。如伤寒早期菌血症。

4) 败血症:致病菌侵入血流后,在血中大量繁殖并产生毒性产物,引起严重的全身性中毒症状如高热、皮肤黏膜瘀斑、肝脾大等。革兰阳性菌和革兰阴性菌均可引起。

5) 脓毒血症:化脓性细菌侵入血流后,在血中大量繁殖,并通过血流扩散至体内的其他组织或器官,引起新的化脓性病灶。例如,金黄色葡萄球菌引起的脓毒血症,常导致多发性肝脓肿、肾脓肿等。

(3) 带菌状态:有时致病菌在显性或隐性感染后并未立即消失,在体内继续存在一定时间,与机体免疫力处于相对平衡状态,称为带菌状态。该宿主称为带菌者。如伤寒、白喉等病后常可出现带菌状态。带菌者无临床症状,但经常会间歇排出病菌,成为重要的传染源之一。

第二节　病毒学总论

病毒(virus)是一类个体微小,构造简单,必须在易感的活细胞内进行增殖,需用电子显微镜才能看见的非细胞型微生物。病毒种类繁多,广泛分布于自然界。其中寄生或引起人类感染的病毒又称人类病毒,包括人畜共患病病毒。许多病毒的传染性强,引起人类疾病病死率高;某些病毒感染与肿瘤、免疫缺陷、自身免疫性疾病等密切相关。

一、病毒的形态与结构

(一)病毒的大小与形态

完整成熟的病毒颗粒称病毒体,具有典型的形态结构。病毒体的大小以纳米为测量单位。不同病毒的大小不同,较大的病毒直径可达 300nm,如痘类病毒。小的病毒直径只有 27~30nm,如脊髓灰质炎病毒。绝大多数人类病毒的直径在 100nm 左右。

病毒的形态各异,大多数人类病毒呈球形,有的呈弹状或砖形;植物病毒多为杆状或丝状;细菌病毒(噬菌体)呈蝌蚪状。

(二)病毒的结构与化学组成

多数病毒主要由核酸和蛋白质组成。病毒的基本结构有核心、衣壳,两者构成核衣壳。某些病毒在核衣壳外还有一层包膜,见图 9-4。

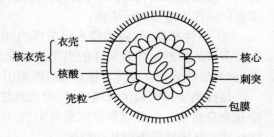

图 9-4　病毒的结构模式图

1. 核心　位于病毒体的中心,为核酸,是病毒的遗传物质。核酸决定了病毒的遗传特性。一种病毒只含一种核酸,DNA 或 RNA,依此可将病毒分为 DNA 病毒和 RNA 病毒。病毒的核酸有双链和单链。一般 DNA 病毒大多为双链结构,RNA 病毒的基因组有的是双链结构,有的是单链结构。

2. 衣壳　指包裹在核酸外面的蛋白质,是由许多蛋白质亚单位(壳微粒)组成。各微粒之间按一定的方式排列成不同的对称类型,①螺旋对称:壳微粒沿着盘旋的病毒核酸呈螺旋对称性排列,如流感病毒;②立体对称:壳微粒排列呈多面体,形成立体对称;③复合对称:指既有立体对称,又有螺旋对称,如噬菌体的头部是立体对称,尾部是螺旋对称。

衣壳蛋白是一种结构蛋白,维持病毒的形态,对核酸具有保护作用。衣壳蛋白还具有良好的抗原性,能诱导机体产生特异性免疫应答。

3. 包膜　指包绕在核衣壳外面的一层膜样结构,是病毒在增殖过程中,以出芽的方式释放形成的。包膜上除含有病毒基因编码的特异蛋白外,还含有宿主细胞膜的成分。有些病毒包膜表面有放射状的突起,称为包膜子粒或刺突。如流感病毒包膜上的血凝素和神经氨酸酶等。包膜刺突具有某些生物学作用,如流感病毒的血凝素能吸附宿主细胞并凝集某些动物红细胞,神经氨酸酶则与病毒从宿主细胞释放有关。

病毒包膜的作用:①维持病毒结构的完整性,并对病毒的核衣壳有保护作用。②与宿主细胞有同源成分,易于与易感细胞融合,起到辅助病毒感染的作用。③包膜表面的刺突与易感细胞表面的受体结合,介导了病毒的感染。④包膜蛋白具有病毒种、型的抗原特异性,是病毒分型、鉴定的依据。⑤有包膜的病毒对脂溶剂、胆盐等敏感。

二、病毒的增殖与遗传变异

(一)病毒的复制周期

病毒因缺乏完整的酶系统,故需寄生在活细胞内,由宿主细胞提供原料、能量、某些酶和合成场所等,才能进行增殖。病毒以独特的复制方式进行增殖,从病毒进入易感细胞开始,经过基因组的复制、蛋白质的合成,到最后释放出子代病毒,称为一个病毒的复制周期。病毒的复制周期包括吸附、穿入、脱壳、生物合成、装配与释放五个阶段。

1. 吸附 是指病毒与易感细胞接触并与易感细胞膜上的相应受体结合的过程。

2. 穿入 病毒吸附于易感细胞后,进入易感细胞内的过程称穿入。无包膜的病毒可直接穿透细胞膜进入胞质或经细胞膜内陷吞入;大多数有包膜病毒依赖包膜中的特异蛋白与宿主细胞膜发生融合,进入细胞。

3. 脱壳 病毒进入易感细胞后,脱去衣壳蛋白使其核酸裸露的过程称脱壳。

4. 生物合成 指病毒在易感细胞内复制出子代病毒核酸及合成病毒蛋白质的过程。此阶段,病毒核酸调控首先合成病毒的功能蛋白,然后复制子代病毒核酸,继而合成病毒的结构蛋白。因核酸类型的不同,其核酸复制和蛋白质合成的部位和过程亦不同。

(1) DNA 病毒的生物合成:首先利用宿主细胞核内含有的依赖 DNA 的 RNA 多聚酶转录出早期 mRNA,在胞质的核糖体上翻译出早期蛋白。早期蛋白包括依赖 DNA 的 DNA 多聚酶,脱氧胸腺嘧啶激酶和其他一些功能蛋白。然后,以亲代的核酸为模板,复制出子代核酸来。再以子代 DNA 分子为模板转录晚期 mRNA,在胞质内翻译出病毒晚期蛋白,其为病毒的结构蛋白。

(2) RNA 病毒的合成:RNA 病毒的遗传信息存在于 RNA 分子上,是按照 RNA→蛋白质或 RNA→RNA→蛋白质的方式进行。

单正链 RNA 病毒的核酸(RNA)本身就具有 mRNA 功能,可转译出早期蛋白质,即依赖 RNA 的 RNA 多聚酶。然后,以病毒 RNA 为模板,在依赖 RNA 的 RNA 多聚酶作用下复制出子代病毒核酸。单股负链 RNA 病毒不具有 mRNA 的功能,这些病毒含有 RNA 聚合酶,依靠这些酶首先复制出互补的正链 RNA 作为 mRNA,再转译出早期蛋白,继而复制子代病毒核酸,转译出病毒的结构蛋白。

(3) 逆转录病毒的合成:逆转录病毒是带有逆转录酶的 RNA 病毒(如人类免疫缺陷病毒)。此种病毒复制时,在逆转录酶的作用下,以病毒 RNA 为模板转录出互补 DNA 链,并构成 RNA-DNA 杂交中间体,进一步产生双股 DNA,继而以前病毒的形式整合于宿主细胞 DNA 中。当病毒复制时需先从宿主细胞 DNA 上脱离下来,在宿主细胞提供的依赖 DNA 的 RNA 聚合酶作用下,转录出病毒 RNA,再按 RNA 病毒的复制方式进行。

5. 装配与释放 病毒子代核酸和结构蛋白组合成子代病毒的过程称装配,装配完毕的子代病毒离开宿主细胞的过程称释放。

病毒从宿主细胞释放的方式,主要有三种:①出芽方式:有包膜的病毒以出芽方式释放到细胞外,如流感病毒、疱疹病毒等;②破胞方式:病毒增殖后,使宿主细胞破坏而释放出来,如腺病毒,脊髓灰质炎病毒;③通过细胞间桥或细胞融合在细胞间传播,如巨细胞病毒。

(二) 病毒的异常增殖与干扰现象

1. 病毒的异常增殖　病毒在宿主细胞内增殖时,并非所有的病毒都能复制产生完整的有感染性的病毒颗粒,有时会出现异常情况。

(1) 顿挫感染:当病毒进入宿主细胞后,宿主细胞缺乏病毒复制所需的酶或能量等必要条件,致使病毒在其中不能合成本身成分,或者是虽能合成病毒核酸和蛋白质成分却不能组装成完整的病毒体,这种感染即为顿挫感染。

(2) 缺陷病毒:带有不完整基因组或某一基因位点改变,致使病毒在宿主细胞内不能单独复制出完整的有感染性的病毒颗粒,即不能正常增殖,称为缺陷病毒。但在与其他病毒共同感染细胞,其他病毒可为其提供所缺少的物质时可完成复制周期,将为其提供缺少物质的病毒称为辅助病毒。如丁型肝炎病毒是一种缺陷病毒,在乙型肝炎病毒的辅助下才能复制增殖。

2. 病毒的干扰现象　当两种病毒同时或先后感染同一细胞或机体时,可发生一种病毒抑制另一种病毒增殖的现象,称为病毒的干扰现象。干扰现象可发生在不同种病毒之间,也可发生在同种、同型或同株病毒之间;可在活病毒间发生,也可在灭活病毒与活病毒间发生。发生干扰的原因可能与病毒感染诱导宿主细胞产生干扰素、病毒的吸附受到干扰及病毒的侵入改变了宿主细胞的代谢途径等有关。

病毒的干扰现象能阻止病毒感染宿主细胞,也可使感染中止。在预防病毒性疾病使用疫苗时,应注意避免病毒间干扰现象的发生,以免影响免疫效果。

(三) 病毒的遗传与变异

病毒的变异包括多方面,如毒力变异、耐药性变异、抗原性变异、温度敏感性变异等。

1. 病毒变异的类型与机制

(1) 基因突变:基因突变是病毒基因组中核苷酸链发生碱基置换、缺失或插入而引起的,基因突变有自发突变和诱发突变两种机制。病毒在增殖过程中,自发突变的频率平均为 $10^{-6} \sim 10^{-8}$。人工诱导可增加病毒的突变率。

(2) 基因重组:两种不同病毒在感染同一细胞时,病毒之间发生基因的交换称为基因重组。其子代病毒称为重组体,其含有来自两个亲代病毒的核苷酸序列,因此,具有两个亲代病毒的特性。

基因重组可在自然条件下自发发生,也可用人工的方法,即基因工程进行。基因重组可发生在两种活(有感染性)病毒之间,亦可发生在一种活病毒和一种灭活病毒之间,甚至两种灭活病毒之间。

(3) 基因整合:某些病毒的基因还可能与宿主细胞的基因组之间发生基因整合。许多DNA病毒如疱疹病毒、腺病毒、逆转录病毒,如人类免疫缺陷病毒,都能整合到细胞基因组中去。

2. 病毒遗传变异的医学意义　利用理化因素使病毒发生变异,从而制备各种减毒的活疫苗,用于各种病毒性疾病的预防。

（四）理化因素对病毒的影响

病毒受理化因素作用而失去感染性，称为病毒的灭活。

1. 物理因素对病毒的影响

（1）温度：大多数病毒耐低温而不耐高温，56℃加热30分钟或100℃加热几秒钟即可灭活病毒，病毒在室温条件下也可被灭活。将病毒放置低温冰箱（-70℃）或液氮罐（-196℃）保存，病毒感染性可保存数月至数年。反复冻融亦可使病毒灭活。

（2）辐射：X线、γ射线、紫外线等均可使病毒灭活，X射线和γ射线能引起核苷酸链发生致死性断裂，而紫外线照射可抑制病毒核酸的复制。

（3）pH：大多数病毒在pH 5.0~9.0的范围内比较稳定，pH 5.0以下和pH 9.0以上易使病毒灭活。

2. 化学因素对病毒的影响

（1）脂溶剂：有包膜的病毒体因包膜中富含脂类成分，对乙醚、丙酮、去氧胆酸盐等脂溶剂敏感。

（2）消毒剂：病毒对各种氧化剂、酚类、醇类消毒剂敏感；过氧化氢、高锰酸钾、甲醛、苯酚、过氧乙酸等均可灭活病毒。

（3）抗生素与中草药：现有抗生素对病毒无抑制作用。有些中草药如大青叶、板蓝根等对病毒有一定的抑制作用。

三、病毒的感染与致病机制

病毒通过一定的方式侵入机体并在易感细胞内增殖，导致机体发生病理变化的过程称病毒感染。

（一）病毒的传播方式与传播途径

1. 病毒的传播方式

（1）水平传播：指病毒在人群不同个体之间的传播称为水平传播，也包括动物与动物间及动物与人间的传播。水平传播是大多数病毒的主要传播方式。

（2）垂直传播：指病毒从宿主亲代直接传给的子代。主要通过胎盘和产道传播。垂直传播有时会引发严重的后果，如风疹病毒可致胎儿畸形，先天性心脏病等。

2. 病毒的传播途径　多数病毒可经呼吸道、消化道及泌尿生殖道黏膜等侵入机体。如肠道病毒、甲肝病毒等可经消化道传播；流感病毒、麻疹病毒、SARS冠状病毒等经呼吸道传播；人类免疫缺陷病毒、乙肝病毒等可经泌尿生殖道传播。还有些病毒可经眼结膜传播。

有些病毒可通过昆虫叮咬，或被动物咬伤的伤口侵入机体而致病，如流行性乙型脑炎病毒经蚊子叮咬传播，狂犬病毒经动物咬伤的伤口感染等。

病毒也可通过输血、注射、拔牙、手术等医源性途径感染，如乙肝病毒、丙肝病毒和人类免疫缺陷病毒等。

（二）病毒的致病机制

病毒为严格的细胞内寄生，病毒侵入易感细胞以后，其致病机制可能有两个方面，一方面是病毒对宿主细胞的直接致病作用，另一方面是免疫病理损伤。

1. 对细胞的直接作用

（1）杀细胞效应：病毒在宿主细胞内复制完毕，通过破胞释放的方式从宿主细胞释放，引起宿主细胞的溶解死亡；亦可通过破坏宿主细胞的代谢而引起细胞的溶解死亡，称为杀细胞感染。杀细胞性病毒在体外组织培养细胞中增殖，可引起细胞圆缩、聚集、破碎、脱落等现象，称为细胞病变效应（CPE）。

（2）稳定感染：有些病毒在感染细胞内增殖，病毒成熟后以出芽方式从感染细胞逐个释放出来，不引起细胞溶解死亡，也不阻碍细胞的代谢，这类病毒称为非溶解型病毒。这种感染类型称稳定感染。稳定感染可引起宿主细胞膜的变化，包括：①细胞表面出现新的抗原成分，细胞受病毒感染后，细胞膜表面可出现新的抗原成分，如病毒的糖蛋白抗原等；②细胞融合，某些有包膜的病毒，如麻疹病毒、副流感病毒能使感染细胞的胞膜改变，感染细胞与邻近细胞融合，形成多核巨细胞或合胞体。膜融合是病毒的一种扩散方式，使病毒从感染细胞扩散到未感染细胞中去。

（3）形成包涵体：有些病毒感染细胞在普通光学显微镜下可观察到细胞质或细胞核内出现嗜酸性或嗜碱性的圆形、椭圆形不规则的斑块结构，称包涵体。观察不同类型的包涵体可作为病毒性疾病的诊断指标之一，如狂犬病毒感染，可在胞质内形成嗜酸性的包涵体。

（4）细胞转化：某些 DNA 病毒和逆转录病毒感染细胞后，病毒的 DNA 与宿主细胞染色体整合，可使细胞遗传性状发生改变，引起细胞转化。转化细胞的生长与分裂失控，可以无限地生长繁殖，从而导致肿瘤的发生。转化细胞的特征是：①细胞生长旺盛，失去细胞间接触抑制；②细胞表面出现新的抗原。

（5）细胞凋亡：病毒感染细胞后，通过病毒基因的激活或表达引起细胞凋亡，如 HIV 感染可引起辅助性 T 细胞的凋亡。

2. 病毒引发免疫病理损伤

（1）抗体介导的免疫病理损伤：病毒感染后，机体产生针对病毒的衣壳蛋白、包膜蛋白等多种抗原成分的特异性抗体。有些病毒，如乙肝病毒、流感病毒等感染的宿主细胞后，细胞表面出现新的抗原，也诱导机体产生特异性抗体。这些抗体与相应抗原结合后可通过以下途径引起病理改变：①通过Ⅱ型超敏反应引起的免疫病理损伤，抗体与宿主细胞膜表面新型抗原结合，在补体的参与下引起宿主细胞的溶解；抗体介导了 NK 细胞对具有新型膜抗原宿主细胞的杀伤作用；②通过Ⅲ型超敏反应引起病理损伤，病毒抗原与相应抗体结合形成免疫复合物，当复合物沉积在机体某一部位，激活补体，吸引中性粒细胞，引起相应部位的病理损伤。

（2）细胞介导的病理损伤：特异性细胞毒 T 细胞（CTL）可识别和杀伤病毒感染后出现新型膜抗原的靶细胞，CD4$^+$T 细胞释放的多种淋巴因子也可引起周围组织的炎症反应。

（3）对淋巴细胞或淋巴器官的损伤：人类免疫缺陷病毒直接杀伤辅助性 T 细胞，使 Th 细胞减少，导致获得性免疫缺陷综合征；许多病毒感染可引起暂时性免疫抑制或病毒感染引起自身免疫性疾病等，均可使机体产生免疫功能紊乱和病理损伤。

（三）病毒感染的类型

根据病毒感染机体后是否出现临床症状，可分显性感染和隐性感染。

1. 隐性感染　病毒进入机体后不引起临床症状的感染称为隐性感染，或亚临床感染。这可能与病毒的毒力弱,机体防御能力较强,或因宿主细胞不能为病毒提供复制条件,使病毒不能大量增殖有关。隐性感染不表现临床症状,但机体可获得特异性免疫力。但有些隐性感染者可成为病毒携带者,成为重要的传染源。

2. 显性感染 病毒在宿主细胞内大量增殖并引起组织损伤而出现临床症状称显性感染。显性感染根据潜伏期长短、发病缓急程度及病程的长短又可分为急性感染和持续性感染。

(1) 急性感染:又称病原消灭型感染。病毒进入机体,经数日或数周潜伏期后,引起疾病,出现临床症状。在此同时,机体产生针对该种病毒的特异性体液免疫和细胞免疫清除病毒,进入恢复期(死亡者除外)。急性感染一般潜伏期短,发病急,病程仅数日或数周,病情较重,如麻疹、甲型肝炎等。愈后多可获得特异性免疫力。

(2) 持续性感染:病毒在宿主体内持续存在数月或数年,甚至终身称为持续性感染。可出现症状,也可不出现症状,但机体长期携带病毒,成为重要传染源。持续感染的发生与病毒特征及机体状态等因素有关。持续感染包括:

1) 慢性感染:显性感染或隐性感染后,病毒并未完全消除,可持续存在于血液或组织中并不断排出体外,病程长达数月至数年。如 HBV 引起的慢性肝炎、HIV 感染等。

2) 潜伏感染:原发感染后,病毒长期存在于一定组织细胞内,但并不出现临床症状。在某些条件下病毒被激活并复制增殖,引起复发感染出现临床症状。如单纯疱疹病毒感染后,可长期潜伏在三叉神经结,当机体出现某种诱发因素时,潜伏的病毒可激活增殖,引起唇疱疹,并可反复发作。又如,水痘 - 带状疱疹病毒初次感染儿童引起水痘,病愈后,病毒可在脊神经根潜伏数十年,中年后引发带状疱疹。

3) 慢发病毒感染:少见,但后果严重。病毒感染后,有很长的潜伏期,可达数年至数十年之久。病毒缓慢增殖,数量逐渐增多,一旦引起疾病,呈亚急性进行性加重,直至死亡。如儿童感染麻疹病毒恢复后,十余年后可发生亚急性硬化性全脑炎(SSPE)。

第三节 常 见 病 毒

一、肝炎病毒

肝炎病毒是一类以侵害肝细胞为主,引起人类病毒性肝炎的病原体。目前公认主要有 5 种,即甲型肝炎病毒、乙型肝炎病毒、丙型肝炎病毒、丁型肝炎病毒和戊型肝炎病毒。其中甲型肝炎病毒与戊型肝炎病毒主要由消化道传播,引起急性肝炎,不转为慢性肝炎或慢性携带者。乙型与丙型肝炎病毒主要由血液、垂直及性传播,除引起急性肝炎外,可致慢性肝炎,并与肝硬化及肝癌的发生密切相关。丁型肝炎病毒为一种缺陷病毒,必须在乙型肝炎病毒辅助下才能复制,故其传播途径与乙型肝炎病毒相同。近年又发现乙型肝炎病毒、庚型肝炎病毒和 TT 型肝炎病毒。

(一)甲型肝炎病毒

甲型肝炎病毒是甲型肝炎的病原体,在分类上属小 RNA 病毒科的嗜肝 RNA 病毒属。

1. 生物学性状

(1) 形态与结构:HAV 呈球形,直径约 27nm。核酸为单正链 RNA,衣壳呈 20 面体立体对称,壳粒由 4 种不同的多肽即 VP_1、VP_2、VP_3、VP_4 组成。衣壳蛋白有抗原性(HAV Ag),可诱生中和抗体。衣壳外无包膜。迄今,在世界各地分离的 HAV 均只有一个血清型,与其他肝炎病毒无交叉反应。

(2) 培养特性:狝猴和黑猩猩对 HAV 易感,接种后可发生肝炎,在其肝细胞内和粪便中能检出 HAV。用我国猕猴属中的红面猴实验感染 HAV,发现红面猴亦对 HAV 易感,并从其粪便中分离到 HAV。

组织培养可在原代狝猴肝细胞、传代恒河猴胚肾细胞、非洲绿猴肾细胞等多种细胞中培养,然而 HAV 增殖非常缓慢,不引起细胞病变,需用免疫荧光染色法,才可检出细胞培养中的 HAV。

(3) 抵抗力:HAV 对乙醚和酸有较强的抵抗力。在 $-20\,℃$ 可存活多年,$100\,℃$ 煮沸 5 分钟可使之灭活。在自然界存活能力强,在粪便及污水中可存活一月左右,可通过污染水源引起暴发流行。

2. 致病性与免疫性

(1) 传染源与传播途径:主要传染源是患者和隐性感染者。在潜伏期的后期及急性期,患者血液和粪便中有大量病毒存在,具有传染性。病毒随感染者粪便排出体外,主要经粪 - 口途径传播,可通过污染水源、食物、海产品(如毛蚶等)、餐具等,或人与人的密切接触等传播,引起散发小流行甚至爆发流行。

(2) 致病性与免疫性:人类对 HAV 普遍易感,潜伏期约 15~50 天,平均 28 天左右。但主要侵犯儿童和青年,且多为隐性感染。显性感染和隐性感染的比例,儿童为 1∶20,成人为 1∶8。HAV 进入机体后,在肠黏膜及局部淋巴结内复制增殖,并侵入血流形成病毒血症,最终侵犯靶器官肝脏。由于病毒在细胞培养中增殖缓慢并不直接造成明显的细胞损害,故其致病机制除病毒的直接作用外,机体的免疫应答在肝组织损害中起一定作用。甲型肝炎临床主要表现为急性肝炎,预后多较好,一般不会转变为慢性肝炎。

患甲型肝炎或隐性感染 HAV 后,机体可相继产生特异性 IgM 和 IgG。IgM 在体内可持续 2 个月左右,IgG 可维持多年。两者抗体对 HAV 的再感染有免疫保护作用。特异性细胞免疫也有一定作用。发病后 2~3 周,随特异性抗体的产生,粪便中不再排出病毒。

3. 微生物学检查　甲型肝炎患者一般不进行病原学分离检查,微生物学检查以测定病毒抗原或抗体为主。感染早期用 ELISA 或放射免疫法等检测血清中 HAV 的 IgM 抗体,HAV 的 IgM 抗体出现早,消失快,是 HAV 新近感染的重要指标。了解既往感染史或进行流行病学调查、可检测 HAV IgG 抗体。对于接种甲肝疫苗者,在注射前后及随访过程中需检测抗 -HAV 中和抗体。可用核酸杂交法或 PCR 法检测 HAV 核酸,但不常用。

4. 防治原则　HAV 主要通过消化道传播,因此,做好卫生宣教工作,加强粪便管理,注意饮食、饮水卫生等,是预防甲肝的主要环节。患者排泄物、食具、物品和床单衣物等,要认真消毒处理。特异性预防包括人工主动免疫及人工被动免疫。密切接触甲肝患者者可注射丙种球蛋白进行人工被动免疫。人工主动免疫采用接种甲型肝炎减毒活疫苗或灭活疫苗,效果很好。

(二) 乙型肝炎病毒

乙型肝炎病毒(HBV)是乙型肝炎的病原体,在分类上属嗜肝 DNA 病毒科。HBV 在世界范围内传播,我国的感染率在 10% 以上。

1. 生物学性状

(1) 形态与结构:完整的 HBV 呈球形,直径为 42nm,有双层衣壳,称 Dane 颗粒。HBV 外衣壳由脂质双层与蛋白质组成,衣壳内为 HBV 的核心结构,呈 20 面体对称,直径约 27nm。

在乙型肝炎患者的血清中,用电子显微镜可见到完整的 HBV 颗粒(Dane 颗粒)及与 HBV 有关的两种颗粒:

1) Dane 颗粒:完整的 HBV 颗粒,具有传染性。

2) 小球形颗粒:直径 22nm,主要成分为 HBV 的表面抗原(HBsAg),不含病毒 DNA 和 DNA 多聚酶。它是 HBV 在肝细胞内增殖时,合成过剩的 HBsAg 成分。

3) 管形颗粒:直径 22nm,长度在 50~700nm 之间,由若干小球形颗粒串连而成,小球形颗粒和管形颗粒均不具传染性。

(2) 抗原成分

1) 表面抗原(HBsAg):存在于 HBV 外衣壳上,由两条主蛋白肽链通过二硫链连接成二聚体糖蛋白。HBsAg 大量存在于感染者血中,是 HBV 感染的主要标志。已知 HBsAg 有 adr、adw、ayr、ayw 四个基本亚型。HBsAg 亚型的分布有明显的地区差异,我国汉族以 adr 多见,少数民族多为 ayw。

HBsAg 具有免疫原性,可引起机体产生特异保护性的抗体抗 -HBs,故 HBsAg 是制备疫苗的最主要成分。因 HBsAg 各亚型均有共同的 α 抗原决定基,故制备疫苗时各亚型间有交叉保护作用。含有抗 -HBs 的血清可以防御 HBV 感染。

2) 核心抗原(HBcAg):存在于 Dane 颗粒核心结构的表面,为内衣壳成分,其外被 HBsAg 所覆盖,故不易在血液循环中检出。HBcAg 的抗原性强,能刺激机体产生相应抗体(抗 HBc-IgM 和抗 HBc-IgG),其无中和病毒的作用。抗 HBc-IgM 出现较快,其阳性提示 HBV 在肝内处于增殖状态。抗 -HBc IgG 在血中持续时间较长,为非保护性抗体。HBcAg 可在感染的肝细胞表面存在,能被杀伤性 T 细胞识别,在清除 HBV 感染细胞中有重要作用。

3) e 抗原(HBeAg):隐蔽或镶嵌于 HBcAg。HBeAg 是可溶性蛋白质,游离于血清中。因其消长与 HBV 及 DNA 多聚酶的消长动态基本一致,故可将 HBeAg 作为体内 HBV 复制及血清具有强传染性的指标。HBeAg 可刺激机体产生抗 -HBe,抗 -HBe 能与受染肝细胞表面的 HBeAg 结合,通过补体溶解受染的肝细胞,故对 HBV 感染有一定的保护作用,抗 -HBe 的出现是预后良好的征象。近年发现存在 HBV 的 Pre C 区突变株,在 Pre C 区出现终止密码子,使 Pre C 基因不能与 C 基因共同转译出 HBeAg,故受染细胞常不能被抗 -HBe 及相应的细胞免疫所识别而清除,从而使变异株在抗 -HBe 阳性的情况下仍大量增殖。因此,对抗 -HBe 阳性的患者也应注意检测其血中的病毒 DNA,以全面了解病情判断预后。

(3) 培养特性:HBV 尚不能在细胞培养中分离培养,目前采用的细胞培养系统是 DNA 转染系统,将 HBV 的 DNA 导入肝癌等细胞后,病毒可整合并复制,受染细胞可表达 HBsAg、HBcAg 并分泌 HBeAg,有些细胞株可持续产生 Dane 颗粒。这些细胞培养系统主要用于筛选抗 HBV 药物。黑猩猩是 HBV 最敏感的动物,接种后可发生与人类相似的急、慢性感染,常用其研究 HBV 的致病机制和检测疫苗的效果与安全性等。

(4) 抵抗力:HBV 对外界环境的抵抗力较强,对低温、干燥、紫外线均有耐受性。不被70% 乙醇灭活,高压蒸气灭菌法、100℃加热 10 分钟和 0.5% 过氧乙酸、5% 次氯酸钠、3% 漂白粉液、0.2% 苯扎溴铵、环氧乙烷等均可使 HBV 失活。

2. 致病性与免疫性

(1) 传染源:HBV 的主要传染源是乙型肝炎患者和无症状 HBV 携带者。乙型肝炎的潜伏期较长(可达 60~160 天),在潜伏期、急性期、慢性活动期的患者血液均有传染性。HBV 携带者无症状,不易被发觉,是极危险的传染源。

(2) 传播途径:HBV 的传播途径主要有两条:

1) 血源性传播:是主要传播途径,如输注带有 HBV 的全血、血浆或血液制品,应用被HBV 污染消毒不彻底的医疗器材(如针灸针、注射器、手术刀、牙科及妇科器械)等。日常生活中共用牙刷、剃须刀等也可引起 HBV 感染。

2) 母婴传播:母亲为 HBV 的感染者,少数婴儿在妊娠期宫内可感染 HBV。分娩时新生儿经产道接触含有 HBV 的母血、羊水或分泌物可被感染。另外,HBV 也可通过哺乳传播。

3) 感染者精液及阴道分泌物可查到 HBV,故性行为也能传播 HBV。

(3) 致病与免疫机制:HBV 主要引起急性和慢性肝炎。发病后,HBsAg 阳性超过 6 个月为慢性乙型肝炎。乙型肝炎的致病机制尚未完全清楚。研究表明,HBV 直接对肝细胞的损害并不明显,感染机体的免疫病理反应与肝细胞的损害密切相关。由于不同机体免疫应答不尽相同,因而乙型肝炎的临床表现和转归也不一样。目前认为病毒的致病性与下列因素有关:

1) 病毒感染导致机体免疫应答低下。

2) 病毒发生变异。

3) 细胞免疫介导的免疫病理损伤。

4) 免疫复合物引起的病理损伤。

5) 自身免疫反应引起的病理损伤。

(4) HBV 与原发性肝癌:HBV 感染与原发性肝癌的发生有明显的相关性,其主要依据是:

1) 人群流行病学研究显示,乙肝患者及 HBsAg 携带者原发性肝癌的发病率明显高于未感染人群;HBsAg 携带者较无 HBV 感染者,发生肝癌的危险性高 217 倍。

2) 肝癌细胞的 DNA 中发现有乙型肝炎病毒 DNA 的整合。HBV 可能是致癌的启动因子,经一系列过程后导致肝癌的发生。

3. 微生物学检查

(1) HBV 抗原、抗体检测及临床意义:目前乙型肝炎的诊断,主要采用血清学方法,检测 HBsAg、抗 -HBs、HBeAg、抗 -HBe 及抗 -HBc(俗称"两对半",抗 -Pre S1 或抗 -Pre S2 的检测不常用。HBcAg 仅存在于肝细胞内,也不用于常规检查。HBsAg 的检测最为重要,可发现无症状携带者,是献血员筛选的必检指标。血清学方法以 RIA 和 ELISA 最为敏感。乙型肝炎"两对半"检测主要用于:①诊断乙型肝炎;②筛选献血员;③选择 HBV 疫苗的接种对象及判断接种效果;④调查乙型肝炎的流行病学;⑤评价治疗乙型肝炎类药物的疗效等。由于 HBV 感染的临床表现多种多样,各项检查结果也呈动态变化,临床必须对几项指标同时分析,才能进行正确判断,结果分析见表 9-2。

表 9-2 HBV 抗原、抗体检测结果的临床分析

HBsAg	HBeAg	抗 HBs	抗 HBcIgM	抗 HBcIgG	抗 HBe	结果分析
+	−	−	−	−	−	感染 HBV、无症状 HBV 携带者
+	+	−	−	−	−	潜伏期、感染早期或无症状携者
+	+	−	+	−	−	急性或慢性乙肝,传染性强(大三阳)
+	−	−	−	+	+	急性感染趋向恢复(小三阳)
−	−	+	−	+	+	乙型肝炎恢复期
−	−	−	−	+	−	既往感染
−	−	+	−	−	−	既往感染恢复期或接种过乙肝疫苗

HBsAg 和抗 HBs HBsAg 阳性是 HBV 感染的标志,见于:①急性乙型肝炎的潜伏期或急性期;②HBV 所致的慢性肝病如慢性乙型肝炎、肝硬化和原发性肝癌;③无症状 HBsAg 携带者。急性乙型肝炎恢复后,HBsAg 一般在 1~4 个月内消失,若持续 6 个月以上则认为已向慢性肝炎转化。无症状 HBsAg 携带者是指肝功能正常者,携带者的肝穿刺病理组织切片常可发现已有病变,但无临床症状。携带者可长期为 HBsAg 阳性,也可伴有 HBeAg 阳性及病毒血症,具有很强的传染性,少部分可发展为肝硬化或肝癌。

抗 HBs 有中和病毒作用,其阳性表明机体曾感染过 HBV 或接种过乙肝疫苗,已获得对 HBV 的免疫力。

HBeAg 和抗 HBe HBeAg 阳性表示 HBV 在体内复制,血液具有传染性,如转为阴性,说明病毒复制停止。抗 HBe 阳性提示机体对 HBV 已获得一定的免疫力(出现变异株者除外)。抗 HBc 抗 -HBc IgM 阳性,提示体内有病毒复制,血液具有很强传染性。

(2)血清病毒 DNA 的检测:应用核酸斑点杂交、PCR 等方法检测血清中 HBV 的 DNA,可作为病毒存在、复制和判断药物疗效的指标。但由于采用 PCR 检测 HBV DNA 的方法过于敏感,应根据需要选用。

4. 防治原则 预防主要采取以切断传播途径为主的综合性措施,患者的血液、分泌物和排泄物,用过的食具、药杯、衣物等用具要消毒;严格筛选献血员,防止血液传播;患者用过的注射器、针头、针灸针等医疗器械要严格消毒;对高危人群采取如下特异性预防措施。

(1)人工主动免疫:注射乙肝疫苗是最有效的预防方法。

(2)人工被动免疫:紧急预防可应用含高效价抗 HBs 的人免疫球蛋白(HBIg),在接触 HBV 一周内注射有预防效果,两个月后需再重复注射一次。也可与乙肝疫苗联合应用,以获得被动 - 主动免疫效应。

(三)丙型肝炎病毒

丙型肝炎病毒(HCV)是丙型肝炎的病原体。

1. 生物学性状 HCV 为 RNA 病毒,呈球形,直径 40~60nm,表面有包膜及刺突。HCV 基因容易发生变异,是易引起慢性丙型肝炎的原因之一。

黑猩猩对 HCV 易感,接种后可发生肝炎。

2. 致病性与免疫性 HCV 主要传染源是丙型肝炎患者和 HCV 携带者。传播途径主要通过输入带有 HCV 的血液或血制品感染,故又称为输血后肝炎,也可通过注射、性交和

母婴等方式传播。HCV 的致病机制与 HBV 有某些相似之处,主要通过病理性免疫应答导致肝细胞损伤。潜伏期为 2~26 周,平均 7 周。丙型肝炎症状多较轻,且多为无黄疸型。临床丙型肝炎患者 50% 可发展为慢性丙型肝炎,其中约 20% 的患者可逐渐发展为肝硬化,部分患者甚至发生肝癌。在免疫力低下的机体中,可同时感染 HBV 和 HCV,这种双重感染常可加重病情。

丙型肝炎患者恢复后,仅获得低度免疫力,且维持时间较短,可能与 HCV 的基因易变异导致其抗原性改变有关。机体感染 HCV 后,可依次出现 IgM 和 IgG 型抗体。

3. 微生物学检查　用 ELISA 法、RIA 法等检测抗 HCV 抗体,用于筛选献血员、诊断丙型肝炎及评价药物的疗效等。也可采用 RT-PCR 法、PCR-ELISA 法或 PCR- 荧光法检测 HCV 的 RNA。PCR-ELISA 法或 PCR- 荧光法不但可快速定性,亦可进行定量分析。

4. 防治原则　预防主要是切断传播途径,对献血员和血制品进行严格管理可降低输血后丙型肝炎的发病率。我国已规定,检测抗 -HCV 是过筛献血员的必须步骤,对血制品亦需进行严格检查以防污染。目前无特异性预防的疫苗,因 HCV 免疫原性不强,且毒株易变异。

(四) 戊型肝炎病毒

戊型肝炎病毒(HEV)是戊型肝炎的病原体。HEV 曾称为经消化道传播的非甲非乙型肝炎病毒。

1. 生物学性状　HEV 为球形,直径 27~34nm,表面有锯齿状刻缺和突起,形似杯状。基因组为单股正链 RNA,衣壳呈 20 面体立体对称,无包膜。

HEV 对高盐、三氯甲烷等敏感,煮沸可使其灭活,在碱性溶液和液氮中稳定。细胞培养未获成功。恒河猴等多种灵长类动物对 HEV 敏感,口服或静注 HEV 可使之感染。

2. 致病性与免疫性　HEV 传染源为患者和隐性感染者。主要经粪 - 口途径传播,潜伏期为 10~60 天,平均为 40 天。经胃肠道进入血液,在肝内复制,经肝细胞释放到血液和胆汁中,经粪便排出体外。人感染后可表现为临床型和亚临床型,病毒随感染者粪便排出,污染水源、食物、餐具等而发生传播。潜伏期末期和急性期传染性最强。HEV 通过对肝细胞的直接损伤和免疫病理作用,引起肝细胞的炎症或坏死。临床表现有急性戊型肝炎、重症肝炎和胆汁淤滞性肝炎。多数患者于发病后 6 周即好转并痊愈,不发展为慢性肝炎。孕妇感染 HEV 后病情常较重,尤以怀孕 6~9 个月最为严重,常发生流产或死胎,病死率达 10%~20%。

机体感染 HEV 后可产生一定免疫力,病后血清中的抗 HEV-IgG 可持续存在数月至数年。

3. 微生物学检查　用 ELISA 法检测抗 HEV 抗体,如抗 HEV-IgM 阳性,可判断为近期感染。也可用 RT-PCR 检测粪便和胆汁中 HEV 的 RNA。

4. 防治原则　预防戊型肝炎与预防甲型肝炎相同,主要是切断粪 - 口传播途径。疫苗尚在研制中。

二、人类免疫缺陷病毒

人类免疫缺陷病毒(HIV)是引起获得性免疫缺陷综合征(AIDS,艾滋病)的病原体。

（一）生物学性状

1. 形态结构 人类免疫缺陷病毒主要有两型,HIV-1 和 HIV-2。世界上的艾滋病大多由 HIV-1 引起。HIV 呈球形,直径约 100~120nm,核心为两条相同的单股正链 RNA,并含有反转录酶。病毒有双层衣壳,核衣壳蛋白(P7)包绕着 RNA,衣壳蛋白(P24)形成圆柱形的核衣壳核心。外层内膜蛋白(P17)的外面包有双层脂质包膜,包膜中嵌有 gp120 及 gp41 两种糖蛋白,前者构成包膜表面的刺突,后者为跨膜蛋白。

2. 抵抗力 HIV 抵抗力较弱,56℃加热 10 分钟可将其灭活。0.2% 次氯酸钠、0.1% 漂白粉、70% 乙醇、50% 乙醚、0.3% 过氧化氢或 0.5% 来苏处理 5 分钟均可灭活病毒。在室温(20~22℃)可存活 7 天。对紫外线、γ 射线有耐受性。在冷冻血制品中,需 68℃加热 72 小时才能使其灭活。

（二）致病性与免疫性

1. 传染源与传播途径 HIV 携带者和艾滋病患者为主要传染源,从其血液、精液、阴道分泌物、乳汁、唾液、脑脊液、骨髓、皮肤及中枢神经组织等标本中,均可分离到病毒。传播途径主要有性行为传播、血液传播(输血、血制品、器官移植、注射、手术器械等)和母婴垂直传播。

2. 致病性 HIV 有嗜细胞性,主要感染表面具有 CD4 分子的细胞,包括 CD4[+]T 细胞和巨噬细胞系统。HIV 侵入细胞后,病毒的增殖影响了细胞的正常代谢,诱发形成多核巨细胞,最后导致细胞的死亡;受感染的 T 细胞表面出现新的抗原,成为靶细胞,可被细胞毒性 T 细胞直接杀伤。CD4[+]T 的大量减少,导致了机体免疫缺陷,包括细胞免疫缺陷和体液免疫缺陷。HIV 感染巨噬细胞系统,包括单核细胞、巨噬细胞、树突状细胞等,使其成为储存和运送 HIV 的主要细胞,有利于病毒的扩散。同时,感染 HIV 的巨噬细胞也丧失了吞噬及提呈抗原、诱发免疫应答的能力。

HIV 感染的临床过程可分为四个时期:

(1) 急性感染期:感染后 2~4 周,感染者可出现发热、咽炎、淋巴结增大、皮肤斑丘疹和黏膜溃疡等自限性症状。此期可检测到 HIV 抗体,CD4 细胞正常。

(2) 临床潜伏期:急性期后约两周,症状自动消退,进入潜伏期。潜伏期可持续十年左右。患者一般无临床症状,外周血中 HIV 含量很低或不能检出。

(3) 艾滋病相关综合征期:HIV 开始大量复制并造成免疫系统进行性损伤。病毒广泛向淋巴组织播散,临床上可表现为全身淋巴结增大、持续低热、盗汗、体重减轻、腹泻等。此期患者血清中虽有抗 HIV 抗体,但不能清除病毒。

(4) 免疫缺陷期:即 AIDS 期。患者血液中可检出大量 HIV,CD4[+]T 细胞数量明显下降,表现为严重的细胞免疫缺陷。患者免疫力低下,导致条件致病菌感染和恶性肿瘤的发生。感染者大多数 1~3 年内死亡,五年内死亡率约 90%。

3. 免疫性 HIV 能够引起机体的体液免疫和细胞免疫。感染后体内产生多种抗 HIV 蛋白抗体,如包膜蛋白抗体、核心蛋白抗体等。这些抗体在感染的急性期有一定作用,可降低血清中 HIV 的含量,但不能清除病毒。感染者可产生特异性细胞免疫,细胞毒 T 细胞能直接杀伤 HIV 感染的靶细胞,但这种免疫力随着病程的发展而下降。病毒包膜糖蛋白抗原性的变异,使病毒逃避免疫清除作用。HIV 感染最终使机体丧失免疫应答的能力。

（三）微生物学检查

1. **病毒分离** 分离出 HIV 是感染最直接的证据。将患者淋巴细胞与非患者淋巴细胞等量混合，经 1~2 周培养后，培养上清液中可检测到反转录酶活性，或可测到 P24 抗原。4 周后，培养细胞出现 CPE，融合细胞为特征性病变细胞。

2. **抗体检测** 用于初筛试验的血清学方法有 ELISA 法、免疫荧光测定法、乳胶凝集试验、明胶凝集试验等。用于确证试验的方法有免疫印迹试验、放射免疫沉淀试验等，这些方法可检测衣壳蛋白 P24 抗体，糖蛋白 gp120 的抗体，可确诊 HIV 感染。

3. **核酸或抗原检测** 常用 RT-PCR 法测定 HIV 核酸，既可用于诊断，亦可用于预测疾病的进展，以及检测药物治疗的效果。利用已知抗体和 ELISA 检测外周血中游离的 P24 抗原，用于急性 HIV 感染的诊断。

（四）防治原则

目前尚无特异性预防 HIV 感染的方法，疫苗正在研制中。

第四节 真　菌

一、真菌的生物学性状

真菌是一类有细胞壁和典型的细胞核，有较完善的细胞器，不含叶绿素，没有根、茎、叶分化的真核细胞型微生物。真菌的细胞核高度分化，有核膜及核仁。

真菌广泛分布于自然界，其中多数对人类有益，如食用真菌、药用真菌及用于食品工业、抗生素生产的真菌。少数真菌可使人、动植物致病，经确认的致病真菌和条件致病真菌已有百余种。另外，有些真菌可产生毒素，引起真菌性中毒，甚至可诱发癌症。

（一）真菌的形态与结构

真菌的体积比细菌大数倍至数十倍，种类不同大小差异很大，大的如木耳、蘑菇，小的肉眼不可见如新型隐球菌、白假丝酵母菌。真菌细胞壁的组成与细菌细胞壁不同，不含肽聚糖，含有大分子几丁质。几丁质使真菌的细胞壁具有坚韧性。真菌具有典型的核结构及较完善的细胞器。真菌的形态结构因其种类不同差别很大，分单细胞和多细胞两大类。

1. **单细胞真菌** 菌体细胞呈圆形或卵圆形。常见有酵母型真菌和类酵母型真菌。细胞壁成分主要为酵母多糖（葡聚糖与甘露聚糖），其次含少量几丁质、蛋白质、脂类等物质。细胞多为单核，细胞质中有一个或多个液泡。其无性繁殖除裂殖酵母属裂殖外，一般以出芽方式进行，产生芽生孢子，如酵母型真菌。有些通过出芽方式繁殖，形成的细胞连在一起形成类似菌丝的结构称为假菌丝，如类酵母型真菌。

2. **多细胞真菌** 多细胞真菌大都由菌丝和孢子组成。

（1）菌丝：由孢子出芽，长出芽管，芽管延长成丝状，称为菌丝。根据菌丝中是否存在隔膜，可把菌丝分为无隔菌丝和有隔菌丝两大类。无隔菌丝的整条菌丝为一个细胞，其细胞质内可含有多个核。有隔菌丝内隔膜将菌丝分为一连串的细胞，隔膜有孔，细胞质可在细胞间流通。菌丝长出分枝，交织成团形成菌丝体。菌丝按功能可分为：①气生菌丝：露出培养基表面的菌丝；②营养菌丝：深入培养基内吸取营养物质的菌丝；③生殖菌丝：产生孢子的气生菌丝。

（2）孢子：是真菌的繁殖结构，一条菌丝上可长出多个孢子，在适宜的环境下，孢子又可发芽形成菌丝，并发育成菌丝体。孢子分有性孢子和无性孢子两类。有性孢子是由同一菌丝体或不同菌丝体上的两个细胞融合经减数分裂而成；无性孢子直接由生殖菌丝上的细胞分化而成。

（二）真菌的繁殖方式

真菌的繁殖能力很强，主要靠孢子繁殖后代。真菌的繁殖方式分无性繁殖和有性繁殖两种。

1. 无性繁殖 无性繁殖是指不经过两性细胞配合便能产生新个体的繁殖方式，多数真菌的无性繁殖是通过无性孢子来完成的，真菌的无性孢子有 3 类。

（1）叶状孢子：由菌丝细胞直接形成的生殖孢子，有芽生孢子、厚膜孢子和关节孢子等三种类型。

（2）分生孢子：由生殖菌丝分枝的末端细胞分裂、或由菌丝侧面出芽形成，如小分生孢子与由多个细胞组成大分生孢子。

（3）孢子囊孢子：菌丝末端膨大形成孢子囊，内有许多孢子，孢子囊破裂释放孢子，如根霉、毛霉。

2. 有性繁殖 有性繁殖是指经过两性细胞配合产生孢子，孢子再萌发成新个体的过程．真菌两性细胞的配合一般分质配、核配及减数分裂三个阶段。真菌的有性孢子共有 4 类：①卵孢子如水霉；②接合孢子如根霉；③子囊孢子如酵母菌；④担孢子如香菇。

（三）真菌的培养及菌落特征

1. 真菌的培养条件 真菌对营养要求不高，易培养。常用培养基为沙保琼脂培养基。真菌在 pH 4.0~6.0 之间生长良好。最适温度为 22~28℃(部分深部真菌在 37℃生长良好)。真菌为需氧菌，生长速度缓慢，在适宜条件下，数日至数周才能长出典型菌落。

2. 真菌的菌落特征

（1）丝状型菌落：由菌丝体和孢子组成。丝状型菌落较疏松，呈绒毛状或絮状。因菌丝在培养基内生长，故其菌落不易被接种针挑起。因孢子带有各种颜色，使其菌落表面也呈现各种颜色，可用于真菌的鉴定。

（2）酵母型菌落：由单细胞真菌形成，其外观与细菌菌落相似。酵母型菌落呈圆形，表面湿润，光滑，不透明，易被接种针挑起；多数菌落呈乳白色，少数呈红色；长时间培养的酵母菌落，表面呈皱缩状。

（3）类酵母菌落：外观与酵母型菌落相同，但菌落可向下生长，假菌丝伸入培养基内。如白假丝酵母菌的菌落。

（四）真菌的抵抗力

真菌对热的抵抗力不强，真菌的孢子一般经加热 60~70℃ 1 小时可被杀死。对低温、干燥、光和渗透压有较强的耐受性。对 2% 结晶紫、2% 戊二醛、2.5% 碘酒、10% 的甲醛较敏感。对常用的抗生素不敏感。灰黄霉素、两性霉素 B、克霉素等对多种真菌有抑制作用。

二、真菌的致病性与免疫性

大多数真菌对人类是有益的，少数真菌可引起人类疾病。能引起人类疾病的真菌称为病原性真菌，它引起的疾病有浅部真菌病和深部真菌病两类。

（一）真菌的致病性

不同的真菌致病方式不同，可表现为：

1. 病原性真菌感染　主要为外源性真菌感染，可分为浅部真菌感染及深部真菌感染。

（1）浅部真菌感染：主要侵犯部位为角质化的表皮，在皮肤局部大量繁殖后，引起局部的炎症和病变。

（2）深部真菌感染：引起深部感染的真菌有些具有较强的致病性，能够抵抗吞噬细胞的杀伤作用，在细胞内大量增生，引起慢性肉芽肿样炎症及组织的溃疡、坏死。

2. 条件致病性真菌感染　条件致病性真菌属于正常菌群，当机体免疫力下降、菌群失调、或寄居部位改变时，可引起感染。主要为内源性真菌感染，如白假丝酵母菌。常见于长期使用广谱抗生素、免疫抑制剂等病的患者。

3. 真菌超敏反应　部分过敏体质的人，吸入、食入或皮肤黏膜接触真菌孢子或菌丝之后可引起超敏反应。人类超敏反应性疾病中有相当一部分是由真菌引起。

4. 真菌毒素引发的疾病　有些真菌在食物、饲料或农作物上生长繁殖可产生真菌毒素，人或动物摄入含真菌毒素的食物，可引起急性或慢性中毒。真菌毒素还与肿瘤的发生有关。

目前发现的真菌毒素已有百余种。其中毒性最强的是黄曲霉毒素，它能损害肝脏，甚至诱发肝癌，对人、畜健康威胁很大。

（二）真菌免疫性

真菌在自然界分布广泛，而真菌病的发病率较低，说明人体对真菌有较强的非特异性免疫力、在感染过程中，也可产生特异性的细胞免疫和体液免疫，但一般免疫力不强。

1. 非特异性免疫　真菌的非特异性免疫包括皮肤分泌的不饱和脂肪酸的抗真菌作用，正常菌群的拮抗作用及吞噬作用。儿童皮脂腺发育不完善，头皮脂肪酸的分泌量比成人少，而不饱和脂肪酸有杀真菌作用，故儿童易患头癣。而成人的趾间和足底无皮脂腺，故患足癣较多见。

机体的正常菌群中也有真菌，当长期使用广谱抗生素或免疫抑制剂时，引起正常菌群失调，导致机体免疫力降低，致使条件致病性真菌大量繁殖而致病。

2. 特异性免疫　细胞免疫在抗真菌感染中起重要作用，如细胞免疫降低的人，易并发真菌感染。

第五节　其他原核细胞型微生物

一、支原体

支原体是一类无细胞壁，呈多形态性，可通过滤菌器，能在无生命培养基中繁殖的最小原核细胞型微生物。由于它能形成有分枝的长丝而得名。

（一）生物学性状

无细胞壁，外层为细胞膜，形态呈高度多形性，直径多为 0.2~0.3μm。常用 Giemsa 染色，呈浅紫色。对营养要求较细菌高，须在培养基中加入动物血清或酵母浸膏等。支原体是目前所知能在无生命培养基中繁殖的最小微生物,可通过 0.45μm 滤菌器。以二分裂方式繁殖,生长较慢,菌落微小,呈荷包蛋状。对理化因素敏感,易被消毒剂灭活。由于支原体无细胞壁,对青霉素不敏感。

(二)致病性与免疫性

支原体广泛存在于人和动物体内,多不致病。引起人类疾病的主要有肺炎支原体、泌尿生殖道感染的支原体等。感染后刺激局部黏膜表面产生的分泌型 IgA 具有一定的保护作用。

肺炎支原体引起的肺炎又称原发性非典型肺炎,病理变化以间质性肺炎为主。症状较轻,仅有发热、咳嗽等呼吸道症状。主要经飞沫感染,多发于青少年。

(三)微生物学检查与防治原则

肺炎支原体主要靠分离培养和血清学检查。泌尿生殖道感染的支原体可用分离培养、核酸杂交和 PCR 等方法检查。

二、立克次体

立克次体是一类寄生于细胞内的原核细胞型微生物,是引起斑疹伤寒、恙虫病、Q 热等传染病的病原体,其生物学性状与细菌相似。

对人类致病的立克次体有 5 个属。其中立克次体属分为斑疹伤寒群和斑点热群 2 个生物型。

立克次体具有许多共同特点:①专性胞内寄生,以二分裂繁殖。②有 DNA 和 RNA 两种核酸。③多为杆状,革兰染色阴性,大小介于细菌和病毒之间。④以吸血节肢动物为寄生宿主、或储存宿主、或传播媒介。⑤多为人畜共患病的病原体,所致疾病多为自然疫源性疾病。⑥对多种抗生素敏感。

(一)生物学性状

立克次体呈多形性,多为杆状,长 0.8~2.0μm,直径 0.3~0.6μm。常用 Giménez 法染色,呈鲜红色。大多数立克次体只能在活细胞内生长,繁殖一代需要 6~10 小时。常用动物接种、鸡胚培养和细胞培养等方法培养立克次体。

立克次体的抗原结构有群特异性抗原和种特异性抗原两类。群特异性抗原与细胞壁表层的脂多糖成分有关,耐热,为可溶性抗原;种特异性抗原与外膜蛋白有关,不耐热。根据立克次体与变形杆菌间存在共同抗原的特点而设计的外斐反应(Well-Felix reaction),用于检测患者体内的抗立克次体抗体,辅助诊断立克次体病。

对热抵抗力较弱,56℃ 30 分钟可被杀死,苯酚、来苏等常用消毒剂容易将其杀灭。对氯霉素、四环素等敏感,对低温、干燥抵抗力较强。

(二)致病性与免疫性

立克次体的致病物质主要是内毒素和磷脂酶 A 两类。前者可导致发热、内皮细胞损伤、微循环障碍和中毒性休克等;后者可溶解宿主细胞膜或胞内吞噬体膜,以利于立克次体穿入宿主细胞并在其中生长繁殖。

人类感染立克次体主要通过节肢动物如人虱、鼠蚤、蜱及螨等叮咬或其粪便污染伤口而感染。主要致病性立克次体:①普氏立克次体是引起流行性斑疹伤寒的病原体。患者是唯一传染源,体虱是主要传播媒介,以人 - 虱 - 人方式传播。人感染立克次体约经 2 周的潜伏期后,骤然发病,主要症状为高热、头痛、皮疹,可伴神经系统、心血管系统或其他脏器损害。②斑疹伤寒立克次体是引起地方性斑疹伤寒的病原体。鼠是主要储存宿主,鼠蚤是主要传播媒介,鼠蚤叮咬人血时将立克次体传染给人。该病临床症状与流行性斑疹伤寒相似,但较轻。③恙虫病立克次体是引起恙虫病的病原体。恙螨是储存宿主,又是传播媒介。立克次体借助恙螨的叮咬而在鼠间传播,当恙螨幼虫叮咬人时,病原体侵入人体。病变局部见红色丘疹、水疱,破溃后形成黑色焦痂,此为恙虫病特征之一。病原体毒素可引起发热、丘疹、全身淋巴结增大等。

抗立克次体免疫以细胞免疫为主。机体感染后可产生群和种特异性抗体,病后可获得较强免疫力。

(三)微生物学检查与防治原则

采集患者血液,接种于易感动物,待发病后取材染色镜检。非特异性外斐反应对诊断立克次体感染具有重要价值。

预防措施主要有灭虱、灭蚤、灭鼠、灭恙螨,搞好个人及环境卫生。治疗可选用氯霉素、四环素等。预防斑疹伤寒可接种斑疹伤寒减毒疫苗。

三、衣原体

衣原体是一类寄生在真核细胞内、有独特发育周期、能通过滤菌器的原核细胞型微生物。其共同特征主要是:①革兰染色阴性,呈圆形或椭圆形体;②有细胞壁,其组成与革兰阴性菌相似;③二分裂繁殖,具有独特的发育周期;④含有 DNA 和 RNA 两种核酸;⑤具有核糖体和多种酶类,可进行多种代谢,但须利用宿主细胞的能量来源;⑥对多种抗生素敏感。

(一)生物学性状

1. **发育周期与形态染色** 衣原体在宿主细胞内生长繁殖,其特殊的发育周期分为原体和始体两个阶段。原体呈球形或梨形,是发育成熟的衣原体,具有细胞壁,直径 0.2~0.4μm,Giemsa 染色呈紫红色,具有传染性,当进入宿主易感细胞后发育为始体。始体形态与原体相似,较大,直径 0.5~1.0μm,Giemsa 染色呈深蓝色或暗紫色,无细胞壁,以二分裂方式繁殖,在宿主细胞内发育成大量子代原体。成熟后的原体从感染细胞中释放出来,再感染新的易感细胞,开始新的发育周期。每个发育周期约为 48~72 小时。

2. **培养特性** 衣原体具有严格的胞内寄生性。大多数可在 6~8 天龄鸡胚或鸭胚卵黄囊中孵育。某些细胞株,如 HeLa-299、BHK-21 或 HL 等比鸡胚更敏感,可用于衣原体的培养。

3. **抵抗力** 衣原体对热和常用消毒剂均敏感。60℃仅能存活 5~10 分钟,0.5% 苯酚 30 分钟、75% 乙醇 0.5 分钟可杀死。四环素、利福平、红霉素等有抑制衣原体的作用。

(二)致病性与免疫性

衣原体的致病物质主要有类毒素样物质、抗吞噬的外膜蛋白等。主要的致病性衣原体有沙眼衣原体和肺炎衣原体。

沙眼衣原体可引起以下疾病:①沙眼:通过直接或间接传播,早期出现结膜炎,慢性期出现结膜瘢痕、睑板内翻、倒睫、角膜血管翳甚至失明。②包涵体结膜炎:婴儿经产道感染,成年人经接触眼部感染。③泌尿生殖道感染:通过性接触传播,表现为尿道炎、附睾炎、阴道炎或宫颈炎等。④性病淋巴肉芽肿：主要由性接触传播，在男性常侵犯腹股沟淋巴结，引起化脓性淋巴结炎和慢性淋巴肉芽肿，在女性常侵犯会阴、肛门或直肠引起炎症。

肺炎衣原体主要引起青少年急性呼吸道感染，可导致肺炎、支气管炎、咽炎和鼻窦炎等。

感染衣原体后，机体可产生特异性的细胞免疫和体液免疫。由于这种免疫力不强，因此易造成持续、反复感染。在免疫应答过程中，T细胞与感染细胞相互作用会导致免疫病理损伤，产生Ⅳ型超敏反应。

（三）微生物学检查与防治原则

从病损部位取材经染色后直接镜检，或接种鸡胚卵黄囊、传代细胞株分离培养衣原体进行检测，或采用血清学诊断技术检测衣原体特异性抗体IgG和IgM，有助于轻症或发病早期的诊断。

注意个人卫生，不使用公共毛巾、浴巾、脸盆，避免接触传播。加强性病防治宣传，防止经过性接触传播。治疗可选用磺胺、红霉素、诺氟沙星等。

四、螺旋体

螺旋体是种细长、柔软、呈螺旋状弯曲、运动活泼的原核细胞型微生物。在自然界和动物体内广泛存在，种类多。其基本结构与细菌相似，有细胞壁、核质，以二分裂方式繁殖。对抗生素敏感。

根据螺旋体的大小、螺旋数量、螺旋规则及螺旋间距等特点的不同，可分为螺旋体科和钩端螺旋体科两个科，共七个属。对人和动物致病的有三个属。①密螺旋体属：其螺旋致密而较规则，两端尖细。其中对人致病的主要有三种：梅毒螺旋体引起梅毒，雅司螺旋体引起雅司病，品他螺旋体引起品他皮肤病。②钩端螺旋体属：其螺旋较密螺旋体更细密而规则，数目多，一端或两端呈钩状。对人致病的主要是问号状钩端螺旋体，引起钩端螺旋体病。③疏螺旋体属：其螺旋稀疏而不规则，成波纹状。对人致病的主要是回归热螺旋体，引起回归热。

（一）梅毒螺旋体

梅毒螺旋体又称苍白螺旋体，是引起梅毒的病原体。人是其唯一的宿主。

1. 生物学性状

（1）形态与染色：梅毒螺旋体螺旋致密、规则，纤细。长7~8μm，直径0.10~0.15μm，有8~14个致密而规则的小螺旋，两端尖直。运动活泼。通常采用Fontana镀银染色，呈棕褐色，在光镜下易于观察。新鲜标本需用暗视野显微镜观察，可看到其形态和运动方式。

（2）培养特性：梅毒螺旋体不能在没有活细胞的人工培养基中生长繁殖。用家兔上皮细胞培养能有限生长，繁殖慢，约30小时才分裂一次，而且只能繁殖数代。现发现梅毒螺旋体在含有3%~4%氧的环境中生长最佳。

（3）抵抗力：梅毒螺旋体的抵抗力极弱。对干燥、热、冷都很敏感。在体外干燥1~2小时死亡。加热50℃5分钟死亡。在4℃下3天死亡。对肥皂水和普通消毒剂敏感，如在1%~2%苯酚中数分钟即死亡。对青霉素、红霉素、四环素和砷剂等药物敏感。

2. 致病性与免疫性

（1）致病物质：梅毒螺旋体有毒株的外膜蛋白可与宿主细胞表面发生黏附，有利于病原体的定殖;产生透明质酸酶,有利于其扩散到血管周围。其脂多糖有类似于内毒素的性质,可导致炎症。其黏多糖有类似于荚膜的作用,可保护螺旋体免受环境因素的损伤。螺旋体在宿主细胞内增殖可损害细胞。

(2) 所致疾病:梅毒螺旋体只对人类感染,导致梅毒。人是其唯一的传染源,梅毒有先天性和获得性两种。

1) 先天性梅毒:又称胎传梅毒,是从患梅毒的孕妇经胎盘传染胎儿所致。螺旋体在胎儿组织器官内大量繁殖,可导致流产、早产或死胎。若出生后存活,称为梅毒儿,呈现马鞍鼻、锯齿牙、先天性耳聋、间质性角膜炎等病变。

2) 获得性梅毒:主要通过性接触传播。临床分为三期:

Ⅰ期梅毒:约在感染后3周左右,外生殖器出现无痛性软下疳。先为丘疹硬结,随后破溃,其溃疡渗出物中含有大量梅毒螺旋体,传染性极强。软下疳一般经3~8周可自愈。

Ⅱ期梅毒:发生于软下疳出现后的2~8周。全身皮肤黏膜出现梅毒疹,全身淋巴结肿大,有时累及关节、眼及神经系统。在梅毒疹和淋巴结中,存在大量梅毒螺旋体,传染性较强。初次出现的梅毒疹经过3周至3个月后可自行消退,皮疹可反复发作。梅毒血清学反应阳性。梅毒螺旋体经过2年左右隐伏,可发作而进入第Ⅲ期。

Ⅲ期梅毒:发生于感染后2年以后,有的可长达10~15年以后。基本损害为慢性肉芽肿,局部因动脉内膜炎所致的缺血而引起组织坏死,愈后形成瘢痕。病变可波及全身组织器官,常见于皮肤、肝、脾、骨骼等。若侵害心血管和中枢神经系统引起动脉瘤、脊髓痨或全身麻痹等,可危及生命。此期梅毒患者病灶中不易找到病原体,传染性小,病程长,破坏性大。梅毒血清学反应多为阳性。

(3) 免疫性:梅毒的免疫属于传染性免疫,只有在体内存在梅毒螺旋体时才有免疫力。当病原体被杀灭后,免疫力也随之消失。感染后产生的抗TP抗体在补体协同下可杀死螺旋体。患者体内的巨噬细胞、中性粒细胞可吞噬螺旋体,但不一定杀死。特异性抗体及补体的活化片段,能加强吞噬细胞的杀伤作用。T细胞介导的细胞免疫在抗感染中具有重要意义,与体液免疫协同作用能帮助机体抵抗再感染。

3. 微生物学检查

(1) 显微镜检查:取Ⅰ期梅毒软下疳渗出物或Ⅱ期梅毒皮疹渗出物、淋巴结抽出物,直接在暗视野显微镜下观察,找到运动活泼的密螺旋体有助于诊断;也可将标本与荧光标记抗体结合,用荧光显微镜观察;或用ELISA法,在普通光学显微镜下观察。

(2) 血清学检查:包括非密螺旋体抗原试验和密螺旋体抗原试验。

1) 非密螺旋体抗原试验:采用牛心类脂作为抗原,测定患者血清中的反应素,即抗脂质抗体。常用的VDRL法是一种简易的玻片凝集试验,可作定性和定量试验。此法具有敏感性高、操作简便、易于观察等优点,适合于大量人群的筛选。但其特异性较差,与结核、麻风、疟疾、肝炎、胶原性疾病等可出现交叉反应,检测过程中要注意排除假阳性。

2) 密螺旋体抗原试验:采用Nichols株螺旋体作为抗原,测定血清中螺旋体特异性抗体。此法特异性强,可用作梅毒证实试验。常用的有FTA-ABS试验和MHA-TP试验两种。前者是一种间接荧光抗体检测方法,后者是一种微量间接血凝试验。

另外,可用PCR技术检测梅毒螺旋体核酸,用免疫印迹法检测与梅毒螺旋体抗原组分发生反应的特异性抗体。

4. 防治原则 梅毒一种性病,加强性卫生宣传教育和社会管理是其重要的预防措施。对梅毒确诊患者,应选用青霉素彻底治疗。

(二)钩端螺旋体

钩端螺旋体俗称钩体,因其一端或两端弯曲成钩状而得名,为钩体病的病原体。钩体病是人畜共患疾病,在世界各地均有流行,在我国以南方各省最为严重,属重点防治的传染病。

1. 生物学性状

(1) 形态与染色:呈圆柱形,长短不一,一般长为 6~20μm,直径为 0.1~0.2μm,一端或两端弯曲成钩状。螺旋细密而规则,纤细,在暗视野显微镜下发出光亮,形似一串细小珍珠排列而成的细链。靠轴丝收缩屈曲,运动活泼,可旋转、弯曲、前后移动,常呈 C 形或 S 形。革兰染色阴性,不易着色,常用 Fontana 镀银染色,呈棕褐色。

(2) 培养特性:普通培养基中须加入血清才能生长。常用 Korthof 培养基培养钩体,内含兔血清既能促进钩体生长又能中和其代谢过程中产生的毒性物质。最适培养温度为 28~30℃。最适酸碱度为 pH 7.2~7.6,需氧或微需氧。生长缓慢,在固体培养基上经 5~7 天后形成扁平、透明、圆形菌落。

(3) 抵抗力:对热、直射阳光、干燥等抵抗力弱。60℃加热 1 分钟死亡。在水或潮湿土壤中可存活数月,这对钩体的传播具有重要意义。0.2% 来苏、1% 苯酚、1:2000 升汞经 10~30 分钟可杀灭钩体。对青霉素等敏感。

(4) 抗原结构与分类:致病性钩体具有表面抗原和内部抗原。表面抗原为多糖蛋白复合物,是型特异性抗原,内部抗原为类脂多糖复合物,是属特异性抗原。根据钩体的抗原可对其进行分类。目前已发现至少 25 个血清群、273 个血清型。我国至少有 19 个血清群、70 多个血清型。

2. 致病性与免疫性

(1) 致病物质

1) 内毒素样物质:为钩体细胞壁中的脂多糖样物质,耐热。作用与内毒素相似,但活性较低。

2) 溶血素:对热敏感,具有磷脂酶样作用,能引起红细胞溶解。

3) 细胞毒因子:钩体病患者血清中存在一种 CTF,注入小鼠体内可引起肌肉痉挛、呼吸困难甚至死亡。

另外,钩体在宿主体内还可产生有毒脂类和脱氧酶等代谢产物,它们具有损害毛细血管和肾脏等作用。

(2) 所致疾病:钩体所致钩体病为一种人畜共患疾病。我国已从 50 多种动物体内检出致病性钩体,其中鼠类和猪是其主要的储存宿主。

动物感染后多不发病,呈隐性感染。但其肾脏中长期存在病原体,不断经尿液排出,污染水源和土壤。因钩体具有很强的侵袭力,人体接触疫水、疫土后,可经过正常或破损的皮肤或黏膜而感染。也可因进食被污染的食物或饮水,经消化道黏膜感染。钩体可通过胎盘感染胎儿引起流产。

钩体侵入人体后,在局部迅速繁殖,经过 7~10 天的潜伏期后,进入血液大量繁殖,导致早期钩体败血症,可持续 2~7 天。患者出现恶寒发热、全身酸痛、头痛、腓肠肌压痛、眼结膜充血、淋巴结增大等。重者可累及肝、脾、心、肾、肺、中枢神经系统等,病情凶险,死亡率高。

(3)免疫性:致病性钩体进入机体的早期,单核 - 巨噬细胞可以发挥吞噬效应,中性粒细胞无此作用。若钩体数量少、毒力低,则形成隐性感染状态。1~2 周后,随着特异性抗体增多,吞噬细胞效应增强,血液循环中钩体被迅速清除。但肾脏中病原体存在时间较长,尿液中钩体排出时间一般在半年左右。

3. 微生物学检查

(1)病原体检查:发病第一周取血液,第二周以后取尿液,有脑膜刺激症状者取脑脊液。经过离心收集钩体,取沉淀物用暗视野显微镜进行观察,也可用 Fontana 镀银染色后镜检。必要时可将标本接种于 Korthof 培养基,28℃经 5 天培养后,每隔 3~5 天用暗视野显微镜进行观察 1 次。如有钩体生长,即可转种于新鲜培养基培养后作菌群鉴定。

(2)血清学诊断:通常在发病初期和 2~4 周各采血 1 次进行血清学试验。目前应用最广泛的是显微镜凝集试验。用标准钩体株或当地常见钩体的培养物作为抗原,分别与患者不同稀释度的血清混合,37℃孵育 2 小时后在暗视野显微镜下检查。

4. 防治原则　钩体病的预防主要在于消灭传染源、切断传播途径和增强人体免疫力等方面。加强家畜管理,消灭鼠类。保护水源,避免或减少与疫水、疫土的接触。对疫区人群接种钩体多价疫苗。

多种抗生素对钩体病治疗有效,以青霉素为首选。过敏者改用庆大霉素、多西环素(强力霉素)等。

(段　薇　王慧文)

第十章

免疫学基本知识

免疫通常是指机体对于感染性疾病所具有的抵抗力。免疫学是研究机体防御、机体如何识别异物并与之发生反应的一门科学。免疫的功能是指机体的免疫系统在识别和排除抗原异物过程中所发挥的作用。可概括为四个方面：①免疫防御：是机体抵抗病原体入侵及清除已入侵的病原体及其有害代谢产物的能力，即抗感染的免疫作用。②免疫调节：是指一系列维持机体生理平衡稳定的免疫功能。③免疫监视：是指免疫系统随时识别、杀伤及清除体内突变细胞，防止肿瘤发生的功能。④免疫耐受：是指免疫系统对自身的组织成分不产生免疫应答，不引起自身免疫病。

第一节 免 疫 系 统

机体的免疫系统由免疫组织器官、免疫细胞及免疫分子组成。免疫组织和器官分为中枢免疫器官和外周免疫器官及组织，中枢免疫器官是各种免疫细胞发生、分化及成熟的场所，外周免疫器官与组织是免疫细胞定居，接受抗原刺激产生免疫应答的场所。

一、免疫器官

(一) 中枢免疫器官

中枢免疫器官，在人类与哺乳动物包括骨髓与胸腺。

1. 骨髓　骨髓是各种血细胞和免疫细胞发生及分化的场所。骨髓中的多能造血干细胞在骨髓微环境中首先分化为髓样系干细胞和淋巴样干细胞。骨髓也是人 B 细胞、NK细胞发育成熟的场所。骨髓还是体液免疫应答发生的场所。

2. 胸腺　胸腺位于胸腔前纵隔的上部，胸骨后方。胸腺是 T 淋巴细胞分化、发育、成熟的场所。

(二) 外周免疫器官

外周免疫器官又称为次级淋巴器官，包括淋巴结、脾脏及皮肤、黏膜相关淋巴组织。

1. 淋巴结　人体全身大约有 500~600 个淋巴结，广泛分布于全身的淋巴通道上。淋巴结实质分为皮质和髓质两部分。

淋巴结的免疫功能：①成熟的 T、B 淋巴细胞定居的场所。在淋巴结中，T 细胞约占总淋巴细胞的 75% 左右,B 细胞占 25% 左右。②淋巴细胞接受抗原刺激,产生特异性免疫应答的场所。③过滤淋巴液。④参与了淋巴细胞的再循环。

2. 脾脏　脾脏是人体最大的免疫器官。

脾脏的免疫功能类似淋巴结,是成熟 T、B 细胞定居及接受抗原刺激发生免疫应答的场所;清除体内血流中的病原体、自身衰老死亡的细胞,维持机体内环境的稳定。

3. 皮肤、黏膜相关淋巴组织　皮肤淋巴组织是由表皮、真皮中分布的免疫细胞组成,如存在于表皮中的朗格汉斯细胞、存在真皮结缔组织中的 T 细胞、巨噬细胞及肥大细胞。

二、免疫细胞

(一) 淋巴细胞

1. T 淋巴细胞

(1) T 细胞重要的膜分子

1) TCR-CD3 复合体:T 细胞抗原受体(TCR)的功能是特异性识别和捕获抗原。

2) CD4 和 CD8:CD4 和 CD8 具有辅助 TCR 识别抗原的功能,因而被称作 T 细胞辅助受体。在 T 细胞活化过程中,当 TCR 与抗原递呈细胞表面的抗原肽结合时,T 细胞必须通过其 CD4 或 CD8 分别与递呈抗原肽的 MHC-Ⅱ或 MHC-Ⅰ类分子相互识别,才能使抗原刺激信号向 T 细胞内传递。

3) 协同刺激分子:在 T 细胞与抗原相互作用过程中,T 细胞的完全活化必须有协同刺激分子的参与。如 CD2 分子、CD28 分子等。

T 细胞表面的协同刺激分子与抗原提呈细胞或靶细胞表面的配体的相互作用提供了 T 细胞活化的第二信号。

(2) T 细胞亚群及其功能:根据 CD 分子的不同,可分为 $CD4^+$ T 细胞和 $CD8^+$ T 细胞;根据表达 TCR 的类型,可分为 αβT 细胞和 γδT 细胞;根据免疫功能划分为辅助性 T 细胞(Th)、细胞毒性 T 细胞(Tc 或 CTL)、调节性 T 细胞(Tr)等。

1) Th:属于 $CD4^+$ T 细胞。可进一步划分为 Th_1、Th_2 和 Th_3 细胞。Th_1 细胞的主要效应功能是通过促进吞噬细胞、NK 细胞等的吞噬、杀伤作用增强细胞免疫应答。Th_2 细胞主要辅助 B 细胞的增殖、分化和抗体生成,促进体液免疫应答。Th_3 细胞通过抑制 Th_1 细胞介导的细胞免疫应答,发挥免疫调节作用。

2) Tc:属于 $CD8^+$ T 细胞。通过细胞毒作用特异性杀伤携带抗原的靶细胞,如肿瘤细胞、病毒感染细胞等。

3) Tr:属于 $CD4^+CD25^+$ T 细胞。通过抑制其他 T 细胞的活化、增殖发挥免疫调节作用,将细胞免疫应答控制在正常生理水平。

2. B 淋巴细胞　B 细胞重要膜分子,在 B 细胞识别抗原并通过与 Th 细胞相互作用而活化、增殖、分化过程中,B 细胞膜分子发挥关键作用。

(1) BCR 复合体:B 细胞抗原受体(BCR)复合体分子由胞膜免疫球蛋白(mIg)、Igα 和 Igβ 构成。

(2) CD19/CD21/CD81/CD225:即 B 细胞辅助受体。

(3) 协同刺激分子:B 细胞的完全活化必须有协同刺激分子的参与。CD40 是 B 细胞活化必须的协同刺激分子之一。B 细胞表面的 CD40 通过与 Th 表面的配体 CD40L 结合，即 B 细胞活化的第二信号。

（二）NK 细胞

1. NK 细胞的形态与表面标志　该细胞既无 BCR，也无 TCR，被称作自然杀伤细胞。

2. 识别与功能　NK 细胞无需抗原致敏即可直接攻击靶细胞。此种杀伤作用是非特异性的，且无 MHC 限制性。

IgFc 受体（FcγR）：NK 细胞可通过 FcγR 与抗体分子的 Fc 段结合，将抗体包被的靶细胞捕获并杀伤，此作用称作抗体依赖性细胞介导的细胞毒作用（ADCC）。

NK 杀伤靶细胞的主要机制有：①通过释放穿孔素和颗粒酶引起靶细胞溶解；②通过 Fas 和 FasL 作用途径引起靶细胞凋亡。

NK 细胞是非特异性的免疫细胞，其功能表现为：①抗感染作用：NK 可直接杀伤病毒感染细胞及胞内菌感染细胞，也可通过 ADCC 作用杀伤靶细胞；②抗肿瘤作用：NK 细胞具有广谱的抗肿瘤作用，可直接杀伤肿瘤细胞；③免疫调节作用：NK 细胞可以通过分泌 IFN-γ、IL-2 和 TNF 等细胞因子发挥免疫调节作用。

（三）单核吞噬细胞

成熟的单核吞噬细胞包括血液中的单核细胞和组织中的巨噬细胞（Mϕ）。主要免疫功能：

1. 吞噬杀伤作用　当 Mϕ 通过表面识别受体与病原体等抗原异物结合后，Mϕ 受到刺激被活化，使其摄取能力增强，同时细胞内的杀菌物质、消化酶及其他活性分子大量产生，增强 Mϕ 的杀伤、消化功能，最终导致抗原异物的有效清除。

Mϕ 对病原微生物的吞噬杀伤作用是机体抗感染免疫的重要屏障。Mϕ 在清除损伤、衰老以及发生凋亡的细胞中也发挥重要作用。

2. 处理和提呈抗原　Mϕ 是专职性抗原提呈细胞之一，摄取抗原后，经加工、处理过程最后通过 MHC-Ⅰ类或 MHC-Ⅱ类分子将处理后的抗原肽提呈到 Mϕ 表面，供 T 细胞识别与结合。Mϕ 在处理和提呈抗原中的作用是启动适应性免疫应答的重要步骤。

3. 免疫调节作用　在免疫应答的过程中，活化的 Mϕ 可以分泌 IL-1、TNF-α、IL-6、IL-8、IL-12、IL-10 等多种细胞因子，发挥免疫调节作用。

（四）抗原提呈细胞

抗原提呈细胞（APC）指在抗原诱导 B 和 T 淋巴细胞进行免疫应答过程中，摄取、加工、处理抗原，并将抗原提呈给 T 淋巴细胞的免疫细胞。专职性 APC 包括单核吞噬细胞、树突状细胞及 B 细胞三种。非专职性 APC 的范围较广泛，包括内皮细胞、上皮细胞、间皮细胞、纤维母细胞以及其他各类有核细胞。

1. 树突状细胞　树突状细胞（DC）是最重要的抗原提呈细胞，提呈抗原的能力强于其他 APC。在已知的专职性 APC 当中，只有 DC 能够将抗原提呈给初始 T 细胞（未接受过抗原刺激的成熟 T 细胞）。

2. 单核吞噬细胞　一方面在抗感染固有免疫中发挥重要作用，同时也是专职性 APC 之一。单核吞噬细胞有较强的吞噬功能，在处理提呈病原体、细胞及大颗粒状物质中不可缺少。

3. B 细胞　在对抗原的特异性免疫应答中，也发挥专职性 APC 的作用。B 细胞通过

BCR 介导的抗原摄取方式,能有效捕捉低浓度的可溶性抗原,处理后经 MHC 分子提呈给 Th 细胞,是 B 细胞对 TD-Ag 进行免疫应答的关键环节。

三、细胞因子

(一)细胞因子的概念

细胞因子是由各种细胞分泌的具有生物学活性的小分子蛋白质的统称。活化的淋巴细胞(T、B、NK)、单核吞噬细胞等免疫细胞是细胞因子的主要产生细胞,另外,细胞因子亦可由上皮细胞、内皮细胞、纤维母细胞等其他种类的细胞分泌。

(二)细胞因子的共性

1. 分泌特性 细胞因子的半衰期较短一般只在局部发挥作用,很少随血流运行至远端的靶细胞,其分泌特性表现为自泌性和旁泌性。

(1)自泌性:某细胞分泌的细胞因子结合于该细胞自身的细胞因子受体而发挥生物学作用,即细胞因子的产生细胞与靶细胞为同一细胞。

(2)旁泌性:某细胞分泌的细胞因子并非作用于该细胞自身,而作用于相邻的细胞。

2. 作用特性

(1)多效性:表现为一种细胞因子作用于不同细胞,引起的生物学效应也不同。

(2)重叠性:表现为不同细胞因子作用于同一细胞,引起相同或相似的生物学效应。

(3)网络性:机体内多种细胞因子同时存在,通过相互协同或相互拮抗作用,形成复杂的细胞因子调节网络,控制免疫应答的每一过程。

(三)细胞因子的种类及生物学活性

根据细胞因子的功能以及目前的习惯名称,可将细胞因子分为白细胞介素、干扰素、肿瘤坏死因子、趋化因子、集落刺激因子及生长因子六类。

1. IL 白细胞介素(IL)是主要产生和作用于白细胞之间,但也能够产生和作用于其他细胞的细胞因子。该类细胞因子的作用范围不仅仅局限于白细胞,因此,白细胞介素只是一种习惯称呼。IL 的成员较多,目前已明确命名的有 IL-1~IL-29 共 29 种。

2. IFN 干扰素(IFN)是一类能够干扰多种病毒复制的细胞因子。按其产生细胞和结构的不同分为 IFN-α、IFN-β、IFN-γ 三种,并且进一步将 IFN-α、IFN-β 命名为 I 型干扰素,将 IFN-γ 命名为 II 型干扰素。

I 型干扰素由淋巴细胞、单核 - 巨噬细胞及纤维母细胞产生,其主要生物学功能是干扰病毒复制,另外,还通过增强 NK 细胞的杀伤功能、促进病毒感染细胞表达 MHC-I 类分子、抑制细胞复制等调动机体的抗病毒功能。

II 型干扰素由活化 T 细胞和 NK 细胞产生,具有多种免疫调节功能,如激活单核 - 巨噬细胞,促进 T 细胞分化,诱导 MHC-I 类和 II 类分子表达等功能。II 型干扰素也具有抗病毒作用。

3. TNF 肿瘤坏死因子(TNF)是能够杀死肿瘤细胞或使肿瘤发生出血坏死的细胞因子。

第二节 抗 原

一、抗原的免疫原性

(一) 抗原的概念与基本特性

抗原(Ag)是指能够刺激机体的免疫系统发生免疫应答,并能够与免疫应答产物特异性结合的一类物质。

抗原的两个基本特性:①免疫原性:是指刺激机体的免疫系统产生抗体或致敏淋巴细胞。②免疫反应性:是指与相应的免疫应答产物即抗体或致敏淋巴细胞特异性结合。

(二) 抗原的异物性

异物性是抗原具有免疫原性的前提条件。绝大多数的抗原属于异种物质,而且抗原的免疫原性的强弱与生物体之间的亲缘关系有关,亲缘关系越远免疫原性则越强。对于人类而言,病原微生物、各种动物细胞以及蛋白质分子等均可引起强烈的免疫应答。

(三) 抗原的理化特性

1. 分子大小 免疫原性与分子大小有关,抗原物质的分子量通常在 10kD 以上。5~10kD 的分子免疫原性较弱,一般不能作为有效的抗原。强抗原的分子量应在 100kD 以上。

2. 化学结构 化学组成:抗原物质必须具有较复杂的化学组成。分子结构与分子构象:抗原的免疫原性是由分子中的特殊化学基团决定的。

二、抗原的特异性

特异性是指抗原只与相应抗体或淋巴细胞抗原受体相识别和结合的性质。即抗原与相应受体之间的作用是专一性的、针对性的。

(一) 抗原决定基

又称表位,是抗原分子中决定抗原特异性的特殊化学基团。抗原决定基是抗原分子中直接与抗体结合的部位。抗原决定基的性质、位置以及空间构型决定抗原的特异性。

(二) 共同抗原与交叉反应

不同的抗原之间可以有相同的抗原决定基,该抗原决定基虽来源于不同的抗原,但刺激免疫系统所产生的抗体或致敏淋巴细胞的特异性是相同的,因而将此类拥有相同抗原决定基的抗原称作共同抗原。共同抗原的存在,会造成某一特异性的抗体或致敏淋巴细胞识别并结合两种以上共同抗原的现象,这一现象称为交叉反应。

三、医学上常见抗原种类

(一) 胸腺依赖性抗原和胸腺非依赖性抗原

根据抗原刺激 B 细胞时是否需要 Th 细胞的辅助,可以将抗原分为胸腺依赖性抗原和胸腺非依赖性抗原两类。

(二) 异嗜性抗原

异嗜性抗原是一类与生物的种属无关的,存在于不同生物之间的共同抗原。例如,溶血性链球菌细胞壁多糖与人类心脏瓣膜之间、细胞壁蛋白与心肌之间的异嗜性抗原。

（三）异种抗原

异种抗原指来源于宿主以外另一物种的抗原。与人类关系较大的有,病原微生物、细菌外毒素、动物血清等。

（四）同种异型抗原

同种异型抗原指同一种属,不同个体之间存在的抗原。人类的 ABO、Rh 等血型抗原系统和人类白细胞抗原 HLA 均为重要的同种异型抗原。

（五）自身抗原

自身抗原指能够诱导特异性免疫应答的自身成分。

第三节　抗体与免疫球蛋白

抗体(Ab)是介导体液免疫的重要效应分子,B 细胞识别抗原后活化增殖、分化为浆细胞,由浆细胞合成并分泌的一类能与相应抗原特异性结合的球蛋白。抗体分布于血液、淋巴液、组织液及黏膜的外分泌液等体液中,血液中的抗体含量最高。

具有抗体活性或化学结构与抗体相似的球蛋白称为免疫球蛋白(Ig)。免疫球蛋白包括抗体和多发性骨髓瘤、巨球蛋白血症等患者血清中未证实有抗体活性的异常球蛋白。

一、免疫球蛋白的结构

免疫球蛋白分子由四条肽链组成,肽链之间通过数量不等的二硫键相互连接。由于肽链中含有一段富有弹性的区域,使得免疫球蛋白单体呈特殊的"Y"字形结构(图 10-1)。

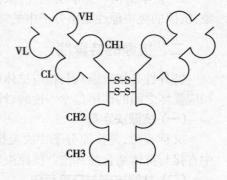

图 10-1　免疫球蛋白分子的基本结构

（一）基本结构

1. 重链和轻链　免疫球蛋白的四条肽链中分子量较大(分子量)的两条肽链称为重链(H 链),较小的两条肽链称为轻链(L 链)。

2. 类型　各类免疫球蛋白 H 链恒定区的氨基酸组成和排列顺序存在着差异,因而其抗原性也不同。根据 H 链结构及抗原性的不同可将免疫球蛋白分子分为五类,分别称作 IgM、IgG、IgA、IgD 和 IgE,各类 Ig 的 H 链分别为 μ 链、γ 链、α 链、δ 链和 ε 链。

（二）可变区和恒定区

在免疫球蛋白多肽链的 N 端,轻链的 1/2 和重链的 1/4,氨基酸组成及排列顺序变化较大,故称为可变区(V 区)。重链和轻链的 V 区分别以 VH、VL 表示。VL 和 VH 是免疫球蛋白与抗原特异性结合的部位,其中 HVR(CDR)是直接与抗原决定基互补结合的部位。L 链靠近 C 端的 1/2 和 H 链靠近 C 端的 3/4 区域或 4/5 区域,氨基酸组成及排列顺序变化较小,故称为恒定区(C 区)。重链和轻链的 C 区分别以 CH、CL 表示。

（三）高变区 HVR(CDR)

在 VH、VL 内各有 3 个氨基酸组成和排列顺序变化最大的区域。

(四) 铰链区

在重链恒定区,即位于 CH1 和 CH2 之间可转动的区,称为铰链区。

(五) 免疫球蛋白的其他结构

1. J 链　即连接链,是由浆细胞合成的一条富含半胱氨酸的多肽链,以二硫键的形式共价结合到免疫球蛋白的重链上,可连接多个免疫球蛋白单体形成多聚体。IgM 由一条 J 链连接成五聚体。IgA 由一条 J 链连接成二聚体。

2. 分泌片　是由黏膜上皮细胞合成与分泌的多肽,以非共价形式结合于 IgA 二聚体上,并一起被分泌到黏膜表面。

二、免疫球蛋白的结构域与功能区

免疫球蛋白分子的多肽链可经折叠而形成数个球形结构,各有其特定的功能,称为结构域。每个球形结构域由大约 110 个氨基酸组成,不同结构域之间的氨基酸序列具有高度同源性。

L 链结构域分为 L 链可变区(VL)和 L 链恒定区(CL)两个结构域。H 链结构域则依据 Ig 类的不同而略有区别。IgG、IgA 和 IgD 的 H 链各有一个可变区(VH)和三个恒定区(CH1、CH2 和 CH3)共四个结构域。IgM 和 IgE 的 H 链各有一个可变区(VH)和四个恒定区(CH1、CH2、CH3 和 CH4)共五个结构域(图 10-2)。

不同的结构域均有其相应的生物学功能。VL 和 VH 是免疫球蛋白与抗原特异性结合的部位,其中的 HVR(CDR)是直接与抗原决定基互补结合的部位。CL 和 CH1 具有部分同种异型

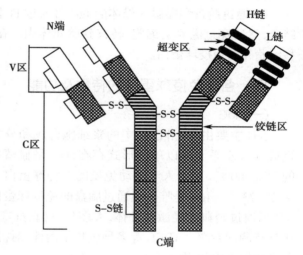

图 10-2　IgG 结构域

的遗传标记。IgG 的 CH2 和 IgM 的 CH3 具有补体 Clq 结合位点,能启动补体活化经典途径。母体 IgG 可借助 CH2 通过胎盘。IgG 的 CH3 具有结合单核细胞、巨噬细胞、中性粒细胞、B 细胞和 NK 细胞表面的 IgG Fc 受体的功能。IgE 的 CH2 和 CH3 功能区与肥大细胞和嗜碱性粒细胞的 IgE F_c 受体结合,与 I 型超敏反应的发生有关。

三、免疫球蛋白的生物学活性

Ig 具有多种生物学功能,是体液免疫应答中的重要效应免疫分子。

(一) 特异性结合抗原

Ig 的这种特异性功能以 Ig V 区中的高变区与抗原决定基在空间上相互吻合作为基础。Ig 在体内与相应抗原特异性结合后,可以直接通过空间阻碍作用封闭病原体(如病毒)及其毒性产物(如细菌外毒素)对机体细胞表面受体的结合,从而发挥中和作用。

（二）激活补体

IgG1、IgG2、IgG3 和 IgM 的 V 区与相应抗原结合后,启动补体激活级联反应,从而使补体系统通过经典途径被激活。凝聚的 IgA、IgG4 可通过旁路途径激活补体。

（三）结合细胞表面的 Fc 受体

免疫球蛋白与相应抗原结合后,其 Fc 段可与具有相应受体的细胞结合,抗体与 Fc 受体结合可发挥不同的生物学作用。

1. 调理作用 调理作用是指抗体如 IgG(特别是 IgG1 和 IgG3)的 Fc 段与中性粒细胞、巨噬细胞上的 IgGFc 受体结合,从而增强吞噬细胞的吞噬作用。

2. 抗体依赖的细胞介导的细胞毒作用(ADCC) 指具有杀伤活性的细胞如 NK 细胞通过其表面的 Fc 受体识别结合于靶抗原上的抗体 Fc 段,直接杀伤靶抗原。

3. 介导Ⅰ型超敏反应 变应原刺激机体产生的 IgE 通过其 Fc 段与嗜碱性粒细胞、肥大细胞表面 IgE 高亲力受体 $Fc\varepsilon RI$ 结合,当相同的变应原再次进入机体时,可与已固定在细胞膜上的 IgE 结合,使这些细胞合成和释放生物活性介质,引起Ⅰ型超敏反应。

4. 通过胎盘和黏膜 母体的 IgG 可通过 Fc 段与胎盘滋养层细胞上的 IgG 输送蛋白结合,然后穿过滋养层细胞,转移到胎儿体内。在人类,IgG 是唯一可通过胎盘从母体转移给胎儿的免疫球蛋白。

四、各类免疫球蛋白的特性及功能

（一）IgG

IgG 主要由脾、淋巴结中的浆细胞合成和分泌,出生后第 3 个月开始合成,3~5 岁接近成年人水平。多以单体形式存在,IgG 是血清中免疫球蛋白的主要成分,占血清总 Ig 的 75%~80%。用于人工被动免疫的丙种球蛋白主要成分为 IgG。IgG 的半衰期最长,约为 20~23 天。IgG 是唯一能通过胎盘的免疫球蛋白,在新生儿抗感染免疫中起重要作用。IgG 可通过经典途径激活补体,大多数抗菌、抗毒素和抗病毒的抗体属于 IgG。另外,IgG 还具有调理吞噬、ADCC 等多种生物学活性,对机体的免疫保护作用功能强大。IgG 也是免疫学检测中常用的 Ig。

（二）IgM

IgM 是分子量最大的免疫球蛋白,称为巨球蛋白。IgM 分子量大,IgM 缺乏患者易发生败血症。IgM 占血清总 Ig 的 10%。当特异性体液免疫反应发生时,IgM 是最早出现的 Ig,在体内半衰期也较短,为 5 天左右,因此,在机体的早期免疫防护中占有重要地位。IgM 含量升高,说明机体近期有感染,可作为早期诊断依据。但 IgM 不能通过胎盘,脐血中如出现高浓度的 IgM,表示胚胎期有相应病原微生物如梅毒螺旋体、风疹病毒等引起的宫内感染。天然的血型抗体为 IgM,血型不符的输血,主要通过 IgM 介导严重的溶血反应。IgM 也参与某些自身免疫病及Ⅱ、Ⅲ型超敏反应的病理过程,如类风湿因子主要为 IgM。

（三）IgA

IgA 分为两型:血清型和分泌型。血清型 IgA 为单体,主要存在于血清中,占血清免疫球蛋白总量的 10%~20%。分泌型 IgA(SIgA)为二聚体,由两个 IgA 单体、一个 J 链和一个分泌片组成。SIgA 主要存在于消化道和呼吸道黏膜分泌液、初乳、唾液、泪液等体液中。

新生儿易患呼吸道、胃肠道感染可能与 IgA 合成不足有关。产妇可通过初乳将分泌型 IgA 传递给婴儿,这也是一种重要的自然被动免疫。

(四) IgD

IgD 以单体形式存在,在正常人血清中含量很低,约为 0.03mg/ml,占血清总 Ig 的 0.2%。

(五) IgE

IgE 以单体形式存在,在个体发育中出现较晚,是正常人血清中含量最低的 Ig,仅为 5×10^{-5}mg/ml,约占免疫球蛋白总量的 0.002%。当变应原再次进入机体时,可导致发敏,引起 I 型变态反应。另外,IgE 可能参与机体抗寄生虫免疫反应。

第四节 补 体 系 统

一、补体的概念与组成

(一) 补体的概念

补体是指存在于正常人和脊椎动物血液、组织液和细胞表面的一组经活化后具有酶活性和免疫功能的球蛋白。

(二) 补体的组成

补体是存在于体液中的一系列蛋白质分子,包括 30 余种可溶性蛋白和膜结合蛋白,故称补体系统。补体系统的成分可分为三组:

1. 补体固有成分 指存在于体液中参与补体激活级联反应的成分,包括:

(1) 参与经典途径的成分:按发现先后顺序命名为 C1、C2、C3、C4,其中 C1 含 3 个亚单位,分别称为 $C1_q$、$C1_r$、$C1_s$。

(2) 参与甘露聚糖结合凝聚素(MBL)激活途径的成分:MBL、MBL 相关的丝氨酸蛋白酶(MASP)。

(3) 参与旁路激活途经的成分:B 因子、D 因子、P 因子。

(4) 共同参与上述三条激活途径的成分:C3 以及共同末端途径成分 C5、C6、C7、C8 和 C9。

2. 补体调节蛋白 参与补体活化和效应的一类蛋白分子,包括 C1 抑制物、C4 结合蛋白、I 因子、H 因子、膜辅助蛋白等。

3. 补体受体 包括 CR1~CR5,C3aR 等,表达在不同的细胞表面,通过结合补体活性片段介导生物学效应。

(三) 补体的理化性质

补体约占血清球蛋白总量的 10%,均为糖蛋白,大多是 β 球蛋白,少数为 γ 及 α 球蛋白。补体的性质很不稳定,多种理化因素均可影响其活性。56℃ 30 分钟即可使大部分活性丧失。补体裂解后的小片段标记为 a,大片段标记为 b。表示已被激活的补体成分时,可标记为,如 $\overline{C1}$、$\overline{C4b2b}$ 等。

二、补体的激活

（一）经典激活途径

在生理情况下，绝大多数补体固有成分以无活性酶原形式存在，当受到某些激活因素刺激时，可经过一系列的酶促反应，转变为具有酶活性的成分，从而表现出多种生物学作用。

1. 激活物　经典激活途径激活物为 IgG（IgG1~IgG3）或 IgM 与抗原结合形成的免疫复合物。

2. 激活过程

（1）识别阶段：即 C1 被活化形成 C1 酯酶的过程。C1 由 $C1_q$、$C1_r$、$C1_s$ 三部分组成，是 $C1_q$ 与 Ig 结合的部位。活化后的 $C1_q$ 将 $C1_r$ 裂解成两个片段，其中较小的片段再去裂解 $C1_s$，从而产生具有酶活性的 $C1_s$ 片段，这种级联反应依次进行，直至 C4、C2 被激活。

（2）活化阶段：即 C3 转化酶和 C5 转化酶形成的阶段。活化的 C1s 在 Mg^{2+} 存在下，先将 C4 裂解为 C4b 和 C4a，再将 C2 裂解为 C2b 和 C2a。产生的 C4a 和 C2a 游离于液相，可参与其他免疫反应。C4b 和 C2b 与携带抗原的细胞膜结合，形成 $\overline{C4b2b}$ 复合物，即经典途径的 C3 转化酶。$\overline{C4b2b}$ 可将底物 C3 裂解为 C3b 和 C3a。C3a 游离于液相，C3b 与 $\overline{C4b2b}$ 结合形成 $\overline{C4b2b3b}$ 复合物，即经典途径的 C5 转化酶。

（二）MBL 途径

1. 激活物　MBL 途径与经典途径基本类似，但激活物是炎症早期由肝细胞产生的甘露聚糖结合凝聚素。

2. 激活过程　MASP 具有与活化的 C1s 类似的生物学活性，可活化 C4 及 C2。其后的反应过程与经典途径相同。

（三）旁路激活途径

1. 激活物　激活物主要是细菌细胞壁脂多糖、肽糖苷、酵母多糖，凝聚的 IgG4、IgA 和其他动物细胞膜等提供的补体活化所需的表面。直接通过 C3 进入补体活化级联反应。

2. 激活过程　C3 是启动旁路途径的关键分子。在正常生理条件下，体液中的一部分 C3 可自发裂解，产生 C3b，C3b 在正常生理条件下会迅速发生裂解而失活，因此，不会导致补体激活。C3b 与表面结合而不被灭活，从而使旁路途径启动。然后体液中的 B 因子与之结合形成 C3bB 复合物。体液中有活性的 D 因子（B 因子转化酶），裂解 C3bB 中 B 因子，形成 Ba 和 Bb，Ba 片段游离于液相，Bb 与 C3b 结合成 $\overline{C3bBb}$，即旁路途径的 C3 转化酶。P 因子能稳定 $\overline{C3bBb}$ 的活性，使其与 C3 裂解产生的多个 C3b 结合，成为 $\overline{C3bnBb}$，即 C5 转化酶。此后的过程与经典途径相同。

（四）共同末端途径及 MAC 的效应

以上补体激活的三条途径有着共同的末端途径和效应：在 C5 转化酶作用下 C5 被裂解为 C5a 与 C5b，C5a 游离于液相中，C5b 在抗原细胞膜表面结合 C6、C7 形成 C5b67 聚合物，再结合 C8、C9。1 个 C8 可结合 12~15 个 C9，形成较大的 C5b6789 攻膜复合物（MAC）。最终引起细胞死亡或直接溶解。

三、补体的生物学作用

（一）补体在早期抗感染免疫中的作用

1. 溶解细胞作用 补体系统激活后形成的攻膜复合物（MAC）能导致抗原 - 抗体复合物中的抗原细胞溶解。这一作用是机体抵抗微生物感染的重要机制。

2. 调理吞噬及免疫黏附作用 补体的某些激活产物也具有调理活性，如补体激活后产生的 C3b、C4b 和 iC3b 等都是重要的调理素，它们能与吞噬细胞表面的相应受体结合，调理抗原与吞噬细胞位置，促进吞噬作用。

3. 炎症介质作用 补体激活后的片段，如 C3a、C5a、C5b67，可以发挥趋化作用，吸引吞噬细胞集中到抗原所在部位。C3a、C4a、C5a 具有过敏毒素的作用，可促进肥大细胞、嗜碱性粒细胞等释放组胺等过敏介质。这些过敏介质具有增加毛细血管通透性、使支气管等平滑肌收缩等活性，可引起吞噬细胞游出血管和形成局部水肿等炎症反应。

（二）补体在自身稳定中的作用

1. 清除免疫复合物 体内中等大小的免疫复合物（IC）如果沉积在血管壁，则会通过激活补体，造成周围组织的损伤。如 C3b 与 IC 中的抗体结合，IC 借助 C3b 与表达 CR1 和 CR3 的血细胞结合，运送到肝脏被清除。

2. 清除凋亡细胞 在正常生理情况下，体内经常会产生大量的凋亡细胞，多种补体成分都可识别并结合这些凋亡细胞，再与吞噬细胞表面的相应受体相互作用，参与对凋亡细胞的清除。

第五节 免 疫 应 答

一、适应性免疫应答的概念与类型

适应性免疫应答是指免疫细胞在特异性识别抗原后被诱导活化、增殖和分化，产生免疫效应物质（抗体、致敏淋巴细胞），发挥免疫效应的过程。适应性免疫应答的特点是：①免疫活性细胞特异性接触识别抗原后经克隆扩增分化成效应细胞而发挥作用；②有免疫记忆性，当机体再次接触同一抗原时可产生更快、更强、更有效的再次应答；③功能异常可致机体出现免疫损伤。适应性免疫应答根据参与的细胞类型和效应机制，可分为 T 细胞介导的细胞免疫应答和 B 细胞介导的体液免疫应答。

二、免疫应答的基本过程

（一）免疫应答的形成需要四个条件

1. 抗原的诱导 病原微生物等非己物质的抗原是特异性免疫应答的先决条件。

2. APC 的辅助作用 单核巨噬细胞、树突细胞和 B 淋巴细胞等 APC 在免疫应答过程中对抗原的加工提呈，对 T 细胞识别抗原起重要的辅助作用。

3. 免疫活性细胞的活化和克隆扩增 免疫活性细胞（T 和 B）接受抗原刺激后，经克隆扩增后产生效应细胞和效应分子，执行效应功能。

4. 细胞因子的激活作用，多种细胞因子对免疫细胞的活化、增殖和分化起重要作用。

（二）适应性免疫应答的基本过程

1. 抗原提呈与识别阶段　是指进入体内的抗原被抗原提呈细胞摄取、处理、提呈及 T、B 淋巴细胞通过抗原受体特异性识别抗原的过程。

2. 活化阶段　T、B 淋巴细胞活化、增殖、分化形成效应细胞和免疫记忆细胞、产生效应分子（免疫球蛋白和细胞因子）的阶段。

3. 效应阶段　主要指免疫效应细胞（Th1 和 CTL）及效应分子（抗体）对抗原产生免疫效应的过程。

三、T 细胞介导的细胞免疫应答

T 细胞介导的细胞免疫应答，是指 T 细胞在接受抗原刺激后分化为效应性 T 细胞，发挥免疫效应以清除抗原的过程。

细胞免疫主要针对细胞内感染的病原体（如结核分枝杆菌、伤寒杆菌、病毒）、真菌、某些寄生虫、肿瘤细胞等发挥作用。另外，也参与Ⅳ型超敏反应和某些自身免疫疾病的发生和发展。

（一）抗原的提呈与识别

1. 抗原的加工与提呈　外源性抗原主要是指来自机体细胞外的抗原物质，如细菌或其他病原体及其产物、非己蛋白分子等。内源性抗原主要是指产生并存在于机体细胞质内的抗原物质，如病毒、肿瘤细胞表达的蛋白分子。T 细胞不能直接识别游离的抗原，只能识别被 APC 处理后提呈于细胞表面 MHC-Ⅰ类、MHC-Ⅱ类分子上的抗原肽。APC 通过不同途径加工处理、提呈外源性抗原和内源性抗原。

2. T 细胞对抗原的识别　T 细胞表面的 TCR 通常不能识别天然抗原的决定基，只能识别与 MHC 分子结合的抗原肽。CD4+T 细胞的 TCR 识别 APC 细胞膜上结合在 MHC-Ⅱ类分子抗原结合槽中的抗原肽，形成 TCR- 抗原肽 -MHCⅡ类分子复合物，启动 T 细胞免疫应答。CD8+T 细胞的 TCR 识别结合在 MHCⅠ类分子抗原凹槽中的抗原肽，形成 TCR- 抗原肽 -MHCⅠ类分子复合体，启动免疫应答。

（二）T 细胞的活化

在诱导 T 细胞活化的过程中，需要两个来自胞外的信号刺激。以 Th 为代表的 CD4+T 细胞的 TCR 与 APC 上的抗原肽 -MHCⅡ类分子的结合，获得第一激活信号；第二信号即协同刺激信号，为 APC 与 CD4+T 表面多种黏附分子间的相互作用产生的刺激信号，其中主要有 APC 表面表达的 B7-1、B7-2 分子与 CD4+T 细胞表面的 CD28 分子的结合，此即淋巴细胞活化的双信号，共同激活 CD4+T。以 Tc 为代表的 CD8+T 细胞的活化也需要双信号：TCR 与靶细胞膜上抗原肽 -MHC-Ⅰ类分子复合物结合产生第一激活信号，CD8+T 细胞与靶细胞膜表面多种黏附分子互相作用产生协同刺激信号。

（三）T 细胞介导的免疫效应

1. CD4+Th1 细胞的作用　CD4+Th1 细胞介导的免疫效应是活化后的 Th1 细胞通过激活巨噬细胞、释放细胞因子，最终清除细胞内感染病原体等抗原性异物的过程。

CD4+Th1 引起的炎症反应是以淋巴细胞、单核细胞浸润为主的慢性炎症或迟发型超敏反应。在整个应答过程中，由抗原诱发的 CD4+Th1 细胞的活化、增殖与分化及细胞因子的产生是特异性反应，而细胞因子及作用于巨噬细胞而发挥的免疫功能是扩大的非特异性免疫效应。

2. CD8$^+$Tc(CTL)细胞的作用　CD8$^+$Tc 细胞在抗胞内寄生菌及抗病毒感染中发挥重要作用,能识别与 MHC-I 类分子结合的抗原,特异性杀伤靶细胞,杀伤作用受 MHC 限制。Tc 通过直接杀伤靶细胞和诱导靶细胞凋亡两种方式发挥作用。

(1) 穿孔素/颗粒酶途径:Tc 活化后可释放穿孔素蛋白,穿孔素在靶细胞膜上形成穿膜的管状结构,这种异常通道使 Na$^+$、水分子进入靶细胞,K$^+$ 及大分子物质则从胞内溢出,从而改变细胞渗透压,最终导致细胞溶解。颗粒酶是一种丝氨酸蛋白酶,存在于 Tc 细胞颗粒中,Tc 活化时脱颗粒释出。通过穿孔素形成的通道进入靶细胞,激活细胞凋亡相关的酶系统,引起靶细胞凋亡。

(2) Fas(死亡受体)/FasL 途径:活化的 CD8$^+$Tc 细胞大量表达 FasL,FasL 和靶细胞表面的 Fas 分子结合,通过 Fas 分子胞内段的死亡结构域,引起死亡信号的逐级转导,激活内源性 DNA 内切酶,使核小体断裂,最终导致细胞死亡。由于 CD8$^+$T 细胞杀伤靶细胞后本身未受损,可连续杀伤多个靶细胞,其杀伤作用具高效性。

四、B 细胞介导的免疫应答

B 细胞介导的免疫应答,是指 B 细胞在抗原刺激下活化、增殖、分化为浆细胞,合成分泌抗体,并由抗体执行的体液免疫应答过程。

(一)体液免疫应答的类型

由 TD-Ag 引起的体液免疫应答必须有抗原提呈细胞和 Th 细胞参与。而 TI-Ag 不需 Th 细胞参与即可引起体液免疫应答。

TD-Ag 需要在 Th 细胞及 APC 的参与下才能使 B 细胞活化、增殖、分化为浆细胞产生抗体,其过程包括 B 细胞对 TD-Ag 的特异性识别,B 细胞活化、增殖和分化及抗体的效应三个阶段。

1. B 细胞对 TD-Ag 的特异性识别　B 细胞是通过细胞表面的 BCR 特异性识别抗原的。BCR 可识别完整的蛋白质抗原决定基或蛋白质降解而暴露出来的决定基。B 细胞也是 APC 之一,可对抗原进行加工和提呈。

2. B 细胞活化、增殖和分化　B 细胞的活化也需要双信号的刺激。B 细胞表面的 BCR 与相应抗原的结合产生第一活化信号。B 细胞活化的第二信号是由多种协同刺激分子的相互作用所提供,其中最重要的是活化的 Th 细胞表达的 CD40L 与 B 细胞表达的 CD40 分子结合。

(二)抗体产生的一般规律

抗体产生的时间、浓度以及在体内维持时间的长短与抗原物质刺激的频率密切相关,分为初次应答和再次应答。

1. 初次应答　抗原物质第一次进入机体时引起的免疫应答称为初次免疫应答。抗原第 1 次进入机体后需经一定潜伏期才能在血液中出现特异性抗体,特点是:潜伏期长,一般为 5~15 天;抗体效价低;在体内维持时间短;抗体类型以 IgM 为主;抗体亲和力低。

2. 再次应答　机体再次接受相同抗原刺激时,引起再次免疫应答。特点是:潜伏期短,约为初次应答潜伏期的一半(2~3 天);抗体浓度迅速升高,在体内维持时间长,抗体效价高;以高亲和力抗体为主;抗体类型主要为 IgG。

（三）抗体的效应

抗体分子本身能够与特异性抗原相结合,而发挥中和作用。包括:调理作用、补体介导的细胞溶解作用、抗体依赖细胞介导的细胞毒(ADCC)效应等,在机体抗感染免疫机制中,抗体主要参与清除细胞外微生物,防止细胞内感染的播散。

（李 岩 刘 艳）

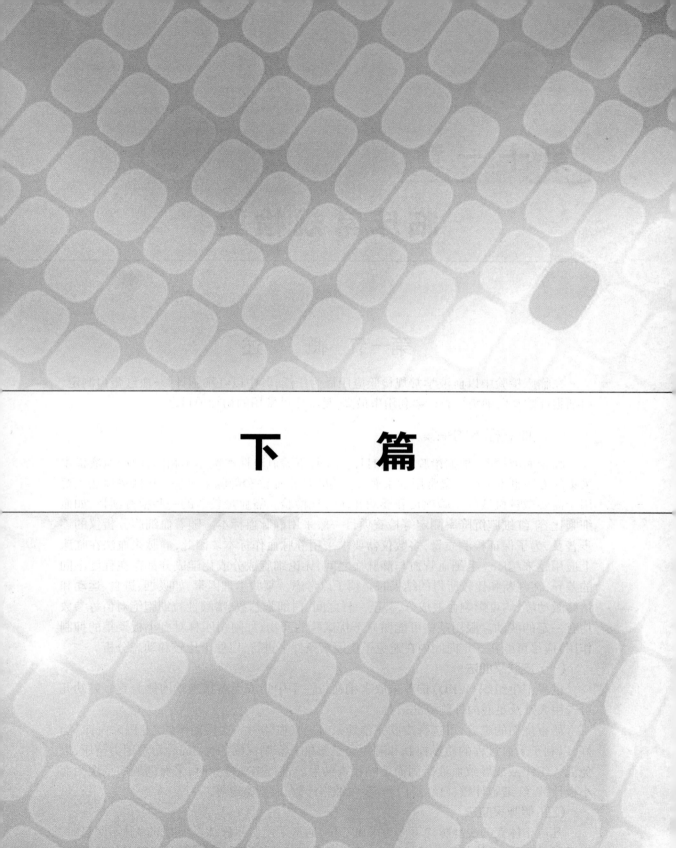

下　篇

第十一章

临床常规检验

第一节 概　　述

在临床检验中以血液学常规检验应用最为广泛,其中以红细胞计数、血红蛋白测定、白细胞计数及白细胞分类计数利用率最高,是临床最常用的初筛项目之一。

一、血液标本的采集

临床血液检验,根据检验方法和目的不同,所需血液标本量亦不相同,因而血液标本采集的方法也不一样。最常用的采血方法有皮肤采血法和静脉采血法。皮肤采血法主要用于需要微量血液的检验项目和婴幼儿血常规检验。需血量较多的一些检查项目,如血细胞比容、红细胞沉降率测定等检查项目一般采用静脉血标本。随着血细胞分析仪的逐步普及,为了保证检测质量,多数仪器要求采用静脉血作标本。因此,静脉采血法在临床上应用越来越广。毛细血管血与静脉血之间,无论细胞成分或化学成分都存在程度不同的差异,在判断和比较所得的结果时必须予以考虑。某些生理因素,如吸烟、进食、运动和情绪激动等,均可影响血液成分,甚至一日之间,白细胞总数、嗜酸性粒细胞绝对值等参数均有一定的波动。服用某些可能明显干扰试验的药物(如阿司匹林对血小板聚集的抑制作用)应尽可能在一定时间内在避免干扰因素条件下进行,以便于比较和动态分析。

(一) 皮肤采血法

世界卫生组织(WHO)推荐采取末梢血以左手中指或无名指指端内侧为宜。婴幼儿可选用大趾及足底内外侧缘部采血。

严重烧伤的患者,可选择皮肤完整处采血。采血器材一次性使用的"专用采血针"为好,以利于采血过程的质量控制和避免交叉感染。穿刺深度约为3mm,切忌用力挤压,以免混入组织液或导致血液凝固而影响检查结果。进行多项检查时,采血的顺序依次为血小板计数、红细胞计数、血红蛋白测定、白细胞计数、血型鉴定等。

(二) 静脉采血法

凡位于体表的浅静脉均可作为采血部位,通常采用肘部静脉。当肘部静脉不明显时,可采用手背部、手腕部和外踝部静脉。幼儿可采用颈外静脉采血。必要时还可以从股静脉、大隐静脉及锁骨下静脉等处采血。但在这些部位采血,必须在有经验者的指导下进行,或由临床医生、护士采集，以免发生意外事故。

对某些特殊的检查，如血小板功能试验，为了防止血小板被激活，要使用塑料注射器或经硅化处理后的玻璃试管或塑料试管。止血带压迫时间不宜超过半分钟，以免淤血和血液浓缩。注射器和容器必须干燥，抽血时应避免产生大量气泡，抽血完毕后应先拔下针头，然后将血液沿管壁徐徐注入容器，否则可导致溶血。目前国内已普及生产和应用封闭式真空采血器，既有利于标本的收集运送和保存，又能防止血液的交叉感染。

二、血液标本的抗凝

用物理或化学的方法，除掉或抑制血液中某些凝血因子以阻止血液凝固的方法，称为抗凝。能阻止血液凝固的化学试剂称为抗凝剂（anticoagulant）。常用的抗凝剂有以下几种：

（一）枸橼酸钠

也称柠檬酸钠，枸橼酸钠有 $Na_3C_6H_5O_7 \cdot 2H_2O$ 和 $2Na_3C_6H_5O_7 \cdot 11H_2O$ 等多种晶体。前者通常配成 109mmol/L（32g/L）和 106mmol/L（38g/L）的溶液。其抗凝原理是枸橼酸钠能与血液中的钙离子形成可溶性螯合物，从而阻止血液凝固。

$$Na_3C_6H_5O_7 + Ca^{2+} \longrightarrow CaC_6H_5O_7^- + 3Na^+$$

枸橼酸钠通常以 1:9 或 1:4（V:V）比例用于血栓与止血检验及红细胞沉降率等的测定。因其毒性较小，也多用于配制血液保养液。

（二）乙二胺四乙酸盐

EDTA 有二钠、二钾和三钾盐，均可与血液中的钙离子结合形成螯合物，从而阻止血液凝固。

$$Na_2C_{10}H_{12}O_8N_8 + Ca^{2+} \longrightarrow CaC_{10}H_{12}O_8N_8 + 2Na^+$$

因其对血细胞形态和血小板计数影响较小，故适用于多项血液检查，尤其是血小板计数。但其影响血小板聚集和白细胞吞噬功能，故不适于血栓与止血检查及血小板功能检查。国际血液学标准化委员会（ICSH）建议其使用浓度为 1.4~1.6mg/ml 血。实验室常配成 15g/L 水溶液，取 0.5ml 放入试管或小瓶中，干燥后可抗凝血液 5ml。

（三）草酸钠

草酸钠可与血液中的钙离子形成草酸钙沉淀，从而阻止血液凝固。

$$Na_2C_2O_4 + Ca^{2+} \longrightarrow CaC_2O_4 \downarrow + 2Na^+$$

草酸钠通常用 0.1mol/L 浓度，与血液按 1:9 比例使用。主要用于血栓与止血检查。

（四）双草酸盐抗凝剂

草酸钾可使红细胞体积缩小，草酸铵则可使红细胞胀大，两者按适当比例混合后，恰好不影响红细胞形态和体积。因此，可用于血细胞比容、血细胞计数、网织红细胞计数等项目的检查。但双草酸盐可使血小板聚集并影响白细胞形态，故不适于血小板计数和白细胞分类计数。100ml 抗凝剂中含草酸钾 0.8g，草酸铵 1.2g，通常取此液 0.2~0.5ml 于小瓶中，在 80℃ 以下的温度烘干，可抗凝 2~5ml 血液。干燥时温度不可过高，否则草酸盐会分解成碳酸盐而失去抗凝作用。

$$Na_2C_2O_4 \longrightarrow Na_2CO_3 + CO$$

（五）肝素

肝素广泛存在于肺、肝、脾以及肥大细胞和嗜碱性粒细胞的颗粒中，是一种含有硫酸基团的黏多糖,分子量为 15 000。肝素可加强抗凝血酶Ⅲ(AT-Ⅲ)灭活丝氨酸蛋白酶,从而具有阻止凝血酶形成和抑制血小板聚集等多种作用。肝素具有抗凝能力强,不影响血细胞体积,不引起溶血等优点,是一种较好的抗凝剂。但过量的肝素会引起白细胞聚集,并使血涂片染色时产生蓝色背景,故不能用于白细胞计数和分类计数。通常用肝素钠粉剂(每毫克含 100~125U),配成 1g/L 水溶液,取 0.5ml 放入小瓶中,37~50℃烘干后,可使 5ml 血液不凝固。

三、血涂片的制备

血涂片显微镜检查是血液细胞形态学检查的基本步骤,临床应用极为广泛,特别是对于各种血液病的诊断和鉴别诊断,具有重要价值。制备厚薄适宜、头体尾分明、染色良好的血涂片,是血液学检查的基本技术之一。

(一)载玻片的清洁

新购置的载玻片常带有游离碱质,必须用浓度约 1mol/LHCL 浸泡 24 小时后,再用清水彻底冲洗,干燥后备用。用过的载玻片可放入含适量肥皂或其他洗涤剂的清水中煮沸 20 分钟,趁热将血膜刷洗干净,再用清水反复冲洗,必要时用蒸馏水最后浸洗后干燥备用。使用载玻片时,切勿用手触及玻片表面,以保持玻片清洁、干燥、中性、无油腻。

(二)血涂片的制备

血液涂片既可直接用非抗凝的静脉血或毛细血管血,也可用经 EDTA 抗凝的血液制备。

1. 手工推片法　取血标本一滴置载玻片的一端,以边缘平滑的推片一端,从血滴前沿方向接触血液,使血液沿推片散开,推片与载玻片保持 25°~30°平面夹角,平稳地将血向前推动,血液即在载玻片上形成薄层血膜。涂片的厚薄与血滴的大小、推片与载片之间的角度、推片时的速度及血细胞比容有关。

(1)一般认为血滴大、角度大、速度快则血膜越厚;反之则血膜越薄。血膜分布不均主要是因推片边缘不齐、用力不均和载玻片不清洁所致。

(2)血细胞比容高于正常时,血液黏度较高,保持较小的角度可得满意结果;相反,血细胞比容低于正常时,血液较稀,则用较大角度。

总之,一张好的血涂片,要求厚薄适宜、头体尾分明、边缘整齐、两侧应留有空隙。本法是目前临床应用最广泛的制片方法。

2. 自动涂片法　目前许多型号的自动血液分析仪,配备血涂片仪和染色仪,可以按照检验人员的指令自动送片、取血、推片、标记和染色。

四、血细胞常用的染色方法

血涂片在用普通光学显微镜观察之前需要固定和染色。固定是将细胞蛋白质和多糖等成分迅速交联凝固,以保持细胞原有形态结构不发生变化。染色的目的是使细胞的主要结构,如细胞膜、细胞质、细胞核等染上不同的颜色,以便于镜下观察识别。常用的染色方法有瑞氏染色法(Wright)、吉姆萨染色法(Giemsa)等。

(一)瑞氏染色法

目前最常用的是瑞氏染色法,本法的特点是将固定和染色合并在一起进行,手续简便,染色时间短,对白细胞特异性颗粒着色较好,但对核的着色略差。

1. 瑞氏染液 瑞氏染料是由酸性染料伊红和碱性染料亚甲蓝组成的复合染料。伊红为钠盐,有色部分为阴离子。亚甲蓝为氯盐,有色部分为阳离子。亚甲蓝和伊红的水溶液混合后,产生一种不溶于水的伊红化亚甲蓝(ME)中性沉淀,即瑞氏染料。将适量的ME溶解于甲醇中,即成为瑞氏染液。甲醇的作用一方面使ME溶解,并解离为 M^+ 和 E^-。这两种有色离子可以选择性地与细胞内不同成分结合而着色。另一方面,因其具有强大的脱水作用,可将细胞固定为一定形态。当细胞发生凝固时,蛋白质被沉淀为颗粒状或者网状结构,增加细胞结构的表面积,提高对染料的吸附作用,增强染色效果。

2. 细胞的着色原理 细胞的着色既有化学的亲合作用,又有物理的吸附作用。不同的细胞由于其所含化学成分不一样,化学性质各不相同,所以对染料的亲合性也不一样。

(1)细胞中的碱性物质与酸性染料伊红结合染成红色,因此,该物质又称为嗜酸性物质,如红细胞中的血红蛋白及嗜酸性粒细胞胞质中的嗜酸性颗粒等为碱性物质,与酸性伊红结合而染成红色。

(2)细胞中的酸性物质可与染液中的碱性染料亚甲蓝结合而染成蓝色,该物质又称嗜碱性物质,如淋巴细胞胞质及嗜碱性粒细胞胞质内的颗粒为酸性物质,可与碱性染料亚甲蓝结合染成蓝色。

(3)中性颗粒呈等电状态与伊红和亚甲蓝均可结合,染淡紫红色,称嗜中性物质。另外,细胞核蛋白主要由脱氧核糖核酸和强碱性的组蛋白、精蛋白等组成,与酸性伊红结合染成红色,但因核蛋白中还含有少量的弱酸性物质,与碱性亚甲蓝作用染成蓝色,因含量太少,蓝色反应极弱,故也被染成紫红色。

(4)原始红细胞和早幼红细胞的胞质和细胞核的核仁中含有较多的酸性物质,与亚甲蓝亲合力强,故染成较浓重的蓝色;随着细胞的发育,中幼红细胞阶段既含有酸性物质,又含有碱性物质,既能与碱性染料亚甲蓝结合,又能与酸性染料伊红结合,故染成红蓝色或灰红色;当红细胞完全成熟,酸性物质彻底消失后,只与伊红结合,则染成粉红色。

3. pH对细胞染色的影响 细胞各种成分均由蛋白质构成,由于蛋白质是两性电解质,所带电荷的正负数量随溶液 pH 值而定。对于某一种蛋白质,如环境 pH<PI(PI 为该蛋白质的等电点),则该蛋白质带正电荷即在酸性环境中正电荷增多,易与酸性伊红结合,染色偏红;相反,当环境的 pH>PI 即在碱性环境中负电荷增多,则易与亚甲蓝结合染色偏蓝。因此,细胞着色对氢离子浓度十分敏感。为此,临床上应使用清洁中性的玻片,优质的甲醇配制染液及常用的缓冲液(pH 6.4~6.8)来调节染色时的 pH 值,以期达到满意的染色效果。

4. 瑞氏染液的质量评价 新配制的瑞氏染液往往偏碱,染色效果较差,需在室温或37℃下存放一定时间,待染液"成熟"。染液成熟的过程主要是亚甲蓝逐渐转变为天青 B 的过程。在密封条件下,贮存时间愈久,转化的天青 B 愈多,染色效果愈好。

5. 染色结果分析 在正常情况下,血膜外观呈淡紫红色。显微镜下,红细胞呈粉红色。白细胞胞质中颗粒清楚,并显示出各种细胞特有的色彩,细胞核染紫红色,核染色质结构清楚。染色偏酸则红细胞和嗜酸性粒细胞颗粒偏红,白细胞核呈淡蓝色或不着色。染色偏碱则所有细胞呈灰蓝色,颗粒深暗;嗜酸性粒细胞可染成暗褐色,甚至紫黑色或蓝色;中性颗粒偏粗,染成紫黑色。

(二) 吉姆萨染色法

染色原理与瑞氏染色法大致相同。吉姆萨染料由天青和伊红组成。本法对细胞核和寄生虫着色较好，结构显示更为清晰，但细胞质和颗粒着色较差，为兼顾两者之长，将瑞氏染粉和吉氏染粉混合，用甲醇溶解即瑞-吉液，用瑞-吉液进行染色，细胞着色更好。

除以上普通染色方法外，临床上还采用细胞活体染色法，用于网织红细胞计数。细胞化学染色法，利用化学反应显示细胞内核酸、蛋白质、脂类、糖类、酶类和铁等，多用于血液细胞学诊断。

五、血细胞显微镜计数法

细胞计数是临床检验工作者的基本技术之一。在血液和各种体液中都存在着数量不等和类别各异的细胞，通过细胞计数了解各类细胞的变化情况，用以判断某些疾病的发生和发展情况。计数方法有显微镜计数法和血细胞分析仪计数法。本节重点介绍显微镜计数法。

【测定方法及评价】　显微镜计数法是将待测标本经过适当稀释（或浓缩），有时还需将标本进行特殊染色后，充入计数池，在显微镜下计数一定体积内的细胞，再换算成每升标本内的细胞数。临床上常用于血液中的红细胞、白细胞、血小板、嗜酸性粒细胞、嗜碱性粒细胞、淋巴细胞和单核细胞的直接计数。亦可用于尿液中的红细胞、白细胞、管型的计数；精液中精子的计数；脑脊液、浆膜腔积液中各类细胞的计数等。血细胞的显微镜计数法，由于计数误差较大，费时、费力，已不能适应大批量标本的测定，故将逐渐被血细胞分析仪所取代。

【器材】

1. **显微镜**　普通光学显微镜。

2. **微量吸管**　目前推荐使用一次性的毛细玻璃吸管（具有 $10\mu l$ 和 $20\mu l$ 两个刻度），一人一管，可最大限度地避免患者之间的交叉感染。但必须注意其刻度的准确性，尽可能固定使用质量可靠的某个厂家的产品，或定期对其产品用水银称量法进行质量评价。

3. **计数板**　计数板类型较多，目前国内多使用改良牛鲍（Neubauer）型。这种计数板由一块优质的厚玻璃制成，每块计数板又分为两个计数池。在计数池两侧各有一条支柱，盖上专用盖玻片后，盖玻片底面与计数池底形成 0.1mm 的缝隙。每个计数池的各边长均为 3.0mm，并被划分为 9 个大方格，每个大方格的边长为 1.0mm，面积为 $1.0mm \times 1.0mm=1.0mm^2$，加上盖玻片后的容积为 $1.0mm^2 \times 0.1mm=0.1mm^3$。四角的 4 个大方格用单线划分为 16 个中方格，作白细胞计数用。中央大方格用双线划分为 25 个中方格，其中位于四角的 4 个及中间的 1 个共 5 个中方格为红细胞、血小板计数区。为便于计数，每个中方格又用单线划分为 16 个小方格，共 400 个小方格。1941 年美国国家标准局（NBS）规定，计数池大方格每边长度的误差应在 ±1% 以内，即 10±0.01mm；盖玻片与计数池间缝隙深度应在 ±2% 以内，即 0.1±0.002mm。

4. **盖玻片**　为特制的血细胞计数专用盖玻片，要求表面平整光滑，其不平整度应在 0.002mm 以内。高倍镜检无裂隙，且本身有一定重量，确保不被细胞悬液浮起。盖玻片规格通常是 24mm × 20mm × 0.6mm。检查盖玻片是否平整的最简单的方法，是将拭净的盖玻片反贴在光滑清洁的平面镜上,能吸附一定时间不掉下(时间越长越好),最后掉下时盖片呈圆弧形旋转下落为合格。合格的盖玻片盖在计数板支柱上,玻璃平贴接触处应出现彩虹。若以检查合格的盖玻片去检查其他盖玻片,两者重合后,在适当光线照射下有完整均匀彩虹出现者为佳。

计数板和盖玻片在使用前,应以清洁、干燥、柔软的绸布或其他吸水纤维制品拭净,切勿让手指接触玻璃表面,以防污染油腻导致充液时起气泡。

【质量控制】

显微镜细胞计数的误差可分为技术误差和固有误差两种。

1. 技术误差（technical errors） 由于操作不正规或使用器材不准确造成的误差称为技术误差。这类误差通过主观努力可以避免或明显减小,属系统误差。常见的技术误差如下:①采血部位选择不当:如局部冻疮、水肿、发绀、发炎等均可影响检验结果,使标本失去代表性。②稀释倍数不准:如稀释液或者血液吸取不准、吸血时吸管内有气泡、未擦去管尖外残血、稀释液放置过久水分蒸发、浓缩等。③充液不当:充液前细胞悬液未经充分混匀,充液过多会使悬液外溢,断续充液使计数池内产生气泡,充液后移动盖玻片或操作台不平等,均可使细胞分布不均,造成计数结果不准。④血液发生凝固:如取血动作缓慢,或用力挤压混入组织液,或吸管内有残余酒精,或血浆中冷凝集素、球蛋白增高均可促进血液凝固,影响计数结果。⑤误认:如将污染的酵母菌或其他杂质等误认为红细胞、白细胞、血小板等。⑥仪器不准:如稀释用吸管、微量吸血管、计数池未经校正,盖玻片不平整光滑等。⑦混合细胞悬液时产生大量气泡,可使大量细胞黏附在管壁上或致使气泡与溶液中的细胞分布不均。

2. 固有误差（inherent errors） 在显微镜细胞计数法中包括计数域误差（field error）、吸管误差（pipet error）和计数池误差（chamber error）。任何一个技术熟练者,用同一标本同一仪器连续多次充池计数,其结果也会有一定差异,这种由于每次充池后细胞在计数池分布不可能完全相同所造成的误差,称固有误差或计数域误差,属偶然误差。这种误差可因计数更多的细胞而减小,但不能完全消除,计数范围越大,计数的细胞越多,计数域误差越小。

第二节　血液一般检验

血液不断地流动于循环系统,与全身各个组织器官密切联系,参与各项生理活动,维持机体正常的新陈代谢。在病理情况下,除造血系统疾病外,全身其他系统和组织发生病变也可直接或间接引起血液成分的变化。本节所述内容主要是对白细胞、红细胞及血小板数量和形态变化的检验,是临床上最为常用和较重要的检验项目之一。

一、白细胞计数

白细胞计数（white blood cell count，WBC）是指测定单位体积外周血中各种白细胞的总数。目前白细胞计数的方法有显微镜计数法及血细胞分析仪法两种。本节主要介绍显微镜计数法。

白细胞显微镜计数法是将全血用稀酸溶液稀释一定倍数,使红细胞破坏后,充入改良

Neubauer 氏计数板内,在普通光学显微镜下计数一定范围内的白细胞数,经换算求出每升血液内的白细胞总数。

【器材】 显微镜、改良 Neubauer 计数板、试管、吸管、微量吸管、滴棒。

【试剂】 白细胞稀释液:2% 冰乙酸溶液中加入 10g/L 结晶紫(或亚甲蓝)3滴。

【标本】 新鲜全血或末梢血。

【操作】

1. **加稀释液** 用吸管吸取白细胞稀释液 0.38ml 于小试管中。

2. **吸取血液** 用微量吸管吸取新鲜全血或末梢血 20μl,擦去管尖外部余血。将吸管插入小试管中白细胞稀释液的底部,轻轻放出血液,并吸取上层白细胞稀释液清洗吸管 2~3 次。

3. **混匀** 将试管中血液与稀释液混匀,待细胞悬液完全变为棕褐色。

4. **充池** 再次将小试管中的细胞悬液混匀。用滴棒蘸取细胞悬液 1 滴,充入改良 Neubauer 计数板的计数池中,室温静置 2~3 分钟,待白细胞完全下沉。

5. **计数** 在低倍镜下计数四角 4 个大方格内的白细胞总数。

6. **计算**

$$白细胞 = \frac{4 个大方格内白细胞数(N)}{4} \times 10 \times 20 \times 10^6 = \frac{N}{20} \times 10^9/L$$

【注意事项】

1. 稀释用吸管、微量吸血管、血细胞计数板均为计量工具,使用前需经过严格的校正,否则将直接影响计数结果的准确。

2. 使用标本可为由静脉穿刺采取的新鲜全血,也可为静脉末梢血。采集末梢血时,应注意采血部位不得有冻疮、水肿、发绀、炎症等,以免标本失去代表性;同时也应注意不能过度挤压,以免组织液混入引起血液凝固或造成计数结果不准确。

3. 在充池时,如充液不足、液体外溢、断续充液,或产生气泡、充液后移动盖玻片等,均会使细胞分布不均匀,造成计数结果不准确。

4. 计数池内的细胞分布应均匀,一般情况下各大方格内的细胞数相差不超过 10%。若相差太大,应重新充池。

5. 计数大小方格内的压线细胞时,遵循数上不数下、数左不数右的原则。

6. 白细胞数量过多时,可采用加大稀释倍数的方法。如 20μl 血加入到 0.78ml 稀释液中或 10μl 血加入到 0.38ml 稀释液中。

7. 白细胞数量过少时,可采用扩大计数域的方法,计数 8 个或 9 个大方格;也可采用减少稀释倍数的方法。

8. 白细胞稀释液不能破坏有核红细胞,它可使白细胞计数结果偏高,此时应计算白细胞校正值(公式中的有核红细胞是指分类 100 个白细胞时所见到的有核红细胞)。

$$白细胞校正值 /L = \frac{100}{100+ 有核红细胞} \times 校正前白细胞数$$

【方法学评价】 显微镜目视计数法是传统的白细胞计数法,简便易行,不需昂贵仪器,可用于校准血液分析仪。可根据公式计算白细胞计数固有误差总变异系数。

$$CV=\sqrt{\frac{100^2}{n_b}+\frac{4.6^2}{n_c}+\frac{4.7^2}{n_p}}$$

式中,n_b为所数白细胞总数;n_c为计数板使用次数;n_p为所用吸管次数。因此,用于校准血液分析仪时,应在严格规范的条件下进行。如操作人员的选择、同一标本使用多支吸管、多个计数板、计数细胞数量达到一定程度、多次重复等。这样才能避免计数板的固有误差、计数板和吸管的系统误差和操作随机误差的影响,使计数结果接近真值。

在实际工作中,显微镜目视计数法由于微量吸管、血细胞计数板、细胞分布状态、人为因素等影响因素,其精密度和重复性欠佳。因而目前在临床工作中,多应用血液分析仪进行白细胞计数。经校准后的血液分析仪由于其计数细胞多,易于标准化,并在严格质量控制和规范的操作步骤等条件下进行,因此,计数的精确性及准确性均较高。血液分析仪检测速度快,适合大规模健康人群的普查,但某些人为或病理情况(如外周血出现有核红细胞、巨大血小板和血小板凝集等)可干扰白细胞计数。

【质量控制】 显微镜目视白细胞计数法质量控制的关键在于掌握误差规律,严格遵守操作规程,减少误差,以期获得准确的结果。根据白细胞计数结果与血涂片上白细胞分布密度是否相符来粗略判断计数结果准确性的方法,是人们在实际工作中总结出来的纯经验控制方法。另外还有几种方法可以用来进行一般的质量控制与考核:

1. **常规考核标准(routine checking standard,RCS)** 根据白细胞在计数池内四个大方格里的分布情况而规定。RCS=(四大格所见白细胞最大值 - 最小值)/四大格所见白细胞平均值 × 100%。

2. **变异百分率评价法** 以测定值和靶值差值的绝对值与靶值相比来表示。

3. **两差比值评价法** 两差比值是同一标本或同一患者在短时间内2次计数细胞数之差与2次计数细胞数之和的标准差之比。

4. **双份计数标准差评价法** 选10~20份标本,每份重复2次计数,用双份之差计算标准差(s),然后求得变异系数(CV)及质量得分。

【参考区间】 (仪器法,静脉采血)

成人 $(3.5\sim9.5)\times10^9$/L

儿童 $(5\sim12)\times10^9$/L

6个月至2岁 $(11\sim12)\times10^9$/L

新生儿 $(15\sim20)\times10^9$/L

【临床意义】 白细胞总数高于参考值的上限称白细胞增多,低于参考值的下限称白细胞减少。白细胞总数增多或减少主要受中性粒细胞数量的影响,其临床意义见白细胞分类计数。

二、白细胞分类计数

由于各种白细胞所行使的功能不同,血液中其数量及形态变化的临床意义也不同,因而仅对白细胞总数计数是不够的,还必须对各种白细胞分别计数,即分类计数(differential count,DC)。白细胞分类计数的方法有两种,一种是显微镜分类计数法,一种是血细胞分析仪法。本节主要涉及显微镜分类法。

【原理】 将血液制成细胞分布均匀的血涂片,用瑞氏染液染色,根据各类细胞的形态特点和颜色差异将白细胞进行分类并计数。通常分类 100 个白细胞,计算得出各种白细胞所占的百分比。

【器材】 显微镜、分类计数器、香柏油、擦镜纸、清洁液。

【试剂】 瑞氏染液、磷酸盐缓冲液(pH 6.4~6.8)。

【标本】 制备良好的血涂片。

【操作】

1. **染色** 将血涂片用瑞氏染液染色,冲洗干净,自然干燥后待用。

2. **低倍镜观察** 低倍镜下观察白细胞的分布和染色情况。

3. **油镜观察** 选择血涂片体尾交界处细胞分布均匀、着色良好的区域,按一定的方向顺序对所见到的每 1 个白细胞进行分类,并用白细胞分类计数器作好记录,共计数 100 个白细胞。

4. **计算** 求出各类细胞所占的百分比。

【注意事项】

1. **涂片制备** 血涂片的好坏直接关系到分类计数的准确与否。一张良好的血涂片,要求厚薄适宜、头体尾分明、两侧留有空隙。

2. **染色** 白细胞分类计数是根据细胞经瑞氏染色或瑞 - 吉染色后在显微镜下的形态进行分类的,而染色的好坏对细胞的镜下形态影响很大,从而影响对白细胞种类的划分。

3. 由于各种白细胞体积大小不等,体积较小的淋巴细胞在血涂片的头、体部较多,而尾部和两侧以中性粒细胞和单核细胞较多,因此,分类最佳区域为体、尾交界处。

4. 分类时要有秩序地、沿一定方向连续地进行,既不重复亦不遗漏,避免主观选择视野。

5. 分类计数结果的记录也可采用手工画"正"或"++++"的方法。

6. 白细胞总数在 $(3.0 \sim 15.0) \times 10^9/L$ 之间者,分类计数 100 个白细胞。总数在 $15.0 \times 10^9/L$ 以上时,应计数 200 个白细胞,而总数低于 $3.0 \times 10^9/L$ 时,则应选用 2 张血涂片计数 50~100 个白细胞。

7. 各类白细胞所占百分比,乘以白细胞总数,即可求得每升血液中各类白细胞数量的绝对值。

8. 分类中如见血涂片上有幼红细胞,应逐个计数但不计入 100 个白细胞内,以分类 100 个白细胞见到幼红细胞的个数来报告,并应注明其所属阶段。

9. 分类中还应注意观察成熟红细胞和血小板的形态、染色及其分布情况,注意有无寄生虫(如疟原虫)及其他异常所见。

【测定方法及评价】

1. **显微镜分类法** 设备简单,费用低廉,缺点是费时,且结果的准确性取决于操作者的技术水平。但此法是根据一定染色条件下,细胞的大小、形态、核形、染色质、胞质的颜色及有无颗粒等情况综合分析的结果,是经典的形态学分类法。

2. **细胞分析仪法** 用于白细胞分类的血细胞分析仪目前有两大类:三分群和五分类。电阻抗法是根据经溶血剂处理后的白细胞体积大小而将白细胞分为小细胞、大细胞及中间细胞三群,不能分析胞质及胞核的特点,且结果也不够稳定,因而不能作为分类的依据。五分类仪器由于联合应用了多种高科技手段,分类结果较为准确、可靠,但对于某些细胞仍不能识别,特别是白血病细胞、异型淋巴细胞和正常单核细胞。目前仪器法白细胞分类只能用于筛查,白细胞分类仍需涂片做显微镜检查。

【参考区间】

中性杆状核粒细胞:1%~5%

中性分叶核粒细胞:50%~70%

嗜酸性粒细胞:0.5%~5%

嗜碱性粒细胞:0~1%

淋巴细胞:20%~40%

单核细胞:3%~8%

【临床意义】

1. 白细胞总数与中性粒细胞数量变化的临床意义 由于中性粒细胞在白细胞中所占百分比最高,因此,它的数值增减是影响白细胞总数的关键。一般情况下,中性粒细胞增多,白细胞总数增多;中性粒细胞减少,白细胞总数也减少。两者在数量上的相关性也表现在意义上的一致性,即中性粒细胞增减的意义与白细胞总数增减的意义基本上是一致的。但是两者的数量关系也有不一致的情况,此时,需要具体情况具体分析。

(1)中性粒细胞生理性增多:

1)一天之内不同时间外周血白细胞及中性粒细胞数量可不同,一般下午较上午高。

2)剧烈运动、情绪激动、严寒、暴热等使白细胞增多,可高达 $15 \times 10^9/L$。

3)新生儿白细胞总数增高,一般在 $(15~20) \times 10^9/L$,个别可高达 $30 \times 10^9/L$。

4)妊娠 5 个月以上及分娩时白细胞增多可达 $15 \times 10^9/L$,甚至更高。以上一过性白细胞增多在去除影响因素后不久则可恢复正常。

由于白细胞生理波动很大,因此,白细胞计数波动在 30%(甚至有学者认为 50%)以内在临床诊断上无意义,只有通过定时和连续随访观察才有意义。

(2)中性粒细胞病理性增多(neutrophilia):

1)急性感染:特别是化脓性球菌如金黄色葡萄球菌、溶血性链球菌、肺炎链球菌等所致的败血症、扁桃体炎、阑尾炎等,白细胞总数常增高,这是白细胞增多最常见的原因。其白细胞总数增高程度视感染范围、严重程度及机体反应性不同而有所不同。轻度感染时白细胞总数可正常,分类时可见中性分叶核粒细胞增高;中度感染时白细胞多大于 $>10 \times 10^9/L$ 并可伴轻度核左移;重度感染时白细胞明显增高常大于 $>20 \times 10^9/L$ 并出现明显的核左移。以上情况表明机体反应性良好。感染过于严重如感染引起中毒性休克或机体反应性较差时,白细胞可不增高反而减低且伴有严重的核左移。

2)严重的组织损伤及大量血细胞破坏:如严重的烧伤、较大手术后、心肌梗死、急性溶血等均可见白细胞增高,增多的细胞成分以中性粒细胞为主。

3)急性内出血:内脏(如肝、脾)破裂或宫外孕破裂所致大出血,此时白细胞可迅速增高,常达 $20 \times 10^9/L$,并以中性粒细胞为主,常出现于血红蛋白降低之前。

4)急性中毒:急性化学药物中毒如安眠药、有机磷等中毒;代谢性中毒如糖尿病酮症酸中毒、尿毒症等也常见白细胞(主要是中性粒细胞)增多。

5)白血病及恶性肿瘤:常见于急、慢性粒细胞性白血病,急性型白细胞一般 $<100 \times 10^9/L$,分类以原始、早幼粒细胞为主,而慢性白细胞常 $>100 \times 10^9/L$,分类以中幼、晚幼以下各阶段粒细胞为主，并伴有较多的嗜酸、嗜碱性粒细胞，此时需与中性粒细胞类白血病反应相鉴别。非造血系统的恶性肿瘤如肝癌、胃癌等有时也可出现持续性的白细胞增高，且以中性粒细胞为主。

类白血病反应（leukemoid reaction）是指机体对某些刺激因素所产生的类似白血病表现的血象反应。外周血中白细胞数大多明显增高，并可有数量不等的幼稚细胞出现，但红细胞和血小板一般无改变，骨髓增生很少达到白血病的程度，当病因去除后，类白血病反应也逐渐消失。引起类白血病反应的病因很多，以感染和恶性肿瘤最多见，其次还有急性中毒、外伤、休克、急性溶血或出血、大面积烧伤及过敏等。

（3）中性粒细胞减少（neutropenia）：

1）某些感染：见于某些革兰阴性杆菌（伤寒、副伤寒杆菌）感染及病毒感染（流感）时，如无并发症均可见白细胞减少。

2）某些血液病：如再生障碍性贫血及非白血性白血病（aleukemic leukemia），白细胞可 $<1 \times 10^9/L$，分类淋巴细胞相对增多。

3）慢性理化损伤：长期接触电离辐射（X射线）或应用、接触某些化学药物（氯霉素），可抑制骨髓细胞的有丝分裂而致白细胞减少，故此类人群需定期做白细胞计数检查。

4）自身免疫性疾病：如系统性红斑狼疮，由于自身免疫性抗核抗体导致白细胞减少。

5）脾功能亢进：增大的脾脏中单核 - 巨噬细胞系统吞噬破坏过多的白细胞，以及分泌过多的激素灭活了促进粒细胞生成的某些因素。

2. 嗜酸性粒细胞的临床意义

（1）嗜酸性粒细胞生理性变化：在劳动、寒冷、饥饿、精神刺激等情况下，交感神经系统兴奋，通过下丘脑分泌促肾上腺皮质激素（ACTH），使肾上腺皮质分泌肾上腺皮质激素。肾上腺皮质激素可阻止骨髓释放嗜酸性粒细胞，并促使血中嗜酸性粒细胞向组织浸润，从而导致外周血中嗜酸性粒细胞减少。因此，正常人嗜酸性粒细胞白天较低，夜间较高，上午波动大，下午较恒定。

（2）嗜酸性粒细胞病理性增多：

1）过敏反应性疾病：如支气管哮喘、荨麻疹、食物过敏、过敏性肺炎、血管神经性水肿等。

2）寄生虫病：尤其是肠道寄生蛔虫、钩虫、绦虫等，血中嗜酸性粒细胞明显增多。其他如感染肺吸虫、包虫、血吸虫、丝虫等也可见嗜酸性粒细胞增多。在某些钩虫病患者血中嗜酸性粒细胞数量明显增多时，可导致白细胞总数增高，分类时90%以上为嗜酸性粒细胞，呈嗜酸性粒细胞类白血病样反应，但细胞均属成熟型。随着治疗好转及感染消除，血象逐渐恢复正常。

3）某些皮肤病：如湿疹、疱疹样皮炎、真菌性皮肤病等。

4）血液病：如慢性粒细胞白血病，嗜酸性粒细胞常可高达10%以上，并可见少量的晚幼及中幼嗜酸性粒细胞。

5）某些恶性肿瘤：特别是淋巴系统的恶性肿瘤如霍奇金病，以及某些上皮恶性肿瘤，如肺癌、宫颈癌、鼻咽癌等，均可见嗜酸性粒细胞增多，一般在10%左右。

6）某些传染病：如猩红热。一般急性传染病时，血中嗜酸性粒细胞均减少。唯独猩红热除外，反而增高。这是由于该病致病菌（I型溶血性链球菌）所产生的酶能活化补体成分（C3a、C5a），其趋化作用导致嗜酸性粒细胞增多。

7）某些内分泌疾病：如脑垂体功能低下及原发性肾上腺皮质功能不全等。

（3）嗜酸性粒细胞病理性减少：

1）见于伤寒、副伤寒、大手术后。

2）长期使用肾上腺皮质激素，嗜酸性粒细胞常减少。

3. 嗜碱性粒细胞的临床意义

（1）嗜碱性粒细胞增多（basophilia）

1）慢性粒细胞性白血病：常伴嗜碱性粒细胞增多，可达 10% 或更多。

2）嗜碱性粒细胞性白血病：嗜碱性粒细胞异常增多，可达 20% 以上，多为幼稚型。

3）过敏性疾病：溃疡性结肠炎、超敏反应等可见嗜碱性粒细胞增多。

4）骨髓纤维化和某些转移癌时也可见嗜碱性粒细胞增多。

（2）嗜碱性粒细胞减少（basophilopenia）　由于嗜碱性粒细胞所占百分比甚低故其减少多无临床意义。

4. 淋巴细胞的临床意义

（1）淋巴细胞增多（lymphocytosis）：出生一周的新生儿外周血白细胞以中性粒细胞为主，以后淋巴细胞逐渐上升，整个婴幼儿期淋巴细胞较高，可达 70%，4~6 岁后，淋巴细胞开始下降，中性粒细胞逐渐上升。整个婴幼儿期淋巴细胞百分比较成人高，属淋巴细胞生理性增多。淋巴细胞病理性增多见于：

1）绝对增多：某些病毒或细菌所致的传染病如风疹、流行性腮腺炎、传染性单核细胞增多症、传染性淋巴细胞增多症、百日咳等淋巴细胞增多；某些慢性感染如结核病恢复期也可见淋巴细胞增多，但白细胞总数多正常；急、慢性淋巴细胞性白血病淋巴细胞增多明显，且可导致白细胞总数增高。

2）相对增多：再生障碍性贫血、粒细胞缺乏症等因中性粒细胞明显减少以致淋巴细胞百分比相对增高。

（2）淋巴细胞减少（Lymphocytopenia）：主要见于长期接触放射线或应用肾上腺皮质激素之后，在急性化脓性感染时由于中性粒细胞明显增高可导致淋巴细胞相对减少。

5. 单核细胞的临床意义

（1）单核细胞增多（monocytosis）：正常儿童单核细胞可较成人稍高，平均为 9%，2 周内的新生儿可达 15% 或更高，属生理性增多。病理性增多见于：

1）某些感染：如亚急性感染性心内膜炎、疟疾、黑热病、急性感染的恢复期、活动性肺结核等均可见单核细胞增多。

2）某些血液病：单核细胞性白血病、粒细胞缺乏症的恢复期、恶性组织细胞病、淋巴瘤及骨髓增生异常综合征（MDS）等可见单核细胞增多。

（2）单核细胞减少（monocytopenia）的意义不大。

三、白细胞形态检查

在病理情况下，除白细胞总数和各类白细胞的百分比发生变化外，有时白细胞的形态也会发生改变，因此，外周血白细胞形态检查（morphology of leucocyte）具有重要意义。血涂片经瑞氏或瑞 - 吉染色后在光学显微镜下检查，是血细胞形态检查的基本方法，临床应用极其广泛。经染色后各种正常及异常白细胞的形态如下。

(一) 中性粒细胞的毒性变化

在严重化脓菌感染、败血症、恶性肿瘤、急性中毒、大面积烧伤等病理情况下,中性粒细胞可发生下列形态改变,它们可单独出现,亦可同时出现。

1. **大小不均(anisocytosis)**　即中性粒细胞体积大小悬殊。常见于一些病程较长的化脓性感染。可能是在内毒素等因素作用下骨髓内幼稚中性粒细胞发生不规则分裂的结果。

2. **中毒颗粒(toxic granulations)**　中性粒细胞胞质中出现的粗大、大小不等、分布不均匀的紫黑色或深紫红色颗粒,称中毒颗粒。有时颗粒很粗大,易与嗜碱性粒细胞相混淆;有时又小而稀少,散在于正常中性颗粒中,应注意辨认。常见于严重化脓性感染及大面积烧伤等。它被认为是特殊颗粒生成过程受阻或发生颗粒变性所致。含中毒颗粒的细胞在中性粒细胞中所占的比值称为毒性指数。毒性指数愈大,中毒情况愈重。

3. **空泡(vacuoles)**　中性粒细胞胞质内出现一个或数个空泡。最常见于严重感染特别是败血症时。一般认为空泡是细胞受损后胞质发生脂肪变性的结果。

4. **杜勒体(Dohle bodies)**　是中性粒细胞胞质因毒性变化而保留的局部嗜碱性区域。呈圆形、梨形或云雾状,天蓝色或灰蓝色,直径 $1\sim2\mu m$,是胞质局部不成熟,即核浆发育不平衡的表现。Dohle 体亦可见于单核细胞中,其意义相同。

5. **核变性(degeneration of nucleus)**　核变性包括核固缩、核溶解及核碎裂等。核固缩时,细胞核固缩为均匀呈深紫色的块状;核溶解时,可见细胞核膨胀、着色浅淡,常伴核膜破碎,致使核的轮廓不清。

(二) 中性粒细胞的核象变化(nuclear shift)

中性粒细胞的核形标志着它发育阶段。正常情况下,外周血中的中性粒细胞具有分叶核的占绝大多数,且以 2~3 叶为主。病理情况下,中性粒细胞的核象可发生变化,即出现核左移或核右移。

1. **核左移(shift to the left)**　外周血中杆状核粒细胞增多并出现晚幼粒、中幼粒甚至早幼粒细胞时称为核左移。核左移常伴中毒颗粒、空泡、核变性等毒性变化。最常见于急性化脓性感染,急性中毒、急性溶血时也可见到。核左移程度与感染的严重程度和机体的抵抗力密切相关。核左移时白细胞数可增高,也可不增高甚至减低,但以增高者多见。核左移伴白细胞增高称再生性核左移,表示骨髓造血旺盛,机体抵抗力强;核左移伴白细胞总数不增高或减低称退行性核左移,表示骨髓释放受到抑制,机体抵抗力差。

核左移根据其程度可分为轻、中、重三级。轻度核左移:仅见杆状核粒细胞 >6%。中度核左移:杆状核粒细胞 >10% 并有少数晚幼粒、中幼粒细胞。重度核左移(类白血病反应):杆状核粒细胞 >25%,出现更幼稚的粒细胞如早幼粒甚至原粒细胞,常伴有明显的中毒颗粒、空泡、核变性等质的改变。

2. **核右移(shift to the right)**　外周血中 5 叶核及 5 叶核以上的中性粒细胞 >3% 时称为核右移。核右移常伴有白细胞总数的减少,属造血功能衰退的表现。可由于缺乏造血物质、DNA 合成减少或骨髓造血功能减退所致。主要见于营养性巨幼细胞性贫血及恶性贫血。在炎症的恢复期,一过性的出现核右移是正常现象。如患病期突然出现核右移则是预后不良的表现。

（三）淋巴细胞的形态异常

1. **异型淋巴细胞**（abnormal lymphocyte）在病毒或过敏原等因素刺激下，外周血淋巴细胞增生并发生异常形态变化，称异型淋巴细胞或"Downey"细胞。已知此种细胞属 T 淋巴细胞，其形态的变异是因增生亢进，甚至发生母细胞化的结果。Downey 按形态特征将其分为以下三型：

Ⅰ型（空泡型）：亦称浆细胞型，最为常见。其胞体比正常淋巴细胞稍大，多为圆形；核呈圆形、椭圆形、肾形或不规则形，染色质呈粗网状或不规则聚集呈粗糙的块状；胞质较丰富，深蓝色，一般无颗粒，含空泡或因具有多数小空泡而呈泡沫状。

Ⅱ型（不规则型）：亦称单核细胞型。胞体较Ⅰ型细胞明显增大，外形不规则，似单核细胞；核圆形或不规则，染色质不如Ⅰ型致密；胞质丰富，淡蓝或蓝色，有透明感，边缘处蓝色较深，可有少数嗜天青颗粒，一般无空泡。

Ⅲ型（幼稚型）：亦称未成熟细胞型。胞体较大，核大呈圆形或椭圆形；染色质呈细致网状，可有 1~2 个核仁；胞质量较少呈深蓝色，多无颗粒，偶有小空泡。

异型淋巴细胞增多主要见于传染性单核细胞增多症、病毒性肝炎、流行性出血热、湿疹等病毒性疾病和过敏性疾病。正常人血片中可偶见此种细胞。一般病毒感染异型淋巴细胞 <5%，而传染性单核细胞增多症时异型淋巴细胞常 >10%，因此，两者可依据异型淋巴细胞的多少来鉴别诊断。

2. **具有卫星核**（satellite nucleus）**的淋巴细胞** 即在淋巴细胞的主核旁边另有一个游离的小核。其形成系当染色体受损后，在细胞有丝分裂末期，丧失着丝点的染色单体或其片断被两个子代细胞所排除而形成卫星核。此种细胞常见于接受较大剂量的电离辐射之后或其他理化因子、抗癌药物等对细胞造成损伤时，常作为致畸、致突变的客观指标之一。

（四）其他异常白细胞

1. **巨多核中性粒细胞** 成熟中性粒细胞胞体增大，核分叶过多，常为 5~9 叶，甚至10 叶以上，各叶大小差别很大，核染色质疏松，常见于巨幼细胞性贫血或应用抗代谢药物治疗后。

2. **棒状小体**（auer bodies） 为白细胞胞质中出现的紫红色细杆状物质，一个或数个，长约 1~6μm。棒状小体一旦出现即可拟诊为急性白血病，且有助于鉴别急性白血病的类型。急性粒细胞性白血病和急性单核细胞性白血病可见到棒状小体，而急性淋巴细胞性白血病则无。

3. **Pelger-Huet 畸形** 表现为成熟中性粒细胞分叶能力减退，核常为杆状、肾形、眼镜形或哑铃形。染色质致密、深染，聚集成小块或条索状，期间有空白间隙。通常见于常染色体显性遗传性疾病，又称家族性粒细胞异常。也可继发于某些严重感染、白血病、骨髓增生异常综合征和某些药物（秋水仙胺等）治疗后。

4. **Chediak-Higashi 畸形** 在 Chediak-Higashi 综合征患者骨髓和血液的各期粒细胞中均含有数个至数十个直径为 2~5μm 的包涵体，呈异常巨大的紫蓝色或紫红色颗粒。电镜观察和组化显示此颗粒为异常溶酶体。患者易感染，常伴白化病，为常染色体隐性遗传。此种颗粒也可见于单核细胞和淋巴细胞中。

5. **Alder-Reilly 畸形** 中性粒细胞质浆中含巨大深染的嗜天青颗粒。其颗粒特别粗大,不伴有白细胞增高及核左移、空泡等其他毒性变化,从而可与中毒颗粒相区别。患者常伴有脂肪软骨营养不良或遗传性黏多糖代谢障碍。类似颗粒亦可见于其他白细胞中。

6. May-Hegglin 畸形 患者粒细胞终身含有淡蓝色包涵体。实验证明此种包涵体与前述的严重感染、中毒时出现的 Dohle 体相同,但常较大而圆。除中性粒细胞外,其他如粒细胞甚至巨核细胞也能见到。

四、红细胞计数

红细胞计数(red blood cell count,RBC)即测定单位体积血液中红细胞的数量。其方法有显微镜计数法及血细胞分析仪法,本节主要论述显微镜计数法。

【原理】 用等渗稀释液将血液稀释一定倍数,充入计数池后,在显微镜下计数一定体积内的红细胞数量,经换算求出每升血液中的红细胞数量。

【器材】 显微镜、改良 Neubauer 计数板、试管、微量吸管、玻璃棒。

【试剂】 红细胞稀释液有:

1. Hayem 液 由 NaCl、Na_2SO_4、$HgCl_2$ 和蒸馏水组成。它们的作用分别是调节渗透压,提高比重防止细胞粘连及防腐。此配方的主要缺点是如有高球蛋白血症患者,由于蛋白质沉淀而易使红细胞凝集。

2. 枸橼酸钠稀释液 配制简单,由枸橼酸钠和甲醛及水组成,此液可使红细胞在稀释后较长时间保持正常形态并且不凝集,故应用较广。

3. 普通生理盐水或加 1% 甲醛的生理盐水 急诊时如无红细胞稀释液可用此液代替。

【标本】 外周血或抗凝血(EDTA 抗凝)。

【操作】

1. 加稀释液 取小试管 1 支,加红细胞稀释液 2ml。

2. 加血 用清洁干燥微量吸管采集末梢血或抗凝血 $10\mu l$,擦去管外余血轻轻加至红细胞稀释液底部,再轻吸上清液清洗吸管 2~3 次,立即混匀。

3. 充池 混匀后用微量吸管或玻璃棒将红细胞悬液充入计数池,室温下平放 3~5 分钟,待细胞下沉后于显微镜下计数。

4. 计数 用高倍镜依次计数中央大方格内 4 角和正中 5 个中方格内的红细胞数。

5. 计算

$$红细胞\ /L=N\times\frac{25}{5}\times10\times10^6\times200=N\times10^{10}=\frac{N}{100}\times10^{12}$$

N:表示 5 个中方格内数得的红细胞数。

X25:将五个中方格红细胞数换算成 1 个大方格红细胞数。

X10:将 1 个大方格红细胞数换算成 $1\mu l$ 血液内红细胞数。

$X10^6$:$1L=10^6\mu l$

200:为血液的稀释倍数。

【注意事项】

1. 采血时不能过分挤压采血部位,针刺深度必须适当。

2. 采血应顺利、准确,采血部位不得有水肿、发绀、冻疮、炎症等。红细胞数量明显增高时可适当加大稀释倍数。

3. 大小方格内压线细胞的计数遵循数上不数下、数左不数右的原则,避免多数或漏数。

4. 稀释液要过滤,小试管、计数板均须清洁干燥,以免杂质、微粒等被误认为是细胞。

5. 如无上述稀释液时,也可用新鲜配制的等渗盐水代替。

6. 将细胞悬液充入计数池时要一次完成,不能产生满溢、气泡或充池不足的现象。

7. 红细胞在计数池中若分布不均,每个中方格之间相差超过 20 个以上时要重新充池计数。正常数值范围内,2 次红细胞计数相差不得超过 5%。

8. 白细胞的影响　经红细胞稀释液处理后,白细胞与红细胞同时存在,通常在计数时把白细胞也计数在内。但在一般情况下白细胞较少,仅相当于红细胞的 1/500~1/1000,实际影响很小,可以忽略不计。但如遇白细胞过高者(一般 WBC> 大于 100×10^9/L),在红细胞计数时,应将其扣除。方法有两种:一种是直接将患者红细胞数减去白细胞数。如某患者红细胞数为 2.6×10^{12}/L,白细胞数为 200×10^9/L,则患者实际红细胞数为 2.4×10^{12}/L。另一种方法是在高倍镜下注意识别,计数时勿将白细胞计入。在高倍镜下,白细胞体积常比红细胞略大,中央无凹陷,细胞核隐约可见,无黄绿色折光。

【测定方法及评价】　同白细胞计数。

【参考区间】　(仪器法,静脉采血)

成年男性:$(4.3~5.8) \times 10^{12}$/L

成年女性:$(3.8~5.1) \times 10^{12}$/L

新生儿:$(6.0~7.0) \times 10^{12}$/L

【临床意义】　见血红蛋白测定。

五、血红蛋白测定

在正常情况下,血液中血红蛋白主要为 HbO$_2$ 和 Hbred,以及少量 HbCO 和 Hi。在病理情况下,HbCO 和 Hi 可以增多,甚至出现 SHb 等血红蛋白衍生物。

血红蛋白测定,即测定血液中各种血红蛋白的总浓度。血红蛋白测定方法有多种,目前常用的是氰化高铁血红蛋白测定法和十二烷基月桂酰硫酸钠血红蛋白测定法。

(一)高铁血红蛋白(HiCN)测定法

【原理】　在血红蛋白转化液中,除硫化血红蛋白外,其余血红蛋白均可被高铁氰化钾氧化成高铁血红蛋白,再与氰离子(CN$^-$)结合,生成稳定的复合物氰化高铁血红蛋白(hemoglobin cyanide,HiCN)。棕红色的氰化高铁血红蛋白在波长 540nm 处有吸收峰,根据标本的吸光度即可求出血红蛋白浓度。

【器材】　一次性消毒采血针,微量吸管,试管,5ml 移液管,75%(V/V)乙醇棉球,无菌干棉球,分光光度计,试管。

【试剂】

1. HiCN 转化液(文齐液)　氰化钾(KCN)50mg,高铁氰化钾[K$_3$Fe(CN)$_6$]200mg,无水磷酸二氢钾(KH$_2$PO$_4$)140mg,Triton-X-100 1.0ml,蒸馏水加至 1000ml,纠正 pH 至 7.0~7.4。

此液为淡黄色透明溶液,用蒸馏水调零,比色杯光径 1.000cm,波长 540nm 处的吸光度应 < 小于 0.001。贮存在棕色有塞玻璃瓶中,放 4℃冰箱保存,一般可保存数月。如发现试剂变绿、浑浊则不能使用。

2. HiCN 标准液(200g/L)商品试剂。

【标本】 外周血。

【操作】

1. 直接定量测定

(1) 加转化液:试管内加 5ml HiCN 转化液。

(2) 采血与转化:取全盘 20μl,加到盛有转化液的试管底部,用上清液反复冲洗吸管 3 次,充分混合,静置 5 分钟。

(3) 测定:以符合 WHO 标准的分光光度计(常规测定时带宽应小于 6nm),波长 540nm 处,光径(比色杯内经)1.00cm,HiCN 转化液或蒸馏水调零,测定吸光度(A)。

(4) 计算:根据标本的吸光度(A)直接计算出血红蛋白浓度(g/L)。

$$血红蛋白(g/L) = A \times \frac{64\,458}{44\,000} \times 251 = A \times 367.7$$

A:540nm 处测定管吸光度。

64 458:目前国际公认的血红蛋白平均相对分子质量。

44 000:1965 年国际血液学标准化委员会(ICSH)公认的血红蛋白毫摩尔消光系数。

251:稀释倍数。

2. HiCN 标准液比色法测定

(1) 标准曲线绘制和 K 值计算:用 HiCN 标准液倍比稀释后(50g/L、100g/L、150g/L、200g/L),在所用的分光光度计上(相当于 540nm 处)分别测定各稀释度的吸光度,以标准品血红蛋白含量为横坐标、吸光度为纵坐标,绘制标准曲线。或求出换算常数 K。

(2) 标本的血红蛋白转化和比色同直接定量测定,得到标本的吸光度(A)。

(3) 通过标准曲线查出待测样本的血红蛋白浓度或用 K 值来计算血红蛋白浓度,即 Hb(g/L) = K × A。

【注意事项】

1. 血红蛋白测定方法很多,但无论采用何种方法,都必须以 HiCN 法为标准,绘制标准曲线。标准曲线或 K 值应定期检查,并与分光光度计相配。

2. 标准微量吸管必须经过水银称重法校正,加液量必须准确,血液与转化液充分混匀。可用血红蛋白液代替抗凝血进行鉴定。

3. HiCN 转化液不能贮存在塑料瓶中,否则会使 CN^- 丢失,测定结果偏低。HiCN 转化液应贮存在棕色有塞玻璃瓶中,4℃冰箱保存一般可用数月,但不能在 0℃以下保存,因为结冰可引起高铁氰化钾还原,使转化液褪色失效。

HiCN 转化液是一种低离于强度而 pH 又近中性的溶液,遇到白细胞过多或异常球蛋白增高的血液标本,HiCN 比色液会出现浑浊。若因白细胞过多引起的浑浊,可离心后取上清液比色;若因球蛋白异常增高(如肝硬化者)引起的浑浊,可向比色液中加入少许固体氯化钠或碳酸钾,混匀后可使溶液澄清。

氰化钾是剧毒品,配制转化液时要按剧毒品管理程序操作。配制好的 HiCN 转化液中因氰化钾含量低,又有高铁氰化钾存在,毒性不是很大。若进入体内,高铁氰化钾氧化血红蛋白,生成高铁血红蛋白。后者结合 CN^-,起到一定的解毒作用,但仍应妥善保管。测定后的废液不能与酸性溶液混合,因为氰化钾遇酸可产生剧毒的氰氢酸气体。为防止氰化钾污染环境,比色测定后的废液集中于广口瓶中。按每升 HiCN 废液加次氯酸钠溶液(安替福民)40ml,充分振摇混匀,敞开容器,置室温 3h。

(二)十二烷基月桂酰硫酸钠血红蛋白(SIS-Hb)测定法

除 SHb 外,血液中各种 Hb 均可与低浓度十二烷基月桂酰硫酸钠(SLS)作用,生成 SLS-Hb 棕红色化合物。SIS-Hb 最大吸收波峰 538nm,波谷 500nm。借助于经 HiCN 法定值的抗凝血或溶血液,制备标准工作曲线,间接得到血红蛋白浓度。

SLS-Hb 的突出优点是试剂无毒性,目前血细胞分析仪测定 Hb 多采用此法以代替 HiCN 法。但其摩尔消光系数还未最后确定,故其需依赖 HiCN 法间接得出结果。另外, SLS 会破坏白细胞,不能用此稀释液做白细胞计数。

【参考区间】(仪器法,静脉采血)

成年男性:130~175g/L

成年女性:115~150g/L

新生儿:180~190g/L

【质量控制】

1. 技术误差 手工法和半自动分析仪法稀释倍数尽量准确,分光光度计的波长、光缝、比色杯光径需经常校正,以尽量减小技术误差。

2. HiCN 参考液 是制备标准曲线、计算 K 值、校正仪器及其他测定方法的关键物质。ICSH 已公布了制备方法和严格的规格,国内已有一些单位参照 ICSH 要求生产供应。我国 HiCN 部级参考品质量标准下:①图形扫描符合 ICSH 文件规定:即波峰 540±1nm,波谷 504~502nm。②$Q=A_{\lambda 540nm}/A_{\lambda 504nm}=1.590~1.630$;$A_{\lambda 750}\leq 0.002$。③无菌试验:普通培养和厌氧培养阴性。④精密度:随机抽样 10 支测定,$CV\leq 0.5\%$。⑤准确度:以 WHO 提供的 HiCN 参考品为标准进行测定,测定值与标示值之差 $\leq \pm 0.5\%$。⑥稳定性:3 年内不变质,测定值不变。⑦应分装于棕色瓶内,每支不少于 10ml。⑧标签应写明产品名称、批号、含量、有效期、生产日期、贮存法等。

3. 质控物 开展室内质控是提高 Hb 测定准确性的重要环节。常用的质控物有:①ACD 抗凝的全血:4℃可保存 3~5 周,可用于红细胞计数、血红蛋白测定和白细胞计数的质量控制。②进口的全血质控物:用于多参数血细胞分析仪进行红细胞计数、血红蛋白等红细胞参数测定和白细胞计数的质量控制。但价格昂贵,开瓶后不可久存。③醛化半固定的红细胞:4℃可保存 50~60 天,适用于红细胞计数及血红蛋白测定的质量控制。④溶血液:性质稳定,只适用于血红蛋白的质量控制。⑤冻干全血:可长期保存,加蒸馏水重建后可用于血红蛋白测定的质量控制。

【临床意义】

1. 红细胞和血红蛋白增多 成年男性 $RBC>6.0\times 10^{12}/L$,$Hb>170g/L$;成年女性 $RBC>5.5\times 10^{12}/L$,$Hb>160g/L$,为红细胞和血红蛋白增多。

(1)生理性增多:多由于机体缺氧而使红细胞代偿性增多,如新生儿、高原生活、剧烈的体力劳动(或剧烈运动)时。成年男性比女性高,可能是由于男性雄性激素水平较高,而睾酮与促进红细胞造血作用有关。

(2)病理性增多:

1)相对性增多:由于大量失水、血浆量减少而使血液浓缩所致。见于剧烈呕吐、严重腹泻、大面积烧伤、排汗过多和水摄入量严重不足的患者。

2）绝对性增多：见于严重的慢性心肺疾病，由于长期组织缺氧，诱发红细胞代偿性增生，形成继发性红细胞增多症。原发性红细胞增多症即真性红细胞增多症，是原因不明的造血系统增殖性疾病，红细胞可达$(7\sim10)\times10^{12}/L$。

2. 红细胞和血红蛋白减少 红细胞和血红蛋白低于参考值的下限，为红细胞和血红蛋白减少，通常称贫血。

（1）生理性减少：

1）6个月至2岁的婴幼儿由于生长发育迅速所致造血原料相对不足及血容量的增加所致。

2）妊娠中晚期，为适应胎盘循环的需要，血容量明显增加而使血液稀释。

3）老年人造血功能逐渐减退。以上几种情况所致的贫血统称为生理性贫血。

（2）病理性减少：

1）骨髓造血功能低下：如再生障碍性贫血、白血病、恶性肿瘤骨髓转移等。

2）造血原料缺乏：如缺铁引起的缺铁性贫血、缺乏 VitB$_{12}$ 或叶酸所致的巨幼细胞性贫血。

3）红细胞破坏增加：各种溶血性贫血。

4）红细胞丢失过多：急、慢性失血。

血红蛋白是成熟红细胞的主要成分，当红细胞数量发生变化时，必然会导致血红蛋白浓度发生相应的变化。但在各种贫血时，由于红细胞内血红蛋白含量不同，红细胞和血红蛋白减少程度可不一致。如小细胞低色素性贫血患者的 Hb 往往较 RBC 下降更明显，而大细胞性贫血患者则相反。血红蛋白测定可以用于了解贫血的程度，如需了解贫血的类型，则还需做红细胞计数等其他与红细胞相关的指标。

六、红细胞形态检查

贫血时除了红细胞、血红蛋白低于参考值的下限外，某些类型贫血的红细胞形态会产生特殊的变化。所以在贫血的实验室诊断中，不仅要重视红细胞和血红蛋白的变化，还必须仔细观察红细胞的形态变化，从染色血涂片红细胞的大小、形态、染色及异常结构等观察，结合红细胞的其他参数综合判断才能准确地进行贫血的形态学分类，并初步推测贫血的病因。

（一）大小异常

1. 小红细胞（microcyte） 直径小于6μm。常见于缺铁性贫血和珠蛋白生成障碍性贫血，如珠蛋白生成障碍性贫血。常伴中心浅染区扩大，提示血红蛋白合成障碍。由慢性炎症引起的继发性贫血常呈单纯小细胞性，而无中心浅染区扩大。而遗传性球形红细胞增多症的小红细胞，生理浅染区消失。

2. 大红细胞（macrocyte） 直径大于10μm。常见于巨幼细胞性贫血、急性溶血性贫血。前者因缺乏叶酸或 VitB$_{12}$，DNA 合成障碍，细胞不能及时分裂所致。后者可能与不完全成熟的红细胞增多有关。

3. 巨红细胞（megalocyte） 直径 >15μm。常见于巨幼细胞性贫血，有时甚至可见直径 >20μm 的超巨红细胞。此类体积较大的红细胞血红蛋白含量高，中心浅染区消失。

4. **红细胞大小不均**（anisocytosis） 指红细胞之间直径相差一倍以上。常见于严重的增生性贫血。在重症巨幼细胞性贫血时尤为明显，系骨髓造血紊乱所致。

（二）形态异常

1. **球形红细胞**（spherocyte） 直径小于 $6\mu m$，厚度增加常大于 $2\mu m$，无中心浅染区，形似球形。常见于遗传性球形红细胞增多症，血涂片中此类细胞高达 25% 以上。自身免疫性溶血性贫血、新生儿溶血病及红细胞酶缺陷所致溶血性贫血等可见少量球形红细胞。

2. **椭圆形红细胞**（elliptocyte） 红细胞呈椭圆形、杆形，长度可大于宽度 3~4 倍，最大直径可达 $12.5\mu m$，横径 $2.5\mu m$。因红细胞膜缺陷所致。此种红细胞置于高渗、低渗溶液内，其椭圆形保持不变，但幼红细胞及网织红细胞均不呈椭圆形。正常人血涂片中此类细胞约占 1%；严重贫血患者可增多，巨幼细胞性贫血时可高达 15%；超过 25% 对遗传性椭圆形红细胞增多症有诊断价值。

3. **靶形红细胞**（target cell） 红细胞中心区和边缘染色深，其间为不染色的苍白环，形如射击之靶。有时不典型，"靶心"呈半岛形。靶形红细胞直径可稍大于正常红细胞，但厚度小，细胞扁而薄。可能系 Hb 含量不足又分布不均衡所致。常见于各种低色素性贫血，多见于珠蛋白生成障碍性贫血（如地中海贫血）、异常血红蛋白病，靶形红细胞常占 20% 以上。少量也可见于缺铁性贫血及其他溶血性贫血等。应注意与在血涂片制作中未及时固定所致的改变相区别。

4. **镰形红细胞**（sickle cell） 红细胞形如镰刀状。由于红细胞内存在异常 Hb（HbS），其对氧亲和力显著降低，致使细胞缺氧。主要见于镰形细胞性贫血（HbS 病）。

5. **口形红细胞**（stomatocyte） 红细胞中心苍白区呈扁平状，形如一个微张开的鱼口。正常人血涂片偶见此类细胞（<4%），遗传性口形红细胞增多症患者常达 10% 以上。弥散性血管内凝血（DIC）及酒精中毒时可见少量此类细胞。

6. **棘形红细胞**（acanthocyte） 红细胞表面有刺状突起，其间距不等，长短不一。主要见于遗传性 β 脂蛋白缺乏症，也可见于脾切除术后、酒精中毒性肝病、尿毒症等。应注意与皱缩红细胞区别，皱缩红细胞周边呈锯齿状，突起排列均匀，长短一致，涂片上分布不均。

7. **裂片细胞**（schistocyte） 为红细胞破坏后的碎片，大小不一，形态各异，边缘不规则。正常人血涂片中裂片细胞 <2%，在微血管病性溶血性贫血如弥散性血管内凝血时此类细胞增多。

8. **红细胞形态不齐**（poikilocytosis） 红细胞形态发生多种明显改变，可呈梨形、泪滴形、新月形、三角形等。最常见于巨幼细胞性贫血。可能因贫血严重且又缺乏造血原料，骨髓造血障碍；也可能因红细胞膜脆性增大，在推片时碎裂所致。

（三）染色异常

1. **低色素性**（hypochromatic） 红细胞生理浅染区扩大，甚至呈环状红细胞，是血红蛋白含量降低所致。常见于缺铁性贫血、珠蛋白生成障碍性贫血及铁粒幼细胞性贫血。

2. **高色素性**（hyperchromatic） 红细胞生理浅染区缩小乃至消失，是红细胞内血红蛋白含量增高所致。若红细胞体积减小，则为球形红细胞，见于遗传性球形红细胞增多症；若红细胞体积增大，常见于巨幼细胞性贫血。

3. **嗜多色性**（polychromatic） 红细胞呈灰蓝色或灰红色,胞体较大。属尚未完全成熟的红细胞,胞质除 Hb 外,还残存多少不等的嗜碱性物质(核酸及核糖体),有学者认为其本质就是网织红细胞。嗜多色性细胞增多,提示骨髓内红细胞生成活跃,见于各类贫血(再生障碍性贫血除外)和白血病,尤以溶血性贫血最为多见。

(四) 结构异常

正常成熟红细胞内无光镜可见的结构,病理性成熟红细胞内有的可见内容物。成人周围血中红细胞内凡有结构者,均属异常红细胞。

1. **染色质小体**（Howell-Jolly body） 位于成熟或幼稚红细胞胞质内的紫红色小体,直径 1~2μm,一至数个不等。已证实为核的残余物。最常见于巨幼细胞性贫血,也见于溶血性贫血及脾切除术后。

2. **卡 - 波环**（Cabot ring） 呈紫红色线圈状或 8 字形,存在于成熟或幼稚红细胞胞质内。可能是纺锤体的残余物或脂蛋白变性所致,常与染色质小体并存,见于巨幼细胞性贫血和铅中毒时。

3. **碱性点彩红细胞**（basophilic stippling cell） 在瑞氏染色条件下,红细胞内出现大小不一、数量不等的嗜碱性黑蓝色颗粒,属未完全成熟的红细胞。正常人血涂片中罕见此类细胞(约占 0.01%)。在铅、铋、锌、汞等重金属中毒时增多,为铅中毒的诊断筛查指标。它可能是由于红细胞膜受重金属损伤后,其胞质内核糖体发生变性聚集的产物。嗜碱性点彩红细胞增多亦可见于重症巨幼细胞性贫血和骨髓纤维化等。

4. **有核红细胞**（nucleated erythrocyte） 即幼稚红细胞。存在于正常成人骨髓中,出生 1 周内新生儿外周血涂片可见少量,成人外周血中出现有核红细胞属病理现象,常见于各种溶血性贫血、白血病、红白血病等。

七、血小板计数

由于血小板体积小,易黏附、聚集及破坏,因此,尽管计数方法很多,但结果都不甚理想。目前临床上常用的血小板计数法有普通光学显微镜计数法及血细胞分析仪法。本节仅介绍显微镜计数法。

【原理】 血液经稀释液按一定比例稀释和破坏红细胞后,充入血细胞计数板内,在显微镜下计数一定范围内的血小板数量,经过换算求出每升血液中血小板的数量。

【器材】 显微镜,血细胞计数板,采血针,血红蛋白吸管,试管。

【试剂】 10g/L 草酸铵稀释液(草酸铵 10g,EDTA-Na$_2$ 0.12g 溶于 1000ml 蒸馏水中,混匀)。

【标本】 外周血。

【操作】

1. **吸取稀释液** 准确吸取 10g/L 草酸铵稀释液 0.38ml,置于清洁小试管中。

2. **采血** 常规消毒无名指,穿刺后,让血液自然流出,准确采血 20ul,置于含有草酸铵的稀释液中,立即充分混匀。

3. **稀释静置** 待完全溶血后再混匀 1 分钟,置室温 10 分钟。

4. **充液静置** 取混匀的血小板悬液 1 滴充入血细胞计数板内,静置 10~15 分钟,使血小板充分下沉。空气干燥的季节应将血细胞计数板置湿盒内。

5. 计数 用高倍镜计数血细胞计数板中央大方格内的四角和中央共 5 个中方格内血小板数量。

6. 计算 每升血小板数 =5 个中方格内血小板数 $\times 10^9$/L。

【注意事项】

1. 草酸铵稀释液要清洁,无细菌、尘埃等污染。存放时间较长后应过滤后再使用。

2. 毛细血管采血时,针刺应达 3mm 深,使血液流畅。拭去第 1 滴血后立即采血,以防血小板聚集和破坏。如果同时做白细胞和血小板计数时,应先采血做血小板计数。

3. 血液加入血小板稀释液内要充分混匀,但不可过度振荡,以免导致血小板破坏和聚集。

4. 血小板悬液充入血细胞计数板内需要静置 10~15 分钟,使血小板完全下沉后再计数。但应注意保持湿度,避免水分蒸发而影响计数结果。

5. 计数时光线不可太强,注意微有折光性的血小板与尘埃等的鉴别,附着在血细胞旁的血小板也要注意,不要漏数。

6. 应在 1 小时内计数完毕,否则结果偏低。

7. 所用计量器材必须标准化。

8. 检查前,患者应避免服用含有阿司匹林及其他抗血小板药物。

【方法学评价】 血液分析仪法由于重复性好,目前逐渐普及。但由于血液分析仪不能完全将血细胞与其他类似大小的物质区别开来,因此,计数结果有时仍需目视显微镜计数法作校正,因而国内外仍将目视显微镜计数法(特别是相差显微镜计数法)作为参考方法。近年,国际推荐参考方法是利用血小板膜上所特有的 CD42a 或 CD61a 抗原,将荧光标记的抗 CD42a 或 CD61a 单克隆抗体与其结合,置流式细胞仪上计数。

【质量控制】

1. 定期检查稀释液的质量,检测前应先作稀释液空白计数,计数值为零时方可充液计数。

2. 在充液之前,必须轻轻摇动标本 2 分钟或 200 次以上,但用力不宜过大,否则易造成血小板破坏或产生气泡,引起计数误差。

3. 血小板如成簇分布,应重新采血复查。溶血欠佳时,应更换稀释液或用 200 倍稀释法计数整个中间大方格内的全部血小板数,最后计算出每升血液中的血小板数量。

4. 如果血小板悬液充入计数板后时间较长,血小板会失去光泽而不易辨认,因此,应掌握好计数时间。

5. 每份标本最好计数 2 次,若计数之差在 10% 以内,取其均值报告。若计数之差大于 10%,应作第 3 次计数,取 2 次相近结果的均值报告。

6. 草酸铵质量必须是 AR 级或 GR 级,若用 CP 级溶血效果差。

【参考区间】 (仪器法,静脉采血)(125~350)$\times 10^9$/L

【临床意义】

1. **生理变化** 正常人血小板计数一天之内可有 6%~10% 的变化。一般早晨较低,午后较高;剧烈运动及饱餐后较高;妇女月经初期较低,经期后逐渐上升;妊娠中晚期及新生儿较高;静脉血比毛细血管血高。

2. 病理变化

（1）血小板减少（thrombocytopenia）：PLT 低于 $100 \times 10^9/L$ 称为血小板减少。常见于：①血小板生成障碍，如再生障碍性贫血、恶性肿瘤的骨髓浸润或化疗、放射性损伤、急性白血病及 SLE。②血小板破坏或消耗增多，如原发性血小板减少性紫癜（ITP）、输血后血小板减少症、弥散性血管内凝血（DIC）。③血小板分布异常，如脾大、血液被稀释（输入大量库存血或大量血浆）。④先天性的血小板减少，见于新生儿血小板减少症、巨大血小板综合征。

（2）血小板增多（thrombocytosis）：PLT 超过 $400 \times 10^9/L$ 称为血小板增多。引起血小板增多的原因有：①原发性增多，如慢性粒细胞性白血病、真性红细胞增多症。②反应性增多，如急性化脓性感染、急性大出血等。

八、网织红细胞计数

网织红细胞（reticulocyte，Ret）是介于晚幼红细胞和成熟红细胞之间尚未完全成熟的红细胞。在正常情况下晚幼红细胞脱核后平均需 2 天才能发育成完全成熟的红细胞。在此期间胞质中尚残留部分嗜碱性物质（核糖体和核糖核酸），可被某些染料（如新亚甲蓝、灿烂甲酚蓝、中性红等）活体染色成蓝色网状或颗粒状结构，故名为网织红细胞。Hellmeyer 根据网织红细胞的形态特征和成熟程度将其分为五型：O 型（花冠型）、Ⅰ 型（丝球型）、Ⅱ 型（网型）、Ⅲ 型（破网型）、Ⅳ 型（点粒型）。

（一）试管法

【原理】　网织红细胞（reticulocyte，Ret）胞质内残存的少量核蛋白体和核糖核酸（RNA）等嗜碱性物质，在活体染色时可被煌焦油蓝染成蓝色网状或颗粒状，可与完全成熟的红细胞区别。

【器材】　显微镜、香柏油、拭镜纸、清洁液、试管、玻片。

【试剂】

1. **10g/L 煌焦油蓝（brilliant cresyl blue）生理盐水溶液**　煌焦油蓝 1.0g、枸橼酸钠 0.4g、氯化钠 0.85g，溶于双蒸水 100ml，过滤后贮存于棕色试剂瓶中备用。

2. **10g/L 煌焦油蓝乙醇溶液**　煌焦油蓝 1.0g、置于乳钵中研磨，溶于 95% 乙醇 100ml，过滤后贮存于棕色试剂瓶中备用。

3. **新亚甲蓝 N（new methylene blue N）溶液**　新亚甲蓝 0.58g，草酸钾 1.4g，氯化钠 0.8g，蒸馏水加至 100ml，过滤后贮存于棕色试剂瓶中备用。

【标本】　新鲜全血。

【操作】

1. **加染液**　在小试管中加入 10g/L 煌焦油蓝生理盐水溶液 2 滴，再加入新鲜全血 2 滴，立即混匀，置室温下 15~20 分钟。

2. **制备涂片**　取 1 小滴制成薄血涂片，自然干燥。

3. **观察**　在低倍镜下选择红细胞分布均匀的部位进行观察。

4. **计数**　在油镜下计数至少 1000 个红细胞中的网织红细胞数。

5. 计算

$$网织红细胞分数 = \frac{计数的网织红细胞数}{1000}$$

网织红细胞绝对值(网织红细胞/L):红细胞数/L × 网织红细胞分数

【方法学评价】 试管法操作简便,容易掌握,重复性较好,需要时可从混合血液中重复推片复查,被列为手工法网织红细胞计数的参考方法。如果采用 Miller 窥盘进行计数,因其规范了计算区域,可减低实验误差,提高 Ret 计数精密度(CV≤15%)和结果的准确性。

流式细胞仪法(flow cytometer,FCM)使用某些荧光染料对红细胞染色,使含有 RNA 的网织红细胞被染色并计数,为网织红细胞计数提供了快速、准确的方法。目前,国内使用的网织红细胞仪器测定方法中,除了流式细胞仪法外,还有网织红细胞计数仪法和多参数血液分析仪法。仪器法测定的细胞数量多,准确性高,避免了主观因素,方法易于标准化,便于开展质量控制。

(二) 玻片法

【原理】 "器材"和"试剂"同试管法。

【操作】

1. 加染液 于载玻片的一端,滴加 10g/L 煌焦油蓝乙醇溶液 1 滴,待其自然干燥后备用。

2. 加血液 取血 1 滴,滴在干燥的染料上,用推片角轻轻将血滴与染料混匀,然后用另一载玻片盖在此载玻片上,使两玻片黏合,以免血液和染料干燥。

3. 制备涂片 5~10 分钟后,移开上层玻片,取 1 小滴推制成血涂片。

4. 观察与计算 低倍镜观察和油镜下计数以及计算方法同试管法。

【注意事项】

1. 网织红细胞必须在活体染色条件下才能显示。染色时间不能过短,室温低时,可放置 37℃温箱或适当延长染色时间。染液与血液的比例以 1:1 为宜。贫血时可适当增加血液量。

2. 血涂片制备要薄而均匀,红细胞无重叠。选择红细胞分布均匀、网织红细胞着色好的部位计数,但因网织红细胞体积较大,故应兼顾血涂片的边缘和尾部。

3. 为了便于计数,需将视野缩小,可在接目镜中放置一张圆形有孔的硬纸片。为了提高网织红细胞计数的精度和速度,ICSH 推荐使用 Miller 窥盘。将 Miller 窥盘放置于接目镜内,选择红细胞散在且分布均匀的部位,用小正方形计数红细胞,大正方形计数网织红细胞,按下式计算:

$$网织红细胞 \% = \frac{B\ 格内的网织红细胞数}{A\ 格内的网织红细胞数 \times 9} \times 100\%$$

4. 注意网织红细胞与 HbH 包涵体的鉴别,前者为蓝绿色网织状或点粒状结构,分布不均,后者为蓝绿色圆形小体,均匀散在于整个红细胞内,一般在温育 10 分钟至 1 小时出现。

5. 试剂应定期配制,以免变质沉淀。

6. 瑞氏染液复染可使网织红细胞数值偏低。

7. WHO 推荐使用新亚甲蓝染液,因其对 Ret 的染色力强且稳定。

【方法学评价】　目视法网织红细胞计数可直接观察细胞形态,不需要昂贵的设备。玻片法取血量少,且容易使混合血液中的水分蒸发,造成染色时间偏短、结果偏低,但携带方便,适宜于床旁采血检查。

【质量控制】

1. 95% 可信区间法　网织红细胞的 95% 可信区间是:$R \pm 2S_p$。

$$S_p = \sqrt{\frac{R(1-R)}{N}}$$

式中:S_p 为标准误,R 为网织红细胞分数,N 为所数红细胞数。例如,计数 1000 个红细胞,网织红细胞分数数是 0.04,则:

$$S_p = \sqrt{\frac{R(1-R)}{N}} = \sqrt{\frac{0.04(1-0.04)}{1000}} = 0.006$$

95% 可信限:$R \pm 2S_p = 0.04 \pm 2 \times 0.006 = 0.04 \pm 0.012$

正常网织红细胞在整个红细胞中所占比例很低,但其绝对值却是很高的。通过计算,确定网织红细胞计数的 95% 可信限范围为 0.028~0.052。对标本再计数 1 次,若结果在此范围内,说明 2 次计数无显著性差异;若不是,则应进行第 3 次计数。

2. 两差比值法

$$r = \frac{|R_1 - R_2|}{\sqrt{\dfrac{R_1(1-R_1) + R_2(1-R_2)}{N}}}$$

式中,R_1、R_2 分别为 2 次计数结果,N 为网织红细胞数。r 值 <2 时结果可靠。

3. 对于高档血液分析仪或网织红细胞计数仪,国外公司已有专用于网织红细胞的全血质控物,有的还提供测定结果参考值和允许范围,便于开展质量控制。

【参考区间】

相对值:成人:0.5%~1.5%

　　　　新生儿:2%~6%

绝对值:成人:$(24\sim84)\times10^9$/L

【临床意义】

1. **反映骨髓的造血功能**　网织红细胞的增减能反映骨髓的造血功能。对贫血的诊断和鉴别诊断有重要参考价值。①网织红细胞增多:表示骨髓造血功能旺盛。溶血性贫血时,网织红细胞百分数可增至 6%~8% 或者更多。急性溶血时可高达 20%,严重者甚至可达 40%~50% 以上;急性失血性贫血、缺铁性贫血和巨幼红细胞性贫血时,网织红细胞正常或轻度增高。②网织红细胞减少:表示骨髓造血功能低下,多见于再生障碍性贫血。性白血病时,网织红细胞减少。③反映骨髓造血功能的另一指标为网织红细胞生成指数(reticu-locyte production index,RPI),它代表网织红细胞生成相当于正常人多少倍。其公式为 RPI= 网织红细胞比值 × 100/2 × 患者血细胞比容 / 正常人血细胞比容“2”为网织红细胞成熟时间(天)。

2. **作为贫血治疗的疗效观察指标**　缺铁性贫血和巨幼细胞性贫血的患者在治疗前,网织红细胞仅轻度增高(也可正常或轻度减少),当给予铁剂或维生素 B_{12}、叶酸治疗后,用药 3~5 天网织红细胞便开始上升,7~10 天达到高峰,一般增至 6%~8%,甚至可达 10% 以上。治疗2周左右网织红细胞逐渐下降,之后红细胞及血红蛋白才逐渐升高。

3. 作为观察病情的指标　溶血和失血性贫血患者在治疗过程中,连续进行网织红细胞计数,可以作为判断病情变化的参考指标。如治疗后网织红细胞逐渐降低,表示溶血或出血已得到控制。如网织红细胞持续不减低,甚至更见增高者,表示病情未能得到控制,甚至还在加重。

九、血细胞比容测定

血细胞比容(hematocrit,HCT;packed,cell,volume,PCV),是指红细胞在全血中所占体积百分比。血细胞比容的高低主要与红细胞数量及其大小有关。

(一)血液分析仪检测法

【原理】　仪器检测HCT的原理分为两类:一类是通过累计细胞计数时检测到的脉冲信号强度得出;另一类是通过测定红细胞计数和红细胞平均体积的结果计算得出。

$$HCT=红细胞计数 × 红细胞平均体积$$

【仪器与试剂】　血液分析仪及配套试剂、校准物、质控物、采血管等耗材。

【标本】　静脉血。

(二)毛细管离心法

【原理】　将待测标本吸入孔径一致的标准毛细玻璃管并进行离心,血细胞与血浆分离并被压紧,通过测量血细胞柱和血浆柱高度即可计算出血细胞占全血的体积比。

【器材】　经EDTA-K_2处理的毛细玻璃管、高速离心机、专用读数尺、一次性消毒采血针。

【标本】　外周血。

【操作】

1. 采血　常规消毒指尖后,穿刺。出血后,使用虹吸法使血液充入玻管的2/3(50mm)处。

2. 封口　把毛细管未吸血的一端插入专用封口座或橡皮泥中,封口。

3. 离心　封端向外放入专用的水平式毛细管HCT离心机,以12 000r/min高速离心5分钟。

4. 读数　取出离心后的毛细玻管置于专用读数板的凹槽中,移动滑尺刻度至还原红细胞层表层为准,读出相对应的数值;或用刻度尺分别测量红细胞层和全层长度,计算其比值,即为HCT值。

【注意事项】

1. 采血部位仍以红细胞计数的采血部位为宜,但穿刺应稍深,以血液能自动流出为宜,取第2滴血检验。

2. 橡皮泥封管口底面应平,确定已经封实,以深入毛细血管内2mm左右为宜。封端向外放入专用的水平式毛细管HCT离心机。

3. RCF以10 000~15 000g为宜,当HCT>0.5时应再离心5分钟。

4. 进行双份试验,双份实验结果之差应≤0.01。

【方法学评价】　血细胞比容测定方法较多,其中以放射性核素法最准确,被ICSH定为参考方法,但不适合临床常规检查。临床通常采用离心法,但离心法的缺点是离心沉淀过程中不能将红细胞间残留的血浆完全排除。其中温氏法是应用较久的方法,其缺点是因血浆残留量较多(约3%),而使测定结果偏高,并且测定时的影响因素较多,已渐趋淘汰。微量离心法的离心力较大,红细胞间残留的血浆量较温氏法少,而且标本用量小,简便、快速,血浆残留量基本稳定,被 WHO 作为首选常规方法。

目前,自动血液分析仪也提供 HCT 参数,仪器一般不采用离心法,而是通过直接计数红细胞和红细胞体积的测定,间接计算出 HCT(HCT= 红细胞计数 × 红细胞体积),并自动打印报告。仪器法和手工法测定结果相一致,手工法通常作为仪器法的参考方法。

【质量控制】 因血细胞比容测定的是红细胞的密度,所以当患者休克或脱水时,血细胞比容可正常或升高。抗凝剂的量要准确,并充分混匀。离心速度不够也会产生误差。

当红细胞异常时应注明(如小红细胞、大红细胞、椭圆形红细胞或镰形红细胞),因为红细胞变形性减低使血浆残留量增加6%。红细胞增多症时,血细胞比容明显增高,血浆残留亦会增加。

【参考区间】 (仪器法,静脉采血)

成年男性:0.40~0.50;成年女性:0.35~0.45。

【临床意义】

1. 增高 见于:①各种原因引起的血液浓缩,如大量出汗、严重呕吐、腹泻、大面积烧伤等。②原发或继发性红细胞增多症,如真性红细胞增多症,有时可高达80%。③新生儿。

2. 降低 见于:①各种原因引起的贫血,但减少的程度并不一定与红细胞计数相一致。血细胞比容只能反映血液中红细胞的浓度,不能说明红细胞的总量,如失血性休克伴血液浓缩时,HCT 可正常甚至增高,但实际总量红细胞减少,因此,失血及输血后仅根据 HCT 来判断贫血不可靠。②充血性心力衰竭,妊娠和输液过多等。

3. 可用作真性红细胞增多症、临床输血及输液治疗疗效观察的一项指标。

4. 可用作计算红细胞平均体积(MCV)和红细胞平均血红蛋白浓度(MCHC)的基础数据。这两项参数常用于贫血的形态学分类。同时也是影响全血黏度的决定因素之一。

十、红细胞平均值计算

红细胞计数(RBC)、血红蛋白测定(Hb)和血细胞比容测定(稀释血液 HCT)结果,是三个不同的数据,但三者之间又有着密切的联系。红细胞的三种平均值就是根据上述三项测定结果计算出来的,对贫血的鉴别诊断有一定的参考价值。

1. 平均红细胞体积(mean corpuscular volume,MCV) 指红细胞群体中各个细胞体积的平均值,以 fl(10^{-15}L)为单位。

$$MVC=HCT/RBC/L \times 10^{15}fl$$

2. 平均红细胞血红蛋白含量(mean corpuscular hemoglobin,MCH) 指红细胞群体中各个红细胞血红蛋白含量的平均值,以 Pg(10^{-12}g)为单位。

$$MCH=Hb(g/L)/RBC/ \times 10^{12}pg$$

3. 平均红细胞血红蛋白浓度(mean corpuscular hemoglobin concentration,MCHC) 指平均每升红细胞所含血红蛋白的浓度,以(g/L)为单位。

$$MCHC=Hb(g/L)/HCT$$

4. MCV、MCH、MCHC 参考值 见表 11-1。

表 11-1 MCV、MCH、MCHC 参考区间

	MCV（fl）	MCH（pg）	MCHC（g/L）
成人	82~100	27~34	316~354
1~3 岁	79~104	25~32	280~350
新生儿	86~120	27~36	250~370

5. MCV、MCH、MCHC 的临床应用综合红细胞的平均值及其形态特征,可对贫血进行初步的形态学分类以及病因分析(表 11-2)。

表 11-2 MCV、MCH、MCHC 在贫血形态分类中的应用

贫血类型	MCV	MCH	MCHC	常见原因或疾病
正常细胞性	正常	正常	正常	急性失血、急性溶血、再生障碍性贫血、白血病等
大细胞性	> 正常	> 正常	正常	巨幼细胞性贫血、单纯小细胞性慢性炎症、尿毒症
小细胞低色素性	< 正常	< 正常	< 正常	缺铁性贫血、珠蛋白生成障碍性贫血、慢性失血等

十一、血细胞分析仪及其临床应用

血细胞分析仪(blood cell analyzer)是临床实验室最常用的仪器,可进行全血细胞计数及其相关参数的检测。本节就其使用原理及相关参数做简要介绍。

(一)血细胞分析仪的原理

1. 细胞计数及体积测定原理　血细胞分析仪的原理主要有两大类。

(1)电阻抗检测原理:W.H.Coulter 根据血细胞是相对不良导体,当血细胞悬浮电解质溶液中,将小孔管插入细胞悬液,使其管内充满稀释液,而管内安有一个内电极,外侧细胞悬液中有一个外电极。当电流接通后,位于小孔两侧电极产生稳定的电流。当一个细胞通过小孔时,由于细胞的导电性质比电解质溶液要低,电路中小孔感应区内电阻增加,于是瞬间引起电压变化出现一个脉冲信号。脉冲大小,振幅高低随细胞体积大小产生变化。即细胞体积越大,引起脉冲越大,产生脉冲振幅越高,这种方法称为电阻抗法,也被称为库尔特(Colter)原理(图 11-1)。

①讯号放大为脉冲信号。②阈值调节:在一定范围内调节参考电平的大小,使计数结果尽可能符合实际。③甄别:各种微粒通过微孔时均可产生相应的脉冲信号,脉冲幅度与微粒大小成正比。因此除细胞外其他杂质、细胞碎片均可产生信号,使计数偏高。利用甄别器根据阈值调节器提供的参考电平,去掉假信号,提高计数准确性。④整形:通过整形器调整,将放大的甄别后不一致的细胞信号波形成标准的平顶波后才能触发电路。⑤计数:血细胞的脉冲信号经过放大、甄别、整形后,送入计数系统。利用此原理进行红细胞(RBC)、白细胞(WBC)、血小板(PLT)、红细胞平均体积(MCV)和血小板平均体积(mean platelet volume,MPV)测定,信号大小与细胞体积有关,血细胞分析仪器还根据各类细胞大小为横坐标,以纵坐标表示一定体积细胞的相对频率,从而获得红细胞、白细胞及血小板

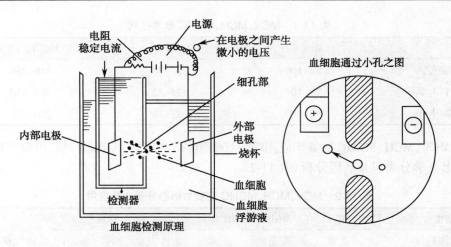

图 11-1 电阻抗法血细胞分析仪原理

的直方图（histogram）。相对数表示在"Y"轴上，体积表示在"X"轴上，以飞升（fl）为单位。

（2）流式细胞术加光学检测原理：利用流式细胞术使单个细胞随着流体动力聚集的鞘流液在通过激光照射的检测区时，使光束发生折射、衍射和散射，散射光由光检测器接受后产生脉冲，脉冲大小与被照细胞的大小成正比，脉冲的数量代表了被照细胞的数量。其优点是：①细胞是一个一个通过激光检测区，避免了细胞重叠的可能性；②利用高、低角等前向散射光还可获得这个细胞的各种相关数据，经综合分析可进一步提高对细胞的鉴别功能。

2. 白细胞分类原理 仪器的白细胞分类计数（DC）由电阻抗法的二分群、三分群发展为多项技术联合同时检测一个细胞，综合分析得到五分类结果。目前细胞计数仪主要有四种检测种类。

（1）电阻抗法：白细胞计数池除加入一定量稀释液外，还要加入溶血剂，红细胞迅速溶解的同时使白细胞膜通透性改变，白细胞质经细胞膜渗出，使细胞膜紧裹在细胞核或存在的颗粒物质周围，所以经溶血剂处理后含有颗粒的粒细胞比无颗粒的单核细胞和淋巴细胞要大些。做白细胞体积分析时，仪器可将白细胞体积从 30~450fl 分为 256 个通道，每个通道为 1.64fl，细胞根据其大小分别进入不同的通道中，从而可得到白细胞体积分布直方图。电阻抗法得到的白细胞分类数据是根据白细胞体积直方图推算得来（以三分类群仪器为例，图 11-2）。经溶血处理的白细胞根据体积大小初步分为三群：第一群为小细胞区，体积为 35~90fl，主要为淋巴细胞；第二群为中间细胞区也称单个核细胞区，体积

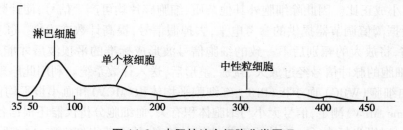

图 11-2 电阻抗法白细胞分类原理

90~160fl,包括幼稚细胞、单核细胞、嗜酸性粒细胞、嗜碱性粒细胞;第三群为大细胞区,体积160fl以上主要为中性粒细胞。仪器根据各群占总体积的比例计算出百分比,与该标本的白细胞总数相乘,得到各项细胞绝对值。由于幼稚细胞、嗜酸及嗜碱性粒细胞等多出现在中间细胞区,所以这种白细胞分群只能代表分大小细胞群而用于初筛,显微镜下做白细胞分类结果更可靠。

(2) 容量、电导、光散射(VCS)白细胞分类法:根据流体力学的原理,使用鞘流技术使溶血后液体内剩余的白细胞单个通过检测器接受(volume conductivity light scatter,VCS)三种技术同时检测。体积(V)测量使用电阻抗原理。电导性(C)采用高频电磁探针测量细胞内部结构:细胞核、细胞质比例,细胞内的化学成分,可以此辨认体积相同而性质不同的细胞群,如小淋巴细胞和嗜碱性粒细胞两者的直径均在 9~12μm,当高频电流通过这两种细胞时,由于它们的核与胞质比例不同而呈现不同信号,可借此区分。光散射(S)尤其对细胞颗粒的构型和颗粒质量有区别能力,激光单色光束在 10°~70°时对每个细胞进行扫描,细胞粗颗粒的光散射要比细颗粒更强,可以此将粒细胞分开。

3. 红细胞测试原理

(1) 红细胞(RBC)和血细胞比容(HCT):红细胞和血细胞比容测定与前述细胞计数及体积测定原理一样。红细胞通过小孔,由于电阻抗作用,使电压改变,形成大小不同的脉冲,脉冲的多少与红细胞数量成正比,脉冲高度决定单个红细胞体积,脉冲高度叠加经换算可得到血细胞的比容。在红细胞检测的各参数中均含有白细胞,但因白细胞比例少(红细胞:白细胞 =700:1),这种干扰可忽略不计。但在白血病及严重感染时白细胞数增多,同时又伴有严重贫血时,可造成红细胞各参数的严重误差。此类标本,应该从红细胞计数结果中减去白细胞计数结果。同样由于仪器内存在的脉冲经分析器信号整理,可打出红细胞体积分布直方图。它反映红细胞大小或任何相当于红细胞大小范围内的粒子分布图(图 11-3),横坐标表示红细胞体积,仪器设置范围一般在 25~250fl,纵坐标表示不同体积红细胞出现相对频率。正常人该曲线呈正态分布,峰顶在 82~96fl。

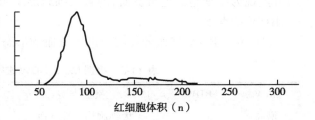

图 11-3　红细胞体积分布直方图(fl)

(2) 血红蛋白测定:任何类型或档次的血细胞分析仪,血红蛋白测定原理是相同的。被稀释的血液加入溶血剂后,红细胞溶解,释放血红蛋白,后者与溶血剂结合形成血红蛋白衍生物,进入血红蛋白测试系统,在特定波长(一般在 530~550nm)下比色,吸光度的变化与液体中 Hb 的含量成比例,仪器即可显示 Hb 浓度。不同系列血液分析仪配套溶血剂配方不同,形成的血红蛋白衍生物亦不同,尽管吸光度各异,但最大吸收峰均接近 540nm。这是因为 ICSH 推荐的氰化高铁法,HICN 最大吸收峰在 540nm,校正仪器必须以 HICN 值为标准。大多数系列血液分析仪溶血剂内均含有氰化钾,与血红蛋白作用后形成氰化血红蛋白(注意不是氰化高铁血红蛋白),其特点是显色稳定,最大吸收峰接近 540nm,但吸收光谱与 HICN 有明显的不同。这一点在仪器校正时应十分注意。

(3) 各项红细胞指数检测原理:同手动法检测一样,MCV、平均红细胞血红蛋白量

（MCH）、平均红细胞血红蛋白浓度（MCHC）、红细胞体积分布宽度（RDW）均是根据仪器检测红细胞数、红细胞比积和血红蛋白量的实验数据，再经内存的电脑换算出来的。

4. 血小板分析原理 血小板与红细胞共同在一个系统内进行检测，根据不同的阈值，分别计数血小板与红细胞数。血小板分布贮存于64个通道内，根据所测血小板体积大小自动计算出血小板平均体积（mean platelet volume，MPV）。血小板直方图也反映血小板体积，横坐标表示体积，范围一般为2~30fl，纵坐标表示不同体积血小板出现的相对频数。但要注意，不同的仪器血小板直方图范围存在差异，为了使血小板计数更准确，有些仪器专门设置了增加血小板准确性的技术，如鞘流技术、浮动界标复合曲线等。

（二）血细胞分析仪各项参数、直方图临床意义

1. WBC、RBC、PLT、HCT、MCV、MCHC、MCH 见本节相关内容。

2. 红细胞体积分布宽度 红细胞体积分布宽度（RDW），指血细胞分析仪测量一定数量的红细胞体积后，计算求得的反映外周血红细胞体积大小异质性的参数，用红细胞体积的变异系数来表示（CV），有助于贫血的诊断与鉴别诊断。

【参考区间】 11.6%~14.0%

【临床意义】

（1）缺铁性贫血（iron deficiency anemia，IDA）：早期诊断和疗效观察鉴于95%以上的IDA的RDW均异常，一般认为，如果患者血液检查表现为小细胞低色素性贫血而RDW正常，此类患者患IDA的可能性不大；IDA在缺铁潜伏期时RDW即有增高，治疗后若贫血纠正，但RDW仍未降至正常水平，可能表明体内铁未完全补足。

（2）鉴别IDA和轻型β-地中海贫血：由于Hb合成障碍，IDA和轻型β-地中海贫血均可表现为小细胞低色素贫血，前者红细胞形态明显大小不等，RDW增高；后者大小较均一，RDW基本正常。

（3）MCV/RDW贫血分类法有助于贫血的形态学分类（表11-3）。

表 11-3　根据 MCV、RDW 进行贫血形态学分类

MCV	RDW	贫血类型	常见疾病举例
增高	正常	大细胞均一性贫血	部分再生障碍性贫血
	增高	大细胞不均一性贫血	巨幼细胞性贫血
正常	正常	正细胞均一性贫血	急性失血性贫血
	增高	正细胞不均一性贫血	再生障碍性贫血、G-6-PD 缺乏症
降低	正常	小细胞均一性贫血	轻型 β- 地中海贫血
	增高	小细胞不均一性贫血	缺铁性贫血

（4）用于贫血病因学鉴别诊断：肾性贫血RDW正常；肝性贫血RDW增高。

3. 血小板参数

（1）血小板平均体积（MPV）：指血液中血小板的平均体积，单位用飞升（fl）。

【参考值】 6.8~13.6fl

【临床意义】 必须结合血小板数的变化分析MPV的临床意义。

1）MPV增大：①见于血小板在周围血液中破坏增多，导致血小板减少，骨髓代偿生成增加时，使 MPV 增大。②可作为骨髓造血功能恢复的较早指标，当造血功能恢复时，MPV常先于血小板升高。③其他还见于骨髓纤维化、血栓性疾病及血栓前状态、脾切除、慢性粒细胞白血病、巨大血小板综合征等。

2）MPV 减少：①骨髓造血功能损伤致血小板减少，骨髓造血系统衰竭时 MPV 随 PLT同时持续下降，病情越严重，MPV 越小。②严重感染伴有败血症、脾功能亢进、化疗后、再生障碍性贫血和巨幼细胞性贫血等 MPV 减少。

（2）血小板分布宽度（platelet distribution width，PDW）：指血细胞分析仪测量一定数量的血小板体积后，计算求得的反映外周血血小板体积大小异质性的参数，用血小板体积的变异系数来表示（CV），主要用于血小板异常疾病的辅助诊断与鉴别诊断。

【参考区间】　15.5%~18.1%

【临床意义】

1）PDW 增大见于急性白血病化疗后、巨幼细胞性贫血、慢性粒细胞白血病、脾切除、巨大血小板综合征、血栓性疾病。

2）PDW 在原发性血小板增多症时增高，在反应性血小板增多症时则减低。再生障碍性贫血 MPV 减低，PDW 增高。

4. **血细胞体积直方图的应用**　正常情况下红细胞直方图呈正态分布，血小板直方图呈非正态分布，白细胞根据细胞形态大小及仪器型号不同呈现不同的曲线，一般是 2~3个峰态曲线。必须注意，仪器型号不同及使用的稀释液不同，细胞直方图的形态也不相同，但反映病理变化的基本特征是相同的，不同实验室应对本室仪器的图形进行对比分析。

（1）白细胞直方图的意义：可从图形变化评估被测血液中细胞群体的变化。提示：①操作者根据图形变化决定是否进一步镜检。②镜检时注意异常白细胞的存在。

（2）红细胞直方图的意义：正常红细胞体积主要分布在 50~200fl，为正态分布曲线，峰顶在 84~95fl。临床上常见的贫血性疾病可使其图形改变。

（3）血小板直方图的意义：在多种疾病中血小板直方图均可发生改变，如特发性血小板减少性紫癜的特点是血小板数量减少，巨血小板增多，直方图表现为曲线峰右移，而窄峰图则常因 PLT 减少所致。血小板直方图常受到一些因素的干扰，如曲线峰左移，可能存在细胞质碎片；曲线峰右移，常提示存在异常红细胞（如红细胞碎片或极端小的红细胞）。

第三节　血型与输血

一、ABO 血型鉴定方法

血型鉴定主要是利用抗原与抗体之间的反应来完成的，包括正向定型（direct typing）与反向定型（indirect typing），前者是用已知的特异性抗体（标准血清）检查红细胞上的未知抗原，后者是利用已知血型的标准红细胞检查血清中的未知抗体。正、反向血型鉴定及结果判断见表 11-4。

表 11-4 　ABO 血型正、反向鉴定及结果判断

正向定型 （标准血清 + 被检查红细胞）			反向定型 （标准红细胞 + 被检查血清）			结果判读
抗 A	抗 B	抗 AB（O 型血清）	A 型红细胞	B 型红细胞	O 型红细胞	
+		−	−	+	−	A 型
−	+	+	+	−	−	B 型
+	+	+	−	−	−	AB 型
−	−	−	+	+	−	O 型

鉴定 ABO 血型常用以下几种方法：

（一）生理盐水凝集法

ABO 血型系统中的抗体基本上是 IgM 型，分子量大，室温下能在生理盐水介质中与相应的红细胞抗原结合而出现肉眼可见的凝集现象。此法简便，不需特殊仪器，是临床上最常用的方法。据此原理，可用试管法或玻片法测定，试管法定型所需时间短，通过离心增强凝集，可发现亚型和较弱的抗原抗体反应；玻片法简单，不需离心设备，适合于大规模血型普查。但由于无离心加速反应，容易忽视较弱的凝集而导致定型错误，玻片法不适用于反定型，因为如果被检者血清抗体效价低时不易与红细胞凝集。

人血清 ABO 血型抗体：①高度特异性，只能与相应的红细胞发生凝集反应。②高效价，抗 A 不低于 1：128，抗 B 不低于 1：64。③高亲和力，15 秒内即出现凝集，3min 凝集 >1mm^2。④无冷凝集素。⑤无菌。分离血清后 56℃，30 分钟灭活。

【样本】 抗凝或不抗凝的血液标本都可以用于 ABO 鉴定试验。红细胞可以悬浮于自身血清、血浆、盐水中或洗涤后悬浮于盐水中。通常情况下，试管法正定型被检样本与反定型中试剂红细胞的细胞悬液浓度皆为 2%~5%。

【试剂】 抗 A 血清、抗 B 血清、2%~5% 的 A1 型，B 型红细胞盐水悬液。

【操作】（试管法）

1. 正定型　检测红细胞上 A 或 B 抗原。

①加 1 滴抗 A 到一支洁净的试管中并标记；②加 1 滴抗 B 到一支洁净的试管中并标记；③向每一支试管滴加一滴 2%~5% 的待检红细胞悬液；④轻轻混匀，900~1000g 离心 15 秒；⑤轻轻重悬细胞扣，检查凝集情况；⑥观察、记录试验结果。

2. 反定型　检查血清或血浆中的抗体。

①取 2 支洁净试管，分别标记 A1 和 B，分别向其中滴加 2~3 滴血清或血浆；②加一滴 A1 型试剂红细胞到标记的 A1 试管；③加一滴 B 型试剂红细胞到标记的 B 试管；④轻轻混匀，900~1000g 离心 15 秒；⑤检查是否有溶血现象。然后轻轻重悬细胞扣，检查凝集情况；⑥观察、记录试验结果。

（二）凝胶微柱法

红细胞抗原与相应抗体在凝胶微柱介质中发生凝集反应，是一种新的免疫学检测方法。在凝胶微柱介质中红细胞抗原与相应抗体结合，经低速离心凝集的红细胞悬浮在凝胶中，而未和抗体结合的红细胞则沉于凝胶底部（管底尖部）。本法采用的血型抗体为单克隆抗体。

本法操作标准化,灵敏度高,试剂、标本定量加样,确保测定结果准确性,也便于临床输血工作微机化管理,使网络化交流成为可能。

【**样本**】 同盐水法。

【**试剂**】 ABO 试剂红细胞、凝胶微柱血型卡。

【**操作**】

1. 配制好检测样本的红细胞悬液和试剂红细胞悬液,通常用于凝胶微柱试验的红细胞悬液浓度比试管法低,如可选 1% 或 0.8% 的红细胞盐水悬液 50μl。

2. 在正定型的检测管中分别加入样本红细胞悬液。

3. 在反定型的检测管中先加入反定型红细胞悬液再加入检测标本的血清或血浆。

4. 在专用离心机中离心。

5. 观察、记录试验结果。

【**结果判定**】 出现凝集和(或)溶血结果为阳性,不凝集为阴性。

【**ABO 血型鉴定质量控制**】

1. 正反定型结果不一致的原因

(1) 技术上的失误

假阴性:①抗体试剂与红细胞比例太小。②红细胞悬液过淡。③离心速度、时间不够。④忽略观察溶血现象,因溶血也是阳性反应。

假阳性:①离心速度过大或离心时间过长。②使用了受到细菌污染的抗体试剂和盐水。③使用不干净的玻璃试管等。

造成假阳性或假阴性的人为原因:①标本张冠李戴。②未加入或使用了失效的试剂。③操作者不能正确识别和解释试验结果。④人为的书写错误。

(2) 被检者血清标本的问题:①婴儿及老年人,4~6 个月婴儿血清中 ABO 抗体很弱,反定型时可出现不凝集或弱凝集,随着年龄增长老年人抗体水平逐渐下降,也可出现类似情况。②疾病影响,某些肝病及多发性骨髓瘤患者,血清球蛋白增高常引起假凝集;心肌梗死、感染及外伤等患者血清纤维蛋白原增高,这种很小的纤维蛋白凝块易被误认为是凝集团块;丙种球蛋白缺乏症患者,血清中缺乏应有的抗 A 或抗 B 而出现不凝集或弱凝集。③治疗措施的影响,近期输注了含高浓度 ABO 凝集素的血浆以及大量血浆置换的患者,血清中可能出现意外抗体而干扰定型;如应用血浆扩溶剂如低分子右旋糖酐,聚乙烯吡咯烷酮后,血液黏滞性增高,也可引起假凝集。

(3) 被检者红细胞的问题:①红细胞上抗原位点过少或抗原性减弱,前者见于弱 A、弱 B 亚型,后者常见于白血病或恶性肿瘤患者,由于红细胞抗原太弱,用抗 A、抗 B 试剂检测不出现凝集反应而常被误定为 O 型。②红细胞获得性异常,如 O 型或 A 型患者因肠道细菌感染,通常由革兰阴性杆菌引起,其代谢产物可使红细胞获得类 B 抗原,与抗 B 试剂出现凝集反应假象。③细菌污染,红细胞被细菌污染,红细胞上的 T 抗原被激活与各型血清中正常存在的抗 T 抗体发生凝集反应。

2. 正反定型结果不一致的解决办法　首先重复试验,如果仍然正反定型不符则继续做下列试验。

(1) 重新采集献血员和受血者的新鲜血液标本,以纠正因污染或搞错样本造成的不符合。

（2）多次洗涤被测红细胞和标准红细胞,除去可能引起意外阳性反应的血浆或红细胞保存试剂中的化学成分。

（3）用抗 A1、抗 AB 检测红细胞。

（4）如怀疑血清中有抗 A1,可用数份 A2 红细胞标本进行检验。

（5）如果试验结果未见凝集,应将正向及反向试验至少在室温和 4℃ 放置 30 分钟,用显微镜检查核实。

（6）若怀疑是由于抗原减弱造成的正反定型不符,可进一步做木瓜酶试验、直接抗球蛋白试验、吸收放散试验等加以鉴别。

【ABO 血型鉴定的临床意义】

1. 输血　血型鉴定是实施输血治疗的首要步骤,应该在受血者与供血者血型相同,交叉配血完全相合条件下才能输血。

2. 器官移植　受者与供者必须 ABO 血型相符才能移植。血型不符极易引起排斥反应,导致移植失败。

3. 新生儿溶血　母子 ABO 血型不合可引起新生儿溶血病,主要是依靠血型血清学检查来诊断。

4. 其他　ABO 血型检查还可用于亲缘鉴定,法医学鉴定以及某些疾病相关的调查等。

二、Rh 血型鉴定方法

(一) 试管法

【样本】　抗凝或不抗凝的血液标本都可以用于 Rh 定型。红细胞可以悬浮于自身血清、血浆、盐水中或洗涤后悬浮于盐水中。

【试剂】　IgM 抗 D 试剂、6% 小牛血清白蛋白、或 Rh 对照试剂。

【操作】

1. 加 1 滴抗 D 到一支洁净的试管中并标记;

2. 加 1 滴 6% 小牛血清白蛋白,或试剂厂商提供的 Rh 对照试剂到第二个洁净试管中,并标记;

3. 分别加 1 滴 2%~5% 的红细胞悬液到每一支试管中;

4. 轻轻混匀,900~1000g 离心 15 秒;

5. 轻轻重悬细胞扣,检查凝集情况;

6. 观察、记录试验结果。

【结果判定】

1. 抗 D 管凝集,对照管不凝集表明红细胞是 RhD 阳性;

2. 对照管和抗 D 管均阴性,说明待检红细胞是 RhD 阴性。

(二) 凝胶微柱法

【试剂】　已加抗 D 试剂的微柱血型卡。

【操作】

1. 配制好检测样本的红细胞悬液和试剂红细胞悬液。通常用于凝胶微柱实验的红细胞悬液浓度比试管法低,比如可选 1% 或 0.8% 的红细胞盐水悬液 50μl。

2. 在 RhD 的检测管中分别加入样本红细胞悬液。

3. 在专用离心机中离心。

4. 观察、记录试验结果。

【结果判定】 出现凝集和(或)溶血结果为阳性,不凝集为阴性。

【Rh 血型鉴定质量控制】

1. Rh 血型系统抗体多由免疫产生,血清中存在天然抗体少,故不需作反定型。常规情况下红细胞只作 D 抗原检查,当有特殊需要如家系调查、亲子鉴定等及配血试验中发现有不规则抗体存在等情况下,才需做全部表现型定型。

2. 严格设定对照系统包括试剂对照和抗原阳性、阴性对照,并对采用的试验介质、浓度、温度、离心条件,反应时间等严格控制。

3. 受检者红细胞一定要用盐水洗涤干净,以免血清蛋白中和抗球蛋白而出现假阴性。

4. 红细胞上的 DIL 抗原具有同几批抗 D 血清凝集,而与另几批抗 D 血清不凝集的特点,故要确定这种 DU 抗原,只能采用间接抗球蛋白试验。

5. 当红细胞上的抗体分子数量在 500 个以上时才有利于球蛋白与不完全抗体的结合,如红细胞上抗体数量较少,可通过反复离心、摇动、再离心的方法增加抗原抗体接触,提高阳性率。

【Rh 血型鉴定的临床意义】

1. **输血前的检查** 为了保证安全输血,输血前也应做 Rh 血型鉴定及交叉配血,以避免由于 Rh 抗体引起的溶血性输血反应。正常人血清中一般不存在 Rh 抗体,故在第一次输血时往往不会发生 Rh 血型不合。Rh 阴性的受血者在接受第二次 Rh 阳性血液即可出现溶血性输血反应。如果将含 Rh 抗体的血液输给一个 Rh 阳性的人,也可以致敏受血者的红细胞而产生溶血。

2. **新生儿溶血病诊断** 由于 IgG 类的 Rh 抗体易通过胎盘,从而破坏胎儿相应抗原红细胞,引起严重的新生儿溶血病。

3. **协助治疗** 当试验证实有少量 Rh 阳性红细胞进入 Rh 阴性受血者的血液循环时可用大剂量 Rh 免疫球蛋白来防止 Rh 阳性红细胞的免疫作用。

三、红细胞血型系统的交叉配血

交叉配血试验(cross matching test)是输血前必须做的红细胞系统的配合性试验,定受者或供者血液没有可测的不相配合的抗原和抗体成分,试验包括主侧和次侧。由于配血试验主要是检查受血者血清中抗体有无破坏供血者红细胞,故主侧是受血者血清与供血者红细胞的反应,次侧是受血者红细胞和供血者血清的反应。观察两者是否出现凝集或溶血,只有均不凝集或溶血才能输血,否则应进一步查找原因。交叉配血试验除了盐水介质法外,还有酶法、抗球蛋白配血法、凝聚胺配血法及凝胶配血法。

(一) 交叉配血试验方法

1. **检查 IgM 血型抗体的交叉配血试验** 常用盐水配血试验,指用生理盐水配制红细胞悬液与相应血清或血浆直接反应,通过观察凝集或溶血来判断试验结果。本法简单、快速,缺点是仅用于检查 ABO 血型系统的 IgM 血型抗体是否相配,不能检出不相配的 IgG

血型抗体。

【原理】　天然 IgM 类血型抗体与对应红细胞抗原在室温下的盐水介质中出现凝集反应。通过离心,观察受血者血清与供血者红细胞(主侧)以及受血者红细胞与供血者血清(次侧)之间有无凝集现象,判断受血者与供血者之间有无 ABO 血型不合的情况。

【试剂】　生理盐水。

【操作】

1. 分离患者血清,标记为 PS,配制受血者 5% 红细胞生理盐水悬液,标记为 PC,分离供者血清,标记为 DS,配制供血者 5% 红细胞生理盐水悬液,标记为 DC。

2. 交叉配血(以一个供血者为例)

(1) 标记试管:取小试管 2 支,分别标明主、次,即主侧配血管和次侧配血管。

(2) 加血清和细胞悬液:在主侧配血管中分别加 PS 和 DC 各 1 滴,在次侧配血管分别加 DS 和 PC 各 1 滴,混匀。

(3) 离心分离:1000r/min 离心 1 分钟。

(4) 观察结果:同 ABO 血型正定型试管法。

(5) 判断配血是否相合

1) ABO 同型配血,主侧、次侧均无溶血及凝集,血型相合,可以输血;主、次侧任何一管发生溶血或凝集,不可输血,应查找原因。

2) 异型配血是指 O 型输给 A、B、AB 型,或 A、B 型输给 AB 型,主侧无凝集无溶血,次侧有凝集无溶血,可以输入少量血;如主侧、次侧均不凝集或主侧凝集,不能输血,需查找原因。

【注意事项】

(1) 器材:各种器材要清洁、干燥、防止溶血。

(2) 试剂:不能使用过期、无效试剂。

(3) 标本:要新鲜,防止污染。

(4) 血清和血浆都可以用于交叉配血试验,血清优于血浆,因为血浆中含有的少量纤维蛋白(原)可影响判断结果。

(5) 新近或反复多次输血或妊娠可以引起意外抗体的出现,如果对患者的输血史或妊娠史不明,使用的标本必须在 48 个小时内抽取。

(6) 不能使用溶血的标本,因血清中的游离血红蛋白可以掩盖抗原抗体反应引起的溶血,而且溶血后红细胞释放过多的抗原物质,可以中和血清中抗体而使凝集程度减弱。

2. 检查 IgG 血型抗体的交叉配血试验

(1) 酶介质配血法:本法简易、经济,但因酶介质可破坏 MNSs 和 Duffy 血型系统的抗原,故此法应用受到一定局限。另外,酶容易失活,还可能产生非特异性凝集,准确性欠佳,只能作为配血筛查试验。

(2) 抗球蛋白配血法:本法是确定不完全抗体最可靠的方法,但操作较繁琐,需多次洗涤,需要时间长,试剂较贵,故始终未能成为临床常规的配血检测手段。

(3) 凝聚胺配血法:本法除能检出 IgM、IgG 抗体外,还能发现引起溶血性输血反应的大多数抗体,故适用于各类患者的配血。本法还可加快凝集反应速度,提高灵敏度,目前已被广泛采用,在一定程度上取代了经典的抗球蛋白的配血法。

【原理】　凝聚胺试验是利用低离子溶液促进红细胞抗原与血清(浆)中的抗体反应,再利用凝聚胺引起红细胞间非免疫性的凝集,让已有抗体(IgG)反应的红细胞间的距离缩短。距离缩短后更能引起已反应的抗体和别的红细胞产生反应形成免疫性的凝集。而由凝聚胺所引起的非免疫性红细胞凝集反应可被后来加入的复悬液所中和而散开,如有免疫反应,凝集就不会散开,为阳性反应。如没有免疫反应,凝集就会散开,为阴性反应。交叉配血试验是在盐水介质的基础上加入凝聚胺,检测供患之间是否相合,患者血清(浆)中是否含有具临床意义的红细胞异体抗体。

【试剂】

1. 凝聚胺试剂

(1) 低离子介质溶液:含 5% 葡萄糖,0.2% 乙二胺四醋酸二钠及稳定剂。

(2) 凝聚胺溶液:含 0.05% 凝聚胺,0.9% 氯化钠及稳定剂。

(3) 悬浮液液:含 3.5% 柠檬酸钠,1.5% 葡萄糖及稳定剂。

2. 阳性对照血清　含抗 D 血清,0.9% 氯化钠及稳定剂。

3. 生理盐水

【操作】

1. 取出 3 支试管分别标记主、次及对照测试:主测管:加入受血者血清(浆)2 滴,再加入供血者 3~5% 红细胞悬液 1 滴;次测管:加入供血者血清(浆)2 滴,再加入受血者 3~5% 红细胞悬液 1 滴;对照管:加入 2 滴阳性对照血清,再加入供血者 3~5% 红细胞悬液 1 滴。

2. 各加入低离子介质溶液 0.65ml,轻轻混匀,于室温下静置 1 分钟。

3. 再滴入 2 滴凝聚胺溶液,轻轻混匀,于室温下静置 15 秒。

4. 3400 转/分(相当于 1000g 离心力),离心 10 秒,然后把上清液倒掉,管底保留大约 0.1ml 的液体。

5. 目测红细胞有无变成凝块,如果没有凝块,则必须重做,重做后仍然没有凝集现象出现,可能试剂失效。

6. 各滴入 2 滴复悬液,并轻轻混匀,观察结果。若为凝聚胺引起的非免疫性凝集,应该在 1 分钟内散开;若是异体抗体所引起的免疫性凝集,则不会散开。

7. 倒在玻片上用显微镜观察有无凝集。如有凝集反应,表示不合,此供血者的血液不适合患者使用;如无凝集反应,表示供血者的血液适合患者输注。

【注意事项】

1. 国人极少有 Anti-K 抗体,但其他人种比例较高,尤其是白种人,所以,当患者是其他人种时,为求安全起见,加做辅助性抗球蛋白试验。

2. 在冬天气温极低的情况下,操作交叉配血试验,某些患者血清(浆)中可能含有寒冷凝集素等因子而导致假阳性的结果出现。若有此怀疑,请再滴入 2 滴悬浮液,将试管立即置入 37℃水浴中轻轻混匀,并在一分钟内观察结果。

3. 如果不凝集,可能是标本中含有肝素。此时需多加 4~6 滴凝聚胺溶液以中和肝素或干扰因子。

4. 生理盐水启用时,及时贴上启用时间;超期的溶液要及时更换。使用过程中,怀疑污染到溶液时或配血结果可疑时,必须更新该溶液。

5. 结果判断必须先肉眼观察,再进行显微镜观察。注意观察弱凝集和排除非特异性凝集。

6. 交叉配血试验中发现有不配合时,首先应考虑受血者和供血者的 ABO 血型和 Rh(D)血型定型是否错误,必要时进行抗体筛检。其次,应注意有无特异性同种抗体,特异性未知的同种抗体存在,或者患者的血清在室温 37℃ 或抗球蛋白血清中凝集所有的其他红细胞,造成交叉配血的困难,应进一步作有关试验进行鉴定。

(4) 凝胶配血法:又称微管(板)凝胶抗球蛋白试验,此法在凝胶中进行,当凝胶中含有抗球蛋白试剂时即相当于抗球蛋白配血,当凝胶中不含抗球蛋白试剂时相当于盐水配血,保持了传统抗球蛋白试验的准确、可靠的特点,因微管凝胶抗球蛋白试验不需洗涤,克服了其繁琐费时的缺点。缺点是试剂价格较昂贵。全自动血型分析仪进行交叉配血,也是利用凝胶配血。

【质量控制】

(1) 用于交叉配血的患者(受血者)的血液标本应该是抽取的新鲜血,供血者的标本是刚从血袋剪下来的原已加热封闭两端小管中的血液。

(2) 用试管法作交叉配血试验,不能用玻片法。

(3) 用生理盐水洗涤红细胞去除血浆,预防纤维凝块的形成。

(4) 配血管中发生溶血现象,表明有抗原抗体反应,同时还有补体参与,是配血不合的严重情况,应十分重视。

(5) 盐水配血阴性但有反复输血史或妊娠史的受血者,应加酶法、抗球蛋白法等配血。

(6) 为确保输血安全,应输同型血。

(二) 交叉配血的临床意义

1. 进一步验证受血者与供血者血型鉴定是否正确,发现 ABO 血型的不规则抗体以及 ABO 血型以外的配血不和,以避免血型鉴定错误而导致的输血后严重溶血反应。

2. 若受血者一次输血超过 1600~2000ml 时,除了做受血者与供血者之间的交叉配血外,还应作供血者之间的交叉配血,以防止供血者相互间血型不合及不完全抗体的存在,保证输血的安全。

第四节　血栓与止血常用试验

一、活化部分凝血活酶时间测定

【原理】　活化部分凝血活酶时间(activated partial thromboplastin time,APTT)测定是在受检血浆中加入接触因子激活剂(白陶土)和部分凝血活酶(脑磷脂),在 Ca^{2+} 的参与下,观察血浆所凝固的时间。本试验是反应内源性凝血系统凝血状况的筛选试验。

【器材】　水浴箱,灭菌注射器,硅化玻璃试管或塑料管,离心机,秒表,碘酊棉球,乙醇棉球。

【试剂】

1. 109mmol/L 枸橼酸钠溶液。

2. APTT 试剂(含白陶土或鞣酸及脑磷脂)　液体试剂混匀后可直接使用,冻干试剂需用蒸馏水溶解再使用。

3. 25mmol/L 氯化钙溶液。

4. 正常人混合冻干血浆　多为商品试剂,用 25 个以上正常人血浆经 109mmol/L 枸橼酸钠溶液抗凝(血液与抗凝剂之比为 9∶1),3000r/min 离心 10 分钟,分离血浆后,混合分装为每瓶 1ml,冻干保存。

【标本】　静脉血抗凝后分离的血浆。

【操作】　(试管法)

1. 采血并分离血浆　常规静脉采血 1.8ml,加入含有 109mmol/L 枸橼酸钠溶液 0.2ml 的硅化试管或塑料管中,充分混匀,3000r/min 离心 10 分钟,分离血浆。

2. 平衡温度　用蒸馏水溶解正常人混合冻干血浆,于室温下静置 15 分钟以上,充分混匀。

3. 预温活化　于试管中加入正常人冻干血浆和 APTT 试剂各 0.1ml,混匀,37℃水浴中预温 3 分钟,预温过程中,轻轻振摇数次。

4. 加钙计时　于试管中加入预温至 37℃的 25mmol/L 氯化钙溶液 0.1ml,混匀,并立即计时,置水浴中不断振摇。20 秒后,不时地缓慢倾斜试管,观察试管内液体的流动状态,当液体停止流动时停止计时,记录时间,重复检测 2~3 次,取平均值。

5. 测定待测血浆　以同样方法测定待检血浆的 APTT(重复测定 2~3 次,取平均值)。

【注意事项】

1. 采血要顺利,血液与抗凝剂要充分混匀。

2. 采血后应尽快检测,最迟不应超过 2h。被检血浆放置过久,凝固时间有缩短的倾向。

3. 血浆加 APTT 试剂后预温时间不得少于 3 分钟。

4. 血液离心速度要达到 3000r/min,时间为 10 分钟,以便尽可能除去血小板。

5. 活化剂因规格不一,其致活能力也不同,因此,参考值有差异。如果正常人混合冻干血浆 APTT 明显延长,则提示 APTT 试剂质量不佳。

6. 检测前应先测定正常人混合血浆,如果其 APTT 在允许范围内方能测定待检标本。否则,应重新配制 APTT 试剂。

【方法学评价】　APTT 是检测内源性凝血系统有无异常的最常用的灵敏的筛检试验。APTT 测定结果受试剂影响很大,不同的部分凝血活酶制剂,其质量也不同。一般选用因子Ⅷ、Ⅸ、Ⅺ在血浆浓度为 200~250U/L 时灵敏的试剂。APTT 是一个灵敏且简便的试验,能检出因子Ⅷ<25% 的轻度血友病,可代替普通试管法凝血时间或血浆复钙时间测定。

【参考区间】　25.07~35.00 秒,超过正常对照 10 秒以上有意义。

【临床意义】

1. APPT 延长　见于:①先天性凝血因子Ⅷ、Ⅸ、Ⅺ、Ⅻ、Ⅹ、Ⅴ、Ⅱ、纤维蛋白原(Ⅰ)缺乏。②获得性凝血因子缺乏,如严重肝病、维生素 K 缺乏、纤溶亢进、DIC 晚期、应用抗凝剂等。③血液循环中抗凝物质增加,如肝素或 FDP 等。

2. APTT 缩短　见于血液高凝状态如 DIC 早期,血栓性疾病、血栓前状态等。

3. APTT 是监测肝素治疗的首选指标,一般以维持结果为基础值的 2 倍左右(1.5~2.5 倍)为宜。

二、血浆凝血酶原时间测定

【原理】 血浆凝血酶原时间(prothrombin time,PT)测定是在受检血浆中加入一定量的组织凝血活酶和 Ca^{2+}，观测血浆的凝固时间。PT 的长短反映了血浆中凝血酶原、纤维蛋白原和因子 Ⅴ、Ⅶ、Ⅹ 的水平,本试验是外源性凝血系统常用的筛选试验。

【器材】 水浴箱,灭菌注射器,试管,离心机,秒表,碘酊棉球,乙醇棉球。

【试剂】

1. 109mmol/L 枸橼酸钠溶液。

2. 凝血酶溶液 有商品试剂盒供应,将高浓度凝血酶用生理盐水稀释 5~10 倍,以能使正常对照血浆的凝血酶时间在 16~18 秒为标准。

3. 正常对照血浆。

【标本】 静脉血抗凝后分离的血浆。

【操作】 (试管法)

1. **采血并分离血浆** 常规静脉采血 1.8ml,加入含有 109mmol/L 枸橼酸钠溶液 0.2ml 的试管中,混匀,3000r/min 离心 10 分钟,分离血浆。

2. **预温** 取 0.1ml 对照血浆加入试管中,置于 37℃水浴中预温 5 分钟。

3. **测定** 于试管中加入凝血酶 0.1ml,同时启动秒表记录时间。以出现浑浊的最初凝固为终点,记录血浆凝固时间。重复测定 2~3 次,取其平均值,即正常对照血浆的 TT。

4. **测定待测血浆** 以同样方法检测待测血浆的 TT(重复测定 2~3 次,取其平均值)。

【注意事项】

1. 血浆力求新鲜,采血后应在 1 小时内完成,置冰箱内保存不得超过 4 小时。

2. 采血要稳、准、快,不能混入组织液。

3. 肝素或 EDTA-Na$_2$ 抗凝血浆不宜做此试验。

4. 凝血酶通常为悬液,用前一定要充分混匀。

5. 已稀释好的凝血酶溶液不能久置室温下,在 4℃环境中可保存 3 天。

6. 观察 TT 以顺利流动的透明混合液到出现流动减慢趋向浑浊的最初凝固为终点。

【参考区间】 16~18 秒(超过正常对照 3 秒以上有意义)。

【测定方法及评价】 组织凝血活酶试剂质量是影响 PT 测定准确性最重要的因素之一。组织凝血活酶的不同来源、不同制备方法,使各实验室之间及每批试剂之间 PT 测定结果差异大,可比性差,特别影响口服抗凝剂患者治疗效果的判断。因此,早在 1967 年,WHO 规定了组织凝血活酶参考物,要求厂家计算和提供每批组织凝血活酶的国际敏感指数(international sensitivity index,ISI)。ISI 表示标准品组织凝血活酶与每批组织凝血活酶PT 校正曲线的斜率。标准品组织凝血活酶 ISI 为 1.0。试剂 ISI 值越接近 1.0,越敏感。其次,WHO 还规定对口服抗凝剂患者必须使用国际标准化比值(international normalized ratio,INR)作为 PT 报告形式,并用以作为抗凝治疗监护的指标。$INR=(PT/PT)^{ISI}$。

【参考区间】

凝血酶原时间(PT)平均值为 (12 ± 1) 秒,男性 11~13.7 秒,女性 11~14.3 秒,超过正常对照值 3 秒为异常。

凝血酶原时间比值(prothrombin ratio,PTR) PTR=受检者 PT 值(s)/正常对照 PT 值(s),

参考值为 0.82~1.15。

国际标准化比值(INR)参考值为 1.0±0.1。

【质量控制】

1. 采血应顺利,避免溶血、凝固,血液与抗凝剂比例要准确。及时离心,3000r/min,离心 10 分钟,除去血小板。

2. 采血后应在 1 小时内测定完毕,4℃冰箱保存不应超过 4 小时。

3. 购买的凝血活酶试剂应注明 ISI 值。

4. 测定温度应控制在 37±1℃。

5. 质控要求 ①双份测定的 PT 值相差应小于 5%,否则应重做。②正常参比血浆 PT 值在 X±2S 限内,CV≤6%。

【临床意义】

1. PT 延长 见于:①先天性凝血因子Ⅰ、Ⅱ、Ⅴ、Ⅶ、Ⅹ缺乏,如先天性某因子缺乏症和低(无)纤维蛋白原血症。②获得性凝血因子缺乏,如严重肝病、维生素 K 缺乏、纤溶亢进、DIC 晚期、口服抗凝剂及异常凝血酶原增加等。③血液循环中抗凝物质增加,如肝素或 FDP 等。

2. PT 缩短 见于血液高凝状态如 DIC 早期,心肌梗死、脑血栓形成,多发性骨髓瘤等。

3. INR 是用于监测口服抗凝药的首选指标,以 INR 为 2.0~3.0 为宜。

三、血浆凝血酶时间测定

【原理】 血浆凝血酶时间(thrombin time,TT)测定是在待检血浆中加入"标准化"血酶溶液后,到血浆凝固所需时间,当待测血浆中抗凝物质增多时,凝血酶时间延长。

【器材】 水浴箱,灭菌注射器,试管,离心机,秒表,碘酊棉球,乙醇棉球。

【试剂】

1. 109mmol/L 枸橼酸钠溶液。

2. 凝血酶溶液 有商品试剂盒供应,将高浓度凝血酶用生理盐水稀释 5~10 倍,以能使正常对照血浆的凝血酶时间在 16~18 秒为标准。

3. 正常对照血浆。

【标本】 静脉血抗凝后分离的血浆。

【操作】 (试管法)

1. **采血并分离血浆** 常规静脉采血 1.8ml,加入含有 109mmol/L 枸橼酸钠溶液 0.2ml 的试管中,混匀,3000r/min 离心 10 分钟,分离血浆。

2. **预温** 取 0.1ml 对照血浆加入试管中,置于 37℃水浴中预温 5 分钟。

3. **测定** 于试管中加入凝血酶 0.1ml,同时启动秒表记录时间。以出现浑浊的最初凝固为终点,记录血浆凝固时间。重复测定 2~3 次,取其平均值,即正常对照血浆的 TT。

4. **测定待测血浆** 以同样方法检测待测血浆的 TT(重复测定 2~3 次,取其平均值)。

【注意事项】

1. 血浆力求新鲜,采血后应在 1h 内完成,置冰箱内保存不得超过 4h。

2. 采血要稳、准、快,不能混入组织液。

3. 肝素或 EDTA-Na$_2$ 抗凝血浆不宜做此试验。

4. 凝血酶通常为悬液,用前一定要充分混匀。

5. 已稀释好的凝血酶溶液不能久置室温下,在 4℃环境中可保存 3d。

6. 观察 TT 以顺利流动的透明混合液到出现流动减慢趋向浑浊的最初凝固为终点。

【测定方法及评价】 参见 APPT 测定。

【参考区间】 手工法 16~18 秒,超过正常对照 3 秒以上为异常;如正常对照在 20 秒以上,则超过 5 秒为延长。

【临床意义】

1. TT 延长 ①主要用于循环抗凝物质的检查,见于血浆中肝素或肝素类抗凝物质存在,如肝素治疗时、放疗后、过敏性休克、DIC 晚期、系统性红斑狼疮、肝病及肾病等。②低(无)纤维蛋白原血症、异常纤维蛋白原病、纤维蛋白原降解产物(FDP)增多等。

2. TT 缩短 常见于血样本中有微小凝块或 Ca^{2+} 存在时。

3. 在使用链激酶,尿激酶用于溶栓治疗时,可用 TT 作为监护指标,以控制在正常值的 2~5 倍为宜。

四、血浆纤维蛋白原测定

【原理】 (凝血酶法)在一定条件下(如加 Ca^{2+}、凝血酶及加热等),使血浆纤维蛋白原(fibrinogen,Fg)转变成纤维蛋白或凝集,然后利用比色或比浊的原理检测并计算出 Fg 的含量。

【器材】 水浴箱,试管,离心机,秒表,碘酊棉球,乙醇棉球。

【试剂】

1. 109mmol/L 枸橼酸钠溶液。

2. 冻干参比血浆。

3. 凝血酶(冻干)。

4. 巴比妥缓冲液(BBS) 取巴比妥钠 5.875g,氯化钠 7.335g,溶于 750ml 蒸馏水中,加入 0.1mol/L 盐酸 215ml,调节 pH 至 7.35,加水至 1000ml。

【标本】 静脉血抗凝后分离的血浆。

【操作】

1. 制备标准曲线

(1) 用蒸馏水准确复溶纤维蛋白原参比血浆。

(2) 用 BBS 将复溶的参比血浆分别按 1:5,1:10,1:15,1:20,1:40 稀释,计算出各稀释倍数的纤维蛋白原含量。

(3) 取蒸馏水 2ml,复溶凝血酶。

(4) 取不同浓度的参比血浆 0.2ml 于试管中,置 37℃水浴中预温 2 分钟,再加入已复溶的凝血溶液 0.1ml,立即开启秒表,观察并记录凝固时间。

(5) 以同样方法重复检测 4 次,取其平均值作为凝固时间。

(6) 以各稀释倍数的纤维蛋白原浓度为横坐标,凝固时间(s)为纵坐标,在双对数坐标纸上绘出标准曲线。

2. 待检血浆检测

（1）常规静脉采血 1.8ml，加入含有 109mmol/L 枸橼酸钠溶液 0.2ml 的试管中，混匀，3000r/min 离心 10 分钟，分离血浆。

（2）将待检血浆用 BBS 做 10 倍稀释。

（3）取已稀释的待检血浆 0.2ml 于试管中，置 37℃水浴中预温 2 分钟，再加入已复溶的凝血酶 0.1ml，立即开启秒表，观察并记录凝固时间。

（4）以同样方法重复检测 1 次，若 2 次结果相差大于 0.5s，则需要重复 1 次，取 2 次结果的均值。

（5）根据凝固时间查阅标准曲线，可获得待检血浆的纤维蛋白原含量。

（6）如有凝固时间延长的标本，2 次结果相差很大，可用 1∶5 的稀释血浆进行检测，将检测结果除以 2 再报告。

【注意事项】

1. 参比血浆与待检血浆同时检测，以检验结果是否可靠。

2. 每换一批号凝血酶，都应重复制备标准曲线。

3. 凝血酶复溶后，置 4~6℃环境中可保存 2h，−20℃下能保存 1 个月。

4. 稀释过程必须准确。

5. 浓度高于 4.0g/L 或低于 0.8g/L 的血浆必须按适当比例进行稀释，并重新测定。

【方法学评价】 目前，Clauss 法是检测纤维蛋白原最常用的方法。本试验可采用自动或半自动血凝仪测定，仪器法比手工法精密度高，尤其在纤维蛋白原浓度高时，比手工法准确性更好。本法虽然灵敏且快速，便于操作，但对凝血酶试剂的要求高（能长期保存在玻璃器皿中）。另外，Clauss 法检测需要纤维蛋白原的结构正常，并有一定的含量。低（无）纤维蛋白原血症或异常纤维蛋白原血症时，可考虑采用 ELISA 或 RIA 等方法检测。

【参考区间】 2~4g/L。

【临床意义】

1. **Fg 增高** 见于糖尿病、急性心肌梗死、多发性骨髓瘤及血栓前状态。肾病综合征、风湿热、恶性肿瘤及风湿性关节炎。肺炎、轻型肝炎、胆囊炎、肺结核及长期的局部炎症。另外，如外科手术、放射治疗、月经期及妊娠期可见轻度增高。

2. **Fg 减低** 见于原发性纤维蛋白原减少性疾病、DIC 晚期、原发性纤溶症、重症肝炎及肝硬化等。

第五节 尿 液 检 验

一、尿液标本的收集

为保证检查结果的准确性，收集标本时注意以下几点。

（一）容器的选择

清洁、干燥，密封性能好、具有较大口径，便于留取尿液的一次性尿样杯；具有安全、易于启盖的密封容器，以利于标本的储运。容器周围应标有患者的姓名检验联号（条形码），并留有填写标本留取时间的空间。

(二) 标本留取的时间与方法

一般尿标本留取后应及时送检,以免细菌繁殖及有形成分的破坏。凡超过留尿 2h 或未注明留尿时间,或尿量不够的标本应拒收。根据检验目的可留取以下类型的标本。

1. 清晨空腹尿　于清晨起床时留第一次尿。多用于住院患者,特别适用于糖尿病的筛查、泌尿系统疾病的诊断、疗效观察等。

2. 餐后 2 小时尿　可用于糖耐量检查,有助于发现不典型糖尿病;午餐 2 小时后留取尿标本可提高尿胆原检查的阳性率。

3. 随机尿　留取任一时间的尿液,适用于门诊或急诊化验的患者。标本采集比较方便但结果易受患者饮食、运动、药物量等多种因素的影响。

上述标本中,除尿三杯试验需分别采集前段尿、中段尿、末段尿外,其余检查最好留取中段尿。女性应避开月经期,并防止阴道分泌物污染。婴儿留尿时需防止尿道感染。

4. 定时尿　计时开始前嘱患者排尿弃去排空膀胱,收集以后一定时间的尿液,常用的有 3 小时、12 小时及 24 小时尿。分别用于尿细胞排泄率、尿沉渣定量和尿化学成分定量测定。气温较高时需注意加防腐剂。

5. 导尿或耻骨上膀胱穿刺尿　尽量不采用,以免发生医源性感染。

二、尿标本的保存

尿液排出体外后将逐渐发生物理和化学变化。其中尿胆素原、胆红素等物质见光后易氧化变质;细胞在低渗、高渗环境中容易变形或破坏;尿中细菌的繁殖消耗葡萄糖造成假阴性;非致病菌还原硝酸盐使亚硝酸盐定性假阳性,并分解尿素产生氨,导致尿 pH 增高升高,还会破坏细胞、管型及其他有机成分。标本长时间存放还会使酮体、挥发性酸在尿中含量降低;菌体蛋白可干扰尿蛋白质检验。因此,尿标本留取后应立即检查,若不能及时检查应妥善保存。常用方法有:

(一) 4℃冷藏或冷冻

1. 4℃冷藏　低温能防止一般细菌生长,保持尿液的弱酸性及某些成分的生物活性。但有些标本冷藏时可析出盐类结晶影响显微镜检查。

2. 冷冻　可较好地保存尿中一些酶类、激素等,需先将新鲜标本离心除去有形成分,冷冻保存上清液。

(二) 化学防腐

目的是抑制细菌生长,保持尿液的酸碱性而且不影响化学成分的测定。常用的化学防腐剂有以下几种:

1. 甲醛 (400g/L)　5ml/L 尿,用于管型、细胞检查的防腐。如使用浓度过大可与尿素产生沉淀物,干扰显微镜检查。同时,甲醛作为一种还原剂会造成班氏法糖定性检查呈假阳性。

2. 甲苯　是一种有机溶剂,能在尿标本表面形成一薄层,阻止标本与空气接触,起到防腐作用。5ml/L 尿,常用于尿糖、尿蛋白等定量测定。

3. 浓盐酸或冰乙酸　一些物质在酸性环境中较稳定,加酸降低 pH 值是最好的保存方法。浓盐酸 10ml/L 尿,有助于保护尿中的钙、磷、17 酮、17 羟类固醇、儿茶酚胺等成分;冰乙酸 25ml/L 尿,可较好地保存尿中香草扁桃酸、17 酮、17 羟类固醇、5- 羟色胺等。

4. **麝香草酚** <1g/L 尿,通常用于尿中化学成分、细胞等的防腐。但加入过量可造成加热乙酸法蛋白定性假阳性。

5. **碳酸钠** 用量 10g/L 尿,将标本贮于棕色瓶中。是卟啉类化合物的特殊保护剂。

三、检测后处理

尿中可能含有病原微生物,处理不当会造成疾病传播。因此,检测完毕后应将剩余标本用消毒剂,如加入过氧乙酸(浓度为 10g/L)或漂白粉(浓度为 30~50g/L)处理后排入下水道。所用实验器材需经 70% 乙醇浸泡或 30~50g/L 漂白粉液处理,也可用 10g/L 次氯酸钠浸泡 2 小时,或 5g/L 过氧乙酸浸泡 30~60 分钟,再以清水冲洗干净干燥后留待下次使用;一次性尿杯或其他耗材可集中焚毁。

四、尿液理学性质检查

尿液理学检查包括感官检查(尿量、外观、气味)、尿比重测定、尿液渗透浓度测定和尿液浓缩稀释试验。分述如下:

(一)尿量

1. **多尿(polyuria)** 尿量 >2.5L/24 小时为多尿,病理性多尿的原因有:①溶质性利尿,如糖尿病、使用利尿剂及脱水剂等。②垂体病变,如尿崩症。③浓缩功能障碍,如慢性肾炎和肾盂肾炎晚期,急性肾衰竭多尿期、肾移植术后等。

2. **少尿(oliguria)或无尿(anuria)** 尿量 <17ml/h(儿童 0.8ml/kg 体重)或 24h 尿量 <0.4L 称为少尿;尿量 <100ml/24h 或 12h 内无尿液排出者为无尿。病理性少尿的原因有:①肾前疾病:如休克、高热、剧烈呕吐、腹泻、大面积烧伤、心功能不全等。②肾脏疾病:如急性肾小球肾炎,肾衰竭,肾移植后的排斥反应,严重者可导致无尿。③肾后疾病:如输尿管结石、损伤、肿瘤、膀胱功能及前列腺肥大等导致的排尿障碍。

(二)尿液外观

1. **血尿(hematuria)** 指尿内含有一定量的红细胞。依据出血量的多少而异,可呈淡红色云雾状、淡洗肉水样或鲜血样混浊,甚至混有凝血块。每升尿内含血量超过 1ml 即可出现淡红色,称为肉眼血尿;若尿液外观变化不明显,而离心尿镜检时每高倍视野均见 3 个以上红细胞,称为镜下血尿。血尿多见于:①泌尿生殖系统疾病:如感染、结核、结石、肿瘤、外伤、多囊肾、严重肾小球疾病。②血液病:如血友病、过敏性紫癜和特发性血小板减少性紫癜。③其他:如系统性红斑狼疮、流行性出血热,某些健康人剧烈运动后一过性血尿等。

2. **血红蛋白尿(hemoglobinuria)** 含游离血红蛋白的尿。当血浆游离血红蛋白增多超过珠蛋白结合能力,排入尿中,尿液呈暗红色、棕红色甚至酱油色。隐血试验阳性,镜检时可无或有极少许红细胞。见于血管内溶血,如阵发性睡眠性血红蛋白尿、阵发性寒冷性血红蛋白尿、行军性血红蛋白尿、免疫性溶血性贫血、血型不合的输血反应等。血红蛋白尿与血尿不同,前者显微镜下见不到红细胞或有极少许红细胞,离心沉淀后上清液仍为红色,隐血试验阳性;血尿离心后上清液透明,隐血试验阴性,沉淀物显微镜下可见到大量红细胞。血红蛋白尿还需与卟啉尿相鉴别,后者见于卟啉症患者,尿液呈红葡萄酒色。另外,碱性尿液中如存在酚红、番泻叶、芦荟等物质,酸性尿液中存在氨基比林、磺胺等药物均可有不同程度的红色。

3. **肌红蛋白尿（myoglobinuria）** 肌红蛋白尿也呈红色，由于大量肌肉组织破坏所致。

4. **胆红素尿（bilirubinuria，Bil）** 尿中含有大量的结合胆红素，尿液呈深黄色，震荡后泡沫亦呈黄色。若在空气中久置可因胆红素被氧化为胆绿素而使尿液外观呈棕绿色，见于阻塞性黄疸和肝细胞黄疸。服用核黄素、呋喃唑酮后尿液也呈黄色，大剂量的熊胆粉、牛黄类药物使尿液呈深黄色，需通过胆红素定性检查加以鉴别。

5. **乳糜尿（chyluria）** 尿中含乳糜的淋巴液，外观呈不同程度的乳白色混浊，内含脂肪颗粒、卵磷脂、胆固醇及少量纤维蛋白原、清蛋白等。若含血较多称血性乳糜尿。乳糜尿多见于丝虫病，少数可由结核、肿瘤、腹部创伤或手术引起。

6. **脓尿（pyuria）** 尿液中含有大量变性中性粒细胞（$>200×10^6/L$）而使外观呈不同程度的黄白色混浊或含脓丝状悬浮物。见于泌尿系统化脓性感染、肾结核等。

7. **盐类结晶尿（crystalluria）** 正常人尿中可因食物代谢产生的钙、磷、镁、尿酸等结晶，新鲜尿液外观可呈白色或淡粉红色颗粒状混浊，尤其是在气温寒冷时常见很快析出沉淀物。这类混浊尿可通过加热、加酸进行鉴别。尿酸盐加热后混浊消失；磷酸盐、碳酸盐则混浊增加，但加乙酸后均变清，碳酸盐尿同时产生气泡。如果受检者长期排出盐类结晶尿，则易导致感染或结石，应提示临床进行干预。

8. **尿液无色或黄色变浅** 见于大量饮水、输液、精神紧张、尿崩症、糖尿病等。

（三）尿比重测定

【测定方法及评价】

1. **比重计（urinometer）法** 又称浮标法。该法精密度很差。因而 NCCL 建议不再用比重计法。

2. **折射仪法** 该方法标本用量少，可重复测定，尤其适用于少尿患者。结果精确可靠，还可测算总固体量。应用较为普遍。被 NCCLS 推荐为参考方法。

3. **试带法** 简便、快速，目前已应用于尿液自动化分析。试带上含有多聚电解质和酸碱指示剂，前者直接与尿中电解质反应，释放出 H^+ 使指示剂显色。该法敏感度低，精密度差，测试范围窄。仅适用于健康人群的普查。不适用于过高或过低比重尿以及微小比重变化的标本测定，如肾脏浓缩稀释功能降低的患者及小儿比重检查。

另外，尿比重测定还有称重法，该法在所有方法中最为准确，常作为标准参考方法，但操作繁琐不适用于临床标本检测。

尿比重测定只能粗略地了解肾小管的功能状态，不能确切地反映肾脏的浓缩稀释功能。

【参考区间】 成年人晨尿 1.015~1.025；随机尿 1.003~1.035；婴、幼儿尿比重偏低。

【临床意义】

1. **增高** 见于脱水、心力衰竭、周围循环衰竭、糖尿病、急性肾小球性肾炎，使用造影剂等。大量出汗后比重也增高。

2. **减低** 见于慢性肾炎、慢性肾盂肾炎、急性肾衰竭多尿期、尿崩症、低蛋白血症、大量饮水等。若持续排出固定在 1.010 左右的低比重尿，提示肾实质严重损害。

五、尿液化学性质检查

（一）尿液酸度测定

【测定方法及评价】 常用的方法有指示剂法、试纸法。

1. **指示剂法** 常用的指示剂有溴麝香草酚蓝、石蕊和酚红等。试剂不便于保存和运输,且易受黄疸尿、血尿的干扰而影响结果判断。

2. **试纸法** pH精密试纸法优于广泛试纸法,使用方便,但试纸易受潮变质;多联干化学试带法的检测范围约在5.0~9.0之间,既可目测又可用仪器观察结果,已在临床普及应用。

【**参考区间**】 随机尿pH最大范围在4.6~8.0,多数尿在5.5~6.5。

【**临床意义**】

1. **酸碱平衡状态的观察指标** ①尿pH降低:见于代谢性酸中毒、低钾代谢性碱中毒、痛风、糖尿病、白血病或服用氯化铵等药物。②尿pH增高:见于碱中毒、肾小管酸中毒、应用利尿剂及碳酸氢钠等药物。

2. **泌尿系感染的辅助诊断** 当某些细菌感染泌尿系统时常使尿液呈碱性。而且碱性尿本身也不利于泌尿系统的自我防御,易导致感染。

3. **指导临床用药** 通过酸化或碱化尿液增加某些结晶的排泄率,可用于泌尿系统结石的预防。

(二)尿液蛋白质定性检查

【**测定方法**】

1. **加热乙酸法**

【**原理**】 蛋白质遇热变性,加稀乙酸使尿液pH减低并接近蛋白质等电点(pH 4.7),促使变性凝固的蛋白质进一步沉淀,并可消除因加热使磷酸盐或碳酸盐析出造成的浑浊。

【**器材**】 酒精灯、大试管、滴管及广泛pH试纸。

【**试剂**】 0.85mmol/L(5%)乙酸溶液:冰乙酸5ml,加蒸馏水至100ml,密闭保存。

【**标本**】 新鲜尿液。

【**操作**】

(1)加尿液:取大试管1支,加清晰尿液约5ml,或至试管高度2/3处。

(2)加热:斜持试管下端,在酒精灯上加热尿液上1/3段,煮沸即止。

(3)观察:轻轻直立试管,在黑色背景下观察煮沸部分有无浑浊。

(4)加酸后再加热:滴加0.85mmol/L(5%)乙酸溶液2~4滴,再煮沸后立即观察结果。

(5)判断结果:按表11-5判断结果。

表11-5 加热乙酸法尿蛋白定性结果判断

结果	报告方式	相当蛋白质含量 g/L
清晰透明	-	<0.1
黑色背景下轻微浑浊	± 或微量	0.1~0.15
白色浑浊无颗粒或絮状沉淀	+	0.2~0.5
浑浊,有颗粒	++	0.6~2.0
大量絮状沉淀	+++	2.0~5.0
立即出现凝块和大量絮状沉淀	++ ++	>5.0

【注意事项】

（1）为避免因盐类析出所致假性浑浊,操作时务必按照加热→加酸→再加热的程序,以保证检出微量蛋白质。

（2）加入乙酸的量要适当,约为尿量1/10,过多或过少均影响结果准确性。

（3）加热试管上段的尿液,以便与下段尿液形成对照。

【方法学评价】　加热乙酸法是最经典、最准确的方法。本法能使所有蛋白质发生沉淀反应,灵敏度为150mg/L。虽然操作较繁琐,但因结果准确,常用作蛋白质定性的确证实验。

【质量控制】

（1）干扰因素的控制与分析

1）pH:尿液偏碱(pH>9)或偏酸(pH<3)均会导致加热乙酸法呈假阴性,因此,实验前需先将尿液pH调至5~6。

2）离子强度:如尿液离子强度很低时,可使加热乙酸法呈假阴性。因此,对于限盐或无盐饮食的患者进行尿蛋白定性检查时,需在标本中滴加饱和氯化钠溶液1~2滴后再进行检查。

3）标本的污染:当尿中混有生殖系统分泌物时,可使定性出现假阳性,因此,尽量指导患者采集中段尿,或离心后测定。

（2）判断结果　加热乙酸法要求加热后立即观察结果。

2. 磺基水杨酸法

【原理】　磺基水杨酸是一种生物碱,在酸性条件下,磺基水杨酸的硝酸根离子与蛋白质氨基酸阳离子结合,形成不溶性的蛋白盐沉淀,沉淀生成的程度可反映蛋白质含量。

【器材】　小试管、滴管、吸管、黑色衬纸及pH广泛试纸。

【试剂】　200g/L磺基水杨酸溶液:20.0g磺基水杨酸溶于100ml蒸馏水中。

【标本】　新鲜尿液或人工蛋白尿标本。

【操作】

（1）加尿液:取小试管2支,各加清晰尿液1ml。

（2）加试剂:于第1支试管内滴加磺基水杨酸溶液2滴,轻轻混匀;另1支试管不加试剂作空白对照,1分钟内观察结果。

（3）判断结果:按表11-6判断阳性程度及蛋白质的含量。

表11-6　磺基水杨酸法尿蛋白定性结果分析

结果	报告方式	相当蛋白质量(g/L)
清晰透明	-	<0.05
在黑色背景下可见轻度浑浊	极微量	0.05~0.1
不需黑色背景即见轻度浑浊	±	0.1~0.5
白色浑浊,但无颗粒出现	+	0.5~1.0
浑浊并出现颗粒	++	1.0~2.0
明显浑浊呈絮状	+++	2.0~5.0
浑浊,有大凝块	++++	>5.0

【注意事项】

(1) 该法灵敏,极轻微反应无意义。判断结果应及时,否则会使阳性增高。

(2) 尿内含尿酸或尿酸盐过多,可出现假阳性,但反应较为缓慢,15s 后出现浑浊,由弱渐强;或于加试剂 1 分钟后渐呈蛛丝状浑浊,缓慢扩散,覆盖于尿液的表面,加热或加碱可消失。

(3) 含碘造影剂、大剂量青霉素等也可使反应呈假阳性,但其反应与蛋白尿不同,应仔细观察并结合用药情况综合分析。

【方法学评价】 本法操作简便、快速,灵敏度高(50~100mg/L)。清蛋白、球蛋白、本周蛋白均可发生反应,特别适用于蛋白尿的筛检,曾被 NCCLS 建议作为推荐方法。但本法干扰因素较多,容易出现假阳性。

【质量控制】

(1) 方法的选择:对于进行现场快速检验,或初次就诊的门诊患者,宜采用干化学试带法或磺基水杨酸法,基本可满足健康体检和疾病筛检的需要;但在疾病确诊之后需要进行疗效观察或判断预后时,则不宜再应用试带法,需配合加热乙酸法。必要时需进行尿中总蛋白质定量和特定蛋白质分析。

(2) 干扰因素的控制与分析

1) pH:尿液偏碱时(pH>9),磺基水杨酸法可呈假阴性;尿液偏酸(pH<3)也会引起蛋白定性假阴性。因此,试验前需先将尿液 pH 调至 5~6。

2) 药物:当患者应用大剂量青霉素钾盐、庆大霉素、磺胺、PAS、含碘造影剂时,可使磺基水杨酸法出现假阳性。

3) 标本的污染:当尿中混有生殖系统分泌物时,可出现假阳性,因此,尽量指导患者采集中段尿,或离心后测定。但这种假阳性是相对于肾脏疾病的筛检而言的,在男性常提示有前列腺或尿道的炎症,女性则提示阴道分泌物过多。

(3) 判断结果:磺基水杨酸法要求 1 分钟内观察并判断结果。

3. 干化学试带法

【原理】 利用指示剂的蛋白质误差原理,蛋白质与指示剂的离子(溴甲酚蓝、四溴酚蓝二酯)相结合生成复合物,引起指示剂的进一步电离,超过了尿液的缓冲能力,指示剂则发生颜色变化。颜色的深浅与蛋白质含量成正比。

【标本】 新鲜尿液。

【操作】

(1) 测定尿液 pH:如尿液 pH<3 或 >8 应调至 5~6。

(2) 检测:将试带浸入尿中立即取出,吸去多余尿液,1 分钟内与标准色板比色。

(3) 判断结果:以溴酚蓝试带为例,判断结果。

【注意事项】

(1) 试带应干燥、避光保存,远离酸性和碱性物质。避免用(湿)手触摸试带的试剂垫部分,以防试带污染失效。

(2) 浑浊尿不影响比色,但尿液颜色异常(如血尿、血红蛋白尿、胆红素尿)将影响结果的观察。

【方法学评价】 本法既可肉眼观察,又可用尿液自动分析仪判断结果。指示剂仅与清蛋白反应,与球蛋白反应很弱,与血红蛋白、肌红蛋白、黏蛋白及本周蛋白基本不反应。本法操作简便、快速,已普遍应用于临床,适用于健康普查,尤其是肾脏疾病的筛检,也可用于床边检验。但不适用于肾脏疾病的疗效观察及预后判断,也不利于泌尿系统其他疾病的筛检。目前,国外已开发出新型的干化学试带,其中一类试带利用考马斯亮蓝等染料结合蛋白质,对清蛋白、球蛋白、本周蛋白等的检测具有同样的灵敏度;另一类试带采用单克隆抗体技术,检测尿液清蛋白,对其他蛋白质不反应,也不受其他化学成分的干扰,但目前尚未应用于临床。

上述方法敏感性不同,因此,不同方法与蛋白定量之间缺乏可比性。

【参考区间】　阴性。

【临床意义】　引起蛋白尿的原因很多,常见的有:

(1) 生理性蛋白尿

1) 功能性蛋白尿(functional proteinuria)　由于发热、剧烈运动、精神紧张等应激状态导致的蛋白尿。多见于青少年,呈一过性,蛋白定性在"+"以下。摄入蛋白质过多,也会出现暂时性蛋白尿。

2) 体位性蛋白尿(postural proteinuria)　又称直立性蛋白尿,多见于瘦长体型的青少年。受试者在卧床休息时蛋白定性阴性;而站立活动时因脊柱前突对肾的压迫,则出现蛋白尿,但没有其他自觉症状。

(2) 病理性蛋白尿　根据其发生机制可分为六类:

1) 肾小球性蛋白尿(glomerular proteinuria):某些炎症、免疫和代谢等因素使肾小球滤过膜孔径增加,电荷屏障遭到破坏,使血浆的中分子及大分子量的蛋白出现在原尿中,超过肾小管重吸能力,形成的蛋白尿称为肾小球性蛋白尿。见于急性肾小球肾炎,肾病综合征、紫癜性肾炎及肾病等。也可见于糖尿病、高血压、SLE 等所致的肾小球病变。尿蛋白主要为清蛋白,严重时会有球蛋白。尿蛋白阳性程度不等,肾小球肾炎蛋白定性多在 +~++,很少超过 +++;而肾病综合征患者尿蛋白多在 ++++。

2) 肾小管性蛋白尿(tubular proteinuria):炎症或中毒引起肾小管对低分子量蛋白质重吸收能力降低而导致的蛋白尿称肾小管性蛋白尿。见于肾盂肾炎、间质性肾炎和肾小管酸中毒等;还见于氨基糖苷类抗生素、解热镇痛药、重金属盐、中药(关木通、马兜铃)等中毒以及肾移植排斥反应等。以 β_2 微球蛋白、溶菌酶等为主,还可以是某些尿酶。蛋白定性大致为 ±~+,很少超过 ++。

3) 混合性蛋白尿(mixed proteinuria):肾脏病变既累及肾小球又累及肾小管产生的蛋白尿为混合性蛋白尿。常见于慢性肾炎、慢性肾盂肾炎、高血压、糖尿病、红斑狼疮性肾炎、肾淀粉样变性等。

4) 组织性蛋白尿(histic proteinuria):在尿液形成过程中,肾小管代谢产生的和肾组织破坏分解的蛋白质以及由于炎症或药物刺激泌尿系统分泌蛋白质(黏蛋白、T-H 蛋白、分泌型 IgA)称为组织性蛋白尿。以 T-H 蛋白为主要成分,易形成管型的基质和结石的核心。组织性蛋白尿常见于尿路感染,蛋白定性多在 "±" 或 "+" 之内,很少超过 ++。

5) 溢出性蛋白尿(overflow proteinuria):循环血浆中异常增多的低分子蛋白质经肾小球滤出,超过肾小管重吸收能力所致的蛋白尿称溢出性蛋白尿。如血红蛋白尿、肌红蛋白尿、本周蛋白尿等。

6）假性蛋白尿：也称偶然性蛋白尿（accidental proteinuria），当尿中混有多量血、脓、黏液等成分而导致蛋白质定性检查阳性时称假性蛋白尿。主要见于泌尿道炎症、出血及尿中混入阴道分泌物、男性精液等，可提示下尿路及生殖道炎症。

（三）尿液糖定性检查

【测定方法】 尿糖定性常用班氏法（Benedict 法）和干化学试带法。

1. 班氏法

【原理】 葡萄糖或其他还原性糖的醛基在热碱性溶液中，能将班氏试剂的蓝色硫酸铜还原为黄色的氢氧化亚铜，进而形成红色氧化亚铜沉淀。

【器材】 试管架、中试管、滴管、试管夹、酒精灯。

【试剂】

（1）甲液：枸橼酸钠（$Na_3C_6H_5O_7 \cdot 2H_2O$）8.5g，无水碳酸钠 76.4g，蒸馏水 700ml，加热助溶。

（2）乙液：硫酸铜（$CuSO_4 \cdot 5H_2O$）13.4g，蒸馏水 100ml，加热助溶。冷却后，将乙液缓慢加入甲液中，不断混匀，冷却至室温后补充蒸馏水至 1000ml。如溶液不透明则需要过滤，煮沸后出现沉淀或变色则不能应用。

【标本】 新鲜尿液。

【操作】

（1）鉴定班氏试剂质量：取中号试管 1 支，加入班氏试剂 2.0ml，摇动试管徐徐加热至沸腾，观察试剂有无颜色及性状变化，若试剂仍为透明蓝色，可进行以下试验。

（2）加尿液：向班氏试剂中加离心后的尿液 0.2ml（约 4 滴），混匀。

（3）加热煮沸：继续煮沸 1~2 分钟，或置沸水浴 5 分钟，自然冷却。

（4）判断结果：判断结果见表 11-7。

表 11-7 Benedict 糖定性试验结果判断

反应现象	报告方式	葡萄糖含量（mmol/L）
蓝色不变	−	<5.6
蓝色中略带绿色，但无沉淀	±	5.6~11.2
绿色，伴少许黄绿色沉淀	+	<28
较多黄绿色沉淀，以黄为主	++	28~56
土黄色浑浊，有大量沉淀	+++	57~112
大量棕红色或砖红色沉淀	++++	>112

【注意事项】

（1）试剂与尿液的比例为 10：1。

（2）煮沸时应不时摇动试管以防爆沸喷出，也可在沸水浴中试验。

（3）检验糖尿病患者尿液中葡萄糖，应空腹或餐后 2h 留取尿标本。

（4）尿液中有大量尿酸盐存在时，煮沸后也呈浑浊并带绿色，但久置后并不变黄色而呈灰蓝色，故必须于冷却后观察结果。尿中含大量铵盐时可抑制氧化亚铜沉淀的生成，应加碱煮沸除去。蛋白含量较高时也影响铜盐的沉淀，可用加热乙酸法除去。

（5）一些非糖还原性物质，如水合氯醛、氨基比林、PAS、阿司匹林、青霉素、链霉素、维生素 C、异烟肼等,当其在尿中含量过高时亦呈阳性反应,应停药 3 天后再行检查。对静脉输注大剂量维生素 C 者 5 天内不宜做尿糖定性,或定性时先将尿液煮沸使之分解破坏。

【方法学评价】 尿糖定性方法常用的有班氏法和干化学试带法。班氏法稳定,灵敏度为 5.5mmol/L,但缺乏特异性。尿中其他糖类(果糖、乳糖、戊糖等)和许多还原性物质(肌酐、尿酸、维生素 C 等)都可起反应,因此,容易出现假阳性。本法逐渐被葡萄糖氧化酶试带法取代。

【质量控制】
(1) 容器要清洁,不含氧化性物质,最好使用一次性尿杯。
(2) 如气温较高,标本不宜长时间存放,以免细菌繁殖消耗尿中葡萄糖,造成假阴性。
(3) 消除维生素 C 的干扰。维生素 C 对试验有影响,因此,注射大剂量维生素 C 后 5 天内不做尿糖定性。
(4) 在规定时间内判断结果,班氏法需待反应物自然冷却后观察。

2. 干化学试带法

【原理】 尿液中葡萄糖使尿液单联或多联试带上的特殊试带模块颜色发生变化,呈深浅与尿液中葡萄糖浓度成正比。

【器材】 尿糖测定单联或多联干化学试带(附标准色板),尿液 8 项(或 11 项)分析仪,以及与之配套的干化学试带等。

【标本】 新鲜尿液。

【操作】 取试带 1 条,浸入尿液中 5s 后取出。1 分钟内在自然光或日光灯光线下与标准色板比色,或以尿液分析仪比色并打印结果。以邻联甲苯胺试带法为例,目测结果判断标准见表 11-8。

表 11-8　试带法葡萄糖定性试验结果判断

反应现象	报告方式	约含葡萄糖量(mmol/L)
不变色	−	<2.2
浅灰色	+	5.5
灰色	++	14.0
灰蓝色	+++	28.0
紫蓝色	++++	112.0

【注意事项】
(1) 试带应避光干燥保存。
(2) 灵敏度受尿比密及温度的影响,浓缩尿灵敏度低,温度高时灵敏度高。
(3) 本法也受维生素 C 等还原性物质的影响,处理方法同班氏法。

【方法学评价】 干化学试带法较班氏法更为灵敏(2.2mmol/L)、简便、快速,特异性高,具有半定量作用。可以目测,也可用于尿自动分析仪,但尿中含有维生素 C 等还原性物质时,将与葡萄糖竞争过氧化酶而使结果呈假阴性。另外,高浓度酮体、高比密尿均可减低试带的灵敏度,但该法极少出现假阳性。

除上述 2 种尿糖定性方法外,薄层层析法是鉴别、确定尿糖种类的特异性方法,但操作繁琐,不适合临床常规标本的测定。

【质量控制】

(1)容器要清洁,不含氧化性物质,最好使用一次性尿杯。

(2)如气温较高,标本不宜长时间存放,以免细菌繁殖消耗尿中葡萄糖,造成假阴性结果。

(3)维生素 C 对测定有影响,注射大剂量维生素 C 后 5 天内不做尿糖定性。如确实需要测定,则应先将尿液煮沸几分钟后再进行测定。

(4)注意高比密尿或高酮体尿对试带法的影响。必要时可用班氏法辅助确定阳性程度。

(5)尿糖定性试验只是作为糖尿病的筛检试验,如需确诊或进行动态观察,必须结合血糖定量检查。

(6)阳性质控液的使用,低浓度质控液(葡萄糖 3g/L)定性为(+),高浓度质控液(15g/L)定性为(+++)。

【参考区间】　阴性。

【临床意义】

(1)血糖增高性糖尿:见于:①糖尿病性糖尿,长期高血糖超过肾糖阈使空腹尿中葡萄糖定性阳性。此时即为糖尿病(diabetes mellitus,DM)。当并发肾损害时,将造成患者肾糖阈升高,又表现为血糖升高与尿糖阳性程度不平行的特征。此时必须依据血糖水平及糖耐量检查结果指导临床合理用药。②其他内分泌异常,甲状腺功能亢进(甲状腺素增加)、库欣综合征(糖皮质激素增加)、肢端肥大症(生长激素增加)、嗜铬细胞瘤(肾上腺素、去甲肾上腺素增加)等疾病可引起血糖升高性糖尿。③应激状态,颅脑损伤、脑血管意外、突然情绪紧张或激动可使血糖一过性升高,进而尿糖阳性。④饮食因素,一次性摄入大量糖或含糖食物,可使血糖暂时性增加。

(2)血糖正常性糖尿:血糖正常,但肾小管对葡萄糖吸收功能减退、即肾糖阈降低所致的糖尿,也称为肾性糖尿。见于慢性肾小球肾炎、肾病综合征、间质性肾炎、家族性糖尿及新生儿糖尿等。妊娠晚期,尿中可出现葡萄糖,与糖尿病鉴别的要点是血糖耐量正常。

(3)其他糖尿:尿中除葡萄糖外还可出现乳糖、半乳糖、果糖、戊糖等,除与膳食种类有关外,还可见于哺乳期妇女发生乳糖尿,肝功能障碍可发生果糖尿或半乳糖尿,也可能与某些遗传代谢性疾病有关。

(四) 尿中酮体定性检查

【测定方法】　由于三种成分在尿中含量的差异,尿酮体测定实际上是对乙酰乙酸的定性。在干化学试带问世之前应用较多的为 Lange 法和改良 Rothera 法。

1. 改良 Rothera 法

【原理】　亚硝基铁氢化钠$[Na_2Fe(CN)_5,2H_2O]$遇尿分解为$Na_4Fe(CN)_6$、$NaNO_2$、$Fe(OH)_3$,和$Fe(CN)_5^{3-}$。如尿中存在可检出量的酮体(丙酮、乙酰乙酸),在碱性环境中即与试剂作用生成异硝基(HOON=)或异硝基胺($NH_2OON=$),后者与$Fe(CN)_5^{3-}$生成紫红色化合物。

【器材】　试管或载玻片、药匙、滴管。

【试剂】　亚硝基铁氢化钠 0.5g(AR),无水碳酸钠 10g(AR),硫酸铵 10g(AR),试剂必须纯而无水,配制前分别将各种试剂烘干、称量并研磨混匀。密闭存于棕色磨口瓶内,防止受潮。

【标本】 新鲜尿液。

【操作】

(1) 加入酮体粉:于载玻片上(或试管内),加入 1 小勺酮体粉。

(2) 加尿液:滴加尿液于酮体粉上,至完全将酮体粉浸湿。

(3) 观察结果:观察酮体粉的颜色变化,5 分钟内出现紫色者为阳性。

(4) 判断结果:判断结果的标准见表 11-9。

表 11-9 改良 Rothera 法尿酮体定性检查结果判断

反应现象	结果判断	报告方式
立即出现深紫色	强阳性	+++ ~ ++++
立即呈现淡紫色而后转为深紫色	阳性	++
逐渐呈现淡紫色	弱阳性	+
5 分钟内无紫色出现	阴性	-

【注意事项】

(1) 尿内有大量非晶形尿酸盐时,可出现橙色反应,应离心除去。

(2) 试剂应保存在干燥器内,以免受潮失效。

(3) 该法必须在碱性并产热条件下进行,因此冬季最好放在 30℃水浴箱中进行。

【方法学评价】 尿酮体的 3 种成分在尿中含量有差异,其中部分丙酮已在血中经呼吸排出体外,故尿中含量很低。乙酰乙酸含量稳定,β- 羟丁酸肾阈值较高。因此,尿酮体测定实际上是对乙酰乙酸的定性。

【质量控制】 尿液要新鲜测定,因乙酰乙酸不稳定、丙酮易挥发,陈旧性尿液会出现假阴性。

2. 干化学试带法

【原理】 以亚硝基铁氰化钠作酮体的显示剂,形成紫栗色化合物。

【试剂】 多联干化学试带及标准色板。

【标本】 新鲜尿液。

【操作】

(1) 蘸取尿液:将试带浸入被检尿液中,浸透后立即取出,及时把多余尿液在容器边缘吸去,1~2 分钟(详见说明书)之内在日光灯下与标准色板比较或以自动分析仪测定。

(2) 判断结果:不变色为(-),棕色为(+),棕红色为(++),紫栗色为(+++)。

【注意事项】

(1) 试带应放阴凉、干燥处,受潮后变软发黄即失效。

(2) 尿中含肌酐、肌酸较多时,可呈假阳性。

【方法学评价】 目前使用的成品试带有两类,一类只与乙酰乙酸反应,与其他酮体成分都不发生反应;另一类与乙酰乙酸和丙酮都起反应,但对乙酰乙酸的灵敏度明显高于丙酮,前者为 50~100mg/L,而后者仅为 400~700mg/L。两类试带与 β- 羟丁酸都不反应。由于试带法敏感、方便、快速,已取代了上述两种方法。

另外,还有其他用于酮体单项成分定性的湿化学方法,如 Gerhardt 乙酰乙酸定性试验、β- 羟丁酸定性试验等。其中 β- 羟丁酸定性试验对酮血症的早期诊断意义较大,此时乙酰乙酸尚未大量排出。但这些试验操作均较繁琐,影响因素多,而且灵敏度低,除特殊需要外一般不用于常规检查。

【质量控制】

(1) 尿液要新鲜,因乙酰乙酸不稳定,丙酮易挥发。陈旧性尿液会出现假阴性。

(2) 由于各种方法对乙酰乙酸和丙酮的灵敏度不同,在不同的病程中所出现的酮体种类也存在差异,因此,各结果之间缺乏可比性。在选择实验方法及分析结果时应加以注意。

【参考区间】　阴性。

【临床意义】　尿酮体阳性见于:

(1) 糖尿病酮症酸中毒:酮尿是糖尿病性昏迷的前期指标,多伴有高血糖和糖尿。但若患者正在接受双胍类降糖药如降糖灵等药物治疗会出现血糖、尿糖正常,而尿酮体阳性的情况。应注意在酮血症期主要为 β- 羟丁酸,由于该物质肾阈高,常规的酮体定性方法对此并不敏感,将对病情估计不足,此时最好进行血中 D-3 羟丁酸浓度测定,有利于酮症酸中毒的早期诊断;而当酮症酸中毒病情缓解时 β- 羟丁酸已转化为乙酰乙酸,又会造成结果偏高,对病情估计过重,出现尿酮体检查结果与病情分离,因此,提示分析结果时应密切结合临床。

(2) 其他:如饥饿、过分节食、剧烈呕吐或腹泻、全身麻醉、长时间空腹运动及寒冷刺激等尿酮体阳性;妊娠妇女可因严重妊娠反应、剧烈呕吐、重症子痫出现酮尿;酒精性肝炎、肝硬化也可出现酮尿。

(五) 尿液胆红素定性检查

【测定方法】　胆红素测定有重氮法与氧化法两大类。常用的方法有:

1. Harrison 法

【原理】　用硫酸钡吸附尿液中的胆红素并浓缩,胆红素与三价铁(Fe^{3+})反应,被氧化为胆青素、胆绿素和胆黄素的复合物,可显蓝绿色、绿色或黄绿色。

【器材】　离心机、试管或离心管、5ml 刻度吸管。

【试剂】

(1) 0.41mol/L 氯化钡溶液:氯化钡($BaCl_2 \cdot 2H_2O$)10.0g,溶于 100ml 蒸馏水中。

(2) Fouchet 试剂:100g/L 的 $FeCl^{3+}$ 溶液 10ml,250g/L 三氯乙酸溶液 90ml,混合后备用。

(3) 氯化钡试纸:将优质滤纸裁成 10mm × 80mm 大小纸条,浸入饱和氯化钡溶液内(氯化钡 30g,溶于 100ml 蒸馏水)数分钟后,室温或 37℃温箱内待干,贮于有塞瓶中密封备用。

【标本】　新鲜尿液。

【操作】　(试管法)

(1) 浓缩胆红素:于 10ml 容量离心管中加入尿液 5ml,再加 0.41mol/L 氯化钡溶液 2.5ml,混匀后离心沉淀 3~5 分钟沉淀即刻变为蓝绿色弃去上清液。

(2) 加试剂:向沉淀表面加 Fouchet 试剂 2 滴放置片刻观察沉淀颜色的变化。

(3) 判断结果:结果判断见表 11-10。

表 11-10　Harrison 法尿胆红素检查

反应现象	结果判断	报告方式
沉淀即刻变为蓝绿色	强阳性	+++
沉淀变为绿色	阳性	++
沉淀逐渐变为淡绿色	弱阳性	+
长时间不变色	阴性	-

【注意事项】

(1) 胆红素遇光易被氧化,因此标本要新鲜并避光保存。

(2) Harrison 法需要尿中有足够的硫酸根离子,如标本与氯化钡混合后不产生沉淀,可滴加硫酸铵试剂 1~2 滴,以促使沉淀形成。

(3) 注意药物的干扰,患者尿中含大量牛黄、熊胆粉、水杨酸和阿司匹林时易产生紫红色。

(4) 试带法结果可疑者,最好用 Harrison 法加以验证。

2. 干化学试带法　结合胆红素在强酸性介质中,与 2,4- 二氯苯胺重氮盐起偶氮联反应而呈紫红色。本法敏感度不高、但操作简便、快速及半定量的作用,可用目视或仪器检测等优点,已得到临床广泛应用。

【参考区间】　阴性。

【临床意义】　尿胆红素阳性见于:

(1) 肝细胞性黄疸如黄疸性肝炎、肝硬化等。肝细胞处理胆红素的能力下降;毛细胆管阻塞使结合胆红素随胆汁分泌受阻,逆流入血从尿中排出。

(2) 阻塞性黄疸如肝内胆汁淤积和胆管占位性病变。结合胆红素排泄障碍,由肝及胆管逆流入血从尿中排出。

(3) 先天性高胆红素血症为一组综合征,是由于肝细胞对胆红素的摄取、结合和排泄缺陷所致的黄疸,其中 Roter 综合征、Dubin-Johnson 综合征可出现胆红素尿。

(六) 尿胆原定性检查

【测定方法及评价】　常用的方法有改良 Ehrlich 法和干化学试带法。

1. 改良 Ehrlich 法　是利用尿胆原在酸性条件下与对二甲氨基苯甲醛反应生成樱红色化合物的特性而设计的湿化学定性法。操作简便,但结果受胆红素、卟胆色素原以及某些药物的干扰。

2. 干化学法试带　有两种,一种是以 Ehrlich 醛反应为基础的试带;另一种是利用尿胆原与重氮化合物的偶联反应,根据产生红色的深浅判断尿胆原含量。试带法简单快速,可以半定量,不受尿中胆红素的影响。

【参考区间】　阴性或弱阳性;1:20 稀释后阴性。

【质量控制】

(1) 标本采集与送检尿胆原含量与饮水量有关:夜间和上午排泄较少,午后迅速增加(2~4h 达到最高峰)。而且尿胆原的清除率与尿液 pH 有关,pH 5.0 时,排泄率为 2ml/min;而 pH8.0 时排泄率为 25ml/min。测试前应嘱患者口服少量 $NaHCO_3$ 使尿液碱化,留取午餐后 2~4h 尿做尿胆原定性可提高试验的灵敏度。注意测定前应以乙酸调节 pH 至弱酸性;

标本要及时测定、避光保存,否则尿胆原氧化为尿胆素将出现假阴性;尿中如含有胆红素将使 Ehrlich 法呈阳性,应先用硫酸钡(或氯化钙)吸附法除去胆红素后再测。

(2) 假阳性尿的鉴别:醛试剂遇磺胺、PAS 时呈黄色或黄红色混浊;氯丙嗪使尿液成紫色反应。遇粪臭素显蓝色。吲哚类物质和卟胆原尿也使醛试剂显红色。但由尿胆原产生的樱红色化合物可被三氯甲烷萃取;吲哚类化合物能被正丁醇提取;都不能被提取的物质是卟胆色素原。以此可以鉴别。吡啶、酮体也使反应出现假阳性,可加入戊醇进行鉴别,真阳性加戊醇后仍呈红色;由酮体等造成的假阳性遇戊醇后变成淡绿色。

(3) 假阴性:维生素 C、甲醛或乌洛托品会阻止醛反应。

(4) 温度:显色速度受温度影响较大,一般要求在 ±20℃,室温过低时需加温。

(5) 结果观察:由于醛反应快速,应在规定时间内,依相关标准判读结果。

(6) 若尿胆原定性阴性:可加做尿胆素定性试验验证,以免因标本不慎久置造成假阴性判断。

【临床意义】

(1) 黄疸的鉴别:尿胆原定性多与胆红素定性同时进行,在临床上常结合血清胆红素定性同时量及粪便颜色的改变用于黄疸的鉴别。溶血性黄疸时尿胆原生成及排出明显增加;肝细胞性黄疸时尿胆原排出增加;完全阻塞性黄疸时尿胆原阴性。

(2) 反映肝细胞损伤的敏感指标:急性黄疸性肝炎时,尿胆原排泄量首先增加,早于黄疸症状出现之前。

(3) 药物影响:长时间大剂量应用抗生素可抑制肠道菌群,使尿胆原不能合成,造成尿胆原阴性;而长时间便秘则容易使尿胆原阳性程度增加。分析时应结合用药史和病史。

(七) 尿血红蛋白定性检查

【测定方法及评价】

(1) 湿化学法:血红蛋白所含的血红素有类似过氧化物酶活性,能催化一种供氢(电子)体,通常是苯胺或酚等脱氢,当其脱氢后,供氢体分子结构发生了变化,从而出现了色基显色。根据这一特性设计并沿用了许多利用酶催化反应检查血红蛋白的方法,所用的供氢体有联苯胺、邻甲苯胺、邻联甲苯胺、无色孔雀绿、愈创木酯和氨基比林(又称匹拉米洞法)等。

(2) 干化学试带法:与湿化学法原理相同,临床所用干化学试带也有多种。试带模块上主要含有邻联甲苯胺、联苯胺或其衍生物。简便、快速,敏感度高(150~300μg/L)。

上述方法干扰因素很多。维生素 C 等其他还原性物质可抑制酶活性使反应呈假阴性;高浓度的葡萄糖和蛋白质会降低反应的敏感性;一些铁剂、碘化合物等氧化物可使反应呈假阳性。这些试剂与肌红蛋白也起反应。因而特异性差,需加以鉴别。而且一些试剂有致癌性如联苯胺,因此,仅作为尿液或粪便隐血的过筛检查。

(3) 单克隆抗体免疫胶体金法:采用抗人血红蛋白单克隆抗体进行隐血检测。敏感度更高(0.2μg/L,2 个 RBC/HP),主要优点是特异性强,与其他动物血都不起反应,干扰因素少。既适用于检查尿隐血,也适用于粪便隐血。加之操作简便、快速,但目前费用较高。

【参考区间】 阴性。

【质量控制】

(1) 尿液要及时测定:长时间放置可因细菌繁殖造成假阳性,或因红细胞破坏导致干化学法与镜检法的人为差异。

（2）保证试剂、试带质量干化学试带要干燥、避光保存；湿化学试剂（尤其过氧化氢）要保证质量。测定标本时必须做阳性、阴性对照。并在规定时间判读结果。

（3）控制干扰因素

1）维生素C：在大剂量输注维生素C后5h内，最好不做相关测定。防止产生假阴性。

2）标本污染：标本及容器不要被血、脓、铁剂、硝酸、铜、锌、铋、碘化物等物质污染，以防假阳性。

（4）综合分析结果：血尿、肌红蛋白尿也呈阳性反应，尤其是血尿，可使试带法出现阳性，但阳性程度与显微镜下红细胞数量并不成正比，此时应综合分析。

【临床意义】

（1）辅助诊断泌尿系统疾病：血红蛋白主要存在于红细胞内，因而泌尿系疾病引起出血都可导致隐血试验阳性。尤其是隐匿性肾炎，当尿中仅有的少量红细胞破坏时，可能表现为查到的红细胞数与隐血试验结果不一致，应注意分析。

（2）辅助诊断：肾前性溶血性疾病各种血管内溶血性疾病，如阵发性睡眠性血红蛋白尿、阵发性寒冷性血红蛋白尿、行军性血红蛋白尿、自身免疫性溶血性贫血、血型不合输血等，均可能出现尿隐血试验阳性。

（八）尿液亚硝酸盐定性检查

【测定方法及评价】　NIT测定基本上都是利用Griss原理，即NIT先与对氨基苯磺酸或氨基苯磺酰胺反应形成重氮盐，再与α-萘胺结合形成红色偶氮化合物。

（1）湿化学法：是将混合药物的干粉直接与尿液作用，观察颜色的变化。使用方便，检测快速。

（2）干化学法：目前临床广泛使用的多联干化学试带也是根据Griss原理而设计开发的，主要用于检测尿路因大肠埃希菌感染而产生的亚硝酸盐，尤其使用含白细胞测定模块的多联干化学试带对泌尿系感染的诊断筛查更有意义。NIT反应敏感度为0.3~0.6mg/L。也可用于仪器检测。

由于Griss反应取决于以下3个条件：①感染的病原微生物的种类；②尿液滞留时间；③硝酸盐的存在。因此，NIT测定对泌尿系感染的阳性检出率并非100%。

【参考区间】　阴性。

【质量控制】

（1）防止假阳性干扰：该法本身很少假阳性，但当标本被非感染性细菌污染时会呈阳性。因此，标本应新鲜测定。

（2）控制假阴性

1）最好使用晨尿，以便尿液在膀胱内有足够的存留时间使细菌完成还原作用。

2）患者服用利尿剂后，由于排尿次数增多会使结果假阴性。大剂量维生素C可抑制Griss反应而呈假阴性。

3）硝基呋喃可降低试验的敏感度，使用抗生素后可抑制细菌活动而使反应转为阴性。

4）其他：高比重尿使反应的敏感度降低，当NIT含量为1mg/L时，结果会呈阴性。另外，若饮食中摄入含硝酸盐或亚硝酸盐的食物如蔬菜、水果过少，也会呈阴性。

（3）综合分析结果：本试验只针对具有硝酸盐还原酶的病原体，因此，在分析结果时应结合镜检报告，仅有 NIT 阴性不能排除泌尿系感染，反之 NIT 阳性也未必一定有泌尿系感染。应进行细菌学检查。

【临床意义】 该指标可作为泌尿系感染的过筛试验，但 NIT 阴性不能排除感染。

六、尿沉渣检查

尿液沉渣检查是利用显微镜或尿沉渣分析仪对尿沉淀物进行检查。在尿液沉渣中能够看到的有形成分有各种细胞、管型及结晶等。对这些有形成分的识别、鉴定及计数，对泌尿系统疾病的诊断和鉴别诊断、观察病情、判断预后有重要的意义。本节主要介绍尿沉渣显微镜检查方法及各种成分的检查的临床意义。

（一）非染色法尿沉渣显微镜检查

【原理】 采用显微镜观察的方法，根据尿液细胞、管型等有形成分的形态特征，识别并记录其在显微镜一定视野内（或一定体积尿液内）的数量。

【器材】 载玻片、离心机（水平式、离心半径 15cm）、刻度离心管、盖玻片（2cm×2cm）、滴管、普通显微镜、定量尿沉渣分析板。

【标本】 新鲜尿液。

【操作】 离心沉淀涂片法

1. 离心尿液 适用于尿外观非明显浑浊的尿标本，是尿沉渣检查标准化推行的方法。取尿液 10ml 离心 5 分钟（500r/min），要求相对离心力（RCF）为 400g。

2. 提取尿沉渣 手持离心管倾斜 45°~90°，用滴管吸去上层尿液，保留下层 0.2ml 尿沉渣。

3. 涂片 轻轻混匀尿沉渣后，取 1 滴（大约 50μl）置载玻片上，用 18mm×18mm 或 22mm×22mm 的盖玻片覆盖后显微镜检查。

4. 观察计数

（1）先用低倍镜观察全片细胞、管型等成分的分布情况，然后用高倍镜确认。注意使用暗视野观察尿液有形成分，特别是透明管型。

（2）管型在低倍镜下观察，至少计数 20 个视野；细胞在高倍镜下观察至少计数 10 个视野，取其平均值报告；结晶按高倍镜视野中分布范围估计报告。计数时要注意细胞的完整性，还要注意有无其他异常巨大细胞、寄生虫虫卵、滴虫、细菌、黏液丝等，男性尿液标本还要注意有无精子及卵磷脂小体。

（二）染色法尿沉渣显微镜检查

为了提高尿沉渣的检验质量，防止某些病理成分在镜检时遗漏和误认，确定某些特殊成分（如肿瘤细胞）和判断异形细胞以及制备永久性标本等可用染色法镜检，离心的尿沉渣中各种有形成分，由于所含成分不同经染色液色素对比染色后，形态、结构清晰易于识别，特别是管型、肿瘤细胞更易识别。

【原理】 尿沉渣中的有些成分，特别是管型，经甲紫和沙黄 2 种色素对比染色后，其形态、结构清晰，易于识别，可提高检出率和准确性。

【器材】 玻片、离心机（水平式、离心半径 15cm）、刻度离心管、盖玻片（2cm×2cm）、滴管、普通显微镜。

【试剂】

1. **S-M 染色液贮存液**

（1）A 液：取甲紫 3.0g，草酸铵 0.8g，溶于 95%（V/V）乙醇 20.0ml、蒸馏水 80.0ml 中，冷藏保存。

（2）B 液：沙黄 O（safranin O）0.25g 溶于 95%（V/V）乙醇 10.0ml、蒸馏水 100ml 中。

2. **S-M 染色液应用液**　A 液和 B 液按 3∶97 的比例混合，过滤后贮于棕色瓶（室温下可保存 3 个月），冷藏保存。

【标本】　新鲜尿液。

【操作】

1. **离心尿液**　取尿液 10ml，离心 5 分钟（RCF 为 400g）。

2. **提取尿沉渣**　手持离心管 45°~90° 弃除上层液，保留下层 0.2ml 尿沉渣。

3. **染色与涂片**　于尿沉渣试管中加入 1 滴 S-M 染色液应用液，混匀，静置 3 分钟。再轻轻混匀后，取 1 滴（大约 50μl）置载玻片上，用 18mm × 18mm 或 22mm × 22mm 的盖玻片覆盖后显微镜检查。

4. **显微镜检查**　先用低倍镜观察细胞、管型等分布情况。细胞在高倍镜视野下至少观察计数 10 个视野，取其平均值报告；管型在低倍镜视野下至少观察计数 20 个视野；结晶按高倍镜视野中分布范围估计报告。

5. **报告结果**　涂片法：细胞以最低数——最高数 / 高倍镜视野（HP）报告；管型以最低数——最高数 / 低倍镜视野（LP）报告。结晶以所占高倍视野面积报告：无结晶为（−），结晶占 1/4 视野为（+），结晶占 1/2 视野为（++），结晶占 3/4 视野为（+++），结晶满视野为（++++）。如果细胞、管型的数量过多，也可按结晶的报告方式报告结果。

【注意事项】

1. **尿标本**　①采集标本后应在 1h 之内检查完毕。②使尿液呈酸性（pH 5.5，可用盐酸或乙酸调节），否则尿液腐败，以致管型破坏、细胞溶解。③非晶形尿酸盐造成的尿液浑浊时可加热消除，或加乙酸溶解非晶形磷酸盐。④应留取中段尿。⑤防止混入阴道分泌物等。

2. **器材**　必须使用标准化器材，如定量分析板、标准刻度离心管、盖玻片等。

3. **操作方法**　①尿沉渣离心、涂片、显微镜检查的条件应保持一致，以便对比。②S-M 染色法染色时间要适当，染色时间过久可引起淡染细胞向浓染细胞转化，闪光细胞失去布朗运动的特点。③不同尿比密对检测结果有影响，故检查前患者不宜大量饮水。胆红素尿时，有形成分可被染成黄色，掩盖其真实的颜色，或由于染液自身的色素颗粒被误认为尿沉渣的成分，应注意区分。

【方法学评价】　尿沉渣检查必须实施规范化、标准化，方可获得满意的报告方式报告结果。

尿液沉渣检查仅为尿液分析的一部分，应结合尿液理学、化学检查及临床资综合分析，再发出报告。尿沉渣检查应建立质量保证体系，同时应进行尿沉渣检查的专业培训，技术未达到熟悉要求者，不得上岗。

（三）尿液有形成分及检查的临床意义

尿沉渣中可见到的有形成分有细胞、管型、结晶、细菌等，其临床意义如下：

1. 细胞

(1) 红细胞:尿沉渣中见到的红细胞,未染色的标本在等渗尿中,典型的红细胞呈双凹圆盘状;淡黄色;在高渗尿中红细胞由于脱水呈皱缩状;在低渗尿中,RBC 因吸收水胀大颜色较浅,甚至血红蛋白质从红细胞中溢出而呈影细胞;在碱性尿中,红细胞膜内侧有颗粒形成或溶血而呈脱血红蛋白质状;红细胞在酸性尿中形态较为稳定。红细胞受 pH值、渗透压,留尿后的放置时间不同而变化,红细胞经肾单位时以及离心时的损伤,盖片的挤压等各种影响,可出现下列异常红细胞:①环状红细胞:因血红蛋白溢出变成空心环状。②棘状红细胞:因水分外出致使胞质呈棘刺状。③红细胞大小不等,红细胞大小可相差3~4 倍。④破碎红细胞:可见新月形,星形,三角形等。

尿中红细胞增多见于:①肾病:见于急、慢性的肾小球肾炎、肾盂肾炎、狼疮性肾炎、与药物反应有关的间质性肾炎、肾肿瘤、肾结核、肾结石、肾静脉栓塞、肾盂积水、多囊肾等。②下尿道疾病:见于急、慢性感染、结石、肿瘤、尿道狭窄、药物(如环磷酰胺)治疗后膀胱出血等。③肾外疾病:见于急、慢性胰腺炎、输卵管炎、疟疾、亚急性细菌性心内膜炎、恶性高血压、白血病和维生素 C 缺乏症等。④药物引起的中毒反应:如磺胺类药物治疗、水杨酸以及不合适的抗凝治疗。

尿中红细胞还可用于某些疾病的鉴别诊断,如沉渣中红细胞少,尿蛋白质多提示肾脏疾病;沉渣中红细胞多,尿蛋白质少提示肾外性泌尿系统感染;有红细胞伴有肾小管上皮细胞及管型,或有红细胞并伴有红细胞管型,提示肾脏疾病;有红细胞无肾上皮细胞和管型一般提示为肾外泌尿系统疾病。

(2) 白细胞:尿中白细胞主要是中性粒细胞,偶尔见到单核细胞和淋巴细胞。在新鲜的尿中,外形与周围血中的白细胞形态结构相同,在低渗及碱性尿中,白细胞常增大,约半数在 2 小时内溶解;在高渗及酸性尿中白细胞常皱缩;陈旧尿中白细胞胞质因均质化而呈明胶样。炎症时,变性死亡的白细胞,结构模糊,胞质内充满粗大颗粒,核不清楚,常粘连成团,称脓细胞。

白细胞活体染色可分为三型:①浓染细胞:为老化或死亡的白细胞,着色较深。②淡染细胞:为活体白细胞,着色较浅。③闪光细胞:在低渗尿中,中性粒细胞发生肿胀,胞质内颗粒呈布朗运动,由于光的折射,出现"闪光"现象,故将此种细胞称为"闪光细胞"。闪光细胞染淡蓝色。常见于肾盂肾炎、膀胱炎等。上述三种细胞大量出现,应怀疑肾或尿路有微生物感染。

正常的尿中可有少数白细胞。尿中的白细胞大量增加常见于:

1) 提示泌尿系统有炎症:如肾盂肾炎、膀胱炎、前列腺炎、精囊炎、尿道炎、肾结核、肾肿瘤等。鉴别诊断尿中的白细胞的来源,可用尿三杯试验进行判断。

2) 尿中淋巴细胞和单核细胞增加:见于肾移植后排斥反应的患者。尿中淋巴细胞增多,还可见于病毒感染、肿瘤、结核、狼疮性肾炎等泌尿系统疾病。

3) 尿中浆细胞增多:提示泌尿系统的慢性炎症。

4) 嗜酸性粒细胞增多:见于间质性肾炎,变态反应性泌尿系统炎症,嗜酸性粒细胞 >5% 称嗜酸性粒细胞尿。

5) 多发性骨髓瘤患者除凝溶蛋白质阳性外,当骨髓瘤细胞累及肾脏时,可在患者尿中出现骨髓瘤细胞。

(3) 上皮细胞：在生理和病理过程中泌尿生殖道脱落的上皮细胞随尿排出，常见的类型有：鳞状上皮细胞、柱状上皮细胞、移行上皮细胞、肾小管上皮细胞。在尿液检查时应进行分类报告。

1) 鳞状上皮细胞：来自尿道前段。正常人尿中可见少量鳞状上皮细胞，如有明显增多或成堆出现并伴有白细胞增多时，则提示该处患有炎症。成年女性尿中混有阴道分泌物时，鳞状上皮细胞及白细胞也较多。

2) 柱状上皮细胞：来自尿道中段、前列腺、精囊、尿道腺等处。正常人尿中几乎不见柱状上皮细胞，如尿中出现较多此种细胞，提示有慢性尿道炎或慢性前列腺炎或慢性膀胱炎的可能（膀胱移行上皮在炎症作用下化生为腺上皮）。

3) 移行上皮细胞：被覆于尿路黏膜的上皮细胞其形态随腔内尿量的增减而变化称移行上皮。移行上皮细胞来自肾盂、输尿管、膀胱及尿道近膀胱段等处的移行上皮组织。此类细胞在正常尿中不易见到，在肾盂、输尿管或膀胱颈部有炎症时可大量出现，并伴有白细胞和红细胞存在。

4) 肾小管上皮细胞：该细胞来自肾小管也称肾小管上皮细胞或肾上皮细胞。这种细胞正常尿中不见，若尿中出现或增多表示肾小管有病变，多见于急性肾小球肾炎；如成堆出现，常表示肾小管有坏死性病变。在某些慢性肾病中，常见肾小管上皮细胞发生脂肪变性，胞质内充满脂肪颗粒，甚至将胞核覆盖，则称复粒细胞或脂肪颗粒细胞。在肾慢性出血，梗死或血红蛋白尿时，在肾小管上皮细胞内出现微褐色的含铁血黄素颗粒，经染色后显示为蓝色颗粒。肾移植1周后的患者，尿中可见较多肾小管上皮细胞，随后逐渐减少或恢复正常，当发生排斥反应时，尿中可再度出现成片的肾小管上皮细胞。

(4) 吞噬细胞：有大吞噬细胞和小吞噬细胞，小吞噬细胞由中性粒细胞演变而来。尿液中的吞噬细胞一般指大吞噬细胞，来自组织细胞，约为白细胞的2~3倍，边缘不整齐；核呈肾形、类圆形、稍偏位、染色质细致；胞质丰富。吞噬细胞内常吞噬有红细胞、白细胞碎片、脂肪滴、精子及颗粒状物质等多种成分。吞噬细胞可在泌尿道急性炎症时出现，同时伴有白细胞及细菌，如急性肾盂肾炎、膀胱炎及尿道炎等。吞噬细胞出现的多少，取决于炎症的程度。

(5) 多核巨核细胞：一般认为来自于移行上皮细胞。主要是多角形细胞，胞体为20~35μm或150~200μm。核呈椭圆形，有数个至数十个。胞质内有时可见到嗜碱性包涵体。该细胞在麻疹、水痘、腮腺炎、流行性出血热等病毒感染的尿中多见，亦可在泌尿系统的炎症、肿瘤、放射治疗患者的尿中出现。

(6) 肿瘤细胞：泌尿系统肿瘤细胞脱落可随尿排出，尿沉渣脱落细胞检验对发现肾、输尿管、膀胱的病变有重要的意义，脱落细胞检查用瑞-吉或巴氏染色进行识别确认，一般找到癌细胞的阳性率为70%。假阴性多于假阳性。

2. **管型**　管型（cast）是远端肾小管和集合管内蛋白质和细胞颗粒成分聚集体。管型形成的必要条件是：①原尿中含一定量的蛋白质，特别是含来自肾小管分泌的Tamm-Horstall糖蛋白，这是形成管型基质的主要蛋白质。②肾小管有使尿液浓缩和酸化的能力，浓缩能提高蛋白质含量又能增加盐类浓度，尿液酸化后能促进蛋白质的沉淀。③可供交替使用的肾单位。正常人两肾共有200万个肾单位，它们交替休息和工作形成管型需要让形成管型的尿液在肾单位下部有足够停止时间，使蛋白质得以浓缩，并聚集成管型。当形成管型的肾单位重新排尿时,管型便随尿排出。

管型一般呈直或微弯的圆柱状,两边平行,两端或一端钝圆,偶可成破裂状。根据所含有形内容物质的多少,分为单纯管型或复合型管型。透明管型未含任何有型内容物质或仅携带 1~2 个细胞或极少量颗粒,称为单纯透明管型。一般习惯称单纯透明管型。复合管型所含内容物较多,如内容物数量超过管型面积 1/3 时,以所含内容物命名,如颗粒管型,细胞管型等。

尿中常见的管型如下:

(1) 透明管型是各类管型的基本结构单位,由 T-H 糖蛋白质及少量的血浆蛋白质组成。形态呈圆柱状,一般较短小,也有较大者,无色半透明,表面较光滑,两边平行,两端钝圆,折光性较弱,适合较暗视野观察。为防止遗漏,可加 S-M 染色液染色后容易发现。透明管型在碱性或低渗尿内最易溶解消失,故应及时镜检。

正常人清晨浓缩尿液中偶见透明管型,当肾有轻度或暂时性功能改变时:如剧烈运动,长期发热、心功能不全,麻醉或服用利尿剂后,可见少量透明管型,老年人尿中也见增多,明显增多见于肾实质病变,如急性或慢性肾小球肾炎、肾病综合征、急性肾盂肾炎、肾淤血、充血性心力衰竭及恶性高血压等。

(2) 细胞管型

1) 红细胞管型:指管型中红细胞超过 1/3 体积,通常管型内的红细胞已破坏。此种管型是由于肾小球或肾小管出血所致。常见于急性肾小球肾炎、慢性肾小球肾炎急性发作、溶血性输血反应、肾出血及肾移植后的急性排斥反应。亦见于狼疮性肾炎、肾梗死、肾静脉的血栓形成、亚急性细菌性的心内膜炎及恶性高血压等。

2) 白细胞管型:管型中以白细胞为主体超过 1/3 面积或充满管型,此种管型出现表示有化脓性炎症,常见于急性肾盂肾炎、间质性肾炎。亦可见于非感染性炎症(如狼疮性肾炎)、肾病综合征及肾小球肾炎等。

3) 肾小管上皮细胞管型(简称上皮细胞管型):管型中以肾小管上皮细胞为主体,超过管型面积的 1/3 或充满管型,所含细胞比白细胞略大,常见叠瓦状排列,根据细胞核的形状可与白细胞进行区别。细胞变性后,核形模糊,胞体大小不定,识别困难,可用加酸法使其核形清楚,或用组化染色后鉴别。

上皮细胞管型在正常人尿中不会出现,此管型出现提示肾小管受累,肾小管上皮细胞剥离变性。常见于急性肾小管坏死、急性肾炎、肾淀粉样变性、间质性肾炎及重金属及药物中毒等。亦可见于阻塞性黄疸、肾移植后排斥反应等。

4) 复合管型:是两种以上细胞同时存在的混合管型,如果识别较困难,可统称为细胞管型,主要见于活动性肾小球肾炎、缺血性肾小球坏死及肾梗死等。

(3) 脂肪管型:管型中脂肪滴含量占管型面积的 1/3 以上时称为脂肪管型,是肾小管损伤后上皮细胞发生脂肪变性的产物。呈灰色、灰蓝色,脂肪滴大小不等,圆形,折光性强。正常人尿中无脂肪管型。若出现多见于肾病综合征、亚急性肾小球肾炎、慢性肾小球肾炎、肾小管中毒及类脂性肾病等。

(4) 颗粒管型:管型中的颗粒含量占管型面积 1/3 以上时,称颗粒管型,它是由肾实质性病变的变性细胞分解产物或由血浆蛋白质及其他物质直接聚集于管型基质中而形成。目前主张不分粗颗粒管型和细颗粒管型,一律统称颗粒管型。

颗粒管型的增多,表示肾有实质性病变。多见于急性或慢性肾小球肾炎、肾盂肾炎、肾小管硬化症、肾病、病毒性疾病、慢性铅中毒及肾移植的急性排斥反应等。

(5) 蜡样管型:蜡样管型是一种均一的不含细胞及颗粒的蜡质管型,此管型是由颗粒管型长期滞留于肾小管中演变而来,在低渗尿及碱性尿中不易分解。此管型出现提示肾脏疾病的慢性化和严重化,提示局部肾单位阻塞少尿或无尿,常见于重症肾小球肾炎、慢性肾衰竭、肾病综合征、肾淀粉样变、重症肝病及糖尿病等。也偶见于急慢性肾脏排斥反应。

(6) 宽幅管型:在肾衰竭时,肾小管上皮细胞碎屑在明显扩大的集合管内凝集,形成的管型宽大而长,不规则广易折断的宽幅管型,又称为肾衰竭管型,在急性肾衰竭的多尿早期可大量出现,在慢性肾炎的晚期出现时,提示预后不良。

(7) 其他管型:上述管型均为较常见的管型,还有一些偶见管型简述如下。①蛋白管型:血管内溶血时,血红蛋白质从血液中直接进入肾小管而形成,见于各种溶血性疾病的尿液中。②血小板管型:在弥散性血管内凝血患者尿中可见有血小板管型。③肌红蛋白管型:肌肉挤压伤的患者,肌红蛋白质进入肾小管而形成的管型。④胆红素管型:管型中充满金黄色的非晶性胆红素颗粒称胆红素管型,见于重症黄疸患者尿中。⑤空泡变性管型:肾病综合征并发重症糖尿病患者尿中,可见到泡沫状的空泡变性管型。⑥窄幅管型:见于新生儿及小儿期尿中,直径在 $15\mu m$ 以下。⑦细菌管型:如果管型中充满细菌表示肾实质受细菌感染,常见于脓毒性疾病。⑧真菌管型:管型中含有多量的念珠菌,表示肾脏受念珠菌感染。

(8) 其他类似管型和误认为管型的物体:①黏液丝:略似透明管型多为长线条状,不规则,粗细不等,边缘不清晰,未端尖细卷曲,分枝,无透明管型的两端钝圆,两边平行的特征,可见于正常人尿中,尤其女性尿中可较多存在,大量出现表示尿道受刺激或有炎症反应。②类圆柱体:形似透明管型,一端或两端尖细呈螺旋形卷曲,可能是集合管产生的黏液丝,也可能是尚未完全形成的透明管型,常和透明管型同时存在,多见于肾血液循环障碍或肾受刺激时。③假管型:黏液性纤维状物附着非晶性尿酸盐、磷酸盐等,形成圆柱体,外形似颗粒管型,但看不到基质,边缘不齐,粗细不等,两端破碎,颗粒密集,色泽发暗。区别方法,加温、加酸、加碱、假管型消失,真管型不变。④红细胞、白细胞、肾小管上皮细胞或细菌堆积在一起,有时亦类似管型,但一般排列较松散,边缘不整齐,两端不圆。⑤应注意丝、麻、毛、棉等各种纤维污染标本时,亦可误认为管型,根据两边不平行,两端不钝圆,无内容物等特征加以区别。

3. 结晶　尿液中的结晶析出,与尿中该物质的浓度、饱和度、pH、温度和保护性胶体物质(主要是黏蛋白质)的浓度有关。结晶多来源于食物或盐类代谢的结果,尿中的结晶一般分为盐类结晶和病理性结晶。

(1) 盐类结晶:大部分盐类结晶一般无临床意义,但应结合具体情况进行报告,若新鲜尿中经常看到草酸钙或尿酸结晶,同时伴有较多的红细胞时则应怀疑有尿结石的可能。各种结晶的识别是很重要的,除进行形态特征的观察进行确定外,还应利用加温、加碱、加酸、加有机溶剂等化学方法进行鉴别。

(2) 药物结晶:尿中除上述结晶外,还有一些难以判断的药物结晶,易和其他结晶混淆。这类结晶需用特殊的方法进行鉴别;主要有来自磺胺类、解热镇痛类和放射造影剂类药物等,还有一些尚未被人们所认识和一些新的药物可能形成结晶,有待于今后不断发现。

磺胺类药物形成的结晶检出对临床用药监测有极其重要的意义。磺胺类药物种类甚多,其结晶形态各异,目前临床常用的有磺胺嘧啶和磺胺甲基异噁唑易在酸性尿中析出结晶,前者呈淡黄色不对称麦杆束状或球状结晶;后者呈无色透明的长方形或正方形的六面体结晶,厚度大,有立体感,散在或集中成十字排列。除用显微镜观察外,可用化学方法区别:①磺胺结晶可溶于丙酮。②醛试验:取少许尿液于试管内,用测尿胆原的欧氏(Ehrlich)试验,滴加 1~2 滴,如显金黄色则为磺胺结晶。③放射造影剂类结晶。

使用放射造影剂后尿中出现球状、束状多形结晶,同时尿比重也明显升高至 1.050 以上。此结晶可溶于 NaOH 溶液,但不溶于乙醚或三氯甲烷。

七、尿液干化学分析仪及临床应用

尿液干化学分析是利用试带垫中含有的特定试剂,同尿液中的化学成分进行化学反应产生的颜色变化进行检查的方法。早期是肉眼观察颜色深浅变化,并与标准比色板进行比较作半定量检查。1956 年 comer 等开始用单一试带测定尿中蛋白质或葡萄糖,随后出现了不同组合的检测试带,目前临床上广泛应用的有 8~11 联试带(pH、PRO、GLU、KET、NIT、BIL、URO、LEU、BLD、SG、维生素 C)。试带检查用肉眼比色,在一些标本量少的实验室及家庭测试仍然使用,但在大批量检查时效率低,且受主观因素影响大,精密度及灵敏度也差,故多用干化学尿分析仪检测。尿液干化学分析仪的问世,标志着尿液分析向快速化、自动化迈进了一步,极大地提高了实验室尿液分析的工作效率,在临床得到广泛普遍应用,是实验室最常用的仪器之一。

尿液干化学分析仪的应用为临床提供快速诊断的依据,但许多中间环节的影响和使用不当也将导致实验结果的误差,影响临床诊断。特别是检测尿液中红细胞、白细胞必须配合使用显微镜检查,以避免漏诊和误诊。

(一) 干化学试带测试项目及原理(表 11-11)

表 11-11 干化学尿试带测试项目及原理

项目	英文缩写	反应原理
1. pH		pH 指示剂
2. 比重	d(SG)	多聚电解质离子解离法
3. 蛋白质	PRO	pH 指示剂的蛋白质误差法
4. 葡萄糖	GLU	葡萄糖氧化酶法
5. 胆红素	BIL	偶氮反应法
6. 尿胆原	URO	醛反应、重氮反应法
7. 酮体	KET	亚硝基铁氰化钠法
8. 亚硝酸盐	NIT	亚硝酸盐还原法
9. 隐血或红细胞	BLD	血红蛋白类过氧化物酶法
10. 白细胞	LEU	酯酶法
11. 维生素 C	ASG	吲哚酚法

(二) 分析前质量控制

1. 仪器

(1) 新购进的仪器要进行全面鉴定,鉴定合格后方能使用。

(2) 使用中的仪器应根据操作需要和厂家对仪器的要求定期校准,这是保证仪器准,这是保证仪器检测准确的根本。

(3) 不同厂家、不同批号尿试带质量不同,划分结果等级的标准也不同,原则上选用仪器配套尿试带,以保证其准确性和溯源性。

2. 标本收集尿标本的容器必须是洁净的,如果要进行细菌培养,容器应经过消毒。有盖容器瓶口宽大,方便收集标本,最好使用防漏塑料容器,使用一次后抛弃。不提倡使用玻璃器皿。理想的容器可装 50ml 标本,并标上患者的姓名及条码(或标本号)号和要求检测的申请单一起运送到实验室。如果标本收集 2 小时不能进行分析,必须冷藏。有些标本如胆红素会被光破坏,应尽量避免光照。冷藏后的标本再测试前必须恢复到室温。

(三) 分析中质量控制

1. **仪器的使用** ①每次开机后必须用仪器随带的"测试带"检测,其检测结果要完全符合"测试带"的规定结果,证明仪器处于正常状态。②仪器和试带的质量控制用上述两种质控物进行测试,如测定结果在"靶值"允许的 1 个定性等级内为"在控";超过此范围即可判为"失控",届时必须寻找原因,及时纠正,直至"在控"后再检测标本。

2. **试带** 定期检查各种试带质量,注意试带有效期,保存时注意防潮,从冰箱取出后应先恢复到室温再使用,不宜频繁更换不同品牌的试带。

3. **操作** 严格执行操作规程,掌握正确的操作方法,操作时应注意:①将试带完全浸入尿液中。②试带浸入尿液时间不能太长,一般 1~5 秒(按说明书要求),取出后将多余尿液除去。③检测完毕后注意仪器清洁及定期保养,以保证结果的准确及延长仪器的使用期。

(四) 分析后质量控制

1. **判定试带是否受下列因素影响** ①尿中高浓度维生素 C(250mg/L)可使试带法葡萄糖和隐血结果呈假阴性。②尿中含肌红蛋白、细菌过氧化物酶的污染、易热酶干扰、氧化型清洁剂及次氯酸盐污染都可导致隐血假阳性;而当在高蛋白尿、高比重尿或样品未混匀致 RBC 沉淀,试剂带灵敏度达不到 150mg/L 时出现隐血假阴性。③一些高聚合物,如聚乙烯吡咯酮可使尿蛋白试带产生假阳性。④尿 pH 如在 8.0 以上,超过试带中缓冲剂的缓冲能力,无论尿中有无蛋白质,均可呈阳性反应。⑤尿中若含有氯丙嗪、酚噻嗪类药物,可使尿胆原和尿胆红素呈假阳性。⑥含有各种色素的异常颜色尿标本,如被吸附在试垫上将造成许多测定结果误差。⑦尿液被甲醛溶液污染或含有高浓度胆红素或使用某些药物(呋喃坦啶)时可出现白细胞假阳性;高蛋白或尿中含大剂量先锋霉素Ⅳ或庆大霉素时则出现白细胞假阴性等。

2. **注意试带的专一性与传统检测的不同之处** ①蛋白模块只对清蛋白敏感,对球蛋白不敏感,对本周蛋白不反应。②葡萄糖模块只对葡萄糖反应,对乳糖、半乳糖、果糖、蔗糖不反应。③酮体模块对乙酰乙酸最敏感,丙酮次之,对 β- 羟丁酸不反应。④隐血模块不但对完整和破损红细胞均有反应,而且对游离 Hb 也反应。⑤白细胞模块只对中性粒细胞反应,而对淋巴细胞无反应。⑥胆红素及尿胆原模块灵敏度比 Harrison 手工法低得多。⑦比重模块只能反映尿中离子浓度,与比重计结果不一,对低比重尿不敏感。

3. 尿试带的确证试验 干化学可造成一定的假阳性和假阴性,因此,属于过筛试验。原则上对可疑结果应进行确证试验复核,这是质量保证重要环节。按 CCLS 文件规定,尿的确证试验为磺基水杨酸法;尿葡萄糖的确证试验为葡萄糖氧化酶定量法;尿胆红素的确证试验为 Harrison 法;尿白细胞、红细胞的确证试验为尿沉渣显微镜检查。

4. 仪器检测结果与尿沉渣显微镜检查不符时的分析 对干化学分析仪检测白细胞、红细胞的结果出现假阴性时,应以镜检为准;当仪器出现假阳性时,这种情况可见于:①当尿在膀胱贮存时间长,白细胞可能破坏,中性粒细胞酯酶可释放入尿中,此时仪器分析为(+),而镜检(−)。②肾病患者尿中红细胞常破坏而将血红蛋白释入尿中,或某些患者尿中有高活性不耐热的触酶时,均可导致仪器分析为(+),而镜检(−)。对不耐热的触酶可将尿液煮沸冷却后再测试来排除假阳性。而其他情况要结合临床实践,不能一概否定或肯定仪器检测结果,更不能随意调节改变仪器的灵敏度。这进一步说明干化学尿分析仪不能取代显微镜检查。

第六节 粪 便 检 查

一、粪便标本的采集

1. 采集新鲜粪便,盛于洁净、干燥、无吸水性的有盖容器中。做细菌学检查时,粪便标本应收集于无菌容器内。标本采集后一般应于 1 小时内检查完毕,否则因 pH 及消化酶等影响,导致有形成分的分解破坏及病原菌的死亡。

2. 采集标本时应用干净竹签挑取含有脓血、黏液等病理成分的粪便。外观无异常的粪便须从表面、深部多处取材,其量至少为指头大小(约 5g)。

3. 检查溶组织内阿米巴原虫滋养体时应于排便后立即检查,寒冷季节标本传送及检查时均须保温。检查日本血吸虫卵时应取脓血、黏液部分,孵化毛蚴时至少留取 30g 的粪便,且须尽快处理。检查蛲虫卵须用透明薄膜拭子或棉拭子于晚 12 时或清晨排便前自肛门周围皱襞处拭取并立即镜检。

4. 做化学法隐血试验时,应于检查 3 日前禁食肉类、肝脏及含动物血食品,并禁服铁剂及维生素 C 等药品。

5. 无粪便排出而又必须检查时,可经肛门指诊或采便管拭取标本。

二、粪便一般性状检查

(一)外观

粪便的外观包括颜色和性状。正常成人的粪便刚排出时为黄褐色成形柱状软便,婴儿粪便可呈黄色或金黄色糊状。病理情况下,粪便的颜色和性状可发生不同的变化,以提示相应的病变。

1. 黏液便 黏液增多常见于肠道炎症或受刺激。小肠炎症时,增多的黏液均匀地混合于粪便之中;来自大肠病变的黏液,多因粪便已逐渐成形而附着于粪便表面。黏液便常见于各种肠炎、细菌性痢疾、阿米巴痢疾、急性血吸虫病等。

2. **脓性及脓血便** 常见于细菌性痢疾、阿米巴痢疾、溃疡性结肠炎或直肠癌。脓或血的多少，取决于炎症的类型和病变的程度。细菌性痢疾时，以黏液及脓为主，脓中带血。阿米巴痢疾时，以血为主，血中带脓，呈暗红色稀果酱样。此时要注意与食入大量咖啡、巧克力后的酱色粪便相鉴别。

3. **鲜血便** 常见于直肠息肉、结肠癌，肛裂和痔疮等也可见鲜红色血便。痔疮时常在排便之后有鲜血滴落，而其他疾病多见鲜血附着于粪便的表面。食用大量西瓜、红辣椒、西红柿后也可见红色便。

4. **柏油样便** 粪便呈褐色或黑色、质软、富有光泽、隐血试验阳性。多见于上消化道出血。上消化道出血量达 50ml 以上时，可见到柏油样便。服用活性炭、铋剂之后也可排黑色便，但无光泽，且隐血试验为阴性。

5. **米泔样便** 呈乳白色淘米水样，内含黏液片块。多见于霍乱、副霍乱患者。

6. **白陶土样便** 由于胆道阻塞，进入肠道的胆汁减少或缺如，粪胆素生成减少甚至无粪胆素产生，使粪便呈灰白色。主要见于阻塞性黄疸，钡餐造影术后或过量的脂肪亦可使粪便呈乳白色或白色。

（二）寄生虫及结石

粪便中可发现蛔虫、蛲虫、带绦虫节片。过筛冲洗后可发现钩虫、鞭虫等细小虫体。绦虫患者驱虫后，应仔细查找头节，还可见到胆石、胰石、肠石等。尤其是胆石，常在患者应用排石药物或碎石术后出现。

三、粪便的显微镜检查

粪便显微镜检查，最常用的方法是生理盐水涂片法。以竹签挑取含黏液浓血的部分，若为成形粪便则应自粪便表面、深部多处取材，混悬于生理盐水中制成涂片，厚度以能透视纸上字迹为宜。镜检时加载盖玻片，先用低倍镜观察全片有无虫卵、原虫及包囊，再用高倍镜仔细观察血细胞等病理成分的形态及结构。在进行细胞镜检仔细观察 10 个以上高倍视野，按表 11-12 报告结果。

表 11-12 粪便中镜检细胞报告方式

10 个高倍视野所见情况	报告方式
10 个视野中仅看到一个某种细胞	偶见
10 个视野中有时不见，最多见到 2~3 个	0~3
10 个视野中最少可见 5 个，最多 10+	5~10
10 个视野中细胞数大多超过 10 个以上	多数
10 个视野中细胞均匀分布难以计数	满视野

（一）细胞

1. **白细胞** 正常粪便中不见或偶见。肠道有炎症时增多，其数量多少与炎症轻重及部位有关。小肠炎症时，白细胞数量不多（小于 15/HP），均匀混合于粪便中，且细胞已被部分消化难以辨认。结肠炎症如细菌性痢疾时，白细胞大量出现，并可见到退化白细胞，呈灰白色，胞质中充满细小颗粒，核不清楚，呈分叶状，胞体胀大，边缘已不完整或已破碎，成堆出现的脓细胞。若滴加冰醋酸，胞质和核清晰可见。过敏性肠炎、肠道寄生虫病（阿米巴痢疾或钩虫病)时粪便涂片染色后还可见较多的嗜酸性粒细胞,同时常伴有夏科 - 雷登结晶(Charcot-Leyden crystal)。

2. 红细胞　正常粪便中无红细胞。上消化道出血时,红细胞多因胃液及肠液而破坏。可通过隐血试验予以证实。下消化道炎症(如细菌性痢疾、阿米巴痢疾、溃疡性结肠炎)、外伤、肿瘤及其他出血性疾病时可见到多少不等的红细胞。在阿米巴痢疾的粪便中,以红细胞为主,成堆存在,并有残碎现象。在细菌性痢疾时红细胞少于白细胞,常分散存在,形态多正常。

3. 吞噬细胞　为一种能吞噬较大异物的单核细胞。其胞体较中性粒细胞大,核形态多不规则,胞质常有伪足状突起,胞质内常吞噬有颗粒或细胞碎屑等异物,有时也可见红细胞、白细胞和细菌等。粪便中见到巨噬细胞是诊断急性细菌性痢疾的依据,也可见于急性出血性肠炎或偶见于溃疡性结肠炎。

4. 肠黏膜上皮细胞　整个小肠和大肠黏膜的上皮细胞均为柱状上皮细胞。在生理情况下,少量脱落的上皮细胞大多被破坏,故正常粪便中不易发现。当肠道发生炎症,如霍乱、副霍乱、坏死性肠炎等时,上皮细胞增多。伪膜性肠炎时,粪便的黏膜块中可见到数量较多的肠黏膜柱状上皮细胞,多与白细胞共同存在。

5. 肿瘤细胞　乙状结肠癌、直肠癌患者的血性粪便中涂片染色,可见到成堆的癌细胞。

(二) 寄生虫卵及原虫

1. 寄生虫卵粪便　涂片中常可见蛔虫卵、钩虫卵、鞭虫卵、蛲虫卵、血吸虫卵、姜片虫卵、肺吸虫卵、肝吸虫卵、带绦虫卵等。为了提高粪便虫卵的检出率,临床上常采用离心沉淀法、静置沉淀集卵法、饱和盐水漂浮法等集卵方法来提高检出阳性率。

2. 原虫滋养体和包囊　肠道原虫感染常见的有:①阿米巴原虫,在阿米巴痢疾典型的酱红色黏液便中,可见到大滋养体,并同时可见到夏科—雷登结晶。在腹泻患者粪便中可查到小滋养体。在带虫者或慢性患者成形粪便中只可查见包囊。②蓝氏贾第鞭毛虫,主要感染儿童和旅游者,引起腹泻。在稀薄粪便中可找到滋养体,在成形粪便中多能找到包囊。③隐孢子虫,现认为该虫是引起免疫缺陷综合征和儿童腹泻的主要病原,已列为艾滋病重要检测项目之一。④人芽囊原虫(blastocystis hominis),长期以来一直被人们误认为是一种对人体无害的肠道酵母菌。近年来,大量研究资料表明,该虫是寄生在高等灵长类动物和人类肠道的机会致病性寄生原虫。有报道正常人检出率为45%。其镜下形态为无色或浅黄色,圆或卵圆形,直径 5~25μm,大小不一,胞内含一巨大透明体,其周边绕以狭窄的细胞质,胞质内含有少数折光小体。用碘染色后透明体不着色,周围胞质着淡黄色,有时易与白细胞及原虫相混淆,可借破坏试验来鉴别,即用蒸馏水代替生理盐水做粪便涂片,人芽囊原虫迅速破坏而消失,而酵母菌及白细胞不易破坏。

(三) 细菌

粪便中细菌较多,约占粪便干重的1/3,多属正常菌群。成人粪便中以大肠埃希菌、厌氧菌和肠球菌为主要菌群,约占80%,产气杆菌、变形杆菌等多为过路菌,不超过10%。除此之外,还有少量芽孢菌。正常情况下粪便中菌量处于相对恒定状态,菌谱保持着动态平衡。粪便中球菌(G^+)和杆菌(G^-)的比例大致为 1:10。长期使用广谱抗生素、免疫抑制剂以及某些慢性消耗性疾病患者,粪便中球菌 / 杆菌比值变大。革兰阴性杆菌严重减少甚至消失,而葡萄球菌或真菌等明显增多,常提示肠道菌群失调。用粪便悬滴液检查和涂片染色有助于霍乱弧菌初筛。取米泔样粪便生理盐水悬滴检查可见呈鱼群穿梭样活泼的弧菌,粪便黏液涂片革兰染色及稀释苯酚复红染色后,油镜观察若见到革兰阴性红色鱼群样排列,呈逗点状或香蕉样形态的弧菌,需及时报告和进行培养和鉴定。

四、粪便隐血试验

当上消化道有少量出血时,因消化液的作用导致红细胞溶解破坏,肉眼或显微镜检查不能发现,采用化学法或免疫法等方法方能证实出血的试验,称为隐血试验(occult blood test OBT)。

(一)邻联甲苯胺法

【原理】 血红蛋白中的亚铁血红素与过氧化物酶的结构和功能相似,具有弱过氧化物酶活性,能催化过氧化氢释放新生态氧,氧化色原物而呈色,借以检出微量的血红蛋白。

【器材】 竹签、消毒棉签(滤纸或白瓷板)。

【试剂】

1. 10g/L 邻联甲苯胺冰醋酸溶液 取邻联甲苯胺 1g,溶于冰醋酸及无水乙醇各 50ml的混合液中,置棕色瓶内,保存于 4℃ 冰箱内可用 2~12 个月(若变为暗色,应重新配制)。

2. 3%(V/V)过氧化氢

【标本】 新鲜粪便。

【操作】

1. 挑取标本 用竹签挑取少许粪便涂于消毒棉签(滤纸或白瓷板)上。

2. 加试剂 滴加 10g/L 邻联甲苯胺冰醋酸溶液及 3% 过氧化氢 1~2 滴于棉签(滤纸或白瓷板)的标本上。

3. 判断结果

(1) 加入试剂后 2 分钟仍不显色,为阴性。

(2) 加入试剂后 2 分钟内显蓝色为阳性,其程度分别为:

1) 加入试剂 10s 后显浅蓝色渐变蓝色为(+)。

2) 加入试剂后显浅蓝褐色,且逐渐加深为(++)。

3) 加入试剂后立即显蓝褐色为(+++)。

4) 加入试剂后立即显蓝黑褐色为(++++)。

【注意事项】

1. 因 3% 过氧化氢不稳定,长时间放置可使反应减弱,所以实验前应检查其是否有效,可将过氧化氢滴于未染色的血涂片上,如产生泡沫表示过氧化氢有效。

2. 粪便标本必须及时检查,否则灵敏度降低。

(二)单克隆抗体胶体金法

【原理】 胶体金是由氯化金和枸橼酸合成的胶体物质,呈紫红色。胶体金与羊抗人血红蛋白单克隆抗体(羊抗人 Hb 单抗)吸附在特制的乙酸纤维膜上,形成一种有标记抗体的胶体金物质,再在试带的上端涂上包被抗体(羊抗人 Hb 多抗)和羊抗鼠 IgG 抗体。试带中含有分布均匀的胶体金标记的羊抗人 Hb 单克隆抗体和无关金标记鼠 IgG。检测时将试带浸入被检的粪便浆或稀释粪便液中,粪便悬液通过层析的作用,沿着试带上行,如粪便中含有 Hb,在上行过程中与胶体金标记羊抗人 Hb 单克隆抗体结合,待行至羊抗人 Hb 多抗体线时,形成金标记的抗人 Hb 单抗 - 粪 Hb- 羊抗人 Hb 多抗复合物,在试带上显现 1 条紫红色线,即为隐血试验阳性;试带上无关的金标记鼠 IgG 随粪便悬液上行至羊抗鼠 IgG 处时,与之结合形成另一条紫红色线,为阴性对照线(质控线)。即隐血试验阳性时试带出现 2 条紫红色线,如果只显现 1 条紫红色线为隐血试验阴性,试带无紫红色线出现即说明已失效。

【器材】 载玻片、试管。

【试剂】 商品试剂盒、蒸馏水。

【标本】 新鲜粪便。

【操作】

1. **标本处理** 取洁净干燥的小试管加入 0.5ml 蒸馏水(或载玻片 1 张,滴加 2~3 滴蒸馏水),取粪便 10~50mg,调成均匀混悬液。

2. **浸试带观察结果** 将试带的反应端浸入粪便混悬液中,5 分钟内观察试带上有无颜色变化。

3. **判断结果**

(1) 反应线和质控线同时呈现红色为阳性。

(2) 只有 1 条质控线呈现红色为阴性。

(3) 反应线与质控线均不呈色,说明试带失效。不同试剂盒方法有差异,应以所用试剂盒的操作说明要求为准。

【注意事项】 必要时将原调成的粪浆稀释 50 倍后再做检查。

【方法学评价】 粪便隐血检测方法主要有化学法和免疫学法。化学法有邻联甲苯胺法、愈创木酯法、匹拉米洞法、还原酚酞法、联苯胺法、无色孔雀法等 10 余种。其检出灵敏度,以还原酚酞法最高,无色孔雀法最低,邻联甲苯胺法、愈创木酯法等灵敏度适中,方法也简便。联苯胺公认有致癌作用,已淘汰。为了减少假阳性和假阴性,宜采用中等灵敏度的方法。目前,市面上还有成品的干化学试带,使用方便。但试剂不稳定、特异性较低,如进食动物血或肉及肝脏、进食含叶绿素多的食物,某些药物如铁剂、阿司匹林等可出现假阳性,所以试验前必须素食 3 天。单克隆抗体胶体金法的灵敏度高、特异性强、不需控制饮食,同时还具有检测快速、方便等优点。但由于灵敏度过高,在某些患者服用刺激胃肠道的药物后可造成假阳性。上消化道出血患者有时可因为血红蛋白经过肠道消化酶降解变性而不具有原来的免疫原性,单克隆抗体与所抗的血红蛋白抗原不匹配或消化道出血过多,抗原过剩出现后带现象等原因而造成假阴性,此时应改用化学法测定。抗原过剩时可将原已稀释的粪便在稀释 50~100 倍重新检查。目前认为免疫学方法是筛选检查大肠癌最合适的试验,主要用于检测下消化道出血,化学法用于诊断上消化道出血结果更可靠。

【参考区间】 阴性。

【临床意义】

1. **对消化道出血的诊断及鉴别诊断有重要价值** 消化性溃疡、药物致胃黏膜损伤(如服用阿司匹林、吲哚美辛、糖皮质激素等)、肠结核、克罗恩(crohn)病、溃疡性结肠炎、结肠息肉、钩虫病及胃癌等消化道肿瘤时,隐血试验常呈阳性反应。在胃肠道溃疡时,阳性率可达 40%~70%,呈间断性阳性。消化道溃疡经治疗,粪便颜色正常后,隐血试验阳性可持续 5~7 天,此后如出血完全停止,隐血试验即可转阴。消化道癌症时,阳性率可达 95%,呈持续阳性。

2. **消化道恶性肿瘤普查的一个筛选指标**　尤其是对中老年人早期发现消化道恶性肿瘤的重要价值。

第七节　脑脊液检查

一、脑脊液检查的适应证和标本采集

(一) 脑脊液检查(CSF)的适应证

CSF 检查的适应证有:①有脑膜刺激症状者。②原因不明的剧烈头痛、昏迷、抽搐或瘫痪。③疑颅内出血、中枢神经梅毒、脑膜白血病患者。④中枢神经系统疾病需系统观察或椎管内给药等。

(二) 脑脊液检查的标本采集

CSF 一般由临床医生进行腰椎穿刺采集,穿刺后应由医师先作压力测定。待压力测定后,将 CSF 分别收集于三个无菌试管(或小瓶)中,每管 1~2ml:第一管做细菌培养,必须留于无菌小试管中;第二管做化学或免疫学检查;第三管做一般性状检查和显微镜检查。

标本采集后应立即送检,检查一般不能超过 1h,放置过久将影响检验结果,其原因如下:

1. 细胞破坏或沉淀,与纤维蛋白凝结成块,导致计数不准确。

2. 细胞离体后迅速变形乃至渐渐消失,导致计数不准和影响分类计数。

3. 糖迅速分解,导致糖含量降低。

4. 细菌自溶或死亡,影响细菌检出率。采集的 CSF 应尽量避免凝固和混入血液。若穿刺损伤血管导致血液混入,在进行细胞计数时应校正,并注明。

二、脑脊液一般性状检查

(一) 颜色

正常 CSF 为无色水样液体,在病理情况下 CSF 可呈不同程度颜色的改变。

1. **红色**　CSF 中混有血液时,因红细胞量的多少和出血时间的不同,可使标本呈红色、红褐色、淡红色等。常由于穿刺损伤出血(新鲜出血)或脑及蛛网膜下腔出血(陈旧性出血)引起。

2. **黄色**　CSF 呈淡黄色称为 CSF 黄变症,主要见于:①脑及蛛网膜下腔的陈旧性出血,由于红细胞破坏、溶解,出血 4~8 小时即可出现黄色。停止出血后这种黄色仍可持续 3 周左右。②蛛网膜下腔梗阻:常见于脊柱外伤、结核病变、椎间盘突出、硬脊膜外脓肿、蛛网膜粘连、神经纤维瘤及脊髓胶质瘤等,此时由于 CSF 长期滞留,当蛋白含量超过 1.5g/L 时,颜色变黄,其黄色程度与蛋白质含量成正比。当蛋白含量达到 30~50g/L 时,CSF 可自凝而呈黄色胶冻状。③各种原因引起的黄疸:如新生儿溶血,黄疸型传染性肝炎,胆道梗阻,当血清游离的胆红素明显升高,CSF 胆红素浓度超过 8.5μmol/L 时,即可被黄染。④穿刺 1 小时内未及时检测,由于针头或试管等引起红细胞破坏,血红蛋白降解常呈淡黄色。

3. 乳白色　常见于化脓性细菌所引起的化脓性脑膜炎,多因 CSF 细胞增加所致。

4. 绿色　主要见于铜绿假单胞菌性脑膜炎。

5. 褐色或黑色　常见于脑膜黑色素瘤。

(二)透明度

正常 CSF 清晰透明,CSF 出现混浊的原因见于:

1. 穿刺出血　穿刺损伤出血,CSF 中有红细胞,可造成微混。

2. 炎症　当中枢神经系统炎症时,由于细胞、细菌、真菌或蛋白质含量增加可引起混浊,混浊程度则因疾病种类及轻重不同而异。化脓性脑膜炎,细胞数、蛋白含量明显增加,可呈脓性乳白混浊;结核性脑膜炎,CSF 内细胞中度增多,可呈毛玻璃样微混浊;病毒性脑炎、神经梅毒等疾病的 CSF 可呈透明外观。

报告方式:可分"清晰透明""微混""混浊"三级报告。

(三)薄膜或凝块

正常 CSF 于试管内静置 12~24 小时不形成薄膜、凝块或沉淀物。当蛋白质量(包括纤维蛋白原)超过 10g/L 时,可出现薄膜或凝块。化脓性脑膜炎患者的 CSF 在抽出后 1~2 小时内形成明显的凝块或沉淀。结核性脑膜炎患者的 CSF 静置 12~24 小时后,可见表面有纤细的网膜形成,取此膜涂片检查结核分枝杆菌,阳性率较高。故凡临床上怀疑为结核性脑膜炎时,应保留标本静置 24 小时,观察有无薄膜形成。脊髓灰质炎及神经梅毒可出现小絮状凝块而不形成薄膜。蛛网膜下腔阻塞时,其远端部位的 CSF 蛋白质含量明显增高,常呈黄色胶冻状。如 CSF 同时存在胶样凝固、黄变症和蛋白 - 细胞分离现象(即蛋白质明显增多而细胞数仅轻度增加或接近正常)三个特征,称为 Froin-Nonne 综合征,是蛛网膜下腔梗阻 CSF 的特征。

CSF 的凝固性可按"无凝块""有凝块""有薄膜""胶冻状"等描述。由于凝块或薄膜包裹炎细胞,故可影响细胞计数的准确性。

三、脑脊液常用化学检查

(一)蛋白质定性检查

【原理】　脑脊液中球蛋白与苯酚结合,形成不溶性蛋白盐而产生白色浑浊或沉淀,即潘迪试验。

【器材】　小试管、刻度吸管、尖滴管。

【试剂】　饱和苯酚溶液:取苯酚 10ml(有结晶时,先放入 56℃水浴箱中加热助溶),加蒸馏水至 100ml,充分混匀,置入 37℃温箱中数小时,见底层有苯酚析出,取上层饱和苯酚溶液于棕色瓶中避光保存。

【标本】　新鲜脑脊液。

【操作】

1. 加试剂　取试剂 2ml 于小试管中。

2. 加标本　用尖滴管垂直滴加脑脊液标本 1~2 滴。

3. **观察结果**　在黑暗背景下立即用肉眼观察结果。

4. **判断结果**

(1) 清晰透明,不呈现云雾状为(-)。

(2) 呈微白雾状,对光不易看见,黑色背景下才能见到为(±)。

(3) 灰白色云雾状为(+)。

(4) 白色浑浊或白色薄云状沉淀为(++)。

(5) 白色絮状沉淀或白色浓云块状为(+++)。

(6) 立即形成白色凝块为(++++)。

【注意事项】

1. 当室温在10℃以下时,应将试剂保存在37℃温箱中,否则饱和度降低,可致假阴性。

2. 试管内径以小为佳,一般为(13±1)mm,加入试剂后立即观察结果。

3. 标本中如红细胞过多,应离心沉淀取上清液检测。

【方法学评价】　潘迪试验所需标本量少,操作简单,试剂易得,结果易观察,其沉淀的多少与蛋白质含量成正比,观察结果较为明确。但该法过于灵敏,部分正常人亦可出现弱阳性结果。

【质量控制】

1. 标本因穿刺出血,有血清蛋白混入可引起假阳性。

2. 试验中所用试管和滴管必须洁净,否则易出现假阳性。

3. 苯酚不纯可引起假阳性,室温低于10℃、苯酚饱和度降低可引起假阴性。

4. 人工配制含球蛋白的溶液作阳性对照,可在正常脑脊液或配制与正常脑脊液基本成分相似的基础液中加不同量的球蛋白。

【参考区间】　阴性或弱阳性。

【临床意义】　正常CSF以清蛋白为主,球蛋白微量(不超过0.06g/L),无纤维蛋白原。血-脑屏障破坏、CSF吸收受阻、机械性梗阻或鞘内免疫球蛋白合成增加均可使CSF蛋白升高。

1. **CSF蛋白增加见于**　①神经系统炎症:化脓性脑膜炎显著增加,定性多在+++以上;结核性脑膜炎中度增加,定性多在++~+++;病毒性脑炎可正常或轻度增加,定性可在±~+。另外,CSF总蛋白定量测定可用于鉴别化脓性和非化脓性脑膜炎。②神经根病变:如急性感染性多发性神经炎(Guillain-Barre syndrome),多数病例CSF蛋白增高,而细胞正常或接近正常,呈蛋白-细胞分离现象。③颅内和蛛网膜下腔出血:血性CSF可使蛋白质含量增高,常见于高血压并发动脉硬化、脑血管畸形、动脉瘤、血液病、脑动脉炎及脑肿瘤。④颅内占位性病变及蛛网膜下腔梗阻:如脑肿瘤,脑脓肿及颅内血肿及脊柱外伤,结核病变,蛛网膜粘连等引起CSF循环受阻。⑤脱髓鞘疾病:如多发性硬化症,鞘内免疫球蛋白合成增加。

2. **CSF蛋白降低**　可因大量CSF漏出和鞘内压力增加使CSF重吸收增加所致。

(二)葡萄糖定量测定

正常情况下,脑脊液中葡萄糖含量约为血浆葡萄糖浓度的60%。CSF葡萄糖含量易受下列因素的影响:血葡萄糖浓度、血-脑屏障的通透性及CSF中葡萄糖酵解程度等。较理想的 CSF 糖测定应在禁食 4 小时后作腰穿,标本采集后,最好 30 分钟内进行测定,若暂时不能测定,可加入适量氟化钠放冰箱保存,以抑制细菌或细胞利用葡萄糖。

【测定方法及评价】 目前一般用葡萄糖氧化酶法或己糖激酶法,标本用量少,酶法测定快速,结果准确可靠,尤其是后者,特异性较高。由于 CSF 葡萄糖含量较低,大约为血糖的 3/5,为了提高灵敏度,可将标本用量加倍,最后计算结果除以 2。

【参考区间】 成人   2.5~4.5mmol/L

     儿童   2.8~4.5mmol/L

     CSF(糖)/血浆(糖) 0.3~0.9

【临床意义】

1. **CSF 糖降低** 见于①中枢神经系统细菌或真菌感染:急性化脓性脑膜炎葡萄糖降低出现早且降低明显,在疾病发展至高峰时葡萄糖可为零;结核性或真菌性脑膜炎,CSF 中葡萄糖降低多发生于中、晚期,葡萄糖含量越低,预后越差,但病毒性脑炎时,CSF 中葡萄糖多无明显变化,借此可以鉴别诊断。②脑寄生虫病:如脑囊虫病、血吸虫病、肺吸虫病、弓形虫病等均可使糖降低。③颅内肿瘤:常见于髓母细胞瘤、多形性胶质母细胞瘤、星形细胞瘤、脑膜瘤及脑膜肉瘤等,特别是恶性肿瘤,CSF 中葡萄糖降低甚至消失。④蛛网膜下腔出血:由于细胞坏死或红细胞破坏,释放出大量糖酵解的酶类,进一步催化糖酵解,故 CSF 葡萄糖下降。

2. **葡萄糖升高** 主要反映血糖增高,见于糖尿病、早产儿或新生儿、下丘脑损害等。

(三)氯化物定量测定

正常情况下,CSF 中氯化物(主要是氯化钠)含量高于血中氯化物,比血液中氯化物含量高 20% 左右。这是由于 CSF 内蛋白质含量较低,为了维持 CSF 和血浆渗透压之间平衡,故 CSF 氯化物含量高于血浆,即为 Donnan 平衡。CSF 中氯化物含量受血氯浓度、血 pH、血 - 脑屏障通透性及 CSF 中蛋白质含量等多种因素影响,当中枢神经系统发生病变时,CSF 中氯化物浓度可发生改变,故检测 CSF 中氯化物含量可有助于中枢神经统疾患的诊断。

【测定方法及评价】 CSF 氯化物定量测定方法与血清氯化物测定方法相同,目前推荐方法主要有硝酸汞滴定法、电量分析法、离子选择性电极法和硫氰酸汞比色法,临床上多用电极法,具体内容见临床生化检验。

1. **硝酸汞滴定法** 除用于 CSF 氯化物测定外,还可用于血清、血浆、尿液氯化物测定,应用广泛,此法简便,不需特殊仪器。但由于受到操作者技术、终点判断、试剂质量、玻璃用品清洁度等因素影响,准确度和精密度较差,工作效率低,目前多被离子选择电极法和电量法所取代。

2. **硫氰酸汞比色法** 该法为血氯化物测定最常使用方法,准确度和精密度良好,但不太适用于体液标本测定。

3. **库仑滴定法(即电量分析法)** 为参考方法,具有高精密度和高准确度特点。临床上应用较少。

4. **离子选择性电极法** 为常规方法,准确度和精密度良好,可自动化,临床上应用较广泛。

【参考区间】 成人 120~130mmol/L

     儿童 111~123mmol/L

【临床意义】

1. **氯化物降低** ①脑部细菌或真菌感染：常见于化脓性脑膜炎、结核性脑膜炎及真菌性脑膜炎。尤其结核性脑膜炎时，CSF 中氯化物降低尤为明显，比葡萄糖降低出现得还要早，故对结核性脑膜炎与化脓性脑膜炎鉴别有一定价值。CSF 氯化物降低主要是由于细菌或真菌等分解葡萄糖成乳酸，使 CSF pH 降低，通常在酸性时 CSF 氯化物含量降低。各种原因引起的 CSF 蛋白含量增高时，由于胶体渗透压升高，为维持脑脊液渗透压的平衡，影响血中氯化物渗入 CSF 中，故 CSF 中氯化物含量降低。病毒性脑膜炎和脊髓灰质炎，脑脓肿、神经梅毒可正常。②低血氯症：各种原因如体内氯化物的异常丢失、摄入氯化物过少等引起血氯降低时，CSF 中氯化物可随之降低。

2. **氯化物升高** 主要见于高氯血症，呼吸性碱中毒等。病毒性脑膜炎 CSF 氯化物可正常或稍升高。

四、脑脊液显微镜检查

脑脊液显微镜检查包括细胞总数计数与白细胞计数及白细胞分类计数。

【目的】 掌握脑脊液显微镜检查的内容、方法。

【器材】 显微镜、改良牛鲍计数板、微量吸管、刻度吸管、小试管。

【试剂】 生理盐水或红细胞稀释液，冰乙酸，白细胞稀释液，瑞氏染液或瑞-吉染液。

【标本】 新鲜脑脊液。

【操作】

(一) 细胞总数计数

1. 直接计数法（适用于清晰透明或微浑脑脊液）

（1）充池：直接用微量吸管吸取混匀的脑脊液，充入血细胞计数板的上下 2 个计数池。

（2）计数：静置 2~3 分钟后，低倍镜下计数 2 个计数池内四角和中央大方格共 10 个大方格内的细胞数。

（3）计算：10 个大方格内的细胞总数即为每微升脑脊液细胞总数，再换算成每升脑脊液细胞总数。

2. 稀释计数法（适用于浑浊的脑脊液）

（1）稀释：如标本细胞过多，可根据标本内细胞多少，用生理盐水或红细胞稀释液对标本进行一定倍数稀释。

（2）充池：用微量吸管吸取混匀后的稀释脑脊液充入 1 个计数池。

（3）计数：静置 2~3 分钟后，低倍镜计数 1 个计数池内四角和中央大方格共 5 个大方格内的细胞数。

（4）计算：根据 5 个大方格内细胞总数及稀释倍数，计算每升脑脊液的细胞总数。

(二) 白细胞计数

1. 直接计数法（非血性清晰透明或微浑脑脊液）

（1）除去红细胞：在小试管内加入冰乙酸 1~2 滴，转动试管，使内壁黏附少许冰乙酸后倾去，滴加混匀的脑脊液 3~4 滴，混匀，放置数分钟，使红细胞破坏。

（2）充池：用微量吸管吸取破坏红细胞后的脑脊液（吸取前混匀），充入 2 个计数池。

（3）计数：静置 2~3 分钟后，低倍镜计数 2 个计数池内四角和中央大方格共 10 个大方格内的白细胞数。

（4）计算：10个大方格内的白细胞总数即为每微升脑脊液白细胞总数，再换算成每升、脑脊液白细胞总数。

2. 稀释计数法（浑浊脑脊液）

（1）稀释破坏红细胞：根据标本内白细胞多少情况，用白细胞稀释液对标本进行一定倍数的稀释，混匀，放置数分钟，破坏红细胞。

（2）充池：用微量吸管吸取混匀稀释后的脑脊液充入1个计数池。

（3）计数：静置2~3分钟后，低倍镜计数1个计数池内的四角和中央大方格共5个大方格内的白细胞数。

（4）计算：根据5个大方格内的白细胞总数和稀释倍数，计算每升脑脊液的白细胞总数。

（三）白细胞分类计数

1. 直接分类法　白细胞计数后，转换高倍镜，根据细胞的形态和细胞核形态进行直接分类，共计数100个白细胞（包括内皮细胞），分别计数单核细胞（包括淋巴细胞、单核细胞、内皮细胞）和多个核细胞（粒细胞系）的数量，结果以单核细胞百分比和多核细胞百分比报告。如白细胞不足100个，可直接写出单核细胞和多核细胞具体数，若白细胞数不足30个，可不做直接计数而改用涂片染色分类计数。

2. 涂片染色分类法　若直接分类不易区别细胞时，可将脑脊液以1000r/min离心5分钟，取沉淀物，制成均匀薄片，置于室温下或37℃恒温箱内尽快干燥，瑞氏或瑞-吉染色后，油镜下进行分类计数，结果报告与血液白细胞分类计数报告方式相同。若见激活型单核细胞（比普通单核细胞大，胞质边缘呈花边状，胞质内有空泡）、转化型淋巴细胞（形态似异型淋巴细胞）及室管膜细胞（形态似大淋巴细胞）应计入分类的百分比中。

【注意事项】

1. 直接白细胞计数时，也可用微量吸管吸取冰乙酸后尽可能全部吹出，仅使吸管内壁黏附少许冰乙酸，再吸取少量混匀的脑脊液于吸管中，数分钟后吸管内红细胞溶解，然后再充池计数。

2. 细胞计数时，如发现较多红细胞有皱缩或肿胀等异常现象，应如实报告，以协助临床医生鉴别是陈旧性出血或新鲜出血。

3. 血性脑脊液中的白细胞必须校正后才有价值，校正方法是分别计数血液红细胞、白细胞数和脑脊液细胞总数、白细胞数，扣除因出血而带进脑脊液的白细胞数。

$$白细胞校正数 = 脑脊液白细胞未校正数 - \frac{脑脊液红细胞数 \times 血液白细胞数}{血液内红细胞数}$$

4. 细胞涂片时，为了使细胞容易粘在玻片上，可取沉淀的细胞悬液2滴，加血清1滴，混匀后涂片。

5. 涂片染色分类时，如见内皮细胞或异常细胞，则另行描述报告，必要时用巴氏或HE染色查找肿瘤细胞。

6. 实验结束后，血细胞计数板用75%（V/V）乙醇浸泡消毒60分钟，忌用酚浸泡，以免损坏计数板。

【方法学评价】　脑脊液细胞计数和分类目前一般仍用手工显微镜法。白细胞直接分类法简单、快速,但属粗略分类,其准确性差,且细胞较小,初学者难把握,尤其是陈旧性标本的细胞变形,分类更困难,误差较大。涂片染色分类法分类详细,结果准确可靠,尤其是可以发现异常细胞如肿瘤细胞。该法被推荐使用,但其操作较复杂、费时。

　　血液分析仪也可进行脑脊液细胞计数和白细胞分类,此法简单、快速,但标本尤其是病理性、陈旧性标本中的组织、细胞的碎片以及细胞变形等都可以影响细胞分类和计数,故结果重复性、可靠性有待进一步探讨。另外,蛋白质含量高,尤其有凝块的脑脊液标本容易使仪器堵孔,故不推荐使用。

【参考区间】

　　①脑脊液细胞总数:成人$(0\sim10)\times10^6$/L,儿童$(0\sim15)\times10^6$/L。②无红细胞,仅有少数白细胞,以单个核细胞为主,几乎完全为淋巴细胞,偶见内皮细胞。

【临床意义】　中枢神经系统病变的 CSF,细胞数可增多,其增多的程度及细胞种类与病变的性质有关。

　　1. **中枢神经系统感染性疾病**　细菌感染时(化脓性脑膜炎),细胞明显增加(超过200×10^9/L),以中性粒细胞为主;结核性、真菌性脑膜炎时,细胞可中度增加$(31\sim200)\times10^6$/L,常以淋巴细胞为主,但早期仍以中性粒细胞为主。结核性脑膜炎的 CSF 中有时也可同时存在粒细胞、淋巴细胞及浆细胞;病毒性脑膜炎细胞数轻度增加,以淋巴细胞为主。

　　2. **脑寄生虫病**　脑囊虫病、棘球蚴病、血吸虫病、肺吸虫病、弓形虫病、旋毛虫病、棘球蚴病和锥虫病等,不仅 CSF 细胞数可升高,并可见嗜酸性粒细胞增多,浆细胞也可升高。如将 CSF 离心沉淀物镜检可发现血吸虫卵、阿米巴原虫、弓形虫、旋毛虫的幼虫等,甚至可以找到细粒棘球绦虫的头节或头钩。

　　3. **脑室或蛛网膜下腔出血**　CSF 内可见大量红细胞和白细胞,以中性粒细胞为主。

　　4. **中枢神经系统肿瘤**　CSF 细胞数可正常或稍高,以淋巴细胞为主。可以发现肿瘤细胞,CSF 找到白血病细胞是白血病脑膜转移的证据,找到肿瘤细胞是诊断中枢神经系统的佐证。CSF 中常见的肿瘤细胞有:原发性和转移性肿瘤细胞、白血病细胞和淋巴瘤细胞等。

第八节　浆膜腔积液检验

一、浆膜腔积液一般性状检查

(一) 颜色

漏出液一般为深浅不同的黄色或黄绿色,渗出液的颜色随病情而改变,主要颜色有:①红色:多为血性,提示有创伤、恶性肿瘤、结核感染或穿刺损伤出血。②脓样淡黄色或奶酪色:见于化脓性感染,表明有大量细菌和细胞。③乳白色:多由于胸导管淋巴阻塞所致,见于淋巴瘤、癌肿或创伤阻塞胸导管等。乳糜液含有脂肪滴卵磷脂、胆固醇及少量纤维蛋白原等。④黄绿色:可见于铜绿假单胞菌感染或类风湿病。⑤棕色:见于阿米巴肝脓肿累及胸膜。

（二）混浊度

漏出液多为清晰透明或微浑；渗出液常因含有细胞、细菌而呈现不同程度浑浊，乳糜液因含有大量脂肪也呈浑浊外观。按"清晰透明""微浑"和"浑浊"描述。

（三）凝固性

漏出液中因含纤维蛋白原少，一般不易凝固，放置后或仅有微量纤维蛋白析出。渗出液可因含有纤维蛋白原以及大量细胞破坏后释放出的凝血活酶，往往自行凝固或有凝块出现，但当渗出液中含有纤维蛋白溶解酶时，可将已形成的纤维蛋白又溶解，反而可能看不见凝固或凝块。

（四）比重

可用比重计或折射仪测定，前者标本用量多，测定前标本应完全混匀，后者仅需数滴。比重高低主要取决于蛋白质含量，漏出液的比重一般低于 1.015，而渗出液因含有较多的蛋白质及细胞，比重一般高于 1.018。

（五）酸碱度

严格意义上应按血气分析方法采集标本，隔绝外界空气，及时送检。按血气分析方法及时测定浆膜腔积液酸碱度。漏出液 pH>7.4；渗出液 pH 较低，结核性、癌性积液 pH 常低于 7.2，化脓性、类风湿性、食管破裂及狼疮性胸膜炎 pH 常低于 7.0。

二、浆膜腔积液蛋白质定性检查

（一）黏蛋白定性检查

【原理】　浆膜腔上皮细胞在炎症刺激下分泌黏蛋白。黏蛋白是一种酸性糖蛋白，其等电点 pH 为 3~5，因此，可在稀乙酸中出现白色沉淀。

【器材】　100ml 量筒，滴管。

【试剂】　冰乙酸、蒸馏水（或自来水）。

【标本】　浆膜腔穿刺液。

【操作】

1. 加试剂　加 2~3 滴冰乙酸于 100ml 量筒中，再加大约 100ml 蒸馏水，混匀，此时溶液的 pH 为 3~5，静置数分钟。

2. 加标本　垂直滴加待测标本 1 滴于量筒中。

3. 观察结果　立即在黑色背景下观察有无白色云雾状沉淀生成及其下降程度。

4. 判断结果

（1）阴性、阳性结果的判断

1）阴性：清晰，不显雾状或有轻微白色雾状浑浊，但在下降过程中消失。

2）阳性：出现白色雾状浑浊并逐渐下沉至量筒底部不消失。

（2）阳性程度的判断

1）渐呈白雾状为（±）

2）可见灰色白雾状为（+）

3）白色薄云状为（++）

4）白色浓云状为（+++）

【注意事项】

1. 血性浆膜腔积液经离心沉淀后,用上清液进行检查。

2. 量筒的高度与蒸馏水的量要足够。

3. 加入标本后立即在黑色背景下仔细观察结果。如浑浊不明显,下沉缓慢,中途消失者为阴性。

【方法学评价】 本试验是一种初步的简易筛检试验,可粗略区分漏出液还是渗出液。方法简便、快速,不需特殊仪器和试剂。但在实际工作中根据本试验来区分漏出液还是渗出液有时并不可靠,故应结合其他项目的检查结果全面分析。目前,已趋向于采用直接测定各种蛋白质量和蛋白电泳等方法取代这种粗略的定性试验。

【临床意义】 渗出液因含有较多浆膜黏蛋白,呈阳性反应;而漏出液为阴性,但腔内漏出液经长期吸收、蛋白质浓缩亦可呈阳性反应。

三、浆膜腔积液显微镜检查

(一) 有核细胞计数

浆膜腔积液有核细胞方法与 CSF 白细胞计数方法相同,计数时应将所有有核细胞(包括间皮细胞)计入总数。

【器材】 显微镜、改良牛鲍计数板、微量吸管、小试管。

【试剂】 生理盐水或红细胞稀释液,冰乙酸,白细胞稀释液,瑞氏染液或瑞-吉染液。

【标本】 浆膜腔穿刺液。

【操作】

1. 直接计数法(适用于清晰透明或微浑的浆膜腔积液)

(1) 去除红细胞:在小试管内放入冰乙酸 1~2 滴,转动试管,使内壁黏附少许冰乙酸后倾去,滴加混匀浆膜腔积液 3~4 滴,混匀,放置数分钟,破坏红细胞。

(2) 充池:用微量吸管取混匀破坏红细胞后的浆膜腔积液充入血细胞计数板的 2 个计数池内。

(3) 计数:静置 2~3 分钟后,低倍镜计数 2 个计数池内四角和中央大方格共 10 个大方格内的有核细胞数。

(4) 计算:10 个大方格内有核细胞总数即每微升浆膜腔积液的有核细胞总数,再换算成每升浆膜腔积液的有核细胞数。

2. 稀释计数法(浑浊的浆膜腔积液)

(1) 稀释破坏红细胞:根据标本内有核细胞多少,用白细胞稀释液对标本进行一定倍数稀释,混匀,放置数分钟,破坏红细胞。

(2) 充池:用微量吸管取混匀稀释后的浆膜腔积液充入 1 个计数池。

(3) 计数:静置 2~3 分钟后,低倍镜计数 1 个计数池内的四角和中央大方格共 5 个大方格内的有核细胞总数。

(4) 计算:根据 5 个大方格内的有校细胞总数和稀释倍数,计算每升浆膜腔积液的有核细胞。

【临床意义】 有核细胞计数对渗出液和漏出液鉴别有参考价值。现认为漏出液中有核细胞常在 $100 \times 10^6/L$ 以下,渗出液有核细胞常在 $500 \times 10^6/L$ 以上,但两者并无绝对界限。结核性与癌性积液中有核细胞常超过200×10⁶/L,而化脓性积液时超过1000×10⁶/L。

（二）有核细胞分类计数

1. 直接分类法　有核细胞计数后,直接在高倍镜下根据细胞形态和细胞核的形态分类计数100个细胞包括单个核细胞(淋巴细胞、单核细胞及间皮细胞)和多个核细胞(粒细胞),并以百分率表示。直接分类法简便、快速,但对细胞分类相对困难,也易发现异常细胞。

2. 染色分类法　穿刺液在抽出后立即低速离心,取沉淀物涂片经瑞氏或瑞-吉姆萨染色后油镜下进行分类,报告方式与血液白细胞分类计数相同,如见内皮细胞或异常细胞则另行描述报告。染色分类法对标本中细胞分类较细、结果准确可靠,可以发现异常细胞如肿瘤细胞,推荐使用。

【临床意义】　漏出液中以淋巴细胞及间皮细胞为主;渗出液则细胞种类较多,根据病因、病情不同而变化。

（1）白细胞:①中性粒细胞增多:常见于化脓性渗出液、结核性浆膜腔炎早期的渗出液。②淋巴细胞增多:提示慢性炎症,可见于结核、梅毒、病毒感染、肿瘤或结缔组织病所致的渗出液,少数淋巴细胞也可出现于漏出液中。③嗜酸性粒细胞增多:常见于超敏反应、寄生虫病所致的渗出液以及结核性渗出液的吸收期。也可见于多次穿刺、人工气胸、手术后积液、系统性红斑狼疮等。

（2）间皮细胞及组织细胞:增多提示浆膜受损或受刺激,浆膜上皮脱落旺盛,多见于淤血、恶性肿瘤等。间皮细胞经瑞氏染色后,大小约为15~30μm,圆形、椭圆形或不规则形状,核居中或偏位,多为一个核,也可见两个或多个核者,均为紫色,核仁较大,1~3个。胞质丰富,多呈淡蓝或淡紫色,有时有空泡,在渗出液中可退变,使形态不规则。幼稚型间皮细胞,染色后较粗糙致密,但核仁不易见到,应注意与癌细胞区别。组织细胞又称巨噬细胞,较白细胞略大,直径一般不超过16μm。细胞染色较淡,核呈肾形或不规则形,偏位,核致密,胞质多呈泡沫状。

（3）浆细胞:若在胸水中见有较多的浆细胞,可能是增殖型骨髓瘤,少量浆细胞临床意义不大。

（4）红斑狼疮细胞:偶见于红斑狼疮患者浆膜液中。

（5）红细胞:增加常见于恶性肿瘤、创伤、结核等。

（6）癌细胞:浆膜腔积液中如见有较多形态不规则,细胞体积较大,大小不等,核大并可见核仁及胞质染色深,单个或成堆出现,应注意观察是否为癌细胞。浆膜腔积液找到肿瘤细胞,对胸、腹腔继发性肿瘤的诊断有重要价值。胸腔积液中恶性肿瘤细胞常见的有肺腺癌细胞、间皮瘤细胞;腹水中常见的有肝癌、胰腺癌、胃癌及卵巢癌细胞等。

第九节　脱落细胞及细针吸取细胞学检查

脱落细胞学(exfoliative cytology)和细针吸取细胞学(fine needle aspiration cytology)属于细胞病理学(cytopathology)的一个分支,是采集人体各部位的上皮细胞,经染色后用显微镜观察其形态,协助临床诊断疾病的一门学科。

一、正常上皮细胞形态

将涂片中的细胞分为两类:一是上皮细胞,二是非上皮细胞。上皮细胞的种类很多,本节仅介绍常见的复层鳞状上皮细胞和柱状上皮细胞。

(一) 复层鳞状上皮细胞

鳞状上皮(stratified squamous epithelium)是一种复层的上皮组织,由于表面的细胞为扁平鳞形,所以又称复层扁平上皮。主要分布于体表及与外界直接相通的腔道等部位,如皮肤、口腔、咽、食管、阴道及子宫颈外口。复层鳞状上皮从底部至表面可分为3层,即基底层、中层和表层,形态分述如下。

1. **基底层细胞** 分为内底层和外底层。

(1) 内底层细胞:位于上皮的最底层,紧贴基底膜,为一层低柱状或立方形细胞,具有很强的繁殖能力,所以亦称生发层。脱落后细胞呈圆形,直径 12~15μm。核相对较大,呈圆形或椭圆形,多居中,染色质均匀细颗粒状,染紫蓝色。胞质较少,由于含丰富的游离核糖体,染暗红色。核与胞质比(即核的直径与细胞质幅缘之比,简称核胞质比)为 1:0.5~1。

(2) 外底层细胞:在内底层细胞之上,由 2~3 层细胞构成,体积较内底层细胞大,直径 15~30μm。细胞核与内底层细胞相似,胞质略多,仍呈暗红色。核胞质比为 1:1~2。底层细胞在正常涂片中不易见到,在黏膜炎症、溃疡或糜烂时可见。

2. **中层细胞** 位于鳞状上皮的中部,细胞层次较多。脱落后细胞呈圆形、椭圆形、菱形、多角形,形态多样,直径 30~40μm。核相对较小,胞质量增多,染浅红色,核胞质比 1:2~3。

3. **表层细胞** 位于上皮的最表面,细胞扁平,呈不规则多边形,细胞体积增大,直径 40~60μm。根据细胞成熟程度,又分为角化前、不完全角化和完全角化细胞,胞质呈浅红色。

(1) 角化前细胞:细胞核直径 6~8μm,染色较深,但染色质仍均匀细致呈颗粒状,胞质量显著增多。核胞质比为 1:3~5。

(2) 不完全角化细胞:细胞核明显缩小,直径为 4μm,固缩、深染,核周可见白晕,有时近核处可见几个棕色小点。胞质透明,细胞可卷角,核胞质比为 1:5 或以上。

(3) 完全角化细胞:细胞核消失,胞质极薄,有皱褶、卷角,胞质内可见细菌,此种细胞为衰老死亡的细胞。

当上皮高度角化时,表层细胞成团环绕成洋葱状,形成上皮细胞角化珠,是上皮增生的标志。角化珠内细胞核小,固缩深染,大小均匀,形态及核胞质比正常,要与癌珠相鉴别。

复层鳞状上皮从底层到表层细胞形态的变化规律为:①细胞体积由小到大。②胞核由大到小,最后消失。③核染色质由细致、疏松、均匀到粗糙、紧密、固缩。④核胞质比由大到小。⑤胞质量由少到多,胞质染色由暗红色到浅红色。

(二) 柱状上皮细胞

柱状上皮(columnar epithelium)主要分布于鼻腔、鼻咽、气管、肺、胃、肠、子宫颈、子宫内膜、子宫内膜及输卵管等部位。其脱落后在涂片中根据形态和功能不同分为纤毛柱状上皮细胞、黏液柱状上皮细胞和储备细胞。

1. **纤毛柱状上皮细胞** 细胞呈锥形,顶端宽平,其表面有密集的纤毛,染淡红色,细胞底部尖细似胡萝卜状。核位于细胞中下部,呈卵圆形,顺细胞长轴排列,染色质细致、均匀,染色较淡,有时可见 1~2 个核仁,核边清晰,常与细胞边界重合。

2. 黏液柱状上皮细胞　细胞较肥大,呈圆柱形或卵圆形,有时呈锥形。胞质丰富,含大量黏液呈空泡状,故着色淡而透明,有时含巨大空泡,将核挤到一侧,呈月牙形或戒指形。核呈卵圆形,位手基底部,其大小、染色与纤毛柱状上皮相似。

3. 储备细胞　位于基底部,是具有增殖能力的幼稚细胞。胞体较小,呈多角形、圆形或卵圆形。染色质细致均匀,常见核仁。胞质量少,染暗红色。正常涂片中少见。

二、良性病变的上皮细胞形态

(一)上皮细胞的增生、再生和化生

1. 增生(hyperplasia)　指细胞分裂增殖能力加强,数目增多,常伴有细胞体积增大。多由慢性炎症或其他理化因素刺激所致。增生的细胞形态特点是:

(1)胞核增大,可见核仁。

(2)胞质量相对较少,嗜碱性,核胞质比略大。

(3)少数染色质形成小结,但仍呈细颗粒状。

(4)核分裂活跃,可出现双核或多核。

2. 再生(regeneration)　当组织损伤后,由邻近组织的同类细胞增殖补充的过程叫增生。细胞形态与增生的细胞相似,常伴有数量不等的白细胞。

3. 化生(metaplasia)　一种成熟的组织在某些因素的作用下,被另一类型的成熟组织所替代的过程称为化生。如子宫颈柱状上皮细胞在慢性炎症时转变为鳞状上皮细胞,这种过程叫鳞状上皮化生,简称鳞化。若鳞化的细胞核增大,形态、大小异常,染色质增粗、深染,表明在化生的同时发生了核异质,称为异型化生或不典型化生。

(二)上皮细胞的炎症变性

按病程可将炎症分为急性、亚急性和慢性三种类型,其细胞学特征分述如下:

1. 急性炎症　以变性、坏死为主,上皮细胞常有明显的退变,以肿胀性退变为主。涂片中由较多坏死细胞碎屑及红染无结构的呈网状或团块状纤维素,伴有大量的中性粒细胞和巨噬细胞。

2. 亚急性炎症　除由退变的上皮细胞和坏死的细胞碎片以外,同时还有增生的上皮细胞,涂片中的各种白细胞常并存。

3. 慢性炎症　以增生、再生和化生病理性改变为主,涂片中可见较多成团的增生上皮细胞,炎细胞以淋巴细胞和浆细胞为主。

炎症时上皮细胞的改变主要是核的改变。有以下几种表现形式:

(1)核增大较明显,染色质稍增多,分布均匀,但核形规则,核胞质比稍增大。

(2)核固缩、深染,核形轻度畸形不规则,但核小,核胞质比不大。

(3)核轻度增大、深染,核形亦轻度畸形不规则。

三、涂片制作

(一)常用的制片方法

1. 推片法　适用于较稀薄的液体标本,如尿液、浆膜腔积液。通常将标本低速离心

或自然沉淀后,取沉淀物推片。方法同血液制片。

2. 涂抹法　适用于较黏稠的标本,如食管和宫颈黏液及痰液。用竹签将标本顺向涂抹,不宜重复。

3. 喷射法　用配有细针头的注射器将标本均匀地喷射在玻片上。此法适用于各种细针吸取的液体标本。

4. 印片法　将小块病变组织轻轻在玻片上印按一下后拿开。此法为活体组织检查的辅助方法。

在标本制作时,对黏性小的标本如尿液,可在载玻片上先涂上黏附剂如蛋清甘油后再涂片。涂片操作要轻柔,尽量减少对细胞机械性损伤。涂片要均匀,厚薄要适宜。

(二) 固定

固定(fixation)的目的主要是保持细胞的自然形态,防止细胞自溶和细菌所致的腐败;固定能沉淀和凝固细胞内的蛋白质,并能破坏细胞内的溶酶体,从而细胞结构清晰并易于着色,所以固定愈快,细胞愈新鲜,染色效果愈好。

1. 常用固定液

(1) 乙醚乙醇固定液:由乙醇、乙醚和冰乙酸三者混合配制而成。此液渗透性强,固定效果好,适用 H-E 染色和巴氏染色。

(2) 95% 乙醇固定液:适用于大规模防癌普查。制备简单,但渗透能力较差。

2. 固定方法

(1) 带湿固定:即涂片尚未干燥即行固定。适用于痰液、宫颈刮片及食管刷片等较黏稠的标本。此法固定细胞结构清晰,染色鲜艳。可用浸入法也可用滴加法。

(2) 干燥固定:即涂片自然干燥后,再行固定。适用于较稀薄的标本,如尿液、浆膜腔积液等。

3. 固定时间　一般为 15~30 分钟。含黏液较多的标本如痰液、宫颈刷片等,固定的时间要适当延长;不含黏液的标本,如尿液、胸腹水等,固定时间可酌情缩短。

(三) 染色

染色是利用细胞中各种结构的生化组成不同,对染料的亲和力不同,而显示不同的颜色,使细胞的形态和结构易于辨认。常用的染色有 H-E、巴氏及瑞 - 吉染色,其特点如下。

1. H-E 染色　此法染色效果也好,只是胞质色彩不丰富,不能用于观察阴道涂片对雌激素水平测定。优点是操作简易,试剂易配制。

2. 巴氏染色　此法染色特点是细胞具有多色性,色彩丰富鲜艳,胞内结构清晰,染色效果好,是细胞病理学检查常用的方法,尤其是观察女性雌激素水平对阴道上皮细胞的影响。此法的缺点是操作程序复杂。

3. 瑞 - 吉染色　此法适用于血片、淋巴穿刺液和胸腹水涂片。

四、阴道脱落细胞学检查

女性生殖器官主要包括外阴、阴道、子宫、输卵管和卵巢。通过阴道分泌物细胞学检查,对于生殖道肿瘤的早期防治有着重要的意义。

(一) 标本采集与涂片制备

1. 子宫颈刮片法　将窥阴器将阴道扩开,将刮板插入宫颈外口,顺时针旋转一周,刮取物立即涂片,常用于宫颈癌检查。

2. 阴道后穹隆吸取法　阴道扩开后,用妇科吸管吸取后穹隆部分分泌物作涂片。此处聚集的细胞来源部位广泛,脱落时间不定,细胞退化严重,炎细胞较多。

3. 阴道上段侧壁刮片法　扩阴后在阴道上段左右侧壁刮片,本法主要用于雌激素水平测定。

4. 宫颈管吸取法　扩阴后,用吸管插入宫颈管内口,吸取标本并涂片。用于检查子宫颈管内膜肿瘤。

5. 宫腔吸取法　扩阴后,严格消毒,先用子宫探针探测宫腔位置,再用吸管插入宫腔底部,然后边退边吸,所取分泌液进行涂片。用于检查子宫内膜疾病。

(二)阴道正常细胞形态

女性生殖道各器官所覆盖的上皮主要有两种。一是鳞状上皮,主要见于阴道、子宫颈外口等部位;二是柱状上皮,主要见于输卵管、子宫内腔、子宫颈管等部位。子宫颈外口鳞状上皮和柱状上皮交接处是子宫颈癌的好发部位。

1. 复层鳞状上皮细胞　阴道鳞状上皮细胞的形态变化受雌激素水平的影响。

(1)底层细胞:又分为内底层细胞和外底层细胞。内底层细胞一般不出现在阴道涂片中,仅在哺乳期、闭经后阴道高度萎缩或深度糜烂时才会出现。外底层细胞根据来源及生理状态不同可分为:

1)宫颈型外底层细胞:细胞内含有多少不等的糖原,常成群出现,大小不等。常见于青壮年妇女的涂片。

2)产后型外底层细胞:细胞多成群出现,形态、大小不一,胞质内糖原丰富,染色后形成许多空泡。核受挤压成扁长形,多皱褶、凹陷,似瓢形,是该细胞的形态特征。见于产妇或晚期流产患者的阴道涂片。

3)萎缩型外底层细胞:细胞呈圆形或卵圆形,由于胞质内不含糖原,大小、形态较一致,细胞多分散分布。见于绝经期或原发性无月经妇女的阴道涂片。

(2)中层细胞:根据妇女的生理状态不同,可分为两种:

1)非孕期中层细胞:较外底层细胞大,形态多样,胞质略多,内含糖原。核略大多有皱褶。见于雌激素水平中度低落,如月经期、排卵前期和排卵后期。

2)妊娠期中层细胞:受黄体孕激素的影响,中层细胞特别发达,细胞体积较大,多呈船形。胞质丰富,含大量糖原,有厚实感。核大多偏位,常三五个细胞成群出现。见于妊娠期妇女,又称"妊娠细胞"。

(3)表层细胞:正常成年女性,在月经周期中,阴道上皮细胞随雌激素水平的变化而变化,主要表现在表层角化前细胞和角化细胞所占的比例上。形态同前所述。

2. 柱状上皮细胞　涂片中主要见到子宫颈内膜细胞和子宫内膜细胞。

(1)子宫颈内膜细胞:根据功能和形态不同可分为:

1)黏液柱状上皮细胞:多见于排卵期涂片中。细胞呈高柱状,较肥大,胞质内有空泡,特殊染色显示为黏液和糖原。核圆形,位于细胞底部,染色质细致均匀。

2)纤毛柱状上皮细胞:多见于绝经后。细胞较细长,胞膜厚,一端可见纤毛。此细胞常成群出现,排列整齐,很少重叠,似蜂窝状。

(2)子宫内膜细胞:同样也有黏液细胞和纤毛细胞两种。常成团脱落,胞质极易被破坏,常剩下一群裸核,核较小,大小一致,染色较深,排列紧密并有重叠。

五、乳腺穿刺细胞学检查

乳腺肿瘤虽良性居多,但乳腺癌发病率也很高,为女性恶性肿瘤的第二位,仅次于宫颈癌。用细针针吸细胞检查法,极大地提高了乳腺肿块诊断的阳性率,对乳腺癌确诊率达90%以上。

(一) 标本的采集与涂片制片

1. 细针针吸法　对可触及肿块而无乳头溢液者可用此法。常规消毒后,用10~30ml无菌空针,操作者左手固定肿块,右手持针,迅速刺入肿块内,保持负压,向肿块不同方向抽取数次,见有少量吸取物后,快速退针,将抽取液制片。

2. 乳头溢液直接涂片法　先用手轻轻检查乳房,观察有无可触及肿块,洁净乳头,用示指腹侧由患处沿乳腺导管向乳头方向轻轻按摩乳房,然后挤压乳晕,将溢液滴在玻片上,涂片2~4张。如果分泌物过多,富含血液,可将其收集在生理盐水中,然后离心沉淀后制片。

(二) 乳腺涂片中常见的正常细胞形态

1. 乳腺导管上皮细胞(dust epithelial cell of mammary glands)　正常情况下,此细胞不易脱落,涂片中较少见到。细胞常呈小团状,大小形态一致,呈蜂窝状,核呈圆形、卵圆形,形状规则、大小一致、排列规则,染色质均匀。妊娠期和哺乳期呈增生分泌表现。

2. 泡沫细胞(foam cell)　涂片中常见。细胞体积较大,大小不一,形态近圆形,核较小,胞质内含有无数个大小不等的空泡,呈泡沫状。其来源不明,可能来源于导管上皮细胞,亦可能来源于吞噬细胞。

3. 巨噬细胞(macrophage)　形态与泡沫细胞相似,内含有多少不等的吞噬物。在非孕期正常妇女该细胞不多见,妊娠和炎症时增多。

六、前列腺液检查

(一) 标本的采集

前列腺液标本一般由临床医师行前列腺按摩术采集。标本量少时可直接滴在载玻片上,量多时收集在洁净干燥的小试管内,立即送实验室并及时进行检查。如需做细菌培养,需无菌操作,用无菌容器收集标本。疑为前列腺结核、脓肿或肿瘤的患者禁忌前列腺按摩。

前列腺按摩时,常同时触及精囊而将精囊液挤出,故正常前列腺液严格地讲应为前列腺精囊液。

(二) 涂片中常见物质

取样后立即涂布于载玻片上,加盖片后在高倍镜下观察卵磷脂小体、白细胞、红细胞、上皮细胞和精子等有形成分的种类与形态(图11-4),根据其数量的多少和分布情况,按尿离

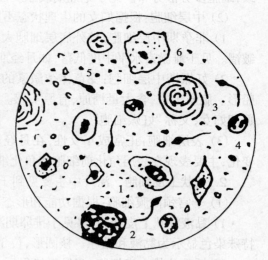

图11-4　前列腺液成分形态
1. 卵磷脂小体;2. 前列腺颗粒细胞;3. 淀粉样小体;4. 白细胞;5. 精子;6. 上皮细胞

心沉渣镜检方法报告结果。

1. 卵磷脂小体 为圆形或卵圆形，大小不等，多大于血小板，小于红细胞，折光性强。在正常的前列腺液涂片中数量较多，分布均匀，布满视野。前列腺炎时卵磷脂小体数量常减少，分布不均，有成簇分布现象，严重者卵磷脂小体可消失。

2. 红细胞 正常前列腺液中偶见红细胞（<5 个 /HP）。前列腺炎、结核、结石和恶性肿瘤时可见红细胞增多；按摩时用力过重，也可导致出血而使红细胞增多。

3. 白细胞 正常前列腺液中白细胞散在，一般 <10 个 /HP。前列腺炎时白细胞增多，并成堆分布，同时亦可伴有多量上皮细胞。如白细胞>10~15 个 /HP，即可诊断为前列腺炎。

4. 前列腺颗粒细胞 胞体较大，多为白细胞的 3~5 倍，含卵磷脂颗粒较多，可能是吞噬了卵磷脂颗粒的巨噬细胞。正常前列腺液中此种细胞不超过 1 个 /HP，老年人的前列腺液中可见此种细胞增多。前列腺炎时可增加至数 10 倍并伴脓细胞大量出现。

5. 淀粉样小体 体积较大，圆形或卵圆形，约为白细胞的 10 倍，呈微黄色或褐色的同心圆线纹层状结构，似洋葱头样，其中心常含碳酸钙沉积物，形成一核状颗粒。如与胆固醇结合可形成结石。正常人前列腺液中可存在淀粉样小体，并随年龄增长而增多，一般无临床意义。

6. 其他 按摩过重时因精囊受挤压，可出现精子和精细胞；滴虫性前列腺炎患者，可检出滴虫。有时可偶见碳酸钙 - 胆固醇结晶或磷酸 - 精胺结晶等。

（朱明艳）

第十二章

临床生物化学检验

第一节 体液蛋白质及酶的检验

许多疾病都可以引起血浆蛋白质种类和数量的改变,分析这些变化有重要的临床价值。近年来,随着各种分离测定技术的发展,除白蛋白外,亦有前白蛋白、α_1-酸性糖蛋白、α_1-抗胰蛋白酶、结合珠蛋白、铜蓝蛋白等血浆蛋白质的分离测定应用于临床。

除血浆外,其他体液(如尿液、脑脊液等)中也含有一定量的蛋白质,这些体液中蛋白质的检测对某些疾病诊断和治疗亦有重要意义。本节仅介绍和临床关系较密切的几种体液蛋白质的测定。

体液蛋白质的测定方法可概括为以下几方面。

1. 用免疫化学法特异地定量分析个别蛋白质 使用特异性抗体和蛋白质生成抗原-抗体复合物,然后对复合物进行检测,常使用浊度测定法、免疫扩散法及免疫电泳法等。对于含量极少的蛋白质可采用放射免疫测定法(RIA)和酶免疫测定法(EIA)。

2. 通过电泳技术将蛋白质初步分离,观察其组成图谱以及对主要蛋白质进行半定量。

3. 用化学方法对体液蛋白质定性或定量。

一、血清总蛋白测定

血清总蛋白(total protein,TP)是血清中除水分外含量最高的一类大分子化合物。关于血清蛋白质的测定有两种假设:①所有的血清蛋白质都由纯粹的多肽链组成,其含氮量平均16%。②血清中几百种蛋白质虽然理化性质不同,但与化学试剂可产生相同的化学反应。实际上,这两种假设都是不存在和不现实的。尽管如此,一些实验方法还是以此为基础而设计,用这些方法作血清总蛋白测定,严格意义上都是相对定量,是从实用出发的。

测定血清总蛋白的方法很多,主要有凯氏定氮法、双缩脲法、酚试剂法也称Lowry法、比浊法、染料结合法、紫外分光光度法和折光测定法,本节主要介绍双缩脲法和比浊法。

1. **双缩脲法** 利用双缩脲反应测定血清总蛋白含量是目前首先推荐的方法。

【原理】 蛋白质中的肽键(—CONH—)在碱性条件下与Cu^{2+}络合成紫红色复合物,在540nm处有最大吸收峰,产生的颜色强度在一定范围内与蛋白质含量成正比。通过与同样处理的蛋白标准相比较,可求出血清总蛋白的浓度。

【试剂】

(1) 6mol/L 氢氧化钠溶液:溶解 240g 氢氧化钠(AR)于新鲜制备的蒸馏水或刚煮沸冷却的去离子水中,稀释至 1L。置聚乙烯瓶内密封保存。

(2) 双缩脲试剂:称取未风化的硫酸铜($CuSO_4 \cdot 5H_2O$)3g,溶于 500ml 新鲜制备的蒸馏水或刚煮沸冷却的去离子水中,加酒石酸钾钠 9g,碘化钾 5g,待完全溶解后,加入 6mol/L 氢氧化钠 100ml,蒸馏水稀释至 1L。置聚乙烯瓶内密封保存。

(3) 双缩脲空白试剂:溶解酒石酸钾钠 9g,碘化钾 5g 于新鲜制备的蒸馏水或刚冷却的去离子水中,加 6mol/L 氢氧化钠 100ml,再加蒸馏水稀释至 1L。

(4) 蛋白标准液:收集混合血清,用凯氏定氮法测定蛋白含量,也可以用定值参考血清或标准液作标准。

【操作方法】　按表 12-1 进行。

表 12-1　总蛋白测定操作步骤

加入物(ml)	测定管(U)	标准管(S)	空白管(B)
待检血清	0.1	—	—
蛋白标准液	—	0.1	—
蒸馏水	—	—	0.1
双缩脲试剂	5.0	5.0	5.0

混匀,置 37℃,30 分钟,波长 540nm,以空白管调零,读取各管的吸光度。

【计算】　血清总蛋白(g/L)=Au/As× 标准液浓度(g/L)

【参考区间】　成人血清总蛋白浓度(双缩脲常规法)65~85g/L。

【注意事项】

(1) 血清标本以新鲜为宜,但在冰箱保存而不混浊的标本也可应用,含脂类极多的血清加入试剂后仍混浊不清,可用乙醚抽提后再比色。

(2) 蛋白标准液要澄清,如果混浊应更换,否则需作标准空白管,以消除浊度的影响。

(3) 双缩脲试剂要密闭保存,防止吸收空气中的二氧化碳。

(4) 试管、吸管要清洁,否则会有混浊现象出现。

(5) 明显溶血标本可干扰双缩脲反应,故不宜使用。

(6) 黄疸血清可使结果偏高,最好做相应的血清空白,以保证结果的准确。

(7) 各种血清蛋白与双缩脲试剂的显色基本相同,但其他类蛋白质的显色强度与血清蛋白有很大的差别,故不可随意选用未知性能的蛋白质作为血清蛋白测定的标准。

(8) 右旋糖酐对测定有干扰,若患者注射右旋糖酐后,应过几天再行测定。

(9) 铵离子能和氢氧化铜反应,所以,应用器材不可含铵盐。

2. 比浊法　用某些酸类(如三氯醋酸、磺基水杨酸等)和血清蛋白质结合产生沉淀,然后测定其浊度,与同样处理的蛋白标准液比较,即可求得蛋白质含量。

此方法简便,不需特殊仪器。缺点是浊度形成的强弱易受多种因素影响,如加入试剂的方法、反应时的温度等。另外,蛋白质沉淀时易形成絮状物,难以获得稳定的悬浮液。

二、血清白蛋白测定

白蛋白是血浆中含量最多的一种蛋白质。测定血清白蛋白的方法较多,主要有染料结合法、盐析法、电泳法、免疫化学法等,最常用的方法是染料结合法。

1. 溴甲酚紫法

【原理】　溴甲酚紫在 pH 5.2 的醋酸盐缓冲液中与白蛋白反应形成绿色复合物,在波长 630nm 有吸收峰,且颜色深浅与白蛋白浓度成正比,与同样处理的标准液相比较,可求出血清白蛋白含量。

【试剂】

(1) 50mmol/L 溴甲酚紫溶液:称取溴甲酚紫 675mg 溶于无水乙醇 10ml,并加至 25ml,置冰箱保存。

(2) 聚氧化乙烯月桂醚溶液(250g/L):配制同上法。

(3) 溴甲酚紫试剂:称取无水乙酸钠 6.03g(或三结晶水的乙酸钠 10g)溶于 950ml 蒸馏水中,加 Brij-35 溶液 1.0ml,50mmol/L 溴甲酚紫溶液 1.0ml,用 150mmol/L 乙酸调 pH 至 5.2±0.03(约需 10ml),加蒸馏水至 1000ml。

(4) 白蛋白标准液:必须使用人的白蛋白或人的定值血清。

【操作方法】　按表 12-2 进行。

表 12-2　白蛋白测定操作步骤

加入物(ml)	测定管(U)	标准管(S)	空白管(B)
待检血清	0.025	—	—
人白蛋白标准液	—	0.025	—
生理盐水	—	—	0.025
溴甲酚紫试剂	5.0	5.0	5.0

混匀,室温放置 1 分钟,波长 603nm,以空白管调零,读取各管的吸光度。

【计算】　血清白蛋白(g/L)=Au/As× 标准液浓度(g/L)

2. 溴甲酚绿法

【原理】　溴甲酚绿在 pH 4.2 的环境中,在有非离子去垢剂 Brij(聚氧化乙烯月桂醚)存在时,可与白蛋白反应形成蓝绿色复合物,在波长 630nm 具有吸光峰,吸光度与白蛋白浓度成正比,与同样处理的白蛋白标准比较,求得血清中白蛋白含量。

【试剂】

(1) 0.5mol/L 琥珀酸缓冲贮存液(pH 4.0):溶解氢氧化钠 10g,琥珀酸 56g,于 800ml 蒸馏水中,用 1mol/L 氢氧化钠调 pH 至 4.05~4.15,加水至 1000ml,此液置 4℃冰箱保存。

(2) 溴甲酚绿贮存液(10mmol/L):溶解溴甲酚绿 1.75g 于 5ml 1mol/L 氢氧化钠中,用蒸馏水稀释至 250ml。

(3) 叠氮钠贮存液:溶解叠氮钠 40g 于 1000ml 蒸馏水中。

(4) 聚氧化乙烯月桂醚贮存液:溶解 25g 聚氧化乙烯月桂醚于约 80ml 蒸馏水中,加温助溶,加蒸馏水至 100ml。

（5）溴甲酚绿试剂：于 1000ml 容量瓶中加蒸馏水 400ml，加琥珀酸缓冲贮存液 100ml，用吸管准确加入溴甲酚绿贮存液 8.0ml，并用蒸馏水将吸管上残留的少量染料洗到液体内，加叠氮钠 2.5ml，聚氧化乙烯月桂醚贮存液 2.5ml，然后用蒸馏水稀释至刻度。配好的溴甲酚绿试剂的 pH 值应为 4.10~4.20。

（6）40g/L 白蛋白标准液：也可以用定值参考血清作白蛋白标准，均需置冰箱 4℃保存。

【操作方法】 按表 12-3 进行。

表 12-3 白蛋白测定操作步骤

加入物（ml）	测定管（U）	标准管（S）	空白管（B）
待检血清	0.02	—	—
人白蛋白标准液	—	0.02	—
生理盐水	—	—	0.02
溴甲酚绿试剂	4.0	4.0	4.0

混匀，室温放置 10 分钟，波长 630nm，以空白管调零，读取各管的吸光度。

【计算】 血清白蛋白（g/L）=Au/As× 标准液浓度（g/L）

【参考区间】 成人血清白蛋白浓度（溴甲酚绿法）:40~55g/L。另外，根据测定的血清总蛋白及 Alb 浓度，可按血清球蛋白 = 血清总蛋白 − 白蛋白，计算出血清球蛋白（globulin, GLB）和白蛋白 / 球蛋白比值（A/G），成人血清球蛋白浓度为 20~40g/L，A/G 为（1.2~2.4）：1。

【临床意义】

1. **总蛋白** 血清总蛋白 >85g/L 为高蛋白血症，见于血液浓缩、球蛋白增加（慢性肝炎、肝硬化、M- 蛋白血症、恶性淋巴瘤等）。血清总蛋白 <65g/L 为低蛋白血症，见于慢性肝病、营养不良消耗增加及血液稀释等。急性肝炎总蛋白含量无明显变化。

2. **白蛋白** 增加多见于血液浓缩、大面积烧伤等。减少为肝硬化失代偿期的表现，多为预后不良。肝细胞受损越严重，白蛋白减少越明显，减少至 20g/L 时，常出现水肿或腹水。白蛋白减少可归纳为以下原因。

（1）合成障碍：见于慢性肝炎、肝硬化、肝癌等。

（2）摄入不足：见于慢性胃肠疾病、营养不良、妊娠后期、哺乳期等。

（3）消耗增加：甲状腺功能亢进、糖尿病、发热、严重结核病、恶性肿瘤等消耗性疾患。

（4）丢失过多：大面积烧伤及组织损伤、急性大出血、肾病综合征、胸腹水、溃疡性结肠炎等。

3. **球蛋白** 球蛋白增高：较常见，以 γ- 球蛋白增高为主，见于：

（1）肝肾疾病：慢性肝炎、肝硬化、肾病综合征等。

（2）感染：亚急性细菌性心内膜炎、结核、麻风、黑热病、疟疾、血吸虫病等。

（3）结缔组织病：风湿热、类风湿关节炎、硬皮症、系统性红斑狼疮等。

（4）恶性肿瘤：多发性骨髓瘤、淋巴瘤、白血病等。

球蛋白减少：丙种球蛋白缺乏症、原发性低球蛋白血症、应用 6-MP 等。

4. **A/G 比值** 慢性肝炎、肝硬化常出现白蛋白减少、球蛋白增加，并随病情重而愈明显,从而使 A/G 比值倒置。病情好转后,A/G 比值逐渐接近正常。如白蛋白持续低于 30g/L 则愈后较差。因此,A/G 比值动态观察,对病情发展、疗效监测和预后判断均有一定意义。

三、淀粉酶测定

【原理】 血清 AMY 水解 4,6- 亚乙基(G1)-4- 硝基苯基(G7)-4α-D- 麦芽七糖(E-G$_7$-NP),生成 4,6- 亚乙基麦芽五糖(E-G$_4$)、4,6- 亚乙基麦芽三糖(E-G$_3$)以及 4- 硝基苯基麦芽糖(G$_2$-NP)、4- 硝基苯基麦芽三糖(G$_3$-NP)、4- 硝基苯基麦芽四糖(G$_4$-NP)等片段,生成的三种 4- 酰基苯基麦芽多糖在 α- 葡萄糖苷酶作用下水解为 4- 硝基苯酚(NP)和葡萄糖。NP 在反应液 pH 下解离为 4- 硝基苯氧离子,呈黄色,在 405nm 左右有较强吸收。在底物过剩的情况下,4- 硝基苯基麦芽多糖的生成速率与血清 AMY 浓度成正比,NP 生成速率与 4- 硝基苯基麦芽多糖的生成速率成正比,因而可通过检测 NP 生成测定血清 AMY 活性浓度。血清 AMY 活性测定的酶偶联反应式如下:

$$E\text{-}G_7\text{-}NP + H_2O \xleftarrow{\quad AMY \quad} E\text{-}G_5 + E\text{-}G_4 + E\text{-}G_3 + G_2\text{-}NP + G_3\text{-}NP + G_4\text{-}NP$$

$$G_2\text{-}NP + G_3\text{-}NP + G_4\text{-}NP + H_2O \xleftarrow{\quad \alpha\text{-}葡萄糖苷酶 \quad} NP + 葡萄糖$$

【试剂】 2002 年 IFCC 参考方法试剂成分及其终浓度如下:

N-(2- 羟乙基)哌嗪 -N'-2- 乙烷磺酸(HEPES)	
	50mmol/L
pH(37℃)	7.00
E-G$_7$-NP	5mmol/L
氯化钠	70mmol/L
氯化钙	1mmol/L
α- 葡萄糖苷酶	8100U/L
样品体积分数	1∶31

上述试剂成分,除 E-G$_7$-NP 外的其他成分组成试剂Ⅰ,E-G$_7$-NP 作试剂Ⅱ。目前各商品试剂与上述试剂相似,各成分浓度、试剂Ⅰ和Ⅱ组成及样品体积分数存在一定差异,详见试剂说明书。

【操作】 IFCC 参考方法测定过程为,血清样品与试剂Ⅰ混合,温育,加入试剂Ⅱ,迟滞一定时间后检测特定波长上下的吸光度。主要测定条件如下:

反应温度	37℃
温育时间	1 分钟
迟滞时间	3 分钟
吸光度监测波长	405nm
吸光度监测时间	3 分钟

不同实验室具体测定条件会因所使用的仪器和试剂而异,在保证方法可靠的前提下,应按仪器和试剂说明书设定测定条件,进行定标品、空白样品和血清样品分析。

【结果计算】 血清样品 AMY 催化活性浓度可按 NP 摩尔消化系数计算或定标品校准。

【参考区间】 成人(20~79 岁)血清 AMY:35~135U/L(此数据引自 WS/T404.8《临床常用生化检验项目参考区间》)。

【注意事项】

1. 定标品要求 样品 AMY 浓度过去常用 NP 的摩尔消化系数推导的校准因子计算,但各种常规方法很难完全重复 IFCC 推荐方法的试剂组成和反应条件,由此会造成测定结果差异。目前认为,血清 AMY 测定需用定值可溯源至 IFCC 参考方法的定标品校准。

2. 方法学特点 上述方法所用底物 E-G_7-NP 中的亚乙基,连接于多糖非还原端,起保护底物作用,提高实际的稳定性,这种底物常称一级保护底物(EPS)。试剂中的钙离子和氯离子是 AMY 的激活剂。

3. 其他方法 除上述 IFCC 推荐方法外,几种其他方法目前在我国也有一定应用,如以麦芽三糖和五糖为底物的方法。

4. 标本类型及稳定 血清 AMY 的适宜样品,可用肝素血浆,不可用其他血浆,因 EDTA、枸橼酸盐、草酸盐等抗凝剂络合 AMY 所需要的钙离子。血清 AMY 比较稳定,室温下可保存 4 天,4℃下 2 周,-20℃下可保存数年。

【临床意义】 血清 AMY 测定主要用于急性胰腺炎的实验诊断。急性胰腺炎时血清 AMY 明显升高,升高幅度一般和疾病严重程度无关,但升高幅度越大急性胰腺炎的可能性越大。AMY 分子量较小,可通过肾小球滤出,故在急性胰腺炎时尿 AMY 也升高。血清 AMY 诊断急性胰腺炎的特异性不高,其他多种临床情况(如急性阑尾炎、肠梗阻、胰腺癌、胆石症、溃疡穿孔等)均可见血清 AMY 升高。AMY 也大量存在于唾液腺,故唾液腺炎症(急性腮腺炎)血清 AMY 明显升高。生功能障碍时可见血清 AMY 升高。

第二节　体液葡萄糖测定

一、血糖测定

血糖的酶法测定是利用酶的特异性催化作用而建立起来的,是测定血糖的主要方法。目前主要有葡萄糖氧化酶(glucose oxidase,GOD)法、已糖激酶(hexokinase,HK)法和葡萄糖脱氢酶法等。

1. 葡萄糖氧化酶法

【原理】 葡萄糖在葡萄糖氧化酶作用下,生成葡萄糖酸及过氧化氢。后者被过氧化物酶催化释放氧,氧化 4- 氨基安替比林和酚生成红色醌类化合物。其色泽深浅在一定范围内与葡萄糖浓度成正比。

【试剂配制】

(1) 磷酸盐缓冲液(0.1mol/L pH 7.0):磷酸氢二钠($Na_2HPO_4 \cdot 12H_2O$)21.42g,无水磷酸二氢钾 5.3g 溶于 800ml 蒸馏水中,用少量 1mol/L 氢氧化钠或盐酸调溶液 pH 7.0±0.1 蒸馏水稀释至 1000ml。

(2) 酶试剂:取葡萄糖氧化酶 1200U,过氧化物酶 1200U,4- 氨基安替比林 10mg,叠氮钠 100mg,溶于上述磷酸盐缓冲液约 80ml 中,调 pH 至 7.0,用磷酸盐缓冲液加至 100ml。此溶液置冰箱保存,至少可稳定 3 个月。

（3）1g/L 酚：称取酚（AR）100mg，溶于 100ml 蒸馏水中。

（4）酶 - 酚混合试剂：取酶试剂和酚试剂等量混合，置冰箱中可稳定 1 个月。

（5）葡萄糖标准应用液（100mmol/L）：取无水葡萄糖置 80℃烤箱中干燥至恒重。冷却后，精确称取 1.802g，以 2.5g/L（12mmol/L）苯甲酸溶解并移入 100ml 容量瓶中，2.5g/L 苯甲酸溶液稀释至刻度，混匀。

（6）葡萄糖标准应用液（5mmol/L）：准确吸取葡萄糖标准应用液 5.0ml，于 100ml 容量瓶中，用 2.5g/L 苯甲酸溶液稀释至刻度，混匀。

【操作方法】 取试管 3 支，按表 12-4 进行操作。

表 12-4　葡萄糖测定 GOD 法操作步骤

加入物（ml）	测定管（U）	标准管（S）	空白管（B）
血清	0.02	—	—
葡萄糖标准应用液	—	0.02	—
蒸馏水	—	—	0.02
酶 - 酚混合试剂	3.0	3.0	3.0

混匀，置 37℃水浴，15 分钟，冷却，用分光光度计 505nm 波长比色，以空白管调零，分别读取各管吸光度（A）。

【计算】 血糖（mmol/L）=Au/As × 5.0

【方法学评价】 葡萄糖氧化酶法操作简便，特异性较高，目前已被推荐为血糖测定的首选方法；但是溶血（胆色素 >0.34mmol/L），左旋多巴（0.5mmol/L），谷胱甘肽，维生素 C 均可引起测定结果负偏差。本法测定血糖线性范围可达 19mmol/L；回收率 94%~105%；批内变异系数为 0.7%~2.0%，批间为 2% 左右，日间为 2%~3%。

2. 己糖激酶法

【原理】 HK 催化标本中的葡萄糖同 ATP 反应，产生葡萄糖 -6- 磷酸（G-6-P）及 ADP，葡萄糖 6- 磷酸在葡萄糖 -6- 磷酸脱氢酶（G-6-PD）存在时，同 $NADP^+$ 作用，产生 6- 磷酸葡萄糖酸内酯及 NADPH。NADPH 在 340nm 有一吸收峰，在加入的 HK、ATP、G-6-PD 和 $NADP^+$ 足够时，其吸光度增加与标本中葡萄糖浓度成正比。

【试剂配制】

（1）酶混合试剂的成分与浓度

三乙酰胺盐酸

缓冲液（pH 7.5）	50mmol/L	NADP	2.0mmol/L
$MgSO_4$	2mmol/L	HK	≥1500U/L
ATP	2.0mmol/L	G6PD	2500U/L

根据试剂说明书复溶后，混合配成酶试剂，置棕色瓶中冰箱保存，约可稳定 7 天。

（2）5mmol/L 葡萄糖标准应用液　见 GOD 法。

【操作方法】 速率法测定（以半自动分析仪为例）

（1）主要参数

系数	8.2	波长	340nm

| 孵育时间 | 30s | 吸样量 | 0.5ml |
| 监测时间 | 60s | 温度 | 37℃ |

（2）加样 37℃ 预温酶混合试剂 1000μl，加血清 20μl，立即吸入自动分析仪，监测吸光度升高速率（ΔA/min）。

【计算】　血清葡萄糖 mmol/L＝ΔA/min × 1/6.22 × 1020/20＝ΔA/min × 8.2

【方法学评价】　本法特异性高，灵敏度高，干扰因素少，但试剂较贵。

【参考区间】　成人空腹血浆（清）葡萄糖：3.9~6.1mmol/L。

【临床意义】

（1）生理性或暂时性高血糖：如餐后 1~2 小时，摄入高糖饮食、情绪激动等。

（2）病理性高血糖：①糖尿病；②其他内分泌系统的疾病，如垂体前叶功能亢进（巨人症、肢端肥大症）、肾上腺皮质功能亢进（库欣病）、甲状腺功能亢进、嗜铬细胞瘤等；③应激性高血糖，如颅脑损伤、颅内压增高、脑卒中等；④脱水引起的血液浓缩，如呕吐、腹泻、高热等；⑤严重的肝硬化使葡萄糖不能转化为肝糖原贮存；⑥胰腺病变。

（3）生理性或暂时性低血糖：如饥饿和剧烈运动。

（4）病理性低血糖：可见于胰岛 β 细胞增生或肿瘤引起的胰岛素分泌过多；对抗胰岛素的激素分泌不足，如垂体、肾上腺皮质或甲状腺功能减退而使生长素、肾上腺素分泌减少；严重肝病使肝的生糖作用降低或肝糖原储存缺乏，肝脏不能有效地调节血糖。

（5）药物的影响：某些药物可以诱导血糖升高或降低。①引起血糖升高的药物有：噻嗪类利尿药、口服避孕药、儿茶酚胺、吲哚美辛、咖啡因、甲状腺素、肾上腺素等；②使血糖降低的药物：降糖药、中毒剂量对乙酰氨基酚、抗组胺药、致毒量阿司匹林、酒精、胍乙啶、普萘洛尔等。

二、口服葡萄糖糖耐量试验

正常人体内有一套完善的调节血糖浓度的机制，即使一次摄入大量的葡萄糖，血糖浓度也仅暂时升高，且于 2 小时内恢复到正常血糖水平，不出现糖尿，此即为耐糖现象。若调节功能失调，如神经或内分泌功能紊乱引起糖代谢失调，口服或静脉注射一定量的葡萄糖后，血糖急剧升高，且持久不能恢复到原有水平，此种现象称为糖耐量降低。如给予大量葡萄糖后，血糖升高不明显，或缓慢地轻度上升，称糖耐量增加。口服或注射一定量葡萄糖后，每间隔一定时间测定血糖水平，称为糖耐量试验（glucose tolerance test，GTT）。临床常用口服葡萄糖耐量试验（oral glucose tolerance test，OGTT）。静脉葡萄糖耐量试验虽是测定患者胰岛素分泌的反应性和能力的试验，但不适用于糖尿病临床常规诊断。

【试验原理】　健康人食用一定量葡萄糖后，其血液葡萄糖浓度略有升高，但在 2 小时内即可恢复到空腹水平，称为耐糖现象。当机体神经、内分泌失调引起糖代谢异常时，食入大量葡萄后，血糖浓度明显增高且降至正常水平所需时间延长，称为糖耐量降低，反之则称为糖耐量增高。

【操作方法】

1. 晨起空腹时，采集患者血、尿标本各一次，做血糖、尿糖测定。

2. 按每公斤体重 1.75g 葡萄糖（或成人 75g），每克溶于 2.5ml 白开水。嘱患者一次服下，并记录时间。

3. 于口服该葡萄糖溶液后 30 分钟、60 分钟、120 分钟及 180 分钟各采血、留尿一次。测定血糖和尿糖。

【适应证】

1. 空腹血糖水平在临界值(6~7mmol/L)而又疑为糖尿病患者。

2. 空腹或餐后血糖浓度正常,但有发展为糖尿病可能的人群。

3. 以前耐量试验异常的危险人群。

4. 妊娠性糖尿病的诊断。

5. 临床上出现肾病、神经病变和视网膜病而又无法做出合理性解释者。

6. 作为流行病学研究的手段。

【参考范围】 空腹血糖 <6.1mmol/L。口服葡萄糖后 30~60 分钟血糖达峰值,一般 <11.1mmol/L;服糖后 2 小时血糖 <7.8mmol/L。各次尿液标本糖定性均为阴性。

【临床意义】

1. 糖尿病患者空腹血糖明显升高,在摄入葡萄糖后,血糖浓度急剧上升,高值维持至 180 分钟,超过肾糖阈出现尿糖。

2. 肝病患者服糖后 30~90 分钟血糖急剧增高,之后血糖浓度很快又下降,甚至出现反应性低血糖。

3. 80% 的甲状腺功能亢进患者糖耐量减低,且可出现尿糖。妊娠后期,急慢性感染、重度贫血、原发性高血压等糖耐量也可减低。

4. 肾上腺功能减退患者,不仅空腹血糖水平低,而且口服葡萄糖被吸收后很快被组织利用,血糖浓度升高峰值不明显,且短时间内恢复至空腹水平。

5. 肾性糖尿病患者,尿糖阳性,而空腹血糖和糖耐量试验均无明显异常。

6. 病毒感染性疾病如流行性感冒等可使糖耐量暂时降低,有时甚至误诊为糖尿病,应予注意。

7. 胰岛素增多症、胰腺外巨块肿瘤、注射胰岛素过量、甲状腺功能减退、胃肠手术患者等糖耐量增高。

三、尿液葡萄糖测定

当原尿流经肾小管时,绝大多数糖类均被重新吸收进入血液。所以,正常人尿中几乎不含或仅含微量糖。若进食大量葡萄糖后,血液中糖类物质增多,超过肾小管重吸收能力,从尿液中排出。妊娠后期和哺乳期妇女的乳腺中合成的乳糖,有少量可进入血液。而肾小管对乳糖的重吸收能力较差,尿中会有乳糖排出。因此,尿液中糖类的测定可以反映食物成分的变化,体内代谢情况及肾小管的功能。临床上最常见的糖尿是葡萄糖尿,而先天性的半乳糖尿、果糖尿、戊糖尿和黏多糖尿等,则只出现在罕见的遗传性病例。

血液葡萄糖测定方法也适用于尿液葡萄糖的定量,己糖激酶法和葡萄糖脱氢酶法较特异和准确。尿液标本必须新鲜或冷藏保存,以防葡萄糖分解。标本如有混浊,应离心除去沉淀。

【参考区间】 成人尿糖定性试验:阴性。

【临床意义】 尿糖定性试验阳性称糖尿(glycosuria),一般均指葡萄糖尿。

(1) 血糖增高性糖尿:如糖尿病、甲状腺功能亢进、肢端肥大症等。

（2）血糖正常性糖尿：①肾糖阈降低所致的肾性糖尿，如家族性糖尿；②因细胞外液容量增加，近曲小管重吸收受抑制，如妊娠；③肾小管重吸收功能受损，如慢性肾炎或肾病综合征。

（3）暂时性糖尿：①超过肾糖阈的生理性糖尿，如食入碳水化合物过多；②应激性：如脑外伤、脑血管意外、急性心肌梗死等。

（4）其他糖尿：乳糖、半乳糖、果糖、甘露糖等，由于进食过多或代谢障碍，如肝硬化时，也可从尿中排出。

第三节　血脂、脂蛋白及载脂蛋白测定

目前临床上开展的血脂测定项目包括 TC、TG、HDL-C、LDL-C、Lp（a）以及部分载脂蛋白如 ApoAⅠ、ApoB 等。其中 TC、TG、HDL-C、LDL-C 测定是血脂测定的四个基本指标。血浆 4℃冰箱中过夜观察其分层现象及清澈度可初步估计各种脂蛋白的变化状况。血浆脂蛋白电泳结合 TC、TG 水平有助于高脂血症分型。

血脂测定应力求做到标准化，准确测定应从分析前的准备开始，包括受试者的准备、标本采集、合格的试剂、校准物的选用和检测方法选择。受试者的准备工作非常重要，但往往被忽视。血脂分析前变异来源于：①生物因素，如年龄、性别、种族等因素的个体差异。②生活方式，包括饮食习惯、吸烟、运动及应激等。③临床方面包括疾病或药物引起的脂代谢改变。④血标本采集与处理方面（是否空腹、采血部位、血液浓缩、抗凝剂与保存剂、标本处理、储存条件）。美国胆固醇教育计划（NCEP）指南中建议在显著改变饮食习惯后应等待 3~6 个月测血脂，同时要体重恒定。采血前 12 小时内不要饮酒、咖啡及奶。要求患者禁食 12 小时以上采取静脉血，采血时患者可取坐位或半卧位。我国"血脂异常防治建议"（1997 年）中规定取血前应有 2 周时间保持平时的饮食习惯，取血前 24 小时内不饮酒、不做剧烈运动。饮酒能明显升高血浆富含甘油三酯的脂蛋白及高密度脂蛋白（HDL）浓度。在分析结果时，应考虑到脂质和脂蛋白水平本身有较大的生物学波动，其中部分是由于季节变化、月经周期及伴发疾病等原因所致，还有部分原因并不清楚。

方法学上应该采用美国疾病控制中心（CDC）或中华医学会检验分会推荐的操作方法。测定血浆总胆固醇、甘油三酯浓度和用沉淀法测定 HDL-C 浓度时，最好采用血清标本。而在分离脂蛋白时，则宜采用血浆标本。血浆标本应选 EDTA-Na$_2$（每 1ml 全血含 EDTA-Na$_2$ 1mg）抗凝剂。因为脂蛋白的某些方法受肝素的影响。血标本应及时分离，否则标本中脂蛋白成分会发生改变，引起测定结果改变。TC、TG、HDL-C 及 LDL-C 在 4℃冰箱中保存可稳定 3 天，若不能在 3 天内检测，应储存在 –20℃冰箱，可稳定数周，长期储存应于 –70℃以下。

一、血清（浆）总胆固醇测定

血清总胆固醇（TC）常规测定方法推荐为酶法，常用胆固醇氧化酶 - 过氧化物酶法（COD-PAP 法）。

【试验原理】　胆固醇酯在胆固醇酯酶作用下，生成游离胆固醇和脂肪酸。游离胆固醇在胆固醇氧化酶作用下生成胆甾烯酮和 H_2O_2。后者在过氧化物酶作用下分解成水和氧,氧化 4-AAP 和酚生成红色醌类化合物,与标准液进行比较,从而求其含量。

【试剂】

1. 酶应用液　0.1mol/L 磷酸盐缓冲液(pH 7.76)其中含 Triton-X-100 5ml,胆酸盐 3mmol/L,4- 氨基安替比林(4-AAP)0.5mmol/L 和 2,4- 二氯酚(ADPS)1.25 mmol/L。视当日工作量大小,按说明在 100ml 上述缓冲液中加入胆固醇氧化酶、胆固醇酯酶和过氧化物酶三种混合试剂。

2. 胆固醇定值血清　浓度一般为 3.5~5.5mmol/L,现有商品出售。

【操作方法】

1. 取试管 3 支,分别标明测定管(U),标准管(S),空白管(B)。

2. 按表 12-5 操作。

表 12-5　胆固醇测定操作步骤

加入物(ml)	U	S	B
血清	0.02	—	—
定值血清	—	0.02	—
蒸馏水	—	—	0.02
酶应用液	2.0	2.0	2.0

3. 混匀,放 37℃水浴 15 分钟。

4. 510nm 波长,0.5cm 杯,以空白管调零,读取各管吸光度。

【计算】

$$血清胆固醇含量(mmol/L)=Au/As×定值血清浓度$$

【参考区间】　合适水平:<5.18mmol/L;边缘性升高:5.18~6.19mmol/L;升高 >6.22mmol/L。

【临床意义】

1. 增高　见于动脉硬化、冠心病、高脂血症、重症糖尿病、肾病综合征、类脂质肾病、甲状腺功能减退、总胆管阻塞等。另外,还见于脂肪肝、白内障、应用避孕药等。流行病学研究表明高胆固醇血症是冠心病最重要的危险因素之一,这类患者冠心病的发病率比正常人高数倍,因此,控制高胆固醇血症是预防冠心病的有效措施之一。

2. 减低　见于严重肝脏病、重症贫血、甲状腺功能亢进、营养不良、肺结核等。

二、血清(浆)甘油三酯测定

在人体各组织中,甘油三酯广泛分布,其中 89% 以上的甘油三酯贮存在脂肪中,人体的脂肪除来自食物外,还可以大量由糖转变而来,甘油三酯的主要去路是氧化分解,同时放出能量。肝脏是氧化脂肪的重要器官,肝脏和脂肪组织都含有丰富的脂肪酶。甘油三酯首先水解为甘油和脂肪酸,才能分别被氧化。

血清甘油三酯含量测定,是临床血脂分析的重要内容之一。目前,甘油三酯的测定方法常用的有化学法和酶法,常规多采用 GPO-PAP 法(甘油磷酸氧化酶 - 过氧化物酶法)。

【试验原理】　用高效的微生物脂蛋白脂肪酶(LPL),使血清中 TG 水解为甘油与脂肪酸,将甘油用甘油激酶(CK)及三磷酸腺苷(ATP)磷酸化,以 GPO 氧化 3- 磷酸甘油(G-3-P),

然后以 PAP 试剂显色,生成红色亚胺醌化合物。

【试剂】

1. 用三羟甲基氨基甲烷(Tris)缓冲液(pH 7.6、150mmol/L),按试剂盒要求溶解干粉试剂。

2. 标准液为甘油水溶液:2.26mmol/L。

【操作方法】

1. 取试管 3 支,分别标明测定管(U),标准管(S),空白管(B)。

2. 按表 12-6 操作。

表 12-6 甘油三酯测定操作步骤

加入物	测定管(U)	标准管(S)	空白管(B)
血清	0.01	—	—
标准液	—	0.01	—
蒸馏水	—	—	0.01
酶试剂	1.0	1.0	1.0

混匀,放 37℃水浴 10 分钟。取出,用分光光度计,用 500nm 波长,以空白管调"0",读取各管吸光度。

【计算】

$$血清甘油三酯(mmol/L)=Au/As \times 2.26$$

【参考区间】 合适水平:<1.7mmol/L(150mg/dl);边缘性升高:1.7~2.25mmol/L(150~199mg/dl);升高≥2.26mmol/L(200mg/dl)。

【注意事项】

1. 本法的线性范围可达 22.6mmol/L,明显混浊的血清可用半量测定。

2. GPO 纯度不高,因混杂其他氧化酶而产生额外的过氧化氢,使结果偏高。

3. 本法批间 CV<3%,优于化学法。

4. 酶试剂配制后,可在 4℃存放 4 天,如遇反应强度下降时,可在酶试剂中追加少量甘油激酶。

5. 标本尽量要新鲜,血清放置时间过长,游离甘油升高。

6. 在常规测定中,为了校正血清中存在的游离甘油,计算结果减去相当于甘油三酯 0.113mmol/L。

7. 为了确保令人满意的质控,每次测定都应分析正常和异常值质控血清。

8. 仪器的性能、温度、玻璃器皿的清洁度和吸管量的准确度均可影响试验,标准液浓度和吸量对结果影响很大,质控结果倾向性偏高或偏低时,应从中查找原因。

【临床意义】 甘油三酯增高是引起动脉粥样硬化的重要因素之一,甘油三酯还可使血液凝固性增强,并抑制纤维蛋白溶解,促进血栓形成,故与冠心病的发生密切相关,约 80% 的心肌梗死患者甘油三酯升高。另外,脂蛋白酶减少或缺乏引起的原发性高脂血症、肥胖症、阻塞性黄疸、糖尿病、肾病综合征、轻度贫血、甲状腺功能减退及长期饥饿或高脂饮食等均可使甘油三酯增加。

三、血清（浆）脂蛋白测定

（一）血清脂蛋白电泳

血清脂蛋白电泳分析是利用电泳原理直接测定血浆脂蛋白的组成和相对含量，对高蛋白血症的分型具有十分重要的意义。电泳支持物可选用醋酸纤维素薄膜、琼脂糖凝胶和聚丙烯酰胺凝胶等，其中琼脂糖凝胶电泳最为常用。

脂蛋白电泳分析可分为预染法和电泳后染色法两大类。预染法的操作比较简单，分离效果直观。其操作过程是先将待测血清和苏丹黑染料按一定比例混合进行预染处理，离心后取上清液进行电泳分析。其缺点是染液中残存的染料颗粒可停留在加样处，不易与乳糜微粒区分。用电泳方法先将血浆脂蛋白各成分分开，再用苏丹黑或油红 O 进行染色。临床上比较常用的是预染法电泳。血清脂蛋白琼脂糖凝胶电泳自阴极起，位于加样原点处的是乳糜微粒，依次为 β- 脂蛋白、前 β- 脂蛋白和 α- 脂蛋白。正常人通常出现 2~3 条区带，即 α- 脂蛋白、前 β- 脂蛋白和 β- 脂蛋白。

【参考区间】 血清脂蛋白琼脂糖凝胶电泳：α- 脂蛋白：0.30~0.40，前 β- 脂蛋白：0.13~0.25，β- 脂蛋白：0.50~0.60，乳糜微粒：阴性。

（二）高密度脂蛋白测定

常以测定 HDL-C 含量代表 HDL 水平。HDL-C 测定的参考方法是用超速离心分离HDL，然后用化学法（ALKB 法）或酶法测定其胆固醇含量，此法需特殊设备，而且不易掌握。以前多用大分子聚阴离子及两价阳离子沉淀血清中 LDL 与 VLDL，然后用化学法或酶法测定上层血清中的 HDL-C。HDL-C 测定主要有 4 类沉淀剂：①肝素 - 锰（Hp-Mn^{2+}），此法有时不能将 VLDL 沉淀完全。且不适合于酶法测上清液中的 HDL-C，现已较少采用。②硫酸葡聚糖 - 镁（DS-Mg^{2+}）为 20 世纪 80 年代初推荐的方法，可取得准确结果，但试剂昂贵。③聚乙二醇 6000（PEG、6000）沉淀法易于沉淀富含 TG 的脂蛋白（主要为 VLDL），但此法准确度与精密度较差，不宜推荐。④磷钨酸 - 镁法（PTA-Mg^{2+}），试剂价廉易得，使用方便，能得到较好的结果，已被中华医学会检验分会推荐作为常规测定方法，但该法因有一个离心分离的操作而不适合做自动分析。近年来有更方便的直接测定方法（又称匀相法），免去了标本预处理（沉淀）步骤，便于自动化，快速简便，准确性能满足常规应用的要求，已取代沉淀法成为临床实验室的常规方法。本节介绍磷钨酸 - 镁法。

【试验原理】 血清中的低密度脂蛋白和极低密度脂蛋白经磷钨酸镁沉淀后，上清液中只含有高密度脂蛋白，所分离的上清液中的胆固醇可代表高密度脂蛋白的含量，其胆固醇含量用酶法测定。

【试剂】

1. **沉淀剂** 取磷钨酸钠 0.44g，氯化镁（MgCl$_2$·6H$_2$O）1.1g，溶于 100ml 蒸馏水中。

2. **磷酸盐缓冲液** pH（7.7）0.3mol/L。

3. **显色剂** 酚 3.5mmol/L，4- 氨基安替吡啉 0.5mmol/L。

4. **酶合剂** 胆固醇酯酶、胆固醇氧化酶，过氧化物酶，附加剂适量。

5. **高密度脂蛋白胆固醇标准液** 1.55mmol/L，此标准液亦可购买商品。

【操作方法】

1. 反应液配制 取缓冲液 50ml，加酶合剂 2ml，显色剂 0.25ml，混匀后即为反应液。

放 4℃可稳定 7 天。

2. 取试管 1 支,加血清 200μl,沉淀剂 200μl 混合,放室温 10 分钟,然后以 3000r/min,离心 15 分钟,取上清液备用。

3. 取试管 3 支,分别标明测定管(U),标准管(S),空白管(B),然后按表 12-7 操作。

表 12-7 HDL-C 测定操作步骤

加入物(ml)	测定管(U)	标准管(S)	空白管(B)
上清液	0.05	—	—
标准液	—	0.05	—
酶试剂	2.0	2.0	2.0

4. 混匀后,放 37℃水浴 10 分钟。取出,以空白管调"O",以 500nm 波长比色,分别读取各管吸光度。

【计算】

$$HDL\text{--}C(mmol/L)=Au/As \times 标准液浓度 \times 2$$

【参考区间】

男性:1.16~1.42mmol/L;

女性:1.29~1.55mmol/L;

合适水平:>1.04mmol/L(40mg/dl);升高:>1.55mmol/L(60mg/dl);降低 <1.04mmol/L(40mg/dl)。

【注意事项】

1. 在常规基础上分析正常或异常值质控血清是最好的质控措施。质控血清测定 HDL 值必须落在允许范围内。

2. 如遇到结果偏高或偏低,首先要在沉淀剂和分离方法上找原因。

3. 血清在室温放置时,各类脂蛋白之间还会进行脂质交换。游离胆固醇不断酯化,故需及时测定,否则应低温保存。

4. 沉淀后的上清液必须澄清。在血清严重混浊时,LDL 与 VLDL 不易沉淀完全,此时可用生理盐水将血清做 1:1 稀释后再行沉淀,测得结果乘以 2。

【临床意义】

血清高密度脂蛋白胆固醇被认为是抗动脉硬化的脂蛋白,冠状动脉的保护因子。其水平与动脉管腔狭窄程度,冠心病发率呈显著负相关。其升高能降低冠心病发生的危险,在 TC 中 HDL-C 占的比例越大,患冠心病危险性越小。而降低则是冠心病的先兆。在估计心血管病的危险因素中,HDL-C 降低比 C 和 TG 升高更有意义。

四、血清载脂蛋白测定

ApoA-I 是 HDL 的主要结构蛋白,约占 HDL 蛋白总量的 64%;ApoB-100 是 LDL 的主要结构蛋白,占 LDL 蛋白总量的 95%。因此,ApoA-I 和 ApoB-100 可以直接反映 HDL 和 LDL 的含量。

目前 ApoA-I 和 ApoB 的测定方法主要采用免疫化学法。本法特异性好、灵敏度高,而且不需预先分离脂蛋白。较适合临床实验室应用。其中最常用的是免疫透射比浊法和火箭电泳法。但在免疫定量测定载脂蛋白时,必须考虑:①样品适当处理使样品中载脂蛋白抗原位点充分暴露;②需要较满意的参考标准;③均一的抗血清。目前测定 ApoA-Ⅰ和 ApoB 尚无公认的参考方法。

本节介绍免疫透射比浊法。

【原理】

光线通过特异性抗原抗体复合物溶液时被吸收和散射,使透射光减弱,其减弱程度与免疫复合物含量成正比,即与抗原含量成正比。

血清 ApoA-Ⅰ与试剂中的特异性抗人 ApoA-Ⅰ抗体相结合,形成不溶性免疫复合物,使反应液产生混浊,以分光光度计在波长 340nm 测出吸光度,代表混浊程度,浊度高低反映血清标本中 ApoA-Ⅰ的含量,后者可由参考血清所作标准曲线读出。

【试剂】

1. 磷酸盐氯化钠缓冲液(PBS) 每升含 KH_2PO_4 1.36g 和 NaCl 9g,以 10%NaOH 调至 pH 7.4(约加 3ml)。

2. 200g/L 聚乙二醇磷酸盐缓冲液(200g/L PEG-PBS)PEG-6000 200g,溶于 PBS 中并加至 1000ml,室温可保存半年以上。

3. 40g/L PEG-PBS 用 PBS 稀释 200g/L PEG-PBS,此液最好临用配制,因放置数天后会逐渐变浊。

4. 8mol/L 尿素溶液尿素 480g 溶于 PBS 至 1000ml。

5. 抗血清 用纯化的人血清 ApoAⅠ和 ApoB 抗原制备绵羊抗人血清 ApoA 及 B 血清。经免疫电泳、免疫扩散检定为特异性抗血清后,制成冻干抗血清。

【操作】

1. ApoA-Ⅰ测定

(1)稀释抗血清:复溶冻干抗血清至原体积(效价 1:32),按 1:40 用 40g/L PEG-PBS 稀释,10 分钟后,因抗血清中部分球蛋白被 PEG 沉淀而产生混浊,可用以下二法澄清:①用 0.45μm 微孔膜抽滤;②稀释抗血清配制后须放置 12 小时以上,测定当日用 3000 转离心 20 分钟,除去沉淀。

(2)稀释血清样本:用 8mol/L 尿素作 1:40 稀释,按表 12-8 操作。

表 12-8 ApoAⅠ免疫透射比浊法操作步骤

加入物(ml)	测定管(U)	标准管(s)	空白管(B)
1:40 稀释血清	0.04	0.04	—
PBS 溶液	—	—	0.04
1:40 稀释抗血清	1.00	—	1.00
40g/L PEG	—	1.00	—

将各管混匀,置室温 1 小时,用分光光度计,波长 340nm,以 40g/LPEG-PBS 调零,读取各管吸光度。

【计算】

净吸光度 = 测定管吸光度 − 空白管吸光度 − 抗体空白管吸光度

用净吸光度在标准曲线上查得结果。

【标准曲线制作】

参考血清用 8mol/L 尿素作 1：120、1：60、1：40、1：30 和 1：20 稀释，按上述操作测得各管吸光度，以 ApoA-Ⅰ浓度为横坐标，以净吸光度制作标准曲线。

2. ApoB 测定

（1）稀释抗血清：用 40g/L PEG-PBs 作 1：80 稀释。

（2）稀释血清样品：用 PBS 1：10 稀释。按表 12-9 操作。

表 12-9　ApoB 免疫透射比浊法操作步骤

加入物（ml）	测定管（U）	标准管（s）	空白管（B）
1：10 稀释血清	0.04	0.04	—
PBS 溶液	—	—	0.04
1：80 稀释抗血清	1.00	—	1.00
40g/L PEG-PBS	—	1.00	—

将各管混匀，置室温半小时，用分光光度计，波长 340nm，以 40g/L PEG-PBS 调零，读取各管吸光度。

【计算】

净吸光度 = 测定管吸光度 − 空白管吸光度 − 抗体空白管吸光度

用净吸光度在标准曲线上查得结果。

【标准曲线制作】

如参考血清 ApoB 为 0.70/L，各标准管稀释度为 1：30、1：20、1：10、1：5 和 1：4，分别相当于 ApoB 0.233、0.35、0.70、1.40 和 1.75g/L。

【参考区间】

ApoA Ⅰ 正常水平：1.20~1.60g/L，女性略高于男性，年龄变化不明显。

ApoB 水平无论男女均随年龄上升，70 岁以后不再上升或开始下降。中青年平均水平 0.80~0.90g/L，老年人平均水平 0.95~1.05g/L。

【注意事项】

1. 为了准确测定 ApoA Ⅰ、ApoB，必须做标准曲线计算结果。

2. 样品最好不超过 3 天（4℃保存）。

【临床意义】

ApoA Ⅰ是 HDL 的主要结构蛋白，其含量可代表 HDL 的水平。HDL 主要参与胆固醇从外周组织转运到肝脏，因此，HDL 是动脉粥样硬化的保护因素。ApoA Ⅰ水平与高脂血症、冠心病呈负相关。

ApoB 是 LDL 的主要结构蛋白，其含量可代表 LDL 的水平。LDL 的主要功能是将胆固醇运至外周组织，故血清 LDL 浓度过高引起动脉粥样硬化。ApoB 水平与高脂血症及动脉粥样硬化呈正相关。

第四节 肝功能试验

一、血清酶测定

丙氨酸氨基转移酶（ALT）、天门冬氨酸氨基转移酶（AST）、碱性磷酸酶（ALP）、L-γ-谷氨酰基转移酶（L-γ-GGT）、单胺氧化酶（MAO）等酶学测定在临床上应用广泛。

（一）血清丙氨酸氨基转移酶（ALT）测定

【方法】 速率法。

【原理】 血清 ALT 催化 L- 丙氨酸与 α- 酮戊二酸的氨基转移反应，生成丙酮酸和 L- 谷氨酸，生成的丙酮酸在乳酸脱氢酶（LDH）作用下氧化还原型烟酰胺腺嘌呤二核苷酸（NADH）为氧化型烟酰胺腺嘌呤二核苷酸（NAD$^+$）。NADH 在 340nm 波长处有较强吸收，而 NAD$^+$ 无吸收。在底物过剩的情况下，丙酮酸的生成速率与血清 ALT 浓度成正比，NADH 下降速率与丙酮酸的生成速率成正比，因而可通过监测 NADH 下降速率测定血清 ALT 活性浓度。ALT 活性测定的酶偶联反应式如下：

$$L- 丙氨酸 +α- 酮戊二酸 ← ALT → 丙酮酸 +L- 谷氨酸$$

$$丙酮酸 +NADH+H^+ ← LDH → L- 乳酸 +NAD^+$$

【试剂】 2002 年 IFCC 参考方法试剂成分及其终浓度如下：

三羟甲基氨基甲烷（Tris）	100mmol/L
pH（37℃）	7.15
L- 丙氨酸	500mmol/L
NADH	0.18mmol/L
磷酸吡哆醛	0.1mmol/L
LDH	1700U/L
α- 酮戊二酸	15mmol/L
样品体积分数	1∶12

上述试剂成分，除 α- 酮戊二酸外的其他成分组成试剂 I，α- 酮戊二酸作为试剂 II。目前各商品试剂与上述试剂相似，但多数不含磷酸吡哆醛，试剂 I 和 II 组成、各成分浓度及样品体积分数存在一定差异，详见各试剂说明书。

【操作】 IFCC 参考方法测定过程为，血清样品与试剂 I 混合，温育，加入试剂 II，迟滞一定时间后监测特定波长下的吸光度。主要测定条件如下：

反应温度	37.0℃
温育时间	5 分钟
迟滞时间	1.5 分钟
吸光度监测波长	340nm
吸光度监测时间	3 分钟

不同实验室具体反应条件会因所使用的仪器和试剂而异，在保证方法可靠的前提下，应按仪器和试剂说明书设定的测定条件，进行定标品、空白样品和血清样品分析。

【结果计算】 在 IFCC 推荐方法和参考方法中，样品 ALT 催化活性浓度按下式计算：

$$C_{样品}=\Delta A_{样品}-\Delta A_{空白}/t\times10^{6}/\varepsilon\times V_{总}/V_{样品}$$

式中 $C_{样品}$ 为样品浓度, $\Delta A_{样品}$ 和 $\Delta A_{空白}$ 分别为样品和空白的吸收度(光径 1cm)差值, t 为吸光度监测时间, ε 为 NADH 的摩尔消光系数, $V_{总}$ 和 $V_{样品}$ 分别为总体积和样品体积。

【参考区间】 试剂中不含磷酸吡哆醛时,成年男性 9~50U/L,女性 7~40U/L;试剂中含磷酸吡哆醛时,成年男性 9~60U/L,女性 7~45U/L。

上述参考区间引自 WS/T404.1-2012《临床常用生化检验项目参考区间第 1 部分:血清丙氨酸氨基转移酶、天门冬氨酸氨基转移酶、碱性磷酸酶和 γ- 谷氨酰基转移酶》。

【注意事项】

1. 报告单位　血清 ALT 催化活性浓度的常用单位是 U/L,国际单位制单位是 μkat/L。

2. 定标品要求　样品 ALT 浓度过去常用由 NADHD 的摩尔消光系数推导的校准因子计算,但各种常规方法很难完全重复 IFCC 推荐方法的试剂组成和反应条件,由此会造成测定结果差异。目前认为,ALT 测定需用定值可源于 IFCC 参考方法的定标品校准。

3. 磷酸吡哆醛　磷酸吡哆醛是转氨酶的辅基,是转氨酶发挥催化活性的必要物质。IFCC 推荐方法试剂中含有磷酸吡哆醛,但目前多数常规方法试剂中不含磷酸吡哆醛。一般而言,含磷酸吡哆醛试剂的测定结果偏高。健康人血清中磷酸吡哆醛含量正常,试剂中磷酸吡哆醛增高 ALT 活性的作用不明显,但在某些病理状态(如肾病)血清磷酸吡哆醛含量偏低,试剂中的磷酸吡哆醛可显著升高血清 ALT 活性。含磷酸吡哆醛的方法更为合理。

4. 双试剂　血清中的游离 α- 酮酸(如丙酮酸)能消耗 NADH,使测定结果升高,因此,目前 ALT 测定推荐使用"双试剂",加入试剂Ⅰ后温育一段时间,消耗内源性 α- 酮酸,再加入外源底物,监测 NADH 降低。需注意的是,有的双试剂的试剂Ⅰ中不含 NADH,此种双试剂不是真正的双试剂,不能避免内源性 α- 酮酸的干扰。

5. 标本类型及稳定性　宜用血清标本测定 ALT。血清分离后应尽快进行分析。若需过夜贮存,可存于 4℃;若需更长贮存,需存于 –70℃。血清标本不宜反复冻融。红细胞内 ALT 含量为血清浓度的 3~5 倍,溶血标本不适于 ALT 测定。

【临床意义】 血清 ALT 测定主要用于肝脏疾病实验诊断。ALT 是反映肝损伤的灵敏指标,各种急性肝损伤(如急性传染性肝炎及药物或酒精中毒)时,血清 ALT 可在临床症状(如黄疸)出现之前急剧升高等,并一般与病情轻重和恢复情况相平行;慢性肝炎、脂肪肝、肝硬化、肝癌、肝淤血等血清 ALT 也可升高。另外,胆石症、胆囊炎、胰腺炎、心肌梗死、心肌炎、心力衰竭及服用某些药物(如氯丙嗪、异菸肼、奎宁、水杨酸制剂等)时可见血清 ALT 升高。

(二)血清天门冬氨酸氨基转移酶(AST)测定

【方法】 速率法。

【原理】 血清 AST 催化 L- 天门冬氨酸与 α- 酮戊二酸的氨基转移反应,生成草酰乙酸和 L- 谷氨酸,生成的草酰乙酸在苹果酸脱氢酶(MDH)作用下氧化还原型烟酰胺腺嘌呤二核苷酸(NADH)为氧化型烟酰胺腺嘌呤二核苷酸(NAD^+)。NADH 在 340nm 波长处有较强吸收,而 NAD^+ 无吸收。在底物过剩的情况下,草酰乙酸的生成速率与血清 AST 浓度成正比,NADH 下降速率与草酰乙酸的生成速率成正比,因而可通过监测 NADH 下降速率测定血清 AST 活性浓度。AST 活性测定的酶偶联反应式如下:

L- 天门冬氨酸 +α- 酮戊二酸← AST →草酰乙酸 +L- 谷氨酸

$$草酰乙酸 +NADH+H^+ \leftarrow MDH \rightarrow L\text{-}苹果酸 +NAD^+$$

【试剂】　2002 年 IFCC 参考方法试剂成分及其终浓度如下：

三羟甲基氨基甲烷（Tris）	80mmol/L
pH（37℃）	7.65
L- 天门冬氨酸	240mmol/L
NADH	0.18mmol/L
磷酸吡哆醛	0.1mmol/L
MDH	600U/L
LDH	900U/L
α- 酮戊二酸	12mmol/L
样品体积分数	1：12

上述试剂成分，除 α- 酮戊二酸外的其他成分组成试剂Ⅰ，α- 酮戊二酸作为试剂Ⅱ。目前各商品试剂与上述试剂相似，但多数不含磷酸吡哆醛，试剂Ⅰ和Ⅱ组成、各成分浓度及样品体积分数存在一定差异，详见各试剂说明书。

【操作】　IFCC 参考方法测定过程为，血清样品与试剂Ⅰ混合，温育，加入试剂Ⅱ，迟滞一定时间后监测特定波长下的吸光度。主要测定条件如下：

反应温度	37.0℃
温育时间	5 分钟
迟滞时间	1.5 分钟
吸光度监测波长	340nm
吸光度监测时间	3 分钟

不同实验室具体反应条件会因所使用的仪器和试剂而异，在保证方法可靠的前提下，应按仪器和试剂说明书设定的测定条件，进行定标品、空白样品和血清样品分析。

【结果计算】　血清样品 AST 催化活性浓度可按 NADH 摩尔消光系数计算或用定标品校准，参考血清丙氨酸氨基转移酶（ALT）测定内容。

【参考区间】　试剂中不含磷酸吡哆醛时，成年男性 15~40U/L，女性 13~35U/L；试剂中含磷酸吡哆醛时，成年男性 15~45U/L，女性 13~40U/L。

上述参考区间引自 WS/T404.1-2012《临床常用生化检验项目参考区间第 1 部分：血清丙氨酸氨基转移酶、天门冬氨酸氨基转移酶、碱性磷酸酶和 γ- 谷氨酰基转移酶》。

【注意事项】　血清 AST 测定注意事项与 ALT 类似，参考血清丙氨酸氨基转移酶（ALT）测定内容。

【临床意义】　血清 AST 测定主要用于肝脏疾病实验诊断。急性肝损伤时，血清 AST 升高，但不如 ALT 升高明显，慢性肝炎、肝硬化、肝癌等情况时 AST 升高明显，可超过 ALT，AST/ALT 比值常用于急慢性肝脏疾病的鉴别诊断。心脏疾病、胆道疾病等及服用某些药物时也可见血清 AST 升高。AST 心肌分布较多，过去曾用于心肌梗死的实验诊断，由于其本身的局限性及更佳的心肌标志物（如肌钙蛋白）的出现，目前已基本不用于此临床目的。

（三）血清 L-γ- 谷氨酰基转移酶测定

【方法】　速率法

【原理】　血清 GGT 催化 L-γ- 谷氨酰 -3- 羧基 - 对硝基苯胺向甘氨酰甘氨酸（绝大部分）

和 L-γ- 谷氨酰 -3- 羧基 - 对硝基苯胺本身(1%)的 L-γ- 谷氨酰基转移反应,释放 5- 氨基 -2- 硝基苯甲酸。5- 氨基 -2- 硝基苯甲酸在 410nm 波长处有较强吸收。在底物过剩的情况下,5- 氨基 -2- 硝基苯甲酸的生成速率与血清 GGT 浓度成正比,因而可通过监测 5- 氨基 -2- 硝基苯甲酸生成速率测定血清 GGT 活性浓度。GGT 活性测定的反应式如下:

L-γ- 谷氨酰 -3- 羧基 - 对硝基苯胺 + 甘氨酰甘氨酸 ← GGT → 5- 氨基 -2- 硝基苯甲酸 +L-γ- 谷氨酰甘氨酰甘氨酸

L-γ- 谷氨酰 -3- 羧基 - 对硝基苯胺 +L-γ- 谷氨酰 -3- 羧基 - 对硝基苯胺 ← GGT → 5- 氨基 -2- 硝基苯甲酸 +L-γ- 谷氨酰 γ- 谷氨酰 -3- 羧基 - 对硝基苯胺

【试剂】 2002 年 IFCC 参考方法试剂成分及其终浓度如下:

甘氨酰甘氨酸	150mmol/L
pH(37℃)	7.70
L-γ- 谷氨酰 -3- 羧基 - 对硝基苯胺	6mmol/L
样品体积分数	1:11

上述试剂成分,甘氨酰甘氨酸作试剂Ⅰ,L-γ- 谷氨酰 -3- 羧基 - 对硝基苯胺作为试剂Ⅱ。目前各商品试剂与上述试剂相似,有的另加缓冲物质,各成分浓度及样品体积分数存在一定差异,详见试剂说明书。

【操作】 IFCC 参考方法测定过程为,血清样品与试剂Ⅰ混合,温育,加入试剂Ⅱ,迟滞一定时间后监测特定波长下的吸光度。主要测定条件如下:

反应温度	37.0℃
温育时间	3 分钟
迟滞时间	1 分钟
吸光度监测波长	410nm
吸光度监测时间	3 分钟

不同实验室具体反应条件会因所使用的仪器和试剂而异,在保证方法可靠的前提下,应按仪器和试剂说明书设定的测定条件,进行定标品、空白样品和血清样品分析。

【结果计算】 血清样品 GGT 催化活性浓度可按 NADH 摩尔消光系数计算或用定标品校准,参考血清丙氨酸氨基转移酶(ALT)测定内容。

【参考区间】 成人血清 GGT,男性 10~60U/L,女性 7~45U/L。

上述参考区间引自 WS/T404.1-2012《临床常用生化检验项目参考区间第 1 部分:血清丙氨酸氨基转移酶、天门冬氨酸氨基转移酶、碱性磷酸酶和 γ- 谷氨酰基转移酶》。

【注意事项】

1. **定标品要求** 样品 GGT 浓度过去常用由 5- 氨基 -2- 硝基苯甲酸的摩尔消光系数推导的校准因子计算,但各种常规方法很难完全重复 IFCC 推荐方法的试剂组成和反应条件,由此会造成测定结果差异。目前认为,血清 GGT 测定需用定值可源至 IFCC 参考方法的定标品校准。

2. **方法学特点** 甘氨酰甘氨酸是 L-γ- 谷氨酰基的良好接受体,以甘氨酰甘氨酸作 L-γ- 谷氨酰基接受体,GGT 表现较高活性。甘氨酰甘氨酸试剂中往往含有甘氨酸杂质,而甘氨酸是 GGT 抑制剂,甘氨酰甘氨酸中 0.2% 的甘氨酸杂质可降低 GGT 测定结果 1~1.5%。方法中所用的吸光度监测波长不是 5- 氨基 -2- 硝基苯甲酸的最大吸收波长,处于吸收曲线的下降段,故波长准确性影响测定结果,1nm 波长变化可引起约 3% 结果变化。

3. 标本类型及稳定性　血清是 GGT 测定的适宜标本,可用 EDTA 血浆。肝素可使反应液浑浊,枸橼酸盐、草酸盐、氟化物等抑制 GGT,因此,以这些物质做抗凝剂的血浆不宜用作 GGT 测定。红细胞 GGT 含量很低,故轻度溶血对 GGT 测定影响不明显。血清 GGT 相对稳定,4℃下至少可稳定一个月,-20℃下至少稳定一年。

【**临床意义**】　血清 GGT 主要用于肝胆疾病的实验诊断。血清 GGT 是肝脏疾病的灵敏指标,各种原因引起的肝脏疾病可见血清 GGT 升高。类似于血清碱性磷酸酶(ALP),肝内或肝外胆管阻塞时血清 GGT 升高明显,但血清 GGT 和机体成骨活动无关,故血清 ALP 升高而 GGT 不高时可排除 ALP 的肝来源。原发或继发性肝癌时也可见血清 GGT 明显升高。肝炎、肝硬化、脂肪肝等肝实质病变时血清 GGT 一般中度升高。重度饮酒及长期服用某些药物(如苯巴比妥、苯妥英钠等)血清 GGT 常常升高。

二、血清胆红素测定

【**方法**】　重氮盐改良 J-G 法。

【**原理**】　在没有加速剂存在时,血清与偶氮试剂反应所生成的红色偶氮胆红素为直接胆红素。在同样的反应条件下,有加速剂存在时,血清与偶氮试剂反应,所生成的红色偶氮胆红素为总胆红素。最后,加入碱性酒石酸溶液,使红色偶氮胆红素(530nm)转变成蓝绿色偶氮胆红素(600nm),进行比色测定。

【**试剂**】

1. 咖啡因试剂　56g 无水醋酸钠、56g 苯甲酸钠和 1g EDTA·2Na 溶于约 700ml 水中。再加入 37.5g 咖啡因,搅拌直至完全溶解,再加水至 1L。这个试剂可能有轻微浑浊,用滤纸过滤。室温中保存。

2. 碱性酒石酸溶液　75g 氢氧化钠和 320g 酒石酸钾钠溶于约 700ml 蒸馏水中,再加水至 1L。如果浑浊,过滤,室温保存。

3. 5g/L 亚硝酸钠溶液　0.5g 亚硝酸钠溶于约 70ml 蒸馏水中,再加蒸馏水至 100ml。每 2 周配 1 次,贮存于 4℃冰箱中。

4. 5g/L 对氨基苯磺酸溶液　5g 对氨基苯磺酸溶于约 700ml 蒸馏水中,加 15ml 浓盐酸,待溶解后再加蒸馏水至 1000ml。贮存在室温。

5. 偶氮试剂　用前配制,将 0.5ml 5g/L 亚硝酸钠溶液和 20ml 5g/L 对氨基苯磺酸溶液混合。

6. 5.0g/L 叠氮钠溶液　称取叠氮钠 0.5g,以蒸馏水溶解并稀释至 100ml。

7. 胆红素标准液(假设该标准液的总胆红素浓度为 171μmol/L,结合胆红素浓度为 5μmol/L)。以上试剂建议购买有批准文号的优质商品试剂盒。

【**操作**】　具体操作方法按照试剂盒的说明书。

【**注意事项**】

1. 方法学特点　本法碱性偶氮胆红素在 598nm 的摩尔吸光度为 75 080±760,且可避免其他有色物质的干扰。本法在 10~37℃条件下不受温度变化的影响,呈色在 2 小时内非常稳定。由于结合胆红素至今无候选参考方法。方法不同,反应时间不同,结果相差很大。时间短,非结合胆红素参与反应少,但结合胆红素反应也不完全;时间长,结合胆红素反应较完全,但一部分非结合胆红素也参与反应。这是一个很难权衡的问题。在没有结合胆红素标准液的情况下,问题更复杂。

2. 干扰因素 叠氮钠或抗坏血酸(40g/L)都能破坏重氮试剂,终止偶氮反应。凡用叠氮钠作防腐剂的质控血清或静脉注射抗坏血酸时抽血,均可引起偶氮反应不完全,甚至不呈色。

3. 标本的采集与处理 应注意做到:脂血与脂溶性色素对测定有干扰,应空腹采血,避免引起反应液浑浊;轻度溶血对本法无影响,但明显溶血时可使测定结果偏低;血液标本和标准液应避免阳光直照,防止胆红素被光氧化为胆绿素;胆红素对光的敏感度与温度有关,血标本应避光置冰箱保存;标本保存冰箱可稳定3天,-70℃暗处保存可稳定3个月。

4. 标本对照管的吸光度一般很接近,一般血清标本可共用对照管。

【参考区间】

成人血清总胆红素浓度:3.4~17.1μmol/L(0.2~1.0mg/dl)。

成人血清结合胆红素浓度(10分钟):0~3.4μmol/L(0~0.2mg/dl)。

【临床意义】 胆红素为脂溶性有毒物质,肝脏对胆红素有强大的解毒作用。正常情况下血中胆红素浓度保持相对恒定;当胆红素代谢发生障碍时:①非结合胆红素或(和)结合胆红素生成增加;②肝细胞摄取非结合胆红素能力降低;③肝细胞转化胆红素能力降低;④肝细胞及肝内外胆红素分泌排泄功能障碍等,均会引起黄疸。临床常根据引起黄疸的原因不同,将黄疸分为溶血性黄疸、肝细胞性黄疸和梗阻性黄疸。胆红素测定对黄疸的诊断和鉴别诊断、黄疸程度及类型的判断、黄疸原因的分析、预后评估等有重要的价值。

第五节 肾脏功能试验

一、血清尿素的测定

【方法】 酶偶联速率法(手工检测)

【原理】 尿素在尿素酶催化下,水解生成 NH_4^+ 和二氧化碳。NH_4^+ 在 α-酮戊二酸和还原型辅酶 I(NADH)存在下,经 GLDH(谷氨酸脱氢酶)催化,生成谷氨酸,同时 NADH 被氧化成 NAD^+,可在 340nm 波长处监测吸光度下降的速率,计算样品中尿素的含量。反应式如下:

$$Urea + 2H_2O \xrightarrow{尿素酶} 2NH_4^+ + CO_3^{2-}$$

$$NH_4^+ + α\text{-}酮戊二酸 + NADH + H^+ \xrightarrow{GLDH} 谷氨酸 + NAD^+ + H_2O$$

【试剂】

(1)试剂成分和在反应液中的参考浓度:pH 8.0;Tris-琥珀酸缓冲液 150mmol/L;尿素酶 8000U/L;GLDH 700U/L;NADH 0.3mmol/L;α-酮戊二酸 15mmol/L;ADP 1.5mmol/L。

(2)尿素标准液 5mmol/L。

上述试剂成分,试剂 1 主要含 α-酮戊二酸、GLDH;试剂 2 主要含尿素酶、NADH。目前各商品试剂与上述试剂相似,试剂组成及各成分浓度存在一定差异。

【操作】 见表 12-10。

表 12-10　尿素测定操作步骤

加入物	测定管	标准管	空白管
血清(μl)	15	—	—
尿素标准液(μl)	—	15	—
去氨蒸馏水(μl)	—	—	15
酶试剂(ml)	1.5	1.5	1.5

上表中各管依次加入已预温的酶试剂,混匀后立即在分光光度计波长 340nm 处监测吸光度变化速率,计算出△A/min。

【结果计算】　尿素(mmol/L)= 测定 △A/min– 空白△A/min/ 标准 △A/min– 空白△A/min × 尿素标准液浓度

【注意事项】

(1) 干扰因素:在测定过程中,各种器材和蒸馏水应无 NH_4^+ 污染,否则导致结果偏高。血氨升高时,可引起血尿素测定结果偏高,溶血标本对测定有干扰。

(2) 标本及采血前准备:检测标本推荐使用血清。尿素是机体蛋白质的代谢终末产物,受蛋白质摄入量的影响,测定前应根据要求严格控制摄食。

【参考区间】

成人血尿素:男(20~59 岁)3.1~8.0mmol/L;男(60~79 岁)3.6~9.5mmol/L;女(20~59 岁)2.6~7.5mmol/L;女(60~79 岁)3.1~8.8mmol/L。

上述参考区间引自 WS/T404.5-2015《临床常用生化检验项目参考区间第 5 部分:血清尿素、肌酐》。

【临床意义】

血液尿素浓度受多种因素的影响,分生理性因素和病理性因素两个方面。

生理性因素:增高见于高蛋白饮食后,减低见于妊娠期。

病理性因素:根据尿素增加的原因可分为肾前性、肾性及肾后性。

1. 肾前性　最重要的原因是失水,引起血液浓缩,使肾血流量减少,肾小球滤过率减低而引起血液中尿素滞留。常见于剧烈呕吐、幽门梗阻、肠梗阻和长期腹泻等。

2. 肾性　急性肾小球肾炎、肾病晚期、肾衰竭、慢性肾盂肾炎及中毒性肾炎都可引起血液中尿素含量增高。

3. 肾后性　前列腺增大、尿路结石、尿道狭窄、膀胱肿瘤等导致尿道受压,使尿路受阻,导致血液中尿素含量增加。

二、血清肌酐的测定

【方法】　肌氨酸氧化酶法(手工测定)。

【原理】

样品中的肌酐在肌酐酶的催化下水解生成肌酸。在肌酸酶的催化下,肌酸水解生成肌氨酸和尿素。肌氨酸在肌氨酸氧化酶的催化下氧化成甘氨酸、甲醛和过氧化氢(H_2O_2),最后偶联 Trinder 反应,比色法测定,反应形成的色素与肌酐的浓度成正比。反应式如下:

第一反应:消除内源性物质干扰反应

$$肌酸 + H_2O \rightarrow 肌酸脱氢酶 \rightarrow 肌氨酸 + 尿素$$

$$肌氨酸 + O_2 + H_2O \rightarrow 肌氨酸氧化酶 \rightarrow 甘氨酸 + 甲醛 + H_2O_2$$

第二反应：正式启动反应

$$肌酐 + H_2O \rightarrow 肌酐酶 \rightarrow 肌酸$$

$$肌酸 + O_2 + H_2O \rightarrow 肌酸脱氢酶 \rightarrow 肌氨酸 + 尿素$$

$$肌氨酸 + O_2 + H_2O \rightarrow 肌氨酸氧化酶 \rightarrow 甘氨酸 + 甲醛 + H_2O_2$$

$$H_2O_2 + 4- 氨基安替比林 + N- 乙基 -N-(2- 羟基 -3- 丙磺基)-3-$$
$$甲基苯胺 \rightarrow 过氧化物酶 \rightarrow 醌类色素 + 5H_2O$$

【试剂】

(1) 试剂 1：TAPS 缓冲液（pH 8.1）30mmol/L；肌酸酶（微生物）333μKat/L；肌氨酸氧化酶（微生物）≥133μKat/L；抗坏血酸氧化酶（微生物）≥33μKat/L；HTIB5.9mmol/L。

(2) 试剂 2：TAPS 缓冲液（pH 8.1）：50mmol/L；肌酸酶（微生物）500μKat/L；过氧氧化酶（辣根）≥16.7μKat/L；4- 氨基安替比林 2mmol/L；亚铁氰化钾 163μmol/L。

注：HTIB 为 2,4,6- 三碘 -3- 羟基苯甲酸；TAPS 为 N- 三羟甲基代甲基 -3- 氨基丙磺酸。

(3) 肌酐标准液：目前各商品试剂与上述试剂相似，试剂组成及各成分浓度存在一定差异。

【操作】 见表 12-11。

表 12-11 血清肌酐测定操作步骤

加入物（μl）	测定管（U）	标准管（S）
样品	6	—
标准液	—	6
试剂 1	250	250
混匀,37℃恒温 5min,主波长 546nm,次波长 700nm,测定各管吸光度 A1		
试剂 2	125	125

上表中各管混匀,37℃孵育 5 分钟,主波长 546nm,次波长 700nm,再测定各管吸光度 A2。

【结果计算】

$$肌酐（μmol/L）= A_{U2} - A_{U1} / A_{S2} - A_{S1} \times 肌酐标准液浓度$$

【注意事项】

(1) 方法学特点：肌酐酶法分析中以肌酐酶偶联肌氨酸氧化酶法较为常用。肌酐酶偶联肌氨酸氧化酶法为了消除样品中肌酸的干扰,利用自动分析中双试剂法的特点,在第一试剂中加入了肌酸酶,两步反应可以消除内源性肌酸的干扰。肌酐酶法分析特异性高,其参考值略低于苦味酸速率法,建议各实验室建立本地区的参考区间。

(2) 肌酐酶偶联肌氨酸氧化酶法,以 Trinder 反应为指示系统。引用不同的色原物质可导致不同方法间灵敏度存在较大差异。目前常用的色原物质有：3,5- 二氯 -2- 羟基苯磺酸（DHBA）；N- 乙基 -(2- 羟 -3- 磺丙基)-3,5- 二甲氧基 -4- 氟苯胺（F-DAOS）；N-(2- 羟 -3- 磺丙基)-3,5- 二甲氧苯胺（HDAOS）等。

(3) 干扰因素：Trinder 反应受胆红素和维生素 C 的干扰,可在试剂 1 中加入亚铁氰化钾(或者亚硝基铁氰化钾)和抗坏血酸氧化酶消除。肝素、枸橼酸、EDTA、氟化剂等在常规用量下对本测定无干扰。

【参考区间】

血清肌酐:男(20~59 岁)57~97μmol/L;男(60~79 岁)57~111μmol/L;女(20~59 岁)41~73μmol/L;女(60~79 岁)41~81μmol/L。

上述参考区间引自 WS/T404.5-2015《临床常用生化检验项目参考区间第 5 部分:血清尿素、肌酐》。

【临床意义】

1. 血肌酐增高常见于各种原因引起的肾小球滤过功能减退。

(1) 急性肾衰竭时血肌酐表现为进行性升高,为器质性损害,可伴有少尿或无尿。

(2) 慢性肾衰竭时血肌酐浓度用于评估病变程度及分期:肾衰竭代偿期,血肌酐 < 178μmol/L;肾衰竭期,血肌酐 >455μmol/L;尿毒症期,血肌酐 >707μmol/L。

2. 鉴别肾前性及肾性少尿。

(1) 器官性肾衰竭,血肌酐常超过 200μmol/L。

(2) 肾前性少尿,如心力衰竭、脱水、肝肾综合征、肾病综合征等所致的有效血容量下降,使肾血流量减少,血肌酐浓度上升一般不超过 200μmol/L。

3. 尿素与肌酐比值(BUN/Cr)的意义。

(1) 器质性肾衰竭时,尿素与肌酐同时增高,BUN/Cr≤10∶1。

(2) 肾性少尿,肾外因素所致的氮质血症时,尿素可快速上升,但肌酐不相应上升,此时,BUN/Cr>10∶1。

三、血清胱抑素 C 测定

【概述】

胱抑素 C 是一种小分子蛋白质(13kD),是胱氨酸蛋白酶的一种抑制剂,机体所有有核细胞均可表达,浓度相对恒定。循环血液中胱抑素 C 能自由透过肾小球,在近曲小管几乎全部被上皮细胞摄取并分解,尿中仅微量排出。胱抑素 C 水平不受饮食、身高、体重、年龄、恶性肿瘤等的影响,因此,胱抑素 C 是反映肾小球滤过率功能的一个敏感、特异的指标。作为肾小球滤过率的标志物,胱抑素 C 的敏感性和特异性均优于血肌酐。

胱抑素 C 的测定方法很多,如单向免疫扩散法、酶联免疫测定法、放射免疫测定法、荧光免疫测定法等,这些方法属非均相测定方法很难自动化。乳胶免疫测定是一种均相测定方法,主要有:颗粒增强透射免疫比浊法和颗粒增强散射免疫比浊法。其中颗粒增强散射免疫比浊法需要特定蛋白仪器,临床应用较少;颗粒增强散射免疫比浊法在普通生化分析仪即可测定,已成为临床首选方法。

【原理】

血清中胱抑素 C 与超敏化的抗体胶乳颗粒反应,产生凝集,使反应溶液浊度增加。其浊度的增加值与血清中胱抑素 C 的浓度成正比,可在波长 570nm 处监测吸光度的增加速率,并与标准品对照,计算出胱抑素 C 的浓度。

【试剂】

试剂 1:Tris- 缓冲液;试剂 2:抗人胱抑素 C 多克隆抗体乳胶颗粒悬浊液;胱抑素 C 标

准品。

【操作】

血清 3μl,加入 125μl 试剂 1,混匀,孵育 5 分钟,再加入 125μl 试剂 2,混匀。延迟时间 60 秒,监测时间 90 秒,记录吸光度变化速率(△A/min)。

【结果计算】

试剂盒配套的高中低浓度的标准品,稀释成系列浓度,按照操作方法进行测定,读取各浓度标准管的△A/min,与相应的胱抑素 C 浓度绘制标准曲线。根据血清样品的△A/min,从标准曲线上计算出胱抑素 C 的浓度(mg/L)。

【注意事项】

(1) 分析性能:本法线性范围可达 8mg/L。如标本浓度超出线性范围,血清需用生理盐水稀释后重新测定,结果乘以稀释倍数。本法检测灵敏度为 0.05mg/L,当样品浓度在 0.53~2.02mg/L 时,批内 CV 为 1.41~1.09%,批间 CV 为 2.10%~1.38%。

(2) 干扰因素:血红蛋白 <460mg/dl,抗坏血酸 2.8mmol/L(<50mg/dl),三酰甘油 <10mmol/L,胆红素 <311μmol/L,类风湿因子(RF)<240U/ml 时,对本法测定结果不产生影响。

(3) 采用不同来源胱抑素 C 的标准品,参考区间会有一定的差异。

(4) 标本稳定性:血清或血浆(EDTA 或肝素抗凝)标本在室温(25℃)条件下保存,可以稳定 6 天;4℃密封保存,可稳定 12 天;-80℃保存,可稳定 14 个月以上。

【参考区间】　成人血清胱抑素 C 浓度:0.59~1.03mg/L。

【临床意义】　血清胱抑素 C 升高提示肾小球滤过功能受损,临床可以用于抗生素导致肾小球滤过功能微小损伤、糖尿病肾病、高血压肾病以及其他肾小球早期损伤的诊断及预后判断。在肾移植成功时,血清胱抑素 C 下降的速度和幅度均大于肌酐清除率;发生移植排斥反应时,血清胱抑素 C 增高明显早于肌酐清除率。另外,血清胱抑素 C 对急性心力衰竭患者预后的预测价值高于脑钠肽(BNP)和肌钙蛋白 T(TnT)等指标,是反映急性心力衰竭预后的一个敏感指标;血清胱抑素 C 越高,死亡率也越高。

尿胱抑素 C 可作为肾小管功能不全的指标之一,因为胱抑素 C 经肾小球滤过后,要被近曲小管上皮分解代谢。尿胱抑素 C 增高可反映近曲小管上皮分解代谢胱抑素 C 的功能下降,是近曲小管上皮受损的表现。

四、血清尿酸的测定

【方法】　尿酸酶法(手工测定)

【原理】　尿酸在尿酸酶催化下,氧化生成尿囊素和过氧化氢(H_2O_2)。H_2O_2 与 4- 氨基安替比林(4-AAP)和 3,5 二氧 -2- 羟苯磺酸(DHBS)在过氧化物酶的催化下,生成有色物质(醌亚胺化合物),其色泽与样品中尿酸浓度成正比。反应式如下:

$$尿酸 +O_2+H_2O \longrightarrow 尿酸酶 \longrightarrow 尿囊素 +CO_2+H_2O_2$$
$$2H_2O_2+4\text{-AAP}+DHBS \longrightarrow 过氧化物酶 \longrightarrow 有色化合物 + H_2O$$

【试剂】

(1) 酶混合试剂:尿酸酶 160U/L;过氧化物酶 1500U/L;4-AAP 0.4mmol/L;DHBS 2mmol/L;磷酸盐缓冲液(pH 7.7)100mmol/L。

(2) 尿酸标准应用液 300μmol/L。

上述试剂成分,试剂 1 主要含过氧化物酶、DHBS,试剂 2 主要含尿酸酶、4-AAP。目前各商品试剂与上述试剂相似,试剂组成及各成分浓度存在一定差异。

TOOS 可取代 DHBS 参与醌亚胺化合物的形成。

【操作】　见表 12-12。

表 12-12　尿酸测定操作步骤

加入物(ml)	测定管	质控管	标准管	空白管
血清	0.1	—	—	—
质控血清	—	0.1	—	—
标准液	—	—	0.1	—
蒸馏水	—	—	—	0.1
酶试剂	1.5	1.5	1.5	1.5

混匀,室温放置 10 分钟,分光光度计波长 520nm,比色杯光径 1.0cm,以空白管调零,读取各管的吸光度 A。

【结果计算】

双试剂:

血尿酸(μmol/L)= 测定 A_2– 测定 A_1/ 标准 A_2– 标准 A_1 × 尿酸标准液浓度

单试剂:

血尿酸(μmol/L)= 测定 A/ 标准 A × 尿酸标准液浓度

【注意事项】

(1) 尿酸酶 - 过氧化物酶法适用于各种类型的自动生化分析仪。

(2) 尿酸酶 - 过氧化物酶法灵敏度高,且不需要去蛋白,主要干扰物质为维生素 C 和胆红素。在反应体系中加入抗坏血酸氧化酶和胆红素氧化酶,可以消除上述两种物质的干扰。

(3) 检查血尿酸值,需要空腹 8 小时以上抽血。

【参考区间】

成人血清尿酸:男性 208~428μmol/L;女性 155~357μmol/L。

【临床意义】

(1) 血清尿素升高主要见于:痛风;核酸代谢增高时,如白血病、多发性骨髓瘤、真性红细胞增多症等;肾功能减退;三氯甲烷、四氯化碳及铅中毒;子痫;妊娠反应;食用富含核酸的饮食等。

(2) 测定尿素应在严格控制嘌呤摄入量的条件下进行,最好同时测定尿尿酸更具诊断价值。

1) 血尿酸升高,而尿尿酸降低提示肾小球滤过功能损伤;血尿酸降低而尿尿酸升高提示肾小管重吸收功能损伤或竞争抑制。

2) 血、尿尿酸均升高提示可能为遗传性嘌呤代谢障碍引起尿酸生成增多,还有可能为恶性肿瘤、多发性骨髓瘤、淋巴瘤化疗后、或长期使用抗结核药物吡嗪酰胺等。

3) 血、尿尿酸均降低主要见于尿酸合成减少,如急性重型肝炎;嘌呤分解代谢受阻,参与尿酸生成的黄嘌呤氧化酶、嘌呤核苷磷酸化酶先天性缺陷;长期大量使用糖皮质激素等。

第六节 心血管疾病常用试验

心血管疾病（CVD）是严重威胁人类生命健康的疾病，包括外周动脉疾病、冠状动脉疾病（CAD）和脑动脉疾病。事实上，多数心血管疾病是由于血栓引起的。在我国，CAD已成为最常见的死亡原因之一。其主要病理组织学基础是冠状动脉粥样硬化斑块增大、破损或脱落导致冠状动脉供血不足甚至阻塞，引起心肌细胞的缺血、损伤甚至坏死。

心血管疾病的实验室检查除常规血、尿检查外，多种生化、微生物和免疫学检查均有利于诊断。如感染性心脏病时体液的微生物培养、血液细菌、病毒核酸及抗体等检查；风湿性心脏病时有关链球菌抗体和炎症反应（如抗"O"、血沉、C-反应蛋白）的血液检查；动脉粥样硬化时血液各种脂质检查；急性心肌梗死时血肌酐蛋白、肌红蛋白和心肌酶的测定；心力衰竭时血B型利钠肽（BNP）或血清氨基末端-B型利钠肽前体（NT-proBNP）的测定等。

一、心肌损伤标志物

反映心肌损伤的理想生物标志物应具有以下特点：①具有高度的心脏特异性；②心肌损伤后迅速升高，并持续较长时间；③检测方法简便迅速；④其应用价值已由临床所证实。

1. 血清肌钙蛋白测定

【概述】 肌钙蛋白（Tn）是存在于骨骼肌和心肌细胞中的一组收缩蛋白。心肌肌钙蛋白（cTn）是肌钙蛋白复合体中与心肌收缩功能有关的一组蛋白，由心肌肌钙蛋白T（cTnT，是调节蛋白的部分）、肌钙蛋白I（cTnI，含抑制因子）和肌钙蛋白C（TnC，与钙结合的蛋白）三个亚单位组成的蛋白复合物。TnT和TnI是心肌特有的抗原，可利用抗cTnT和cTnI的特异抗血清进行测定。当心肌损伤或坏死时，可因心肌细胞通透性增加和（或）cTn从心肌纤维上降解下来而导致血清cTn增高，前者呈迅速而短暂性升高，后者呈持续性升高。因此，血清cTn浓度可反映心肌损伤的情况，是心肌损伤的特异性标志物。通常采用电化学发光法（ECLIA）和化学发光法（CLIA）测定。

【参考区间】 高敏cTnT测定：<0.014μg/L（ECLIA法测定cTnT）；高敏cTnI测定：<0.034μg/L（CLIA法测定cTnI）。

【注意事项】 ECLIA法测定cTnT：血清标本，轻度溶血、脂血、黄疸标本不影响检测结果，但标本应置于-20℃存放，并避免反复冻融，2~8℃可保存24小时。有沉淀的样本检测前必须先作离心处理。添加叠氮化合物的样本和质控品均不能使用。

CLIA法测定cTnI：标本类型及稳定性：血清标本，轻度溶血、脂血、黄疸标本不影响检测结果，但标本应置于冰箱存放，2~8℃可保存7天，-20℃可保存4周，并避免反复冻融。

【临床意义】 cTn对心肌损伤具有很高的敏感性和特异性，已取代CK-MB成为急性冠状动脉综合征（ACS）诊断的首选心肌损伤标志物。当心肌缺血导致心肌损伤时，首先是在胞质中游离的少量cTnI和cTnT迅速释放进入血液循环，外周血中浓度迅速升高，在发病后4小时内即可测得。随着心肌肌丝缓慢而持续的降解，cTnI和cTnT不断释放进入血液，升高持续时间可长达2周，有很长的诊断窗口期。

随着高敏感cTn（hs-cTn）检测方法的发展，ESC在2011年颁布的NSTE-ACS指南中已将 hs-cTn 作为 ACS 诊断和危险分层的主要依据。

2. 血清肌红蛋白测定

【概述】　肌红蛋白（Myo）相对分子量 17 800，存在于心肌和骨骼肌中，不存在于平滑肌等其他组织中。因此，血中检测到肌红蛋白是横纹肌损伤的结果。肌红蛋白存在于细胞质中，大约占肌肉蛋白总量的 2%。可与氧分子可逆性结合，亲和力高于血红蛋白，在横纹肌中可能起着转运和储存氧的作用。

【参考区间】

成人肌红蛋白：<70μg/L（乳胶增强透射比浊法测定）；

男性 28~72ng/ml；女性 25~58ng/ml（ECLIA 法测定肌红蛋白）；

男性 16~96ng/ml；女性 9~82ng/ml（非均相免疫法测定）。

【注意事项】

样本在 2~8℃可保存 1 周，-20℃下可保存 3 个月。高浓度生物素制剂治疗的患者必须在停药 8 小时后方可检测。

【临床意义】　血清肌红蛋白升高见于心肌损伤、横纹肌溶解症等。

肌红蛋白水平在心脏病发作或其他肌肉损伤后的 0.5~1 小时内开始升高，并维持高水平 5~12 小时。

心肌损伤后血中的肌红蛋白升高早于其他心肌损伤标志物，其阴性结果能有效地排除心脏病发作，但其阳性结果必须通过肌钙蛋白检测来确认。

由于血液中的肌红蛋白能被肾脏迅速清除，所以测定肌红蛋白也有助于观察急性心肌梗死病程中有无再梗死发生以及梗死有无扩展，同时肌红蛋白也是急性心肌梗死溶栓治疗中评价有否再关注的较为敏感和准确的指标。

二、心力衰竭标志物

心力衰竭（简称心衰）是多种心脏疾病的终末共同通路。以往临床对心衰的诊断往往基于病史、体格检查及心功能测定，但许多心衰患者症状和体征可能表现并不特异。因此，临床迫切需要寻找一种简单、实用的生物学标志物用于心衰的早期诊断、鉴别诊断、治疗指导和预后判断。目前常用的诊断和监测心衰的血液标志物主要有血清氨基末端 -B 型利钠肽前体（NT-proBNP）和 B 型利钠肽（BNP）等。

1. 血清氨基末端 -B 型利钠肽前体（NT-proBNP）测定

【概述】　血清氨基末端 -B 型利钠肽前体（NT-proBNP）和 B 型利钠肽（BNP）同属利钠肽家族。两者有相同的生物学来源，但生物学效应和临床意义不完全相同。心肌细胞受刺激后，产生 134 个氨基酸的前 B 型利钠肽前体，随后形成 108 个氨基酸的 B 型利钠肽前体，后者在内切酶的作用下裂解为含有 76 个氨基酸、无生物学活性的 NT-proBNP 和含有 32 个氨基酸、有生物学活性的 BNP。NT-proBNP 主要由肾小球滤过，因此，在血液中的浓度受肾功能影响较大。NT-proBNP 体内半衰期为 120 分钟，体外稳定性强，在心衰患者血液中的浓度较 BNP 高，因此在某些情况下更利于心衰的诊断。

【参考区间】　75 岁以下：<125pg/ml；75 岁以上：<450pg/ml

【注意事项】

（1）采血前准备：NT-proBNP 的检测基本不受体位改变和日常活动的影响，且不存在日间生理学波动,故标本采集时无需固定体位和时间,但要避免剧烈运动。高浓度生物素制剂治疗的患者必须在停药 8 小时后方可检测。

(2) 标本类型及稳定性:检测 NT-proBNP 既可以选择血清,也可以选择血浆,但 EDTA 抗凝血浆较血清或肝素血浆检测结果低 10%~13%。在室温下可保存 3 天,4℃可保存 6 天,–20℃下可保存 24 个月。

【临床意义】 NT-proBNP 升高主要见于急慢性心衰、冠心病、慢性肾病等疾病。

慢性心衰患者血液中 NT-proBNP 水平高于健康人和非心衰患者,但升高程度不及急性心衰。NT-proBNP 慢性心衰最强的独立预后因素之一,并适用于不同严重程度的心衰患者。

NT-proBNP 是稳定和不稳定性冠心病重要的独立预后因素,有助于预测以后发生心衰和死亡的危险。

由于 NT-proBNP 主要由肾小球滤过,其浓度受肾功能影响较大。因此,慢性肾病患者的 NT-proBNP 水平通常较无慢性肾病患者高。

NT-proBNP 还可以用于鉴别诊断急性呼吸困难。急性心衰患者的 NT-proBNP 水平明显高于其他原因所致的急性呼吸困难(COPD、肺炎、哮喘、肺癌并发症、肺栓塞、间质性肺病等)患者。

2. 血清 B 型利钠肽(BNP)测定

【概述】 B 型利钠肽(BNP)由心肌细胞分泌,其含 108 个氨基酸的前体在分泌过程中或进入血液后可分解为具有生物活性的含 32 个氨基酸的 C 端片段(BNP)和含 76 个氨基酸的 N 端片段(NT-proBNP)。心肌细胞受牵拉和血管透壁压超负荷共同参与了 BNP 的合成和释放。BNP 是心室最主要的利钠肽,其生物半衰期约为 20 分钟。血中 BNP 代谢途径不受肾脏影响,浓度升高能反映心衰时心室压力升高和容积增加。因此,BNP 与其他利钠肽及其前体相比是评价心室超负荷更敏感和特异的指标,可用于慢性心衰(CHF)的诊治。通常采用化学发光微粒子免疫分析法和直接化学发光法测定。

【参考区间】

成人 BNP:<100pg/ml(化学发光微粒子免疫分析法)

诊断心衰:<100pg/ml(化学发光法)

【注意事项】

(1) 推荐使用 EDTA 抗凝血浆作为检测样本,不建议使用血清、肝素或柠檬酸抗凝血浆样本。由于 BNP 在玻璃试管中不稳定,推荐使用塑料采集管。样本在 2~8℃可保存 24 小时,长期保存应置于 –20℃,并避免反复冻融。轻度溶血、脂血、黄疸标本不影响检测结果。

(2) 干扰因素:人类血清中的嗜异性抗体会与试剂中的免疫球蛋白发生反应,干扰体外诊断免疫测定。

【临床意义】 BNP 水平升高可见于:①心血管疾病:充血性心力衰竭、急性冠脉综合征、左心室功能不全、原发性高血压;②肺部疾病:肺源性心脏病、肺栓塞;③其他:肾病、肝病和血容量过多等。

BNP 测定可用于心衰诊断、危险分级、疗效监测和预后评估。心衰患者无论是否出现心衰症状,BNP 水平均明显升高,升高幅度与心衰严重程度成正比,和纽约心脏病协会分级（NYHA）相关。欧洲心脏病协会将 BNP 检测列入诊断或排除心衰指南。BNP 测定结果结合病史、临床表现、心电图、胸片和其他心肌标志物检测可为 CHF 的临床诊断、治疗和预后评价提供有价值的信息。BNP 还可作为独立危险因素对充血性心衰和急性冠脉综合征患者进行危险分级。

对急性呼吸困难患者，检测 BNP 可用于鉴别诊断心衰引起的呼吸困难和其他原因引起的呼吸困难。

BNP 是反映左心室超负荷（如动脉高压、肥大性梗阻性心肌病和扩张性心肌病）的合适标志物，与左心室射血分数有极好的负相关性，可作为左心室射血分数的替代检测指标。

三、其他心血管疾病风险标志物

有些标志物作为危险因素虽不是心血管疾病发生的病因，也不能作为疾病诊断的依据，却与疾病的发生、发展和预后密切相关，可作为独立的风险评估因子提示疾病发生的危险性。目前常用的评估心血管疾病危险性的标志物有血脂水平、高敏 C- 反应蛋白（hsCRP）和同型半胱氨酸（HCY）等。

血清同型半胱氨酸测定

【概述】　同型半胱氨酸（HCY），又称高半胱氨酸，是一种含硫氨基酸，由细胞内的甲硫氨酸（又称蛋氨酸）脱甲基生成，是甲硫氨酸代谢过程中的中间产物。HCY 在体内循环中，大部分以与血浆蛋白结合的氧化形式存在，即通过二硫键与血浆中的白蛋白结合形成蛋白 -HCY。只有少量还原型同型半胱氨酸和二硫化物同型半胱氨酸（HCY-SS-HCY）以游离形式存在于血液中。HCY 是一个总称，它包括血液中所有类型的 HCY（游离 HCY 和蛋白结合型 HCY）。

HCY 通过代谢转化为半胱氨酸或甲硫氨酸。在维生素 B_6 依赖性转硫通路中，HCY 不可逆地代谢为半胱氨酸。大部分的 HCY 在叶酸和钴胺素依赖性甲硫氨酸合成酶的作用下，通过再甲基化生成甲硫氨酸。在正常情况下，HCY 的合成和代谢保持着平衡。若上述反应障碍时，HCY 开始积聚并进入血液循环，形成高 HCY 血症。高 HCY 血症产生的原因基本可分为代谢途径中几个关键酶基因突变或活性受损所致的遗传性代谢障碍和叶酸、维生素 B_6 及维生素 B_{12} 缺乏引起的获得性代谢障碍。

另外，HCY 水平升高还是冠心病（CAD）脑卒中、深静脉血栓以及阿尔茨海默病（旧称老年痴呆症）发生的独立风险因素。HCY 作为甲硫氨酸的中间代谢产物，对血管内皮细胞具有毒性作用，可引起血管内皮功能紊乱、脂质过氧化、增高血小板的黏附性，导致动脉硬化斑块形成。HCY 可刺激动脉平滑肌细胞过度增长，干扰血管平滑肌的正常功能，促进平滑肌老化、组织纤维化及变硬致动脉粥样硬化，导致心脑血管疾病发病率剧增。HCY 升高可使血小板存活期缩短，黏附性与聚集性增高，从而促进血栓形成。通常采用循环酶法和化学发光微粒子免疫分析法测定。

【参考区间】　女性：<30 岁，6~14μmol/L；30~59 岁，5~13μmol/L；>60 岁，7~14μmol/L（循环酶法）

男性：<30 岁，6~14μmol/L；30~59 岁，6~16μmol/L；>60 岁，6~17μmol/L；>85 岁，15~30μmol/L（循环酶法）

女性:4.44~13.56μmol/L,平均 7.61μmol/L(化学发光微粒子免疫分析法)

男性:5.46~16.20μmol/L,平均 9.05μmol/L(化学发光微粒子免疫分析法)

【注意事项】

(1)标本要求:血液离体后红细胞仍可不断释放 HCY 至细胞外液,样本采集后应立即分离血浆(或血清)避免检测结果假性增高。分离后的样本在室温可稳定 4 天,2~8℃可稳定 4 周,−20℃可长期保存。明显溶血和脂血标本可能会影响检测结果。

(2)年龄和性别:女性的水平低于男性,年龄越大其 HCY 水平越高。

(3)药物影响因素:接受 S-腺苷-甲硫氨酸治疗的患者,HCY 水平会假性增高。某些抗肿瘤药物因抑制叶酸代谢可引起 HCY 水平升高。甲氨蝶呤、卡马西平、苯妥英钠、利尿剂、一氧化亚氮、口服避孕药等也会使 HCY 水平升高。

(4)食物影响因素:高动物蛋白饮食中蛋氨酸含量较高,摄入过多易引起 HCY 水平升高,检测前数日内应避免进食较多奶酪、鱼类、虾米、干贝等高蛋氨酸食物。

(5)干扰因素:使用小鼠单克隆抗体制剂进行诊断或治疗的患者,由于样本中可能含有人抗小鼠抗体(HAMA)。使用化学发光微粒子免疫分析法检测 HCY,可能会出现异常检测值。人血清中的嗜异性抗体可能与试剂中的免疫球蛋白发生反应,干扰体外免疫测定,并使检测结果出现异常值。

【临床意义】 HCY 水平升高是叶酸和维生素 B_{12} 缺乏的敏感指标,同时还与动脉粥样硬化和 CAD 的危险性成正比,是动脉粥样硬化所致心血管疾病最广泛、最强的独立危险因素。

HCY 水平升高会增加动脉粥样硬化、心肌梗死、脑卒中、中枢血管疾病(CVD)、阿尔茨海默病发生的危险性,这类患者体内 HCY 水平明显高于健康人,其血浆浓度与心脑血管病的程度和并发症呈正相关。血清 HCY 水平与胆固醇、甘油三酯水平无明显相关关系。

部分慢性肾功能不全患者血浆 HCY 水平会升高,并且与血清肌酐值呈正相关,与肾小球滤过率呈显著负相关。

第七节 钠、钾、氯的测定

一、标本的采集和处理

血清、肝素化的抗凝全血、尿液和其他体液均可作为钠、钾测定的标本。血浆钾比血清钾浓度低 0.1~0.2mmol/L,这是因为凝血过程中血小板破裂释放少量钾。测定钠时应避免使用肝素钠作为抗凝剂,而使用离子选择电极或比色测定时不可使用肝素胺,以免造成假性升高。

由于细胞内外钾浓度的明显差别,轻微的溶血也会造成血钾含量增高,所以在测定钾时要严格避免溶血现象,但红细胞中钠含量很少,一般轻度溶血不影响血钠的测定结果。若溶血严重时,可使血钠测定值下降。血清、血浆和其他体液应在 3 小时内将细胞分离出去。血浆和血清中的钠和钾比较稳定,在室温或冰箱中至少可存放一周,而冷冻后至少可稳定一年。

尿液采集时,应收集 24 小时尿进行测定,并加防腐剂,以防尿液腐败或变性。

二、钠、钾、氯的测定方法

1. 火焰光度法 火焰光度法(flame atomic emission spectroscopy,FAES)是一种发射光谱分析方法,在临床上广泛应用于钠、钾的定量测定。

【原理】 火焰光度法属于发射光谱分析。样品中钾、钠原子受到火焰热能的激发而处于激发态,激发态的原子不稳定,迅速回到基态放出能量,发射出元素特有波长的辐射谱线。钠的特征谱线为589nm(黄色),钾的特征谱线为767nm(深红色),用相应波长的滤光片将谱线分离,然后通过光电管或光电池转换成电信号,经放大器放大后进行测量。样品中钾、钠的浓度越大,所发射的光谱就越强。用已知浓度的标准液与待测标本比较,即可计算出标本中钾、钠的浓度。

火焰光度法测定钾、钠有两种方法。一种为直接测定法(也称外标准测定法),另一种为内标准测定法。直接测定法用去离子水作为稀释液,直接测定;内标准测定法用含锂的溶液作为稀释液,同时测定锂的电信号(671nm,红色),根据钠和钾电信号与锂电信号的比值作为定量参数进行钾、钠含量的计算。

本节介绍直接测定法。

【试剂】

(1) 钾标准贮存液(10mmol/L):精确称取经110℃烘烤4小时以上并置于干燥器至恒重的氯化钾(AR)0.7456g,用去离子水溶解后移入1L的容量瓶中,再稀释至刻度。

(2) 钠标准贮存液(200mmol/L):精确称取经110℃烘烤4小时以上并置于干燥器至恒重的氯化钠(AR)11.691g,用去离子水溶解后移入1L的容量瓶中,再稀释至刻度。

(3) 钾、钠标准应用液Ⅰ(钾0.04mmol/L,钠1.2mmol/L):取钾标准贮存液4ml,钠标准贮存液6ml于1L容量瓶中,用去离子水稀释至刻度,贮存在塑料瓶中备用。

(4) 钾、钠标准应用液Ⅱ(钾0.04mmol/L,钠1.4mmol/L):取钾标准贮存液4ml,钠标准贮存液7ml于1L容量瓶中,用去离子水稀释至刻度,贮存在塑料瓶中备用。

(5) 钾、钠标准应用液Ⅲ(钾0.04mmol/L,钠1.6mmol/L):取钾标准贮存液4ml,钠标准贮存液8ml于1L容量瓶中,用去离子水稀释至刻度,贮存在塑料瓶中备用。

【仪器】 火焰光度计型号很多,但主机(包括空气压缩机)基本上由三个部分组成。

(1) 雾化燃烧部分由空气压缩机、喷嘴、雾化器、燃烧器等组成。压缩空气经气阀调节恒压输入到达喷嘴,同时将标本吸入在雾化器内进行雾化,然后,与一定比例的可燃气体相混合到达燃烧器。

(2) 光学部分燃烧的火焰即为光源,通过反光镜和聚光镜组成的导光系统,最后通过干涉滤光片。钾滤光片为767nm,钠滤光片为589nm。

(3) 光度测量部分通过滤光片的光射到光电管或光电池,使光能转变为电能,经放大器放大后,在电流计或数字显示器上读出结果。

【操作】

(1) 待测标本准备:取不溶血的血清0.1ml,加去离子水9.9ml稀释;24小时尿液标本充分混匀后吸出适量,用去离子水作适当稀释。稀释的血清或尿液标本置火焰光度计的样品吸入管吸入,进行测定。

(2) 仪器准备:不同型号的火焰光度计操作步骤不完全相同,应严格按照仪器使用说明书进行操作。本节以国产 HG-3 型火焰光度计为例描述。

1）将工作开关调至测试 1 档。

2）接通电源,开启空气压缩机,调节空气调节钮,使空气压力表指示为 0.04MPa。

3）将滤光片旋钮调至 Na 位置(本仪器测定程序要求先测定 Na 后测定 K),Na 指示灯亮,呈黄色;或将滤光片旋钮调至 K 位置,K 指示灯亮,呈红色。

4）打开液化石油气罐阀门,按下点火按钮,同时缓慢旋动可燃气调节钮(顺时针为关,逆时针为开),直至火焰指示灯亮。

5）将吸液管插入去离子水中,并缓慢调节可燃气调节钮,使火焰呈蓝色稳定状态,焰心高度应为 6~8mm,以不出现黄色火苗为准。

6）调节仪器零点调节钮,使表(微安电流表)头指示值为零,稳定后即可进行测定。

（3）测定:吸入钾、钠标准应用液(Ⅰ、Ⅱ、Ⅲ),分别记录各标准液读数;吸入去离子水,待指针回到零点,再吸入待测标本,记录测定标本读数。

（4）关机测定结束后:用去离子水冲洗 3.5 分钟,防止管道堵塞影响下次测定。然后依次关闭:液化石油气罐阀门、空气压缩机开关、主机电源开关。

【计算】

血清(尿)钠浓度(mmol/L)= {〔(标本读数 − 低标准液读数)/(高标准液读数 − 低标准液读数)×(高标准液浓度 − 低标准液浓度)〕+ 低标准液浓度}× 稀释倍数

血清(尿)钾浓度(mmol/L)= 标本读数 / 标准液读数 × 标准液浓度 × 稀释倍数

计算公式中标准液浓度均以 mmol/L 表示。

【参考区间】

血清钠　　　136~145mmol/L;

尿钠　　　　130~260mmol/24h,

血清钾　　　3.5~5.3mol/L;

尿钾　　　　25~100mmol/24h。

【注意事项】

（1）标本溶血或延迟分离血清均可使血清钾浓度明显增高(红细胞内钾浓度远高于血清),故应及时分离血清。若不能立即测定应将血清置于具塞试管内冰箱保存。若标本溶血,应在报告单上注明,以避免临床医生误解。

（2）测定用的玻璃器皿必须用去离子水冲洗干净,不得有离子污染。

（3）火焰光度计的各种管道应保持畅通,不得有堵塞,燃料气压与助燃气压应保持恒定及适当比例。

（4）火焰光度计所用燃料为易燃物,有潜在危险,应注意安全。

（5）用直接法火焰光度计测钠时不能用 140mmol/L 钠标准液作单点定标。

（6）尿液标本钾、钠浓度波动范围大,故稀释倍数要做适当调整,使尿钾的测定浓度在 10mmol/L 以内,尿钠的测定读数在高中低三个标准管中的两个标准读数之间,以便于用比较法计算尿钠浓度。尿液稀释方法见表 12-13。

（7）24 小时尿液标本收集过程中应加甲苯防腐。

表 12-13　尿液稀释方法

尿（ml）	去离子水（ml）	稀释倍数
0.5	9.5	20
0.1	9.9	100
1∶100 稀释尿液 2.0	8.0	500
1∶100 稀释尿液 1.0	9.0	1000

（8）严重的高血脂和高蛋白血症的血清标本，会出现假性低钾钠现象。原因是脂质和蛋白质占据了一定的体积，使得单位体积血清中水量明显减少。

2. 离子选择电极法测定血清（尿）钾、钠、氯化物

【原理】　离子选择电极分析法的基本原理前已述及。

电解质分析仪通常用比较法测定待测溶液中的钾、钠、氯离子的浓度。即先测量两个已知浓度的标准液，得到两个电池电动势值，通过这两个电池电动势值在仪器程序内建立一条校准曲线；然后再测量待测溶液的电池电动势值，从已建立的校准曲线上求出待测离子的浓度。数据可直接显示在显示器上或用内装打印机打印出测量报告。

【仪器】　电解质分析仪型号很多，不同的电解质分析仪可测试项目的数量不同、自动化程度不同、工作方式不同。目前常见的有钾/钠/氯，钾/钠/氯/钙/pH，钾/钠/氯/TCO_2/pH 组合的电解质分析仪。

目前最常用的电解质分析仪一般由离子选择电极、参比电极、分析箱、测量电路、控制电路、驱动电机及显示器等组成。

【试剂】　试剂都是由各仪器生产厂家配套供应的，一般包括：标准液 A，标准液 B，电极活化液，电极去蛋白液，参考电极液，电极电解液。

【操作】　不同型号的电解质分析仪操作方法有所不同，应严格按照仪器的使用说明书进行操作。一般程序是：

（1）开启仪器，清洗管道。

（2）用两种标准液进行定标。

（3）稳定后测定样品。

（4）测定结果由微处理机处理后打印。

（5）清洗管道和电极。

本节以国产 AC-900 型全自动电解质分析仪为例进行描述。

（1）启动将电极按顺序组装，插入电极盒内接上管道，盖上电极屏蔽罩，装入 A/B 标准液，接好废液瓶，将电缆连接好，打开开关，仪器将自动启动并进入系统，然后转入主菜单。

（2）血样分析在主菜单下按"1"，进入分析程序。在分析菜单下，按"1"进入血样分析程序。打开进样器，此时泵转动 3 圈，吸空取样针，用纸将取样针擦净后再插入样品，血样、尿样、质控分析均相同。将进样器的取样针插入样品内，按"YES"，泵转动将样品吸入进样器；关闭进样器；泵转动将样品由进样器吸入电极内，30~40 秒后测量结束，同时进行电极冲洗和打印样品报告。注意：在样品吸入进样器后，10 秒以内必须关闭进样器，否则仪器将"鸣"声不断以提示用户关闭进样器。

（3）尿样分析在分析菜单下，按"2"进入尿样分析程序。其余步骤与血样分析相同。

尿样采集后需将尿液稀释再测量,稀释比例为 1 份尿液加 2 份去离子水。

【计算】 由微电脑处理机进行并打印结果。

【参考区间】

血清钠	137~147mmol/L;
尿钠	130~260mmol/24h;
血清钾	3.5~5.3mmol/L;
尿钾	25~100mmol/24h;
血清氯化物	96~108mmol/L;
尿液氯化物	170~250mmol/24h。

【注意事项】

(1) 为保证电极的稳定性,电解质分析仪应 24 小时开机;另外,定时的冲洗能延长电极的寿命,这是仪器稳定工作的前提条件。

(2) 在校准及样品测量时,注意测量管道内的标准液及样品不能有气泡存在,否则会造成测量结果不稳或误差,需要重新测量。

(3) 建议使用国家卫生计生委推荐的质控血清。对于含有可能会对电极造成损害的物质的质控品,应慎重使用。

(4) 确保所有样品必须是:

1) 样品采集后尽快地测量,最好不超过 1 小时。

2) 使用肝素作为抗凝剂(每毫升 30 个单位),不能使用柠檬酸盐、草酸盐等抗凝剂。

3) 所有的样品应在室温保存,不要冷冻。

(5) 应严格按时进行仪器的维护(指每天、每周、半年、停机维护),这一点至关重要。

3. 硝酸汞滴定法测定血清(尿)氯化物

【原理】 用标准硝酸汞溶液滴定血清或尿液中的氯离子,生成溶解但不解离的氯化汞。当到达滴定终点时,过量的汞离子与指示剂二苯卡巴腙作用,生成淡紫色的络合物。根据标准硝酸汞溶液的用量可以推算出氯离子的浓度。反应式如下:

$$Hg^{2+} + 2Cl \longrightarrow HgCl_2$$
$$Hg^{2+} + 二苯卡巴腙 \longrightarrow 淡紫色的络合物$$

【试剂】

(1) 硝酸汞溶液(2.5mmol/L):称取硝酸汞[$Hg(NO_3)_2 \cdot H_2O$]0.875g,溶于含有浓硝酸 3ml 的去离子水 1L 中,此溶液配制后放置 2 天,经滴定标化后使用。

(2) 二苯卡巴腙指示剂:称取二苯卡巴腙 0.1g,溶于 100ml 的 95% 乙醇中,置棕色瓶中冰箱保存,可使用一个月。

(3) 氯化物标准液(100mmol/L):将氯化钠(AR)置 110℃。120℃烘箱中干燥 4 小时,取出置干燥器中至恒重,准确称取 5.845g,置 1L 容量瓶中,以去离子水溶解并稀释至刻度。

(4) 钨酸蛋白沉淀剂:取 1mol/L 硫酸 50ml,100g/L 钨酸钠 150ml,浓磷酸 0.15ml,加蒸馏水 2500ml,混匀,置塑料瓶中备用。

【操作】

(1) 直接滴定法在试管中加入血清或尿液 0.1ml,加去离子水 1ml,指示剂 2 滴,混匀后出现淡红色。用硝酸汞溶液进行滴定,边滴边混匀,淡红色渐消退至出现不消退的淡紫色为滴定终点,记录硝酸汞溶液的用量(ml)。在另一试管中加入氯化物标准液 0.1ml,如标本一样滴定,记录硝酸汞溶液的用量(ml)。

(2) 血滤液滴定法如果标本溶血、黄疸或混浊时,用直接滴定法难以判断终点,可采用血滤液滴定法。取血清 0.2ml 于小试管内,加入钨酸蛋白沉淀剂 1.8ml,边加边摇,放置数分钟后离心。取血滤液 1ml 于试管中,加指示剂 2 滴,如上法一样滴定至出现不消退的淡紫色为滴定终点,记录硝酸汞溶液的用量(ml)。

【计算】

血清(尿)氯化物(mmol/L)= 滴定标本时硝酸汞的用量(ml)/ 滴定标准液时硝酸汞的用量(ml)× 100mmol/L

尿液氯化物含量(mmol/24h)= 尿氯化物(mmol/L)× 24 小时尿量

【正常参考值】

血清氯化物　　　　96~108mmol/L;

尿液氯化物　　　　170~250mmol/24h。

【注意事项】

(1) 所用器皿必须洁净。

(2) 硝酸汞易潮解,称取时要迅速;配制时必须先加去离子水和硝酸使其溶解,否则容易形成氧化汞的沉淀;加入硝酸的量必须严格控制,过多或过少均会影响滴定终点的判断。

(3) 取血后应尽快分离血渣。避免因红细胞内氯离子发生转移面使血清氯化物测定,结果偏高。

(4) 此法滴定的标本应为弱酸性(pH 6.0 左右),此时滴定终点最明显;若标本偏碱(如碱性尿),加指示剂后出现红色,应加稀硝酸数滴,使红色消失后再滴定;但过酸(pH 4.0 以下)滴定终点也不明显。

(5) 尿液标本如混浊或含有血液应先离心后取上清液进行测定。

(6) 可用于氯化物测定的指示剂有两种:一种为二苯卡巴腙,这种指示剂终点明显稳定;另一种为二苯卡巴肼,这种指示剂终点不太明显,变色迟缓。就灵敏度而言,前者比后者约高三倍,所以应选择前者。配好的指示剂不稳定,曝光后更易变质,故应置棕色瓶中避光保存。

4. 钾、钠、氯测定临床意义

(1) 血清钠降低血清钠浓度低于 130mmol/L 为低钠血症,临床上多见。但是测得的血清钠浓度仅能说明血清中的钠离子与水的相对量。

1) 胃肠道失钠:即临床常见的缺钠性脱水,如腹泻、呕吐、胃肠道、胆道、胰腺造瘘或引流等都可丢失大量的消化液而引起缺钠。

2) 钠排出增多:如肾功能损伤,肾小管重吸收功能降低,使钠由尿中大量丢失;肾上腺皮质功能不全及垂体后叶功能减退时,肾小管回收水和钠不足,尿钠排出增多;糖尿病,患者多尿,在排出大量糖和水分的同时也排出大量的钠;使用利尿剂等。

3) 皮肤失钠:如大量出汗后只补充水分不补充钠;大面积烧伤、创伤,钠从伤口大量丢失等。

（2）血清钠增高血清钠浓度高于150mmol/L为高血钠,临床上较少见。

1）肾上腺皮质功能亢进:如库欣综合征、原发性醛固酮增多症,肾小管重吸收那钠增加,使血清钠增高。

2）严重高渗性脱水:体内水的丢失大于钠的丢失,使血清钠增高。

3）体内钠潴留:但常伴有水潴留,临床表现为水肿。如心力衰竭、肝硬化、肾病等。

（3）血清钾降低 血清钾浓度低于3.5mmol/L为低血钾,临床上常见于:

1）胃肠道失钾:如严重腹泻、呕吐、胃肠引流等丢失大量消化液,引起低血钾。

2）钾排出增多:如肾上腺皮质功能亢进,肾小管排钾增多;急性肾衰竭由闭尿期转入多尿期时,尿中丢失大量钾;肾小管性酸中毒时,钾钠交换增多,尿中钾排出增多;长期使用皮质激素或利尿剂等。

3）钾的进食量不足:如患者长期不能正常饮食、手术后长期禁食等。

4）细胞外钾内移:如碱中毒时,氢离子从细胞内移入细胞外,同时钾由细胞外移入细胞内;用胰岛素治疗糖尿病时,糖原合成增加,钾由细胞外移入细胞内等。

（4）血清钾增高 血清钾浓度高于5.5mmol/L为高血钾。临床上可见于:

1）钾排出减少:如各种原因引起的少尿症、闭尿症,急性肾衰竭,尿中钾排出减少;肾上腺皮质功能减退（艾迪生病）,肾小管排钾减少。

2）细胞内钾外移:如严重溶血、组织挤压伤、大面积烧伤,细胞膜损伤,细胞内钾外移;组织缺氧及酸中毒时,氢离子从细胞外移入细胞内,同时钾由细胞内移入细胞外。

（5）血清氯化物降低临床上常见于:

1）异常丢失:如严重的腹泻、呕吐或胃肠道造瘘时,丢失大量含氯的消化液。

2）排出增多:如肾上腺皮质功能减退、肾衰竭、严重的糖尿病患者或长期使用利尿剂,尿液中排出大量的氯化物,引起血氯降低。

3）摄入不足:如慢性肾炎,长期限制氯化钠的摄入等。

（6）血清氯化物增高临床上可见于:

1）脱水:失水大于失盐时,氯相对浓度增高。

2）排出减少:如充血性心力衰竭时,肾血流量不足;尿道及输尿管梗阻等尿氯排出减少,引起血氯增高。

3）其他:如过量注射生理盐水;呼吸性碱中毒等。

（7）脑脊液低氯症:脑脊液为细胞外液的一部分,低钠血症均伴有脑脊液低氯症。重症结核脑膜炎时,脑脊液氯化物含量显著降低;化脓性脑膜炎时脑脊液氯化物含量偶见减少;普通型脊髓灰白质炎与病毒性脑炎时脑脊液氯化物含量基本正常。

第八节 酸碱平衡与血气分析

血液气体(简称血气)是指物理溶解在血液中的氧和二氧化碳,是综合反映呼吸生理功能的重要指标。用气体分析仪对血氧、二氧化碳、pH值等进行测定,再将数据推算出各项指标,称血气分析。动脉血气分析能更直接地反映肺换气的功能状况,如与静脉血气结合检测,能更准确地判断组织气体的代谢情况。常用的血气指标有:动脉血氧和二氧化碳分压、酸碱度、实际碳酸氢盐和剩余碱等。随着血气酸碱分析技术的不断改进和发展,血液气体分析及酸碱平衡综合分析,已普遍应用于临床,对急、重症患者的监护和抢救尤为重要。

一、血气分析的测定原理及方法

目前,血气分析仪的生产厂家很多,仪器型号及自动化程度也不尽相同。然而,商品血气分析仪都是直接测定血液 pH、PCO_2 和 PO_2 三项基本数据,再参照血液 Hb 及体温等数据计算出其他诊断指标。仪器的整体布局由两部分构成,一是电极系统及其附属结构,用于标本测定,并将标本中 pH、PCO_2、PO_2 等物理、化学信号转变成电压或电流信号,这是血气分析仪的核心部分。二是由放大器、微型计算机和数字显示器等部件构成的放大、计算和显示系统,这一系统的不断改进和优化,使血气分析仪具有微量、快速、全自动显示并打印数据等优点,极大地提高了仪器的工作效率。

(一)血液 pH、PCO_2、PO_2 电极的基本结构及工作原理

1. **血液 pH 电极**　pH 测定系统包括玻璃电极、参比电极和两种电极间的液体介质(图 12-1)。其中玻璃电极对 H^+ 十分敏感,用于测定标本中的 H^+ 活度,但单个电极的电位无法测定,需用另一个电位恒定的甘汞电极作参比电极,才能完成血标本中 pH 的检测。玻璃电极的玻璃膜厚度仅有 0.05~0.1mm,内部充满 pH 恒定的溶液,溶液中浸泡着 Ag/AgCl 内参比电极,电极线与伏特表相连接,记录溶液电位差的变化。玻璃膜与水溶液接触后,表面的 Na^+ 与水溶液中的 H^+ 交换,形成 10^{-4}~10^{-5}mm 的硅酸水化膜。电极浸入血标本时,玻璃膜处于 H^+ 活度恒定的内参比液和未知 pH 的标本之间,玻璃膜内外侧就产生一个跨膜电位差,此电位差与血样中 H^+ 浓度成正比,两者之间存在着对数关系。

甘汞电极是常用的参比电极,由装在玻璃管中的铂丝、铂丝伸进 Hg、Hg_2Cl_2 糊及浓度恒定的 KCl 溶液组成。其中 KCl 溶液通过一个渗透性瓷芯逸出与血样标本接触,使电路接通。因为 KCl 已被饱和或浓度很大,所以标本中的离子组成差异不会改变参比电极的恒定电位。

pH 电极要求测定 pH 的范围在 6.8~8.0,并能读出小数点以下三位,精密度达 0.002pH 单位,准确性达到 ±0.09pH 单位。并要求 pH 电极稳定性好,计数不漂移。

2. **血液 PCO_2 电极**　PCO_2 电极属于 CO_2 气敏电极,是经过改进的 pH 玻璃电极。主要由特殊玻璃电极和 Ag/AgCl 参比电极及电极缓冲液组成。这种特殊的玻璃电极是将 pH 敏感的玻璃电极的玻璃膜放置在碳酸氢钠溶液中($NaHCO_3$ 5mmol/L,NaCl 20mmol/L,并以 AgCl 溶液饱和)。溶液的外侧再包一层气体可透膜,此膜由聚四氟乙烯或硅橡胶制成,只允许电中性 CO_2 选择性透过,带电荷的 H^+ 和 HCO_3^- 均不能通过。当血标本与此膜接触时,血浆中溶解的 CO_2 透过此膜,扩散到碳酸氢钠溶液中与 H_2O 发生反应:

$$CO_2+H_2O \longrightarrow H_2CO_3 \longrightarrow H^+ + HCO_3^-$$

反应的结果是膜内侧 $NaHCO_3$、NaCl 溶液的 pH 值发生变化,并通过玻璃电极测定 pH 的变化。因为此透气膜不允许 H^+ 透过,血液标本 pH 并不影响 PCO_2 电极内的 pH。因此,由 CO_2 扩散到 PCO_2 电极中引起的 pH 的改变只与标本中 PCO_2 有关。

PCO_2 电极灵敏度以 $-\triangle pH/\triangle lgPCO_2$ 计,呈线性关系。通常以 $pH/lgPCO_2=1.0$ 为准,即 PCO_2 上升 10mmHg(1.33kPa),可使 pH 下降 1 单位。可测范围为 5~250mmHg(0.67~33.25kPa,37℃)。

3. 血液 PO₂ 电极 PO₂ 电极是由铂(Pt)丝阴极和 Ag/AgCl 参比电极组成的 O₂ 敏感电极。阴极和阳极之间有磷酸盐缓冲液沟通,缓冲液外包裹一层聚丙烯膜,将标本池与磷酸盐缓冲液隔开。此膜能阻止血液中各种离子透入,但允许血液中的 O₂ 自由透过。当标本中的 O₂ 透过聚丙烯膜到铂阴极表面时,O₂ 不断被还原,产生如下化学变化:

$$O_2+2H^++4e \longrightarrow H_2O_2+2e \longrightarrow 2OH^-$$

氧的还原反应导致阴阳极之间产生电流,其强度与 O₂ 的扩散量成正比,由此可以测出标本的 PO₂ 值。PO₂ 的测量范围是 0~800mmHg(0~106kPa)。

(二)血气分析测量方法

1. 血液标本的采集和保存 血气分析中标本收集具有特殊重要性,标本处理不当引起的误差其至远远大于仪器分析产生的误差,因此,应引起足够的重视。

(1) 取血前患者的准备:穿刺时让患者处于安静舒适状况,以减轻患者的疼痛感和紧张感,必要时可在穿刺部位实施局部麻醉。尽量使患者的呼吸稳定,因为短暂的屏气或呼吸急促都会造成测定结果异常。要特别注意正在治疗过程中患者的采血。对正在吸氧的患者,需注明氧气流量,以备计算出患者每分钟吸入的氧含量。若是体外循环的患者,须在血液混匀后再进行采血。

(2) 动脉血的采集:桡动脉、肱动脉、股动脉和足背动脉都可以进行采血,但最理想的穿刺部位是桡动脉,它位置表浅易于触及,有非常良好的尺动脉作手掌的侧支循环,且周围附近无大的静脉伴行,以避免误取静脉血。若在穿刺过程中不触及骨膜,一般疼痛不明显,稍有经验后取血并不困难。肱动脉为次选穿刺部位。如果上述部位不能采血时可用股动脉或足背动脉,最好由有经验的医生操作,此部位有静脉血管伴行,侧支循环不良,不是理想的采血部位。

动脉采血时应用玻璃注射器,一般采用密封性好的 2ml 或 5ml 无菌注射器。抗凝剂选用肝素钠。每支肝素钠每毫升含 12 500U(100mg),用 20ml 生理盐水稀释,分装器芯来回抽动,使针管全部湿润,多余肝素液全部排出,注射器内无效腔残留的肝素即可抗凝,而且对血液的稀释因素可忽略不计。注射针进入动脉血管后,让注射器芯随动脉血进入注射器而自动上升,取 1~2ml 血液。拔针后注射器不能回吸,只能外推使血液充满针尖空隙,并排出第一滴血弃之,以防气泡滞留在血液中。抽血后立即用橡皮帽或橡皮泥封住针头以隔绝空气。将注射器放在手掌中双手来回搓动 20 秒,使血液与肝素混合,立即送检。

(3) 动脉化毛细血管血的采集:所谓动脉化毛细血管血是指在采血部位用 45℃ 热水热敷,使循环加速,血管扩张,局部毛细血管血液中 PO₂ 或 PCO₂ 值与毛细血管动脉端血液中的数值相近,此过程称为毛细血管动脉化。采血部位可用手指、耳垂、婴儿足跟、拇指或头皮。45℃ 热敷 5~15 分钟,直到局部皮肤发红。常规消毒后,用针刺入 3mm,使血液快速自动流出,弃去第一滴血后迅速用肝素化的毛细玻璃管一端接触血液,直至血液充满全管。管内放置一根钢针,两端用橡皮泥封口,然后用小磁铁在管外移动以带动钢针,使血液与肝素充分混合,放置低温环境待测。肝素化的毛细玻璃管可用 1mg/ml 的肝素溶液充满后 60~70℃ 烘干而成。

(4) 静脉血的采集:除非有特殊需要,一般不用静脉血做血气分析。如果采集动脉血和动脉化毛细血管血都不可能,可考虑静脉采血。静脉血只适合于诊断代谢性酸碱平衡,

不适用于测定 PO_2。静脉采血一般采前臂静脉,采血前可将手及前臂浸入 45℃水中 20分钟,使静脉血动脉化,然后穿刺采血。采血时禁用止血带,只能缓缓吸引,以免引起气泡。

(5)标本的贮存:采出全血中的细胞,尤其是白细胞及网织红细胞继续进行代谢,O_2不断被消耗,CO_2 不断地产生,故采血后应尽可能在短时间内测定,一般不宜存放。有报道血液标本在体外 37℃保存时,每 10 分钟 PCO_2 约增加 1mmHg,pH 值降低约 0.01 单位。但在 4℃保存时,1 小时内 pH、PCO_2 值没有明显改变。PO_2 值则稍有改变。因此,如果血标本采集后 30 分钟内不能检测,应将标本放入冰水中保存,使其温度降至 0~4℃,最多不能超过 2 小时。在 30 分钟至 2 小时之间测定的血 PO_2 仅供参考。

2. 标本的测定

(1)仪器准备及测定:目前使用的血气分析仪都是由微机控制的全自动仪器,尽管生产厂家多,但各型号产品的结构、性能和操作大同小异,按操作说明书根据仪器指令进行操作比较容易掌握。接通仪器电源后,开机输入日期,预温,待仪器温度至 37℃并稳定后才能使用,否则可能出现结果漂移。按规定输入有关参数,如大气压值、患者体温等,有的仪器还需输入标定用溶液的 pH 值、混合气的 PCO_2、PO_2 等。仪器自动进行清洗与定标后,显示屏上显示"READY"或进样口绿灯亮,表示仪器已准备好,可以进样并进行测定。进样时,用注射器将动脉血缓慢注入,当血液到达电极组合通道上方的液敏传感器时,仪器停止接收标本并开始进行分析测定,约 60 秒后便能打印出多项参数,随后仪器自动冲洗管道,重新进入"READY"状态,即可进行下一个标本的分析。

(2)电极标定:用电极电位法进行分析的仪器,使用前都要对电极进行标定,标定的准确性直接影响测量的正确性。一般使用的 pH 标准液有两种,一种是低 pH 缓冲液(37℃,pH 6.841),另一种是高 pH 缓冲液(37℃,pH 7.383)。先用上述两种缓冲液对 pH 电极系统进行定标,再用混合后的两种不同含量的气体对 PO_2 和 PCO_2 电极进行定标。现代血气分析仪的标定一般由仪器自动完成,但标定用的液体或气体浓度必须准确,定标数据必须稳定,保证测定结果的可靠性。

(3)电极保养:血气分析仪的电极系统是仪器的重要部件,须定期保养。如果长期不用时应将电极卸下,浸泡在各自的电极液中以延长电极寿命。pH 电极的玻璃膜可因血液蛋白质的黏附而出现异常。由于 Ag 会在纯水中沉淀析出而黏附于电极玻璃膜表面使其灵敏度降低,禁用纯水冲洗。使用中如发现电极反应迟钝时,可用 0.1% 胃蛋白酶盐酸溶液浸泡半小时,然后用 pH 7.383 标准缓冲液冲洗。若经此处理仍无改善,可检查参比电极的砂芯或 KCl 是否被血液污染,必要时进行清洗或更换。PO_2 和 PCO_2 的电极透气膜的性能对测定结果影响很大,如出现渗漏可造成电极内电解质组成的改变,使测定结果出现误差。一般可用 1mmol/L HCl 溶液测试,如读数升高,说明膜已损坏,必须更换电极膜,同时更换电极内的 $NaHCO_3$ 溶液。PO_2 电极在工作中会有 Ag 沉积在铂阴极表面,使电极灵敏度降低,应及时加以清除。

(三)血气分析常用指标与参数

1. 血液 pH　血液 pH 值一般是指动脉血浆的 pH 值,正常范围为 7.35~7.45(平均 7.40)。血 pH 值低于 7.35 为酸中毒,高于 7.45 为碱中毒。但单凭血 pH 高低不能判断酸碱平衡紊乱是呼吸性还是代谢性的。又由于机体具有完善的酸碱平衡调节机制,代偿性酸碱平衡紊乱时 pH 值仍在正常范围内,所以,即使血 pH 值正常也不能认为没有酸碱平衡紊乱。因此,需要同时测定其他指标,并结合临床情况进行综合分析。但一般来说,代偿性酸中毒时,血液 pH 值接近正常值的下限;代偿性碱中毒时,血液 pH 值接近正常值的上限。

正常情况下,血液 pH 十分稳定,波动范围只有 0.1pH 单位。血液 pH 的恒定主要靠血液缓冲系统的缓冲作用、肺、肾脏等器官的调节作用来维持,pH 主要取决于血液 HCO_3^-/H_2CO_3 缓冲系统的比值,正常情况下,其比值为 24:1.2(即 20:1)。HCO_3^-/H_2CO_3 缓冲系统中任何一方改变均能影响血液 pH,但如果通过代偿作用,一方增高或下降的同时,另一方同时也按比例增高或下降,使 HCO_3^-/H_2CO_3 比值保持在 20:1,血液的 pH 值仍为 7.40。

2. **二氧化碳分压(PCO_2)** 是指血浆中以物理状态溶解的 CO_2 分子所产生的张力。正常动脉血 PCO_2 值为 35~45mmHg(平均 40mmHg),是呼吸性酸碱指标。由于 CO_2 对肺泡膜有极大的弥散力,肺动脉血中 CO_2 与肺泡内 CO_2 的分压基本相似,因此,测定动脉血浆的 PCO_2,基本上能够反映肺泡的通气情况。也就是能够反映酸碱平衡中的呼吸因素。动脉血的 PCO_2 大于 45mmHg 时,提示肺通气不足,体内有 CO_2 蓄积;PCO_2 小于 35mmHg 时,提示肺通气过度,CO_2 排出过多。PCO_2 增高,可以是原发性的,如呼吸性酸中毒,也可以是继发性的,如代谢性碱中毒机体产生代偿引起的;PCO_2 降低,见于呼吸性碱中毒,或由于代谢性酸中毒产生代偿而引起的。

3. **二氧化碳总量(TCO_2)** 二氧化碳总量是指血浆中所有各种形式的 CO_2 总含量,正常人动脉血 TCO_2 为 23~27mmol/L,静脉血 TCO_2 为 24~29mmol/L。其中大部分(95%)是以血浆 HCO_3^- 为主,少量(5%)是物理溶解的 CO_2,还有极少量以碳酸、蛋白质氨基甲酸酯及 CO_3^{2-} 等形式存在。TCO_2 在体内受呼吸及代谢两方面因素的影响,但主要还是代谢因素的影响。代谢性酸中毒时降低,代谢性碱中毒时则升高。其实际计算公式:TCO_2=(HCO_3^-)+$PCO_2 \times 0.03$mmol/L。

二氧化碳总量(TCO_2)要与二氧化碳结合力(CO_2CP)有所区分,CO_2CP 是指浆中以 HCO_3^- 形式存在的 CO_2 含量。

4. **氧分压(PO_2)** 氧分压是指物理溶解于血浆中氧所产生的张力,正常人氧分压为 80~100mmHg。人体在正常呼吸的情况下,血液中溶解状态的氧很少,每 100ml 血液中通常仅约 0.3ml,而体内绝大部分的氧是以结合形式即氧合血红蛋白(HbO_2)存在的。HbO_2 的化学结合是一种可逆结合,当血液中 PO_2 升高时,血红蛋白与氧结合形成 HbO_2;PO_2 降低时 HbO_2 解离形成血红蛋白。因此,血液中 PO_2 越高,则 HbO_2 的百分比也越高。

正常人体内储存氧约 1000ml 时,其中可利用氧为 800ml。当 PO_2 低于 55mmHg 时即有呼吸衰竭。氧分压低使脑血流量增加(脑血管扩张),减轻脑组织缺氧,PO_2 低于 30mmHg 以下即有生命危险。一般静息状态下每分钟消耗 200~250ml,故突然停止呼吸约在 4 分钟后将因缺氧而死亡。但若在停止呼吸前肺内充满氧气,心跳停止在 10~15 分钟后才会发生。

5. **氧饱和度(SaO_2)** SaO_2 为血氧饱和度。它是指血液在一定的氧分压下,血红蛋白被氧饱和的百分率。即血液中 HbO_2 占 Hb 总量的百分比值,其正常参考值为 91.9%~99%。可用下式计算:

$$SaO_2\% = HbO_2/(Hb+HbO_2) \times 100\%$$

或 $SaO_2\%$=(血氧含量 - 物理溶解氧)/ 血氧容量 ×100%

每克 Hb 被氧完全饱和时,可结合 1.39ml 氧,PO_2 是影响 SaO_2 的最主要因素。当 PO_2 降低时,SaO 也随之降低;当 PO 增加时,SaO_2 也相应增加。但两者之间的关系(即氧解离曲线)不成直线关系,而是呈"S"形,以适应生理的要求(图 12-1)。

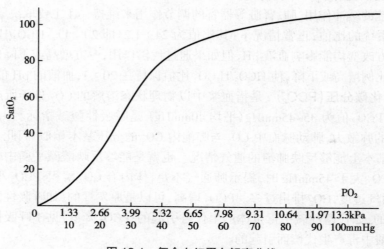

图 12-1　氧合血红蛋白解离曲线

S 形曲线的特点是:当 PO_2 由 100mmHg 逐渐下降至 60mmHg 时,其 SaO_2 变化不大。但从 $PO_2 < 60mmHg$ 开始,曲线呈陡直状,故此时 PO_2 稍有降低,可导致 SaO_2 急剧下降,此时发生严重的缺氧状态。从氧离曲线可以看出缺氧时吸氧的治疗价值,如 $PO_2 < 40mmHg$,只给予低流量吸入,即可明显提高氧饱和度。

6. **实际碳酸氢盐(AB)和标准碳酸氢盐(SB)**　血浆中的 $NaHCO_3$ 是血浆中的重要碱储物质,测定血中 HCO_3^- 的浓度,对于判断酸碱平衡中的代谢因素变化及酸碱平衡紊乱的诊断具有重要意义。实际碳酸氢盐和标准碳酸氢盐是反映血浆 HCO_3^- 浓度的指标。

实际碳酸氢盐(AB),是指患者实际血浆中的碳酸氢根(HCO_3^-)的真实含量,其正常参考值为 $24 \pm 2mmol/L$(平均 24mmol/L)。实际碳酸氢盐反映血中代谢性成分的含量,但它也容易受到患者体温、PO_2、PCO_2 的影响,也就是说,它可受到呼吸因素的影响。

标准碳酸氢盐(SB),是指全血在标准条件下(体温 37℃,PCO_2 40mmHg,血红蛋白 100% 氧饱和)所测出的 HCO_3^- 的含量。标准条件下测得的结果已排除了呼吸因素的改变对它的影响,是判断代谢性酸碱变化的理想指标。

正常时 SB=AB,或两者差别在 ±1mmol/L 以内。如果两者不同,则表示肺功能异常或经肺代偿的酸碱平衡失常,AB 与 SB 的差值能够反映呼吸对酸碱平衡影响的程度。当 AB>SB 时,提示体内有 CO_2 蓄积,为呼吸性酸中毒,或代谢性碱中毒的呼吸代偿过程;若 AB<SB 时,则提示 CO_2 呼出过多,为呼吸性碱中毒或代谢性酸中毒的呼吸代偿过程。若 AB=SB,且两者均低于正常,表示有代谢性酸中毒(失代偿);反之,若 AB=SB,且两者均高于正常,则为代谢性碱中毒(失代偿)。

7. **缓冲碱(BB)**　BB 为缓冲碱,是指血中具有缓冲作用的阴离子总和,正常参考值为 45~52mmol/L。它包括血浆和红细胞中的碳酸氢盐(HCO_3^-)、血红蛋白(Hb^- 和 HbO_2)、且血浆蛋白以及磷酸盐（HPO_4^{2-}）等。BB 又可分为血浆缓冲碱、全血缓冲碱、细胞外液缓冲碱等几个指标。

全血缓冲碱是反映代谢性成分的指标：它受 Hb 含量的影响，不受呼吸性成生分的影响，在代谢性酸中毒时降低，代谢性碱中毒时升高。

血浆缓冲碱主要反映血浆 HCO_3^- 和血浆蛋白的含量，受 PCO_2 的影响。其正常值为41~42mmol/L。

缓冲碱的临床意义和 HCO_3^- 浓度变化的意义相同，而 HCO_3^- 能更全面地反映体内中和固定酸的能力。但如测定中 BB 不足而 AB 仍保持正常，则提示患者存在 HCO_3^- 外的碱储不足，如贫血、低血浆蛋白血症等。

8. **碱剩余（BE）**　在标准条件下，即 37℃、$PaCO_2$40mmHg、氧饱和度 100% 的情况下，用酸或碱将 1L 全血或血浆的 pH 值滴回至 pH 为 7.40 时，所消耗的酸或碱的量，以 mmol/L 表示。若需用碱滴定，表示过酸，结果 BE 以负值表示，称为碱缺失（BD）；若需用酸滴定，表示碱过剩，结果 BE 以正值表示，称为碱剩余（BE）。全血 BE 的正常参考值为 +3.0~−3.0mmol/L。

BE>+3.0mmol/L 时，表明体内碱过剩，血浆中固定酸缺乏，提示代谢性碱中毒；BE<−3.0mmol/L 时，表明体内碱欠缺，血浆中固定酸相对过多，提示代谢性酸中毒；因此，BE 是观察代谢性酸碱平衡紊乱的较为方便的指标，能较为真实地反映体内缓冲碱的不足或过剩。

9. **阴离子间隙（AG）**　血清中的阴离子和阳离子的总数相等，阳离子包括 Na^+，K^+ 等主要离子和 Ca^{2+}、Mg^{2+} 等其他离子，阴离子包括 Cl^-，HCO_3^- 等主要离子和 Pr^-、有机酸根等其他离子。离子间隙（AG）就是指除 Cl^-，HCO_3^- 以外的其他阴离子与除 Na^+，K^+ 以外的其他阳离子的差值。AG 的正常参考值为 12±2mmol/L。

临床上惯用主要阳离子（Na^+、K^+）和阴离子（Cl^-、HCO_3^-）的差数作为 AG 的近似值。一般在计算中还省去了 K^+，因为它的变化范围小，对结果影响小，故忽略不计。因此，AG 的计算可由 $AG=Na^+-(Cl^-+HCO_3^-)$ 来表述。

AG 是代谢性酸中毒的指标，根据 AG 的变化，可将代谢性酸中毒分为 AG 升高和 AG 正常两类，AG 降低极少见。

AG 升高，提示肯定存在代谢性酸中毒，可见于肾衰竭引起的尿生成减少，或见于机体分解代谢亢进，糖酵解过程加强等导致的代谢性酸中毒，如酮症性酸中毒、乳酸性酸中毒、肾功能不全性酸中毒等。

AG 正常，可以是正常酸碱状态，也可是代谢性酸中毒，可见于严重腹泻，肠道造瘘或肠道引流时所导致的碱性消化液大量丢失，或使用过多含 Cl^- 的酸引起。

另外，AG 也可作为监控治疗的指标，如糖尿病酮症性酸中毒在治疗前有 AG 增高，经治疗后 AG 渐渐恢复正常，表示治疗有效。

总之，对于患者酸碱平衡状态的判断，应结合临床实际，动态地观察血 pH、HCO_3^- 和 AG 值等变化，必要时尚须测定血清乳酸盐、丙酮酸、硫酸盐和磷酸盐等指标，以便进一步明确诊断，指导临床治疗。

二、血气分析的临床应用

正常状态下，机体通过酸碱平衡调节系统调节，使体液酸碱平衡维持在正常状态。病理情况下,凡可引起酸性物质及碱性物质超负荷、严重不足或肺、肾等疾病,使其调节功能障碍的因素,均可导致体液内环境酸碱稳态破坏,形成酸碱平衡紊乱。

有关酸碱分析的各项指标对于临床医生诊断疾病具有重要意义,每个医生应根据实验室测得的血气报告数据并结合患者的临床表现作出病理生理的分析,以指导临床治疗。

对于酸碱平衡失调的患者根据血气报告,一般应从以下几个方面进行分析:①患者是否存在酸碱平衡紊乱,处于代偿期还是非代偿期;②如果患者处于酸碱平衡紊乱状态,是呼吸性还是代谢性的,是原发性变化还是继发性变化;③酸碱平衡紊乱状态是单纯性的还是混合性的;④对患者进行动态观察和综合分析。

机体反映酸碱平衡紊乱的生化指标前已述及,其中血液 pH 值的维持和改变与缓冲对 $NaHCO_3/H_2CO_3$ 的比值及其绝对含量有关。在早期,由于人体代偿能力的发挥,$NaHCO_3/H_2CO_3$ 的比值仍正常,因而,血 pH 值也正常,但 $NaHCO_3/H_2CO_3$ 的绝对含量已有改变。这种情况称为代偿性酸碱平衡紊乱。如果病情继续发展,突破代偿的限度,则血浆的 $NaHCO_3/H_2CO_3$ 比值升高或降低,血 pH 值也相应地升高或降低。这种情况称为失代偿性酸碱平衡紊乱。

酸碱平衡紊乱又可分为呼吸性和代谢性两大类型。呼吸性酸碱平衡紊乱时,碳酸氢盐缓冲对中首先发生改变的是 H_2CO_3,代谢性酸碱平衡紊乱时,首先发生改变的是 $NaHCO_3$,酸碱平衡指标分析见表 12-14。

表 12-14　酸碱平衡紊乱的血液诊断指标

		正常值	代谢性		呼吸型	
			酸中毒	碱中毒	酸中毒	碱中毒
共用指标	酸碱度(pH)	7.40(7.35~7.45)	<7.35	>7.45	<7.35	>7.45
	二氧化碳总量(TCO_2)	28(24~32)mmol/L	直接↓	直接↑	间接↑	间接↓
代谢性指标	标准 HCO_3^-(SB)	24(22~26)mmol/L	显著↓	显著↑	↑	↓
	缓冲碱(BB)	50(45~52)mmol/L	显著↓	显著↑	不变	不变
	碱剩余(BE)	0(+3~-3)mmol/L	显著↓	显著↑	不变	不变
呼吸性指标	二氧化碳分压(PCO_2)	动脉血 35~45mmHg	↓	↑	显著↑	显著↓

当然,酸碱平衡紊乱有时非常复杂,对酸碱平衡紊乱的诊断有时靠一次检测是不够的,必须在充分了解原发病的基础上,结合体检多次复查实验室检查指标,进行综合分析,才能作出正确的诊断以及发现新的异常。

治疗时,除治疗原发病外,针对机体存在酸碱平衡紊乱状态给予适当的纠正。同时,要考虑患者的肝、肾功能状态,纠正伴发的水、电解质代谢紊乱。科学的方法是在血气监护下进行治疗。

(万　冰　朱明艳　薛　虹　李迎旭)

第十三章

微生物学检验

第一节　消毒与灭菌

消毒与灭菌是人类预防各种传染性疾病的重要手段。

消毒是指杀灭或清除传播媒介上病原微生物,使其达到无害化的处理。但不一定杀死细菌的芽孢或非病原微生物。用于消毒的化学药物称消毒剂,一般消毒剂在常用浓度对细菌的繁殖体有效,对芽孢无效。

灭菌是指杀灭物体上所有微生物(包括病原微生物和非病原微生物,细菌的繁殖体和芽孢)的方法。灭菌的物品还应是无菌、无毒、无热原质、无变应原等,灭菌处理前应彻底清洗,充分去除有害物质,再进行灭菌处理。

防腐是指防止或抑制微生物生长繁殖的方法。用以防腐的化学药物称防腐剂。

无菌是指不存在任何活微生物的状况。往往是灭菌处理的结果。无菌操作是指在无菌状态下的操作,如外科手术或注射用药的生产等,都必须在无菌条件下使用无菌操作技术。无菌和无菌操作都需要在灭菌与消毒的基础上才能实现。

一、物理方法

物理消毒与灭菌不仅效果可靠,而且不残留有害物质,是消毒工作中的首选方法。常用的物理方法有:干热灭菌、湿热灭菌、紫外线和过滤除菌等。

(一) 温度

1. 高温　高温能使细菌的蛋白质变性、酶类破坏以及电解质浓缩,造成细菌细胞损伤并导致细菌死亡。因此,高温是一种最可靠和最常用的灭菌方法。热力灭菌方法包括干热灭菌和湿热灭菌。湿热灭菌可引起菌体蛋白质变性和凝固、核酸降解、细胞膜损伤。在同一温度下,湿热灭菌的效果优于干热灭菌,这是因为蒸气的穿透力强,传导热能效率高;湿热含水分多,使蛋白质易凝固变性;蒸气凝成水时释放大量的潜热,可迅速提高物体的温度。常用的热力灭菌方法如表 13-1。

2. 低温　微生物对寒冷有较强的耐受性,在低温条件下,微生物的代谢缓慢,但仍保持其生命,一旦温度等条件适宜,又可恢复繁殖。

表 13-1　常用的消毒灭菌方法及用途

种类	方法	设备及要求	效果
(一) 干热灭菌	1. 烧灼法	在火焰上进行	灭菌
	2. 干烤法	干烤箱, 160℃~170℃, 2 小时	灭菌
	3. 焚烧法	焚烧	灭菌
	4. 红外线法	红外线灭菌器	灭菌
(二) 湿热灭菌	1. 高压蒸汽灭菌法	高压蒸汽灭菌器, 通常蒸汽压力为 103.4kPa(1.05kg/cm²), 温度 121.3℃, 15~30 分钟	灭菌
	2. 煮沸法	煮沸锅, 100℃, 5~10 分钟	消毒
	3. 间歇灭菌法	流动蒸气灭菌器或蒸笼, 100℃, 15~30 分钟, 移入 37℃孵箱中过夜, 重复上述步骤每日一次连续三日	灭菌
	4. 巴氏消毒法	加热 61.1~62.8℃, 30 分钟 或 71.7℃, 15~30 秒	消毒

(二) 紫外线

1. 紫外线消毒灭菌的原理　主要是干扰细菌 DNA 的复制, 影响酶的活性, 导致细菌死亡或变异。紫外线有效杀菌波长为 200~300nm, 其中以 265~266nm 作用最强。紫外线可损伤皮肤和视网膜, 使用时要注意防护。

2. 紫外线消毒灭菌的方法及适用范围　紫外线因其穿透力较弱, 常用于物体表面和无菌操作室、外科换药室、病房、手术室等空气消毒。照射 20~30 分钟即可杀死空气中的细菌。

(三) 过滤除菌

过滤除菌是指用特殊器具将液体或气体中的细菌除去, 以达到无菌的目的。

常用于一些不耐高温的血清、抗生素及药液及空气等除菌, 但对病毒无滤除作用。除菌滤器有微细小孔, 大于孔径的粒子如细菌不能通过, 但病毒、支原体、L 型细菌等可以通过。

常用的滤菌器有:

1. 膜滤器　由醋酸纤维或硝酸纤维制成, 孔径在 0.22~0.45μm 可用于滤除细菌。

2. 玻璃滤器　用玻璃细砂制成, 除菌可采用 G_5、G_6 两种规格。

3. 蔡氏滤器　采用石棉作为滤板, EK 型可用于除菌。

使用滤过除菌的方法消毒室内空气, 可以克服使用喷洒化学消毒剂、紫外线照射等空气消毒方法对人有害或杀菌效果不理想的缺点, 使用的高效空气滤器的滤效可达 99.90%以上。层流通风法是使空气经高效滤器过滤后, 由房间的一侧均匀缓慢地流向另一侧(或由上往下), 将污染空气排出, 可达近乎无菌程度。

二、化学消毒灭菌法

许多化学药物能够影响细菌的化学组成、物理结构和生理活动, 从而起到抑制细菌的生长或杀灭细菌的作用。

(一) 化学消毒剂的杀菌机制

1. 含氯消毒剂　是指溶于水中产生次氯酸的消毒剂。此类消毒剂有次氯酸钠、次氨酸钙、氯化异氰尿酸盐类、液氢等。它们的杀菌作用决定于次氯酸的浓度,次机酸可分解成初生态氧使菌体氧化,氯直接作用于菌体蛋白质,形成氮 - 氯复合物,干扰细菌代谢,发挥杀灭微生物的作用。含氯消毒剂杀菌谱广,可杀灭所有类型的微生物,价格低廉,作用迅速,在饮水消毒、预防性消毒、疫源地消毒及医院消毒方面应用较广。

2. 过氧化物类消毒剂　此类消毒剂的杀菌作用是依靠氧化能力破坏蛋白质的分子结构杀灭微生物。包括过氧乙酸、过氧化氢、过氧戊二酸、二氧化氯、臭氧等。其优点是;杀菌谱广、易溶于水、杀菌力强、杀菌时间短、分解后生成无毒成分、无残留毒性。缺点是:性质不稳定、易分解,未分解前有刺激性或毒性,对物品有漂白或腐蚀作用。

3. 碘类消毒剂　碘元素可卤化菌体蛋白质,形成沉淀,杀灭微生物。碘溶于乙醇成碘酊,常用于皮肤消毒。碘伏是碘与表面活性剂(如聚乙烯吡咯烷酮、聚乙氧基乙醇)的不定型结合物。由于表面活性剂起到碘的载体和助溶作用,使碘伏溶液逐渐释放碘,延长了碘的杀菌作用时间。碘伏具有广谱杀菌作用,刺激性小,毒性低,不易着色,无腐蚀性和性质稳定便于贮存等优点,而且碘伏的颜色深浅与杀菌作用成正比,便于判断其杀菌能力。

4. 醇类消毒剂　常用乙醇和异丙醇,有较强的渗透力,能迅速杀灭各种细菌繁殖体、结核分枝杆菌和亲脂病毒,对亲水病毒和真菌孢子效果较差,不能杀灭芽孢。浓度在60%~90% 范围杀菌作用最强,这是因为过高浓度的醇能使菌体蛋白质迅速凝固,影响醇溶液继续渗入。

5. 醛类消毒剂　有甲醛和戊二醛,醛类主要通过凝固蛋白质,还原氨基酸,使蛋白质分子烷基化杀灭细菌。甲醛可杀灭各种微生物,但对芽孢需较长时间才能有效,对人有毒性,用后有强烈的刺激性气味,特别对眼睛和鼻黏膜有极强的刺激。戊二醛属灭菌剂,具有广谱、高效杀菌作用,对金属腐蚀性小,受有机物影响小等特点。

6. 季铵盐类消毒剂　本类消毒剂是一类阳离子表面活性剂,常用的有苯扎溴铵、苯扎氯铵。易溶于水,具有表面活性作用,振摇可产生大量泡沫。对革兰阳性菌的杀灭作用要大于阴性细菌。对亲脂病毒较敏感,亲水病毒和抗酸杆菌有较强的抵抗力,对芽孢只有抑制作用,其特点是对皮肤黏膜无刺激,毒性小,稳定性好,对消毒物品无损害等。

(二)化学消毒剂的种类及应用

常用化学消毒剂的种类及应用见表 13-2。

表 13-2　常用化学消毒剂的种类及应用

类别	消毒剂名称	主要性状	常用浓度	用途
醇类	乙醇	消毒力一般 对芽孢无效	70%~75%	皮肤、体温计消毒,HIV需浸 30 分钟
酚类	苯酚	杀菌力强 对皮肤有一定刺激性	3%~5%	地面、家具、器皿等表面消毒
	煤酚皂(来苏儿)	杀菌力强、气味较大	3%~5%	同上
			2%	皮肤消毒

续表

类别	消毒剂名称	主要性状	常用浓度	用途
氧化剂	高锰酸钾	强氧化剂,稳定	0.1%	皮肤及尿道消毒,冲洗蛇咬伤创口
	过氧化氢	新生氧杀菌,不稳定	3%	冲洗创伤伤口、口腔黏膜消毒
	过氧乙酸	原液对皮肤有强刺激性,对金属有腐蚀性	0.2%~0.5%	塑料、玻璃器材、空气、玩具等消毒,洗手
	碘酒	对皮肤刺激性强,涂后用酒精拭净	2.5%	皮肤消毒
	氯	刺激性强	$(0.2{\sim}0.5)\times10^{-6}$	饮水消毒、预防性消毒、疫源地消毒、医院消毒
	漂白粉	利用其有效氯	10%~20%	饮水消毒,地面、厕所、排泄物消毒
	次亚氯酸钠	对金属有腐蚀性对皮肤有刺激性	0.05%~0.1%	医疗器械消毒HIV用0.5%浸30分钟
	聚烯吡酮碘	与肥皂同用可降低药效	10mg/ml	皮肤消毒
重金属盐类	红汞	杀菌力弱、对芽孢无效	2%	小创伤消毒
	硫柳汞	杀菌力弱、抑菌力强	0.1%	生物制品防腐,手术部位消毒
	硝酸银	有腐蚀性	1%	新生儿滴眼,预防淋病奈瑟菌感染
	蛋白银	银有机化合物刺激性小	1%~5%	人眼及尿道黏膜消毒
表面活性剂	苯扎溴铵(苯扎溴铵)	刺激性小,稳定对芽孢无效	0.05%~0.1%	皮肤黏膜消毒,外科手术洗手浸泡器械消毒
	杜灭芬	稳定,易溶于水,遇肥皂作用减弱	0.05%~0.1%	冲洗皮肤创伤,橡胶、塑料、金属、棉织物等制品消毒
烷化剂	甲醛	刺激性强、杀菌作用强,对细菌和毒素均有作用	10%	物品表面消毒,甲醛蒸气可用于空气消毒
	戊二醛	刺激性小、碱性溶液有强大杀菌作用	2%	可消毒不耐热物品,HIV浸30分钟
	洗必泰	稳定	0.02%~0.05%0.01%~0.025%	术前洗手膀胱阴道冲洗
	环氧乙烷	易爆、易燃、有毒	50mg/L 置于密闭塑料袋内	对多种医疗器械和设备进行消毒如人工心脏瓣膜、内镜、照像机、麻醉器材等

续表

类别	消毒剂名称	主要性状	常用浓度	用途
酸碱类	醋酸	有浓醋味	5~10ml/m³ 加等量水、加热使其蒸发	消毒房间,控制呼吸道感染
	生石灰	杀菌力强腐蚀性大	加水 1:4~1:8	地面及排泄物消毒
染料	甲紫	对葡萄球菌作用强	2%~4%	浅表创伤消毒,不宜久用

(三) 各种消毒药液的配制方法

1. **消毒乙醇**　取 95% 的乙醇溶液 79ml,加蒸馏水至 100ml 即配成 75% 的消毒乙醇。

2. **碘酊**　称取 KI10g 溶 10ml 水中配成饱和溶液:称取 $I_2$25g 加入 KI 溶液中;加入 95% 的乙醇溶液 500ml,最后加水至 1000ml。

3. **含氯消毒剂**

(1) 漂白粉溶液的配制(有效浓度 1000mg/L):2 份漂白粉加水 2 份充分搅拌成糊状;再加水 8 份,搅匀;加盖静置 24h,期间搅拌 2~3 次,取上清即得 20% 漂白粉溶液;取 5g 加水至 1L,即得有效浓度 1000g/L 的漂白粉溶液。

(2) 84 消毒液的配制:84 消毒液(≥4%)原液 25ml 加水至 1L,配制成 1000mg/L 使用浓度;或 84 消毒液(>5.5%±0.5%)原液 18ml 加水至 1L,配制成 1000mg/L 使用浓度。

4. **过氧乙酸(有效浓度 0.2%~0.5%)**　取 13.4ml 过氧乙酸缓缓倒入 1L 水中,即得 0.2% 使用浓度;取 20.1ml 过氧乙酸缓缓倒入 1L 水中,即得 0.3% 使用浓度;取 26.8ml 过氧乙酸缓缓倒入 1L 水中,即得 0.4% 使用浓度;取 33.5ml 过氧乙酸缓缓倒入 1L 水中,即得 0.5% 使用浓度。

5. **0.1% 高锰酸钾溶液的配制**　称取 1 克高锰酸钾,装入量器内,加水 1000ml,使其充分溶解即得。

(四) 影响因素

消毒与灭菌的效果,可受多种因素的影响。掌握有关规律,采取适当措施,可以保证消毒灭菌的效果,反之处理不当则会导致消毒灭菌的失败。其主要影响因素有以下几项。

1. **消毒剂**　消毒处理剂量,包括强度和时间。强度是指药物的浓度。时间是指所使用的处理方法对被处理物品作用的时间。一般强度越高微生物越易杀灭,但醇类则例外,70% 乙醇或 50%~80% 异丙醇的效果最好,提高浓度杀菌力反而低。时间越长微生物被杀灭的几率也越大。

2. **微生物种类和数量**　不同种类的微生物对消毒剂的敏感性不同,如苯扎溴铵、氯己定对革兰阳性菌的杀灭作用要大于阴性细菌,对芽孢只有抑制作用。老龄菌比幼龄菌抵抗力强。70% 的乙醇可杀死细菌繁殖体,但不能杀灭细菌芽孢。微生物污染越严重,消毒就越困难。因为微生物的数量多,彼此重叠加强了机械保护作用;耐力强的个体也随之增多。因此,消毒污染严重的物品,需提高能量(或药物浓度),或延长作用时间才能达到消毒合格要求。

3. **酸碱度和温度**　酸碱度的变化可严重影响某些消毒剂的杀菌作用,如戊二醛在碱性条件下可使杀菌能力提高,但易聚合失效,酸性溶液较稳定,但杀菌力下降。而含氯消毒剂类在碱性条件下稳定,杀菌最适 pH 6~8,pH<4 时易分解。氯己定溶液在 pH 5.5~8.0 时具有杀菌活性。季铵盐类最适杀菌 pH 为 9~10,不宜低于 7。

一般温度越高消毒效果越好。如含氯消毒剂温度每提高 10℃,杀芽孢时间可减半;5% 的甲醛溶液,20℃杀灭炭疽杆菌芽孢需要 32h,但 37℃仅需要 1.5h。不同的消毒剂受温度影响的程度也不同,如过氧乙酸受温度变化的影响较小,3% 的过氧乙酸在 –30℃的条件下作用 1h 仍可达到灭菌,乙醇稀释过氧乙酸可防冻,适于 0℃以下消毒。但也有少数例外,如臭氧水消毒,低温有利于臭氧溶于水,从而增强其杀菌效果。过氧化物稳定性差,碘伏在 40℃时碘可升华,故消毒时不宜加热。

4. 化学拮抗物质　化学拮抗物质的存在可影响消毒的效果。例如,蛋白质、油脂类有机物包围在微生物外面可阻碍消毒因子的穿透,并消耗一部分消毒剂,可使杀菌效果下降。因此,应将污染物品清洗后进行消毒,或提高浓度,或延长作用时间。

(五) 消毒灭菌效果检测

在进行消毒灭菌时,常以某些指标监测其消毒灭菌的效果。如高压灭菌器和紫外线的灭菌效果是以指示菌株进行测定,国际通用的代表菌株为嗜热脂肪芽孢杆菌(ATCC7953)。方法是将带有此菌的载体(布片或滤纸片)置于灭菌器内,灭菌后取出菌片,接种于溴甲酚紫蛋白胨水,56℃培养 48 小时,观察。如外观澄清,颜色未变,说明达到灭菌效果;若外观液体浑浊,培养基变黄,说明有细菌生长,灭菌不彻底,应寻找原因后重新灭菌。紫外线灭菌效果测定常用枯草杆菌芽孢黑色变种(ATCC9372)作为指示菌。

消毒剂的消毒效果以杀菌率和杀菌指数表示。方法是取配制好的细菌悬液(10^{6-7} CFU/ml)0.5ml 加到 4.5ml 待测消毒液中。混匀,置 20℃水浴 5 分钟,取混合液 1ml 加 9ml 中和液 10 分钟。倾注平皿培养,计算菌落数,按公式计算。

$$杀菌率(P^t) = \frac{消毒前或对照组活菌数/ml - 作用一定时间后的活菌数/ml}{消毒前或对照组活菌数/ml}$$

$$杀菌指数(K_1) = \frac{消毒前或对照组活菌数/ml}{作用一定时间后的活菌数/ml}$$

第二节　微生物及其代谢产物检测

一、细菌的增菌培养及分离培养

(一) 琼脂斜面接种方法

主要用于纯菌移种,以进一步鉴定或保存菌种。方法是以灭菌接种环挑取细菌后伸入斜面培养基,从斜面底部向上先画一条直线,然后再由底向上做曲线画线,直至斜面顶部。管口灭菌后标记,经 35℃孵育 18~24h,斜面培养物呈均匀一致的菌苔,如表面不均匀,表示培养物不纯。

(二) 平板画线法

对于混有多种细菌的临床标本或其他培养物,经过画线接种到固体培养基表面,因画线的分散作用,使混杂的细菌细胞在固体培养基表面散开,一般经过 18~24 小时培养后可得到单个菌落,供细菌计数和纯培养用,称为分离培养。挑选单个菌落,转种至另一培养基中,生长出来的细菌均为纯种,称为纯培养。分离纯培养是从临床标本中检查鉴定细菌非常重要的第一步,只有先从含有多种杂菌的标本中分离出目的菌纯培养,才能进一步对目的菌进行鉴定和研究。平板画线法可分为以下两种。

1. 分区画线法 此法多用于粪便、脓汁等含菌量较多的标本的细菌分离培养。先用接种环取标本,将其均匀涂布于平板表面边缘一小部分,约占培养基面积的 1/4(第一区);然后烧灼接种环,转动平皿至适合的位置,将环通过第一区 3~4 次,连续画线,线和线之间尽量不要重叠(第二区),第二区约占培养基面积的 1/4;依次画 3、4 区。平板上每一区的细菌数会逐渐减少,直至分离出单个菌落。每次均需灭菌。将菌名、日期标记皿底。翻转平板,37℃培养。

2. 连续画线法 此法多用于含细菌量不多的标本或咽拭、棉拭等标本的细菌分离培养。将标本直接涂布于培养基的 1/5 处,然后由此开始用接种环或直接用咽拭(棉拭)在平板表面连续画线并逐渐下移,直至画满平板表面。

(三)穿刺接种法

此法多用于半固体培养基或双糖铁、明胶等培养基接种,半固体培养基的穿刺接种可用于观察细菌的动力。接种时用接种针挑取菌落,由培养基中央垂直刺入至距管约 0.4cm 处,再沿穿刺线退出接种针;双糖铁等有高层及斜面之分的培养基,穿刺高层部分,退出接种针后直接画线接种斜面部分。

(四)液体培养基接种法

用于肉汤、蛋白胨水、糖发酵管等液体培养基的接种。用接种环从平板上挑取菌苔或菌落,先在接近液面的试管壁上研磨并蘸取少许液体培养基与之调和,使细菌均匀分布于培养基中。管口灭菌后加塞、标记,经 35℃孵育 18~24 小时,观察并记录细菌在液体培养基中的生长现象。由于菌种不同,细菌在液体培养基中有三种生长现象:大多数细菌在液体培养基生长繁殖后呈现均匀混浊;少数链状排列的细菌如链球菌、炭疽芽孢杆菌等则呈沉淀生长;枯草芽孢杆菌、结核分枝杆菌和铜绿假单胞菌等专性需氧菌一般呈表面生长,常形成菌膜。

(五)倾注平板法

本法用于兼性厌氧菌或厌氧菌的稀释定量培养和饮水、饮料、牛乳和尿液标本的活菌计数。取纯培养物的稀释或原标本 1ml 至无菌培养皿内,再将已融化并冷到 45~50℃左右的琼脂 15~20ml 倾注入该无菌培养皿内,混匀,待凝固后置 37℃培养,长出菌落后进行菌落计数。

(六)细菌菌落的描述

1. 菌落的描述 大小(直径以 mm 计)、形状(圆形、菜花样、不规则等)、突起或扁平、凹陷、边缘(光滑、波形、锯齿状、卷发状等)、颜色(红色、灰白色、黑色、绿色、无色、黄色等)、表面(光滑、粗糙等)、透明度(不透明、半透明、透明等)。据细菌菌落表面特征不同,可将菌落分为三型:

(1) 光滑型菌落(S 型菌落):菌落表面光滑、湿润、边缘整齐,新分离的细菌大多呈光滑型菌落。

(2) 粗糙型菌落(R 型菌落):菌落表面粗糙、干燥、呈皱纹或颗粒状,边缘大多不整齐。

R 型菌落多为 S 型细菌变异失去菌体表面多糖或蛋白质形成。R 型细菌抗原不完整,毒力和抗吞噬能力都比 S 型细菌弱。但也有少数细菌新分离的毒力株就是 R 型,如炭疽芽孢杆菌、结核分枝杆菌等。

(3) 黏液型菌落(M 型菌落):菌落黏稠、有光泽、似水珠样。多见于有厚荚膜或丰富黏液层的细菌,如肺炎克雷伯杆菌等。

2. 与鉴定细菌有关的菌落特征

(1) 溶血:有三种情况,①α 溶血:又叫草绿色溶血,菌落周围培养基出现 1~2mm 的草绿色溶血环;②β 溶血:又称完全溶血,菌落周围形成一个完全清晰透明的溶血环;③γ 溶血:即不溶血,菌落周围的培养基没有变化。

(2) 色素:有些细菌产生水溶性色素,使菌落周围的培养基出现颜色变化;有些细菌产生脂溶性色素,使菌落本身出现颜色改变。这些色素可表现为绿色、金黄色、白色、橙色、柠檬色等。

(3) 气味:有些细菌在平板上生长繁殖后可产生特殊气味,如铜绿假单胞菌(生姜气味)、变形杆菌(巧克力烧焦的臭味)、厌氧菌(腐败的恶臭味)、白假丝酵母菌(酵母味)、放线菌(泥土味)等。

二、普通琼脂、血琼脂等培养基的配制

(一)培养基凝固物质

1. 琼脂　是从石花菜、紫菜等海生植物中提取的一种多糖(硫酸酚酯半乳聚糖),具有在 100℃融化,45℃以下时凝固的特性。琼脂本身无营养作用,仅作为培养基的赋形剂。

2. 明胶　是由动物胶原组织(如皮和肌腱等)经煮沸溶解熬制而成,主要含蛋白质。明胶通常不用作赋形剂,而是用于制备鉴别培养基,观察细菌对明胶有无液化作用。

(二)按培养基的用途分类

1. 基础培养基　含有一般细菌生长繁殖所需要的基本营养成分的培养基,如普通肉汤、普通琼脂平板等。基础培养基广泛用于细菌的检验,也是配制其他培养基的基础成分。

2. 营养培养基　在基础培养基中再加上血液、血清、生长因子等一些特殊成分,供营养要求较高和需要特殊生长因子的细菌生长繁殖的培养基,如血琼脂培养基、巧克力培养基等。

3. 选择培养基　选择培养基都含有抑菌剂,在基础培养基中加入抑菌剂,抑制非目的菌生长,选择性地促进目的菌生长的培养基。抑菌剂的种类很多,如孔雀绿、煌绿、去氧胆酸钠、胆盐、四硫磺酸钠等。

4. 鉴别培养基　在基础培养基中加入某些特定底物,如糖苷、醇类、氨基酸、蛋白质等和指示剂,用以测定细菌的生化反应,以鉴别和鉴定细菌的培养基。

5. 增菌培养基　多为液体培养基,如葡萄糖肉汤等。增菌培养基特别适用于病原菌含量少的标本,因增菌培养基一般含有抑菌剂,具有选择抑制作用,提高标本中含量较少的目的菌的检出率。

6. 特殊培养基　包括厌氧培养基、细菌 L 型培养基等。厌氧培养基是为了培养专性厌氧菌的培养基。常用的有疱肉培养基、硫乙醇酸盐肉汤等,并在液体培养基表面加入凡士林或液体石蜡以隔绝空气。细菌 L 型由于细胞内渗透压较高,而细胞壁结构缺损,所以

L 型培养基常采用高渗低琼脂培养基。

（三）普通琼脂培养基的配制方法

将肉汤或肉膏汤 100ml、琼脂 20g 混合,加热融化,趁热分装于试管或锥形瓶,加塞后 103.4kPa、20 分钟高压蒸气灭菌,取出试管摆成斜面,待琼脂凝固后即成琼脂斜面;锥形瓶中的琼脂冷至 50℃左右倾注灭菌平皿,凝固后即成普通琼脂平板。

供一般细菌培养用,可作无糖基础培养基。

（四）血琼脂培养基的配制方法

将灭菌后的普通琼培养基(pH 7.6)加热融化,冷至 50℃左右,以无菌操作加入 10% 无菌脱纤维羊血(临用前置 37℃水浴预温 30 分钟),轻轻摇匀(避免产生气泡),分装于无菌试管和平皿内,凝固后即成血琼脂斜面和血琼脂平板。

血琼脂用于分离培养和保存营养要求高的细菌。

（五）培养基鉴定

包括两方面的内容:

1. **无菌试验**　即将制备好的培养基置 37℃孵箱中孵育 24h,证明无菌。

2. **效果检查**　用已知菌种接种至此培养基上,证明相应的细菌可在此培养基上生长,且形态、菌落等特征典型。每批培养基制成后均需经鉴定合格后方可使用。

三、革兰染液、抗酸染液、特殊染液的配制

（一）革兰染液的配制方法

1. **结晶紫溶液**　将 4~8 克结晶紫溶于 100ml 95% 乙醇中制成饱和溶液,取 20 毫升与 80ml 10g/L 草酸铵溶液混合后过滤即成。

2. **卢戈碘液**　取 2g 碘化钾溶于 10ml 蒸馏水中,然后加入 1g 碘溶解,加蒸馏水 200ml 即成。

3. **95% 乙醇。**

4. **稀释苯酚复红溶液**　取碱性复红酒精饱和溶液 10ml 与 5% 苯酚溶液 90ml 混合制成苯酚复红液,再用蒸馏水 10 倍稀释即成。

（二）抗酸染液的配制方法

1. **5% 苯酚复红溶液:**碱性复红酒精饱和溶液 10ml 与 5% 苯酚溶液 90ml 混合即成。

2. **3% 盐酸酒精:**95% 乙醇 97ml 与浓盐酸 3ml 混合即成。

3. **吕氏亚甲蓝:**亚甲蓝酒精饱和溶液(亚甲蓝 2g 溶于 95% 乙醇 100ml)30ml 与氢氧化钾溶液 70ml 混合即成。

（三）特殊染液的配制方法

1. **荚膜染色液**　苯酚复红溶液,特殊媒染剂(升汞饱和液 2 份、200g/L 鞣酸 2 份、钾明矾饱和液 5 份混合)。

2. **芽孢染色液**　苯酚复红溶液,95% 乙醇,碱性亚甲蓝。

3. **鞭毛染色液**　甲液:明矾饱和液 2ml,50g/L 苯酚 5ml,200g/L 鞣酸液 2ml;乙液:碱性复红乙醇饱和液。使用前,将 9 份甲液和 1 份乙液混合后过夜,次日过滤,三天内使用为佳。

四、细菌血清学检测

(一) 细菌血清学检测原理

血清学试验是根据抗原与相应的抗体在适宜的条件下,能在体外发生特异性结合的原理,用已知抗体或抗原来检测未知抗原或抗体。因抗体主要存在于血清中,抗原或抗体检测时一般都要采用血清,故体外的抗原抗体反应亦称为血清学试验。

(二) 常用血清学试验

1. 凝集试验　颗粒性抗原如细菌、红细胞等或吸附于反应颗粒表面的可溶性抗原(或抗体)与相应抗体(或抗原)结合,出现凝集物的现象称为凝集反应。

玻片凝集试验:方法举例:①取数接种环沙门菌多价 O(A~F)诊断血清置片一端,同时在玻片的另一端加生理盐水作对照;②取少许分离的、经生化鉴定可能为沙门菌的菌落,分别均匀地涂于生理盐水和多价血清中与之混合;③数分钟后,试验侧肉眼可见颗粒状凝集物而生理盐水对照侧无颗粒出现为阳性反应;④多价血清玻片凝集阳性菌落,再按同样方法做单价因子玻片凝集,可做 O_9、O_{12}、Od 因子血清凝集。伤寒沙门菌均为阳性反应。

2. 沉淀试验　沉淀反应是指细菌的可溶性抗原与相应抗体在两者比例合适时结合,形成较大的不溶性免疫复合物,出现肉眼可见的沉淀物的反应。用于微量抗原的鉴定,如链球菌及肺炎链球菌等的分型。

3. 荚膜肿胀试验

(1) 原理:当特异性抗血清与相应细菌的荚膜抗原特异性结合,形成复合物时,可使细菌荚膜显著增大,呈肿胀现象。

(2) 方法:取洁净载玻片一张,两侧各加待检菌 1~2 接种环,于一侧加抗血清,另一侧加正常兔血清各 1~2 接种环,混匀;再于两侧各加 1% 亚甲蓝(亚甲蓝)水溶液 1 接种环,混匀,分别加盖玻片,置湿盒中室温放置 5~10 分钟后镜检。若试验侧在蓝色细菌周围可见厚薄不等、边界清晰的无色环状物而对照侧无此现象,为荚膜肿胀试验阳性;试验侧与对照侧均不产生无色环状物则为荚膜肿胀试验阴性。

本试验常用于肺炎链球菌、流感嗜血杆菌、炭疽芽孢杆菌的检测及分型。

4. 制动试验

(1) 原理:将特异性抗血清与相应运动活泼的细菌悬液混合,则抗鞭毛抗体与鞭毛抗原结合,使鞭毛强直、相互粘着而失去动力,细菌运行停止,从而证明相应细菌的存在。

(2) 方法:将待检标本或增菌培养液 1 滴置于洁净玻片上,用显微镜观察细菌运动情况。再于待检标本上加 1 滴适当稀释的抗血清,混匀,作悬滴镜检。若滴加抗血清 3~5 分钟内,细菌运动停止,菌体凝集成块为制动试验阳性;反之,滴加抗血清后,细菌运动无改变为制动试验阴性。

本试验常用于运动活泼细菌的快速鉴定,如霍乱弧菌的鉴定。

(三) 血清学诊断

体内某种特异性抗体也可因受过相应细菌的隐性感染或近期预防接种而产生,故抗体效价必须明显高于正常人群的水平或随病程递增才有诊断价值。除检测 IgM 外,一般作血清学诊断时,需取患者急性期和恢复期双份血清标本,若后者的抗体效价比前者有 4

倍或 4 倍以上增长才有诊断意义。若抗体效价无变化,则可能为隐性感染或回忆反应所致。如患者在疾病早期用过抗菌药物,细菌繁殖被抑制,抗体增长也可能不明显。故血清学诊断应结合临床,具体分析,作出正确判定。

一般来说,凡是能够用于检测细菌抗原的方法,也同样可以用于检测抗体。常用于细菌感染的血清学诊断方法见表 13-3。

表 13-3　细菌感染的血清学诊断

血清学试验	疾病(举例)
凝集试验	
直接凝集试验	肠热症(肥达试验)、斑疹伤寒及恙虫病(外斐试验)等
间接红细胞凝集试验	梅毒(TpHA)
胶乳凝集试验	脑膜炎奈瑟菌、流感嗜血杆菌等
冷凝集试验	支原体肺炎
沉淀试验	
环状沉淀试验	炭疽(Ascoli)试验
絮状沉淀试验	梅毒(VDRL、RPR)
双向扩散沉淀试验	白喉毒素(ELek)试验
对流免疫电泳	流行性脑脊髓膜炎
补体结合试验	立克次体病等
中和试验	风湿热(抗 O 试验)
间接免疫荧光技术	各类微生物感染
ELISA	各类微生物感染

五、金黄色葡萄球菌、链球菌、沙门菌等常见致病菌的菌落观察、溶血特性观察及生化反应鉴定

(一)金黄色葡萄球菌检验

1. **菌落特征**　在普通琼脂平板上,35℃孵育 18~20 小时后三种葡萄球菌均形成中等大小、圆形凸起、表面光滑、湿润、边缘、不透明菌落,并产生不同的脂溶性色素,使菌落呈现不同的颜色,如金黄色葡萄球菌呈金黄色、表皮葡萄球菌大多呈白色、腐生葡萄球菌大多呈柠檬色。

2. **溶血性**　在血琼脂平板上,三种葡萄球菌的菌落特点与它们在普通琼脂平板上的菌落相同,但金黄色葡萄球菌菌落周围有完全溶血环(β 溶血),而腐生葡萄球菌和大多数表皮葡萄球菌菌落周围无溶血环。

3. **生化反应**　生化活性强,能分解多种糖类、蛋白质和氨基酸,过氧化氢酶试验阳性。

(二)链球菌检验

1. **菌落特征**　链球菌在血琼脂平板上生长后出现灰白色、圆形凸起、表面光滑、边缘整齐的针尖大小菌落,菌落周围可出现不同的溶血情况。肺炎链球菌在血琼脂平板上出

现的菌落与甲型链球菌相似,但培养 2~3 天后,因菌体发生自溶,菌落中心凹陷呈"脐状"。

2. 溶血性　按产生溶血与否及溶血现象分为 3 类:①甲型溶血性链球菌:菌落周围有 1~2mm 宽的草绿色溶血环,称甲型溶血或 α 溶血,该类菌又称草绿色链球菌,为条件致病菌;②乙型溶血性链球菌:菌落周围有 2~4mm 宽的透明溶血环,称乙型溶血或 β 型溶血,该类菌又称溶血性链球菌,致病性强,常引起人和动物多种疾病;③丙型链球菌:菌落周围无溶血环,因而又称不溶血性链球菌,一般不致病。

3. 生化反应　触酶阴性、生化活性较强,能分解多种糖类、蛋白质和氨基酸,但一般不分解菊糖,不被胆汁溶解,可用来鉴别甲型溶血性链球菌和肺炎链球菌。

(三)致病性大肠埃希菌检验

1. 菌落特征　取普通大肠埃希菌及 EPEC、ETEC、EIEC、EHEC 分别接种 SS 平板、中国蓝平板或伊红亚甲蓝平板上,经 37℃孵育 18~24 小时观察结果。在 SS 琼脂平板上大肠埃希菌形成红色的、圆形、凸起、边缘整齐的菌落。大肠埃希菌分解乳糖产酸,使伊红与亚甲蓝结合,菌落呈带金属光泽紫黑色;在伊红亚甲蓝琼脂平板上形成紫黑色具有金属光泽、大而隆起、不透明的菌落。

2. 生化反应　各属肠道杆菌具有丰富的酶,生化反应活跃,但各不相同,对糖、蛋白质分解能力差异较大,代谢产物各不相同。总的说来致病性越强,生化反应能力越弱。非致病菌除变形杆菌属外,均分解乳糖产酸;而致病菌均不发酵乳糖。据此设计了选择性培养基 SS 琼脂、EMB 琼脂、MAC 琼脂、麦康凯培养基,作为分离培养致病菌的常用培养基;用 KIA(克氏双糖铁)、MIU(动力、吲哚、尿素)复合培养基作为测定常见肠道杆菌生化反应的基本培养基。肠杆菌科定科试验主要项目为革兰阴性杆菌、触酶阳性、氧化酶阴性、硝酸盐还原试验阳性。细菌生化反应是传统鉴定杆菌的主要依据。

(四) 沙门菌检验

1. 菌落特征　将本菌接种在 SS 平板上经 35℃孵育 18~24 小时。由于本菌不分解乳糖,在 SS 平板上形成无色、半透明、光滑湿润、凸起的小菌落,产生 H_2S 的菌落可在 SS 平板上形成中心带黑褐色的小菌落。

2. 生化反应　发酵葡萄糖、麦芽糖和甘露醇,不发酵乳糖和蔗糖,除伤寒沙门菌不产气外,其余沙门菌均产酸产气。IMViC 试验(−+−+),赖氨酸和鸟氨酸脱羧酶阳性,产硫化氢,不分解尿素。

3. 肥达反应

(1) 正常值:预防接种或隐性感染,血清中可含有一定量的有关抗体,且其效价随地区而有差异。通常是伤寒沙门菌 O 凝集效价≥1∶80,H 凝集效价≥1∶160,或副伤寒的沙门菌 H 凝集效价≥1∶80 有诊断意义。

(2) 动态观察:单次效价增加不能定论,应在病程中逐周复查。若效价逐次递增或恢复期效价比初次≥4 倍者有诊断意义。

(3) O 与 H 抗体诊断意义:O 抗体出现较早为 IgM,持续约半年,消退后不易受非特异病原刺激而重现。H 抗体出现较晚为 IgG,持续时间长达数年,消失后易受非特异病原刺激而能短暂重现。因此,若 O、H 凝集效价均超过正常值,则肠热症的可能性大;若两者均低,肠热症可能性小;若 O 不高 H 高,可能预防接种或非特异性回忆反应;若 O 高 H 不高,则可能感染早期或与伤寒沙门菌 O 抗原有交叉反应的其他沙门菌感染。

（五）脑膜炎奈瑟菌检验

标本采集 根据病程,采集不同标本。菌血症期患者取血液,有出血点或瘀斑者取瘀斑渗出液,出现脑膜刺激症状时取脑脊液。上呼吸道感染和带菌者,可取鼻咽分泌物等。标本采集后应立即送检,或用预温平板进行床边接种后立即置37℃培养。

（六）霍乱弧菌检验

分离培养 急性期患者米泔水样粪便标本,除增菌外可同时将标本分离培养。分离用的培养基有强、弱两种选择性培养基。强选择性培养基常用的有庆大霉素琼脂（GTA）、TCBS琼脂等。现多选碱性蛋白胨水增菌后,再用强选择培养基进行分离。弱选择性培养基如碱性琼脂和碱性胆盐琼脂,抑制能力弱,粪便中杂菌仍可生长。

（七）非发酵菌检验

1. 菌落特征 铜绿假单胞菌在血琼脂、麦康凯琼脂培养基上,均可形成5种不同形态的菌落。①典型:菌落呈灰绿色,大小不一,扁平湿润,边缘不规则,呈伞状伸展,表面常可见金属光泽;②大肠菌样型:菌落圆形凸起,灰白色半透明,似大肠埃希菌菌落;③粗糙型:菌落中央凸起,边缘扁平,表面粗糙。在血琼脂培养基上,常可见透明溶血环。在液体培养基中呈混浊生长,表面可形成菌膜。

铜绿假单胞菌在普通琼脂培养基上,可产生多种色素,主要为绿脓素和荧光素,绿脓素为蓝绿色,可溶于水和三氯甲烷;荧光素只溶于水。从临床标本中分离的铜绿假单胞菌有80%~90%产生绿脓素和荧光素。

2. 生化反应 氧化酶阳性,在O/F培养基上,能氧化分解葡萄糖、木糖产酸,精氨酸双水解酶阳性,利用枸橼酸盐,还原硝酸盐为亚硝酸盐并产生氮气。

（八）放线菌检验

1. 菌落特征 衣氏放线菌为革兰阳性,非抗酸性无隔丝状菌。有分枝,成链球状或链杆状。无荚膜,无芽孢,无鞭毛。在患者病灶和脓汁中可找到肉眼可见的黄色小颗粒,称为"硫磺颗粒",是放线菌在病灶组织中形成的菌落。

2. 生化反应 过氧化氢酶试验阴性。发酵葡萄糖、乳糖、蔗糖、甘露醇,产酸不产气。不形成靛基质,不水解淀粉。还原硝酸盐为亚硝酸盐（80%阳性）。

六、一般细菌涂片、革兰染色及形态检测

（一）细菌染色的一般程序

细菌染色的基本程序:涂片→干燥→固定→染色（初染、媒染、脱色、复染）。

1. 涂片 一般临床标本如脓、痰、分泌物等和细菌液体培养物可直接涂片。固体培养基上的细菌,以灭菌接种环取生理盐水置载玻片中央,然后从固体培养基上取少许菌落或菌苔在生理盐水中磨匀,使菌液均匀,涂布在约1cm²的涂面,置室温下自然干燥,切不可在火焰上烧干。

2. 固定 常用火焰加热法,将已干燥后的细菌涂片通过酒精灯火焰3次。固定目的在于杀死细菌,使染料易于着色;使细菌附着于玻片上,不至于在染色过程中被水冲掉。

3. 染色 根据目的选用不同的染色液染色。单染法只用一种染料,而多数染色法需用第二种染液进行复染。

4. 媒染 凡能增加染料与被染物的亲和力,或使染料固定于被染物的物质,称为媒

染剂。常用的媒染剂有苯酚、鞣酸、碘液、明矾、酚等,也可用加热法促进着色。

5. 脱色 即能使已着色的被染物脱去颜色的化学试剂称为脱色剂,如丙酮、甲醇、乙醇等,常用于细菌鉴别染色。乙醇浓度在70%左右时,脱色能力最强。

6. 复染 经脱色的细菌以复染液复染以便于观察。复染液与初染液的颜色不同而形成鲜明对比。常用的复染液有稀释复红或沙黄、亚甲蓝等。

(二)革兰染色

1. 原理

(1) G^+ 菌的等电点(pH 2~3)比 G^- 菌的等电点(pH 4~5)低,在同一 pH 条件下,阳性菌比阴性菌所带负电荷多,与带正电荷的碱性染料结合牢固,不易脱色。

(2) G^+ 菌含有大量核糖核酸镁盐,与进入胞质内的结晶紫和碘结合成大分子复合物,不易被95%乙醇脱色;而 G^- 菌含此种物质量少,故易被乙醇脱色。

(3) G^+ 菌细胞壁结构致密,肽聚糖层厚并具有三维空间结构,脂类含量低,乙醇不易透入而且95%乙醇可使细胞壁脱水,细胞壁通透性降低,阻碍结晶紫与碘的复合物渗出;而 G^- 菌的细胞壁结构较疏松,肽聚糖层薄且无三维空间结构,含脂质量多,易被乙醇溶解,细胞内的结晶紫与碘复合物被溶出而脱色。目前认为,细胞壁结构与化学组成上的差异是染色反应不同的主要原因。

2. 方法

(1) 初染:细菌涂片固定后先用结晶紫初染1分钟。

(2) 媒染:水冲洗后加碘液媒染1分钟。

(3) 脱色:水冲洗后用95%乙醇脱色1分钟。

(4) 复染:水冲洗后用稀释复红复染半分钟,吸干后镜检。

3. 意义

(1) 鉴别细菌:通过革兰染色可将所有细菌分为革兰阳性菌和革兰阴性菌两大类,因而可初步鉴别细菌。

(2) 选择药物:革兰阳性菌与阴性菌对抗生素等药物的敏感性不同。如大多数革兰阳性菌对青霉素等药物敏感,而革兰阴性菌(除脑膜炎奈瑟菌、淋病奈瑟菌外)对青霉素药物不敏感,但对链霉素、氯霉素敏感。临床上可根据病原菌的革兰染色性,选择敏感的药物治疗。

(3) 与致病性有关:大多数革兰阳性菌的致病物质为外毒素,而革兰阴性菌则大多能产生内毒素,两者致病作用不同,因此,可采取有针对性的方案进行治疗。

4. 结果 染成紫色为革兰阳性菌,染成红色为革兰阴性菌。

(三)显微镜的使用

1. 油浸镜的使用方法

(1) 显微镜在使用时应平放在实验台的适宜处。用油镜时,勿将镜臂和载物台倾斜,以免镜油流出,影响观察。

(2) 先用低倍镜对光。转动反光镜(以间接日光为光源时,使用平面反光镜;如以灯光为光源,使用凹面反光镜),使光线集中于集光器。

(3) 根据所观察的标本,升降集光器,缩放光圈,以获得最佳光度。当用油镜检查染色标本时,光线宜强,可将集光器上升到最高位置,把光圈完全打开;当用低倍镜或高倍镜检查未染色标本时,应适当缩小光圈,下降集光器,使光度减弱。

(4) 将标本置载物台上,用弹簧夹或标本推进器固定,将待检部位移于接物镜下。

(5) 先用低倍镜找出标本的位置,然后提高镜筒,在标本欲检部滴 1 滴香柏油,然后转换成油镜。从侧面观察,缓慢转动粗调节器,使油镜光浸没在油滴内,当油镜头几乎接触玻片时停止转动。用肉眼观察接目镜,缓慢调节粗调节器,使镜筒上升(只能上升,不能下降,以防压碎标本片和损坏油镜),待看到模糊物像时,再调节细调节器,直至清晰看到细菌等微生物形态。如果油镜末端已离开油面,应按上述过程重复操作。

(6) 取下标本,物镜转"八"字,下降聚光器。

2. 革兰染色结果观察 革兰阳性菌(G⁺菌)如葡萄球菌、链球菌等染成紫色;革兰阴性菌(G⁻菌)如大肠埃希菌、伤寒沙门菌等被染成红色。

七、细菌药物敏感试验

细菌对抗菌药物敏感试验是指在体外测定药物抑制或杀死细菌能力的试验。临床细菌检测室采用的方法很多,主要有抑菌试验、杀菌试验、联合药敏试验及检测细菌所产生的抗生素酶试验(如超广谱β-内酰胺酶)等。

(一) 扩散法(K-B法)原理

K-B 法是目前最常用的药敏试验方法。操作简便、易于掌握。

将含有定量抗菌药物的纸片贴于已接种待测菌的琼脂平板表面特定位置,药物向周围琼脂扩散,形成随着与药敏纸片距离越大,琼脂浓度逐渐减少。在药敏纸片周围一定区域内药物浓度高于抑制该待测菌所需浓度时,该区域内细菌不生长,形成透明抑菌圈。抑菌圈的大小反映待测菌对药物的敏感程度。

(二) 材料

1. 培养基 采用水解酪蛋白(M-H)琼脂,琼脂厚度 4mm。制备的 M-H 琼脂平皿可置4℃保存 7 天。

2. 抗菌药物纸片 选择直径 6.35mm,吸水量 20μl 的专用药敏纸片。需要反复使用的纸片应于 4℃保存备用,其他应于 -14℃保存。

3. 菌液 应与 0.5 麦氏比浊管(10^8cfu/ml 含菌量)比浊,比浊管使用前应充分混匀。

(三) 操作步骤

以无菌棉拭蘸取已制备好的菌液,并于管壁上拧压除去多余菌液,然后均匀涂布于接种于 M-H 琼脂平板表面,涂布三次,每次平板转动 60°,最后沿平板内缘涂抹一周,盖上皿盖,置室温干燥 3~5 分钟后用无菌镊子或纸片分配器将药敏纸片贴于含菌平板表面。纸片应贴得均匀,各纸片距中心距离不小于 24mm,纸片距平板内缘应大于 15mm。直径 90mm 的平板可贴 6 张纸片。

(四) 结果判断

平板置于黑色无反光背景下,测量包括纸片直径在内的抑菌圈直径,单位为 mm。抑菌圈的直径以肉眼见不到细菌明显生长为限。测量的抑菌圈直径与质控标准菌株的抑菌圈允许范围比较。根据常规剂量给药后测定药物能在体内达到的血药浓度,将抗菌药物敏感性标准分为四级。

1. 敏感 表示常规剂量的测定药物在体内达到的血药浓度能抑制或杀灭待测菌的

结果。

2. **中度敏感**　指通过提高测定药物的剂量可抑制细菌生长,也可有临床疗效。

3. **中介度**　不是敏感性的度量,以防止由于微小的技术因素失控导致的结果偏差,临床意义不确定。

4. **耐药**　表示待测菌不能被常规剂量所能达到的组织或血液中的抗菌药物浓度所抑制。

(五)结果的影响因素

1. **培养基**　培养基的成分对结果有直接影响;培养基的 pH 值 7.2~7.4 最为合适;培养基的厚度对抑菌圈的大小有影响,培养基应以 4mm 为宜。

2. **抗菌药物纸片**　纸片含菌量是影响抑菌圈大小的主要因素。

3. **菌量**　加大菌量可使抑菌圈减小。

(六)特殊细菌的药敏试验

1. **结核分枝杆菌**　结核分枝杆菌的药敏试验方法很多,包括绝对浓度法、1% 溶血液体培养基快速法、直立扩散法等方法。

2. **厌氧菌**　厌氧菌的药敏试验包括扩散法和稀释法两大类,但从结果的可靠性来看,后者优于前者,故临床常采用稀释法。

八、血浆凝固酶、氧化酶等生化反应

(一)血浆凝固酶试验

1. **原理**　血浆凝固酶的测定是鉴定葡萄球菌致病性的重要试验。致病性葡萄球菌可产生两种凝固酶,一种是与细胞壁结合的凝固酶,称结合凝固酶,其作用是在该菌的表面有纤维蛋白原的特异受体,当细菌混悬于人或兔血浆中时,纤维蛋白原与菌受体两者交联而使细菌凝聚,即玻片法;另一种分泌至菌体外,称为游离凝固酶,作用类似凝血酶原物质,可被人或兔血浆中的协同因子激活变为凝血酶样物质后,使液态的纤维蛋白原变为固态的纤维蛋白,从而使血浆凝固。试管法可同时测定结合型和游离型凝固酶。

2. **方法**

(1)玻片法:取生理盐水一滴于载玻片上,用接种环取少许典型的葡萄球菌菌落,与生理盐水一起乳化,经 10~20s 内无自凝现象发生,再与一环兔血浆混合,5~10s 内出现凝集者为阳性。不要用枸橼酸盐血浆,否则可出现假阳性反应。

(2)试管法:用稀释 1:4 的兔血浆 0.5ml 于试管中,取一大环待检菌与其混合(设立阳性和阴性对照),置 35℃ 1~4 小时,出现凝块为阳性,阴性结果于 16~18 小时,再看一次结果。

3. **意义**　该试验常作为鉴定葡萄球菌致病性的指标。

(二)氧化酶试验

1. **原理**　细胞色素氧化酶是在需氧呼吸链中把电子(氢)传递给氧,使细菌氧作为最终受氢体的细胞色素系统。该试验又称氧化酶试验,是用某种染料试剂,如二甲基对苯二胺二盐酸盐,代替氧作为人工电子受体,在还原状况下染料无色。在细胞色素氧化酶和大气氧的参与下,染料被氧化成靛酚蓝。

2. **意义**　奈瑟菌属、假单胞菌属、莫拉菌属呈阳性,肠杆菌科呈阴性。该试验不宜用生锈的接种环,避免在火焰灭菌时形成氧化物而引起假阳性反应。

(三) 耐热核酸酶试验

1. 原理 金黄色葡萄球菌能产生一种耐热核酸酶,它需 Ca^{2+} 作为激活剂,对热有显著的抵抗力(100℃ 15 分钟),而任何其他来源的 DNA 酶均不具有这种耐热的性质。此酶可使 DNA 长链水解成寡核苷酸,长链 DNA 可被酸沉淀,而水解后的寡糖核苷酸则可溶于酸。故于 DNA 琼脂板上加入盐酸,可在产生耐热 DNA 酶的部位形成透明圈。因此,可将耐热核酸酶作为检测金黄色葡萄球菌的重要指标之一。

2. 方法 将被检菌 12~18 小时培养物置沸水中煮沸 15 分钟,冷却后,吸取此培养物 1~2 滴,滴加在 0.2%DNA 琼脂平板表面,37℃孵育 18~24 小时,然后用 1MHC1 倾注平板,观察结果。培养物部位有透明圈者为阳性,无透明圈者为阴性。

3. 意义 此试验可用于区分金黄色葡萄球菌和表皮及腐生葡萄球菌。

(四) 过氧化氢酶试验

1. 原理 某些细菌分泌过氧化氢酶,使过氧化氢生成水和初生态氧,继而生成氧分子出现气泡。该试验也称触酶试验。

2. 意义 本法应注意不宜用血琼脂培养基上的菌落,易出现假阳性,应用新鲜培养物(陈旧培养物失去了酶的活性);每次试验应设立对照,阳性反应对照菌为金黄色葡萄球菌,阴性反应对照菌为链球菌。

(五) 枸橼酸盐利用试验

1. 原理 某些细菌能利用培养基中的枸橼酸钠为唯一碳源而获得能量,能利用枸橼酸盐的细菌,也能利用铵盐作为唯一氮源,分解后生成碳酸钠和氨,使培养基变为碱性,导致 pH 指示剂由淡绿色变为深蓝色。

2. 意义 该试验用于肠杆菌科中各菌属间的鉴别。埃希菌属、志贺菌属、爱德华菌属为阴性。丙二酸盐、乙酸盐、粘酸盐等也常用于细菌鉴定,培养基呈蓝色者为阳性。

(六) 吲哚试验

1. 原理 有些细菌含有色氨酸酶,分解培养基中的色酸产生吲哚,吲哚与对二甲基氨基苯甲醛作用,形成玫瑰吲哚而呈红色。该试验也称靛基质试验。

2. 意义 该试验主要用于肠道杆菌的鉴定。大肠埃希菌多为阳性,沙门菌属则为阴性。

(七) H_2S 试验

1. 原理 有些细菌分解含硫氨基酸生成硫化氢,遇培养基中的醋酸铅或硫酸亚铁可形成黑色的硫化铅或硫化亚铁沉淀。

2. 意义 H_2S 试验常用于肠杆菌科菌属间的鉴定,沙门菌属(甲型副伤寒沙门菌为阴性)、爱德华菌属、枸橼酸杆菌属和变形杆菌属等大多为阳性,其他菌属为阴性。

(八) 尿素酶试验

1. 原理 某些细菌能产生尿素酶,分解尿素产氨,氨在溶液中形成碳酸铵,使培养基 pH 值增高,遇酚红指示剂显红色。

2. 意义 该试验主要用于肠道菌科中变形杆菌属鉴定。奇异变形杆菌、普通变形杆菌、雷极普罗菲登斯菌和摩根菌为阳性;克雷伯菌为弱阳性;斯氏和产碱普罗菲登斯菌为阴性。

（九）苯丙氨酸脱氨酶试验

1. 原理　有些细菌能产生苯丙氨酸脱氨酶,使苯丙氨酸脱氨形成苯丙酮酸,遇 10% 氯化铁产生绿色化合物。

2. 意义　该试验主要用于肠杆菌科的鉴定。变形杆菌属、摩根菌属和普罗菲登斯菌属均为阳性,肠杆菌科的其他菌为阴性。

（十）氨基酸脱羧酶试验

原理　细菌产生脱羧酶分解氨基酸使其脱羧,生成胺和 CO_2,由于胺的生成使培养基变为碱性,可用指示剂显示出来。

（十一）卵磷脂酶试验

意义　该试验主要用于厌氧菌的鉴定。产气荚膜梭菌、诺维梭菌为阳性,其他梭菌为阴性。蜡样芽孢杆菌亦为阳性。

（十二）DNA 酶试验

意义　该试验常用于金黄色葡萄球菌、沙雷菌和变形杆菌的鉴定,三者均为阳性。

（十三）甲基红试验

1. 原理　细菌分解葡萄糖形成丙酮酸,丙酮酸进一步分解成甲酸、乙酸、乳酸等混合酸,使培养基 pH 下降,加入甲基红指示剂变为红色。若产酸量少或将酸进一步分解为醇、酮、醛等,使培养基 pH 在 5.4 以上,甲基红试验则呈橘黄色。该试验简称为 MR 试验。

2. 意义　该试验主要用于大肠埃希菌和产气肠杆菌的鉴别,前者阳性,后者阴性。沙门菌属、志贺菌属、枸橼酸杆属、变形杆菌属阳性,肠杆菌属阴性。

（十四）VP 试验

意义　大肠埃希菌与产气肠杆菌均能分解葡萄糖产酸产气,不易区别,故 VP 试验常与 MR 试验联用,产气肠杆菌和大肠埃希菌,前者 VP 试验阳性,后者阴性。

（十五）葡萄糖的氧化发酵试验

1. 原理　细菌在分解葡萄糖的代谢过程中,根据对氧分子需求的不同,可将待检菌分为氧化型、发酵型和产碱型三类。氧化型细菌仅在有氧环境中分解葡萄糖;发酵型细菌无论在有氧或无氧环境中都能分解葡萄糖;产碱型细菌在有氧或无氧环境中都不能分解葡萄糖。葡萄糖的氧化 / 发酵试验又称 O/F 试验。

2. 意义　O/F 试验主要适用于革兰阴性肠道杆菌的鉴别。肠杆菌科的细菌为发酵型,其他肠道菌为非发酵型,非发酵型细菌为氧化型或产碱型。该试验也用于鉴别葡萄球菌和微球菌,前者为发酵型,后者为氧化型。

九、真菌的培养

（一）培养基

真菌的营养要求不高,在一般的细菌培养基上能生长。常用沙保培养基(含 4% 葡萄糖、1% 蛋白胨、2% 琼脂),pH 4.0~6.0,并需较高的湿度与氧。分离真菌时常在沙保培养基中加入一定量的氯霉素和放线菌酮,前者用以抑制细菌,后者用以抑制污染真菌的生长。

（二）方法

常用的接种工具为接种钩、接种针和接种环等。培养方法有多种,根据需要选用最合适的方法。

（1）直接培养：将患部消毒，以无菌操作取标本接种到培养基上。

（2）试管培养：是实验室中最常用的一种方法，可节约培养基及防止污染，一般用于菌种传代接种与保存。

（3）大培养：系指用平皿或特殊培养瓶培养基接种，培养基用量大且易造成污染。

（4）小培养：该法是观察真菌结构特征及生长发育全过程的有效方法。

（三）菌落观察

真菌的菌落有两类：

1. 酵母型菌落 为单细胞真菌的菌落形式，形态与一般细菌菌落相似，光滑湿润，柔软而致密，菌落偏大。培养物镜检可见圆形或卵圆形的单细胞性芽生孢子，无菌丝。如隐球菌菌落即属此型。假菌丝由菌落向培养基深部生长，这种菌落称为类酵母型（或酵母样）菌落，如假丝酵母菌。

2. 丝状菌落 是多细胞真菌的菌落形式，由许多管状、分支的菌丝体组成。丝状菌落的形态、结构和颜色常作为鉴别真菌的依据。真菌可从中心向四周同步生长形成圆形的菌落，故临床体癣、股癣等皮肤损害表现为圆形或多环形，采集标本时应注意此特征。

十、厌氧性细菌的培养

（一）培养基及菌落观察

庖肉培养基是用牛肉渣加上适量的液体培养基，表面覆以无菌凡士林制成。肉渣含有不饱和脂肪酸，能吸收氧，且含有谷胱甘肽，能降低培养基的氧化还原电势。该法适用于所有厌氧菌的培养及菌种保存。破伤风梭菌在庖肉培养基中，肉汤轻度混浊，肉渣部分消化，微变黑，产生少量气体，有腐败恶臭。

产气荚膜梭菌可致气性坏疽。在卵黄琼脂平板上，菌落周围出现乳白色混浊圈，是由于本菌产生的卵磷脂酶（α毒素）分解卵黄中的卵磷脂所致。若在培养基中加入α毒素的抗血清，则不出现混浊，这一现象称为 Nagler 反应。

产气荚膜梭菌在牛乳培养基中，能分解乳糖产酸使酪蛋白凝固，同时产生大量气体将凝固的酪蛋白冲成蜂窝状，并将液面上的凡士林向上推挤，甚至冲开棉塞，气势凶猛，称为"汹涌发酵"现象，为本菌特征之一。

（二）方法

厌氧培养方法很多，其原理都是创造适宜厌氧菌生长的物理、化学、生物的无氧环境。

1. 厌氧罐培养法 本法具有设备简单、操作方便、所占空间小等优点。其原理是利用一个密闭的罐子，应用物理或化学的方法造成无氧环境。常用方法有抽气换气法和冷触媒法。

2. 厌氧气袋法 本法的原理与冷触媒法相同，只是用无毒的塑料薄膜制成的特殊气袋取代厌氧罐。此法简便易行，携带方便，尤其适合床边接种和基层医院使用。

3. 厌氧手套箱 是至今国际上公认的厌氧菌培养的最佳设备。它是一个密闭的大型金属箱，由手套操作箱和传递箱两部分组成，操作箱内还附有小型恒温培养箱。通过自动化装置自动抽气、换气，保持箱内的厌氧状态。操作者可以通过培养箱前面附带的橡胶手套在箱内进行操作。

十一、血、痰、尿、粪等标本的处理

(一)正确采集和处理标本

1. 无菌操作　在采集血液、脑脊液或穿刺液等标本时,应严格注意无菌操作,避免杂菌污染。采集粪便、肛拭子和咽拭子等标本时虽无需严格无菌操作,同样需要注意避免杂菌污染。

2. 盛放容器　正常时无菌的标本如血液、脑脊液等应放置在无菌容器内,其他标本尽量用无菌容器盛放。容器灭菌应采用干热、湿热或紫外线照射等物理灭菌法。

3. 采集时间和部位　应尽量在使用抗菌药物之前,选择合适的部位采集。

4. 送检时间和方法　标本采集须注明患者姓名、年龄、采样日期、科室或病房、标本名称和采集部位、临床诊断、检验项目,并立即送检。如不能及时送检,可将标本放入运送培养基或保存液中保存运送,部分标本可放 4℃保存运送,特殊病原菌如脑膜炎奈瑟菌需 35~37℃保温送检。

5. 安全防护　许多标本含有病原菌,在采集、运送和检验过程中必须注意安全,防止污染、传播和自身感染。

6. 及时检验和报告　收到标本后,应立即登记、检验,及时报告有关结果。对国家规定的传染病检验结果,必须及时汇报并送上级部门。

(二)血液及骨髓标本的采集

1. 时间　怀疑为菌血症的患者,一般应在发病初期采集,或在体温上升期采取;原则上应在抗生素使用前采取,对已开始抗生素治疗的患者可在下次给药前采取。

2. 部位　大多由肘静脉采取,对亚急性细菌性心内膜炎的患者采集股动脉血,也可在靠近感染病灶的部位采集。

3. 采血量　成人采血量每次 5~10ml,儿童 1~2ml。

(三)尿液标本的采集

正常人的尿液是无菌的,但在尿道口及外阴部位存在正常菌群,在采集尿液标本时,极易引起污染。应遵守无菌操作,避免正常菌群的污染。常用的采集方法有以下几种:

1. 中段尿采集法　是临床上最常用的方法。女性患者先以肥皂水清洗,而后用 1∶1000 的高锰酸钾水溶液冲洗外阴部及尿道口,用灭菌纱布擦干,用手指将外阴唇分开排尿,弃去前段尿,留取中段尿 10~20ml 于无菌宣传品中加盖送检。男性患者应翻转包皮,用 1∶1000 苯扎溴铵消毒尿道口,用无菌生理盐水冲洗,无菌纱布擦干后开始排尿,弃去前段尿,留取中段尿 10~20ml 于无菌容器中加盖送检。

2. 导尿法　用导尿管导尿收集 10~20ml 尿液。可以避免污染,但患者难以接受,而且有诱发逆行感染的危险。

3. 肾盂尿收集法　由泌尿科医师在膀胱镜下分别采集左右侧输尿管的尿液。

4. 膀胱穿刺法　在膀胱充盈的状态下,在患者耻骨联合上用碘酒、酒精消毒后,以无菌注射器穿刺抽取尿液。此法用于尿液厌氧菌培养或儿童留取中段尿困难者。

5. 留尿法　留取 24 小时尿液,取沉淀部分约 100ml 送检。主要用于疑为泌尿道结核患者的检查。

（四）粪便标本的采集

应采集可疑粪便,如痢疾患者的黏液脓血便,霍乱患者的"米泔水样"便等。疑为霍乱的患者,应置碱性蛋白胨水中。对不易获得便时或排便困难的患者或幼儿,可采取肛拭子,将拭子用生理盐水湿润,插入肛门内 4~5cm(幼儿约 2~3cm)处,轻轻转动采取直肠表面黏液后取出,置无菌试管中送检。

（五）呼吸道标本的采集

1. 时间　最好收集清晨第一口痰液,盛无菌痰盒或试管内送检。

2. 部位

（1）痰应来自肺部,可嘱患者做深呼吸,使肺充满空气,然后使劲地从肺深处咳出。作浓缩法或分离培养时,痰量宜多一些。取材时应挑取脓样干酪样颗粒或带褐色血丝的痰。有学者报告收集 24h 痰比采集清晨痰阳性检出率高,但前者污染率高,通常生长较慢。

（2）鼻咽拭子是将金属棉拭子的前端弯曲,高压灭菌后备用。采集时,患者先用清水漱口,对光而坐,头向上仰张大口,用压舌板轻压舌根,取鼻咽拭子绕过悬雍垂,在鼻咽腔、悬雍垂后侧反复涂抹数次小心取出,避免接触口咽部其他组织。

3. 注意事项

（1）痰液标本以晨痰为佳,咳前需充分漱口,减少口腔正常菌群的污染。

（2）采集的痰液标本必须是肺深部的痰液而不是唾液。

（3）标本采集后应及时送检,以防某些细菌在外界环境中死亡。作结核分枝杆菌或真菌培养的痰液如不能及时送检,应放入 4℃冰箱,以免杂菌生长。

（4）做结核分枝杆菌检查,最好收集 24 小时痰液。

（5）有 1/4 到 1/2 肺部感染的患者可能发生菌血症,可同时做血培养。

（六）生殖道标本的采集

1. 分泌物　用无菌生理盐水清洗尿道口,用无菌棉签清理自然溢出的脓液,然后从阴茎的腹面向龟头方向按摩,使脓液流出,另取 1 支无菌棉签采取脓液标本,置无菌试管中。采集前列腺液时,从肛门用手指按摩前列腺,使前列腺液流出,收集于无菌试管中。

2. 女性生殖道标本的采集　应使用窥阴器在明示下操作,用长的无菌棉签采集阴道后穹隆分泌物;或先用棉签擦去宫颈口及其周围的分泌物,另取 1 支棉签伸入宫颈内 1~2cm,缓缓转动数次后取出。盆腔脓肿者,应消毒阴道后,进行后穹隆穿刺,由直肠子宫后戳穿外套后抽取。

3. 怀疑梅毒的患者,从外生殖器的硬下疳处先以无菌生理盐水清理创面,再从溃疡底部挤出少许组织液,用清洁玻片直接蘸取,加盖玻片送检。

十二、血液、痰、粪便等临床标本的培养

（一）血液及骨髓标本的培养

1. 培养基　硫酸镁葡萄糖肉汤、胆汁葡萄糖肉汤、硫乙醇酸钠肉汤、血琼脂平板、巧克力琼脂平板、厌氧血琼脂平板、KIA、MIU、甘露醇发酵管等。

2. 方法　可将标本分别注入硫酸镁葡萄糖肉汤(需氧培养)和硫乙醇酸钠肉汤(厌氧培养)培养瓶中,疑为沙门菌引起的肠热症可注入胆汁葡萄糖肉汤,轻轻摇动混匀。血液与培养基的比例应为 1∶10,可使血液中的抗菌物质如原有抗生素、溶菌酶、抗体和补体

等充分稀释,不能发挥抗菌活性。

3. 结果判断　如需氧瓶有细菌生长,肉汤中可出现不同的细菌生长现象,如混浊、沉淀、菌膜、色素、指示剂变色等。若需氧瓶内无细菌生长现象,而厌氧培养瓶内有细菌生长现象,可疑为厌氧菌感染。增菌肉汤出现下列几种现象提示有细菌生长:①均匀混浊,酚红指示剂变色,大多为革兰阴性杆菌生长;②微混浊并有绿色变化,可疑为肺炎链球菌生长;③表面有菌膜,膜下呈均匀混浊并有绿色荧光,可疑为铜绿假单胞菌生长;④上面澄清,下面有沉淀,可疑为链球菌生长;⑤细胞层出现自上而下的溶血,可疑为溶血性链球菌生长;⑥混浊并有胶冻状凝固现象,可疑为葡萄球菌生长;⑦表面有灰白色菌膜,培养液较为清晰,可疑为枯草芽孢杆菌或类白喉棒状杆菌生长。

当肉眼见有细菌生长现象时,取培养液做如下处理:①涂片做革兰染色镜检;②直接做药敏试验;③选择合适培养基分离培养,并进一步做生化反应、血清学试验及药敏试验。

报告方式:在增菌过程中培养瓶中怀疑有细菌生长,经涂片、革兰染色证实,可报告"疑有 ×× 细菌生长";经分离培养,生化试验及血清学鉴定后,可报告"血液细菌培养 ×× 天,有 ×× 细菌生长",可同时报告体外抗菌药物敏感试验结果;如果增菌培养至 7 天,培养瓶中仍无细菌生长迹象,经盲目传代证实无细菌生长,可报告"血液细菌学培养 7 天,无细菌生长"。

L 型细菌培养:将标本接种于 5ml 高渗液体培养基中,经 37℃增菌后移种 BA 和 L 型细菌培养基,37℃孵育后观察结果。对已接种一般液体增菌培养基的血液和骨髓标本,37℃培养后如培养基混浊不明显且移种 BA 无细菌生长时,可取 0.1ml 标本分别接种 BA 和 L 型细菌培养基 37℃培养,随时观察记录结果。发现有典型"油煎蛋"菌落,反复传代使之返祖后鉴定。对不能返祖的 L 型细菌,需与支原体鉴别。经 1 个月培养无细菌生长,报告阴性结果。

厌氧菌培养:将标本接种于牛心脑浸出液,疱肉培养基或肝浸液中,置厌氧环境中培养。如培养液出现混浊,恶臭或产生大量气体等现象,取培养液做涂片行革兰染色镜检,根据细菌形态、染色结果得出初步判断,并将其移种到两个经过预还原的 BA 或 CA 上,分别作厌氧培养和需氧培养,37℃孵育 48~72 小时后观察结果。如仅在厌氧环境中有生长,可根据细菌形态、生化等特征进行鉴定和药敏试验,报告"厌氧培养有 ×× 菌生长"。如厌氧培养无细菌生长,48 小时后作首次盲目移种,以后每隔 4d 作一次盲目移种,直至第 14d 若仍无细菌生长,报告"需氧培养 14 天无细菌生长"。

(二) 尿液标本的培养

1. 培养基　血琼脂平板、巧克力琼脂平板、KIA、MIU、甘露醇发酵管。

2. 方法　结核分枝杆菌显微镜检查:取沉淀物或浓缩集菌物做涂片,做萋 - 尼抗酸染色或荧光染色镜检并报告。一般认为,结核分枝杆菌、淋病奈瑟菌感染的直接涂片阳性结果有肯定诊断价值。

3. 结果判断　尿液细菌计数:为了判定尿液是否为菌尿,可对其进行菌落计数,根据每毫升尿中的菌数对检出菌是否为病原菌作出参考性判断。尿液细菌计数通常取患者的中段尿作定量培养,常用的方法有倾注培养法和定量接种环法。

(1) 倾注培养法:将尿液摇匀后,用无菌生理盐水或肉汤稀释成 1:10、1:100、1:1000 等不同稀释度,取相应稀释度的尿液 1ml 加入已作标记的直径为 9cm 的无菌空平皿内,然后加入已融化并至 45~50℃的普通营养琼脂并立即充分混匀。待凝固后,置 37℃培养 24~48 小时观察结果。选择菌落数在 30~300 之间的平板作菌落计数并计算每毫升尿液中的细菌数。

每毫升尿液中的细菌数＝菌落数 × 尿液的稀释倍数

(2) 定量接种环法:用定量接种环蘸取尿液,在血琼脂平板上作均匀的画线接种。然后置于 37℃培养 18~24 小时,计数菌落,如定量接种环含量为 0.002ml,平板菌落数为 100 个,则尿液中的菌数:

$$每毫升尿液中的细菌数 = \frac{平板上菌落数}{接种环尿量(ml)} = 100 \times 1/0.002 = 50\ 000\text{cfu/ml}$$

4. 结果报告　如有细菌生长,经计数后革兰阴性杆菌大于 10^5cfu/ml,革兰阳性球菌大于 10^4cfu/ml,有诊断意义,报告鉴定及药敏试验结果。如经 48 小时培养无细菌生长,报告 "48 小时培养无细菌生长"。

(三) 粪便标本的培养

培养基 SS 琼脂平板,麦康凯琼脂平板,KIA、MIU、GN 增菌液,碱性蛋白胨水,TCBS 平板,副溶血弧菌选择平板。

(四) 呼吸道标本的培养

1. 培养基　血琼脂平板、巧克力琼脂平板、其他常用生化反应管。

2. 方法

(1) 直接涂片检查:取标本涂片镜检,依据低倍镜下白细胞和上皮细胞数目确定标本是否适合做细菌培养。如标本中每个低倍镜视野上皮细胞多于 25 个,白细胞少于 10 个,表示标本来自唾液,不必进一步检查,要求重新送检。

(2) 涂片染色检查:取痰液的脓性或带血部分制两张涂片并作革兰染色和抗酸性染色镜检,根据细菌形态、排列和染色性初步报告。如见到矛头状尖端相背、成双排列、有明显荚膜的革兰阳性球菌,报告 "找到革兰阳性双球菌,形似肺炎链球菌";如所见细菌不易识别,可报告 "找到革兰×性×菌"。

最好收集清晨第一口痰液,盛无菌痰盒或试管内送检。痰应来自肺部,可嘱患者做深呼吸,使肺充满空气,然后使劲地从肺深处咳出。作浓缩法或分离培养时,痰量宜多一些。取材时应挑取脓样干酪样颗粒或带褐色血丝的痰。有学者报告收集 24 小时痰比采集清晨痰阳性检出率高,但前者污染率高,通常生长较慢。

十三、抗酸染色操作及结果报告

(一) 原理

分枝杆菌属细菌的细胞壁含有大量脂类,可占干重的 60%,一般不易着色,若经加温或延长染色时间而着色后,能抵抗 3% 盐酸酒精的脱色作用,故又称抗酸杆菌。结核分枝杆菌营养要求较高,必须在含有血清、卵黄、甘油、马铃薯以及无机盐类的特殊培养基(如罗氏培养基)上生长。但经多次传代或长期保存的菌种,也能在营养较简单的培养基中生长。

(二) 方法

1. 集菌涂片　沉淀集菌法:将标本用 20g/L NaOH 消化,置 37℃ 30 分钟或高压灭菌液化后,3000r/min 离心 30 分钟,取沉渣涂片。

2. 抗酸染色　将固定后的标本用 5% 苯酚复红液加温染色 5 分钟或延长染色时间，以促使菌体着色；然后用 3% 盐酸酒精脱色至玻片上几乎无红色；水洗后用亚甲蓝复染 1 分钟，水洗后吸干镜检。

(三) 结果判断及报告(表13-4)

抗酸性细菌为红色；非抗酸性细菌为蓝色。

表 13-4　读片与报告方式

染色方法	报告方法	镜检结果
抗酸染色法（×1000）	−	仔细观察至少 300 视野未发现抗酸菌。
	±	300 个视野内发现 1~2 条抗酸菌。(全部涂膜镜检三遍)
	+	100 个视野内发现 1~9 条抗酸菌。(全部涂膜镜检一遍)
	2+	10 个视野内发现 1~9 条抗酸菌。
	3+	每个视野内发现 1~9 条抗酸菌。
	4+	每个视野内发现 9 条以上抗酸菌。
荧光染色法（×450）	−−	仔细观察至少 300 视野未发现抗酸菌。
	±	70 个视野内发现 1~2 条抗酸菌。(全部涂膜镜检 1~2 遍)
	+	50 个视野内发现 2~18 条抗酸菌。(全部涂膜镜检一遍)
	2+	10 个视野内发现 4~36 条抗酸菌。
	3+	每个视野内发现 4~36 条抗酸菌。
	4+	每个视野内发现 36 条以上抗酸菌。

十四、真菌制片、染色操作及结果报告

(一) 真菌制片的一般程序

用小镊子取皮屑或甲屑少许，置于载玻片中央，滴加 100~400g/L KOH 溶液 1~2 滴。稍待片刻，盖上盖玻片，将载玻片置火焰上微加热，使组织或角质溶解，但切勿过热以免产生气泡或烤干。冷却后，压紧盖玻片使溶解的组织分散并使其透明。

(二) 染色方法

1. 乳酸酚棉蓝染色　取洁净载玻片，滴加 1 滴乳酸酚棉蓝染液，将被检标本放于染色液中，加盖玻片镜检。

2. 墨汁复染　取 1 滴墨汁置于载玻片上与被检材料混合，盖上盖玻片于显微镜下观察。

(三) 结果判断

1. 经乳酸酚棉蓝染色，真菌被染成蓝色。

2. 经墨汁复染，新生隐球菌为圆型或卵圆形，有芽生孢子，细胞外有一层胶质样荚膜。菌体和荚膜不着色，透亮，背景为黑色。

第三节 卫生细菌学检验

一、卫生微生物学检测方法

(一) 常用的卫生指示微生物

卫生微生物是从预防医学的角度,来研究致病与非致病微生物与环境的关系,以及消除这些微生物危害的对策的科学。其检测的对象不仅是病原微生物,也包括非致病和条件致病微生物;而标本的来源不局限于人体,也源于空气、水、食品等环境,而且致病微生物的数量在环境标本中很低,要决定待测微生物的有无、种类、数量、毒力等,以探明感染性疾病的传染源、传播途径、易感人群、流行情况,需要有与之相应的采样方法、采样量、样品处理方法和可靠、快速、敏感的检测方法,而且往往需要定量测定和分型。另一方面,对环境、食品、健康相关产品等作出卫生质量评价,为卫生行政管理部门提供卫生质量评价的依据;由于致病微生物的数量少,往往不能依靠致病微生物的检出与否作为评价依据,而通过检测环境样品的卫生指示微生物,反映环境的卫生安全性。

卫生指示微生物是在常规卫生监测中,用以指示样品卫生状况及安全性的(非致病)微生物(或细菌)。根据实际应用情况,常见的指示微生物可分为四种类型:①菌落总数、真菌和酵母菌数,用以评价被检样品的一般卫生质量、污染程度和安全性;②大肠菌群、粪链球菌、产气荚膜梭菌等,用以评价检品被人、畜粪便的污染状况,间接反映肠道病原微生物存在的可能性,对样品的卫生安全性作出评价;③其他指示菌,包括某些特定环境不能检出的菌类(如特定菌、某些致病菌、或其他指示性微生物);④病毒(包括噬菌体),间接反映肠道病毒存在的可能性。

1. 菌落总数

(1) 菌落总数的概念及种类:菌落总数是指被检样品的单位重量(g)、容积(ml)、表面积(cm^2)或体积(m^3)内,所含有的能在某种培养基上经一定条件、一定时间培养后长出的菌落数量。菌落总数包括细菌菌落总数、真菌菌落总数和酵母菌菌落总数。由于琼脂平板上出现的菌落不一定都是单个微生物细胞形成的,可能由非单个细胞分裂增殖堆积而成,而且不可能培养出所有待测微生物,所以不宜报告为细菌总数或真菌、酵母菌总数,而应报告单位重量、容积、表面积或体积内的菌落形成单位数。

(2) 菌落总数的卫生学意义:用于判定检样被微生物污染的程度,也是某些样品的卫生限量标准。如细菌落总数(我国规定为1g或1ml样品于营养琼脂平板上37℃培养24h,生长出的细菌菌落总数量)是饮用水、水源水、食品、药品、化妆品等以及一些进出口贸易品的卫生限量标准;真菌和酵母菌菌落总数是糕点类和奶油类等食品、保健品、药品、化妆品等样品的检出限量标准。

(3) 菌落总数的测定方法(平板计数法):

材料:灭菌1ml吸管6支、10ml吸管2支,无菌蒸馏水90ml 1瓶(内盛适量玻璃株)、无菌蒸馏水9ml 3支、无菌平皿9个,营养高层琼脂9支,恒温培养箱等。

操作方法:

1) 以无菌操作法吸取10ml水样(充分混匀),注入盛有90ml无菌蒸馏水的玻璃瓶中混匀即成 1：10 稀释液。

2）用 1ml 无菌吸管吸取 1：10 稀释液 1ml 注入盛有 9ml 无菌蒸馏水的试管中,混匀即成 1：100 稀释液。按同法依次稀释制成 1：1000、1：10 000 稀释液等备用。吸取不同浓度的稀释液时,每次必须更换吸管。

3）用 1ml 无菌吸管吸取 2~3 个适当浓度的稀释液 1ml,分别注入无菌平皿中。每个平皿分别倾注已融化并冷却至 45℃左右的营养琼脂约 15ml,并立即转动平板,使水样与培养基充分混匀。每个水样应倾注两个平板。每次检验时,另用一个只倾注营养琼脂培养基的平板作为空白对照。

4）待平板内琼脂冷却凝固后,翻转平板,使皿底向上,置于 37℃恒温箱内培养 24 小时。

菌落计数:37℃培养 24 小时后,做平板计数时,用肉眼观察,必要时可用放大镜检查,以防遗漏。在记下各平板上的菌落数后,应求出同一稀释度的平均菌落数,供计算时使用。在求同一稀释度的平均数时,若其中一个平板有较大片状菌落生长时,则不宜计数,应以没有片状菌落生长的平板计数平均菌落数。若片状菌落不到平板的一半,而另一半中菌落分布均匀,则可用计数一半平板上生长的菌落数乘以 2,代表整个平板上的菌落数。然后再求该稀释度的平均菌落数。

不同情况下的计算方法:

① 首先选择平均菌落数在 30~300 之间者进行计算,当只有一个稀释度的平均菌落数符合此范围时,即以该平均菌落数乘以其稀释倍数报告(表 13-5,例 1)。

② 若有两个稀释度,其平均菌落数均在 30~300 之间,则应按两者菌落总数之比值来决定。若其比值小于 2,应报告菌落的平均数;若比值大于 2,应报告其中较少的菌落(表 13-5,例 2 和例 3)。

③ 若所有稀释度的平均菌落数均大于 300,则应该按稀释度最高的平均菌落数乘以稀释倍数报告(表 13-5,例 4)。

④ 若所有稀释度的平均菌落数均小于 30,则应按稀释度最低的平均菌落数乘以稀释倍数报告(表 13-5,例 5)。

⑤ 若所有稀释度的平均菌落数均不在 30~300 之间,则应以最接近 300 或 30 的平均菌落数乘以稀释倍数报告(表 13-5,例 6)。

报告方式:菌落数在 100 以内时,按实有数报告;大于 100 时,采用两位有效数字,乘以 10 的指数来表示,在两位有效数字后面的数值,以四舍五入方法计算,见表 13-5 "报告方式" 栏。在报告菌落数为 "无法计数" 时,应注明水样的稀释倍数。

表 13-5　稀释度选择及菌落总数报告方式

例次	不同稀释度的平均菌落数			两个稀释度菌落数之比	菌落总数（cfu/ml）	报告方式（cfu/ml）
	10^{-1}	10^{-2}	10^{-3}			
1	1365	164	20	—	16 400	16 000 或 $1.6 \sim 10^4$
2	2760	295	46	1.6	37 750	38 000~3.8×10^4
3	2890	271	60	2.2	27 100	27 000 或 2.7×10^4
4	无法计数	4650	513	—	513 000	510 000 或 5.1×10^5
5	27	11	5	—	270	270 或 2.7×10^2
6	无法计数	305	12	—	30 500	31 000 或 3.1×10^4

2. 粪便污染指标菌

（1）大肠菌群：大肠菌群的概念及种类：大肠菌群是一群能在 35~37℃、24 个时内发酵乳糖产酸产气的、需氧或兼性厌氧的、革兰阴性的无芽孢杆菌。是存在于人和温血动物肠道中的一大群细菌。包括埃希菌属（Escherichia）、克雷伯菌属（Klebsiella）、肠杆菌属（Enterobacter）和枸橼酸杆菌属（Citrobacter）四个属的菌。根据生长温度的差异，将能在 37℃生长的称为总大肠菌群，而在 44.5℃仍能生长的大肠菌群称为粪大肠菌群（耐热大肠菌群）。

粪大肠菌群（又称耐热大肠菌群）：是指能在 44~45℃发酵乳糖的大肠菌群。耐热大肠菌群的主要组成菌属与总大肠菌群相同，也包括上述 4 个菌属的菌，但主要成员是埃希氏菌属的菌。

大肠菌群的卫生学意义：总大肠菌群中包含的菌种可以在人、畜粪便中检出，而其检测方法简单，计数容易，菌群中包括的菌种类多，检出几率高，长期以来被广泛用做常规检测的卫生指示菌；但有少数菌种可在营养丰富的水体、土壤、腐败的植物等外环境中检出，即在非粪便污染的情况下，也有检出符合大肠菌群定义的可能性，故在结果分析时应当慎重，如有必要还需配合耐热大肠菌群或大肠埃希菌的检测，以及其他卫生状况的调查结果，综合分析。而耐热大肠菌群的细菌绝大多数均为埃希菌属的成员，更能表示样品被粪便污染的情况。测定方法类型有多管发酵法、滤膜法和纸片法。

例 1：大肠菌群的发酵法

发酵法也称多管发酵法或三步发酵法，是根据大肠菌群能发酵乳糖而产酸产气及相关的特性，通过三个步骤进行检验，以求出水样中的总大肠菌群数。此法适用于各种水样，为一般实验室常用的方法。此处介绍者为即将公布使用的 15 管法。

材料：无菌吸管 1ml 3 支、10ml 2 支，无菌试管、小倒置管、平皿（直径 9cm）、三角烧瓶，载玻片；乳糖蛋白胨培养基液，二倍浓缩乳糖蛋白胨培养基液，伊红 - 亚甲蓝培养基，革兰染液一套；恒温培养箱，冰箱，天平，显微镜等。

操作方法

初步发酵试验

1）在 5 支装有 10ml 双料乳糖蛋白胨培养液的试管（内有倒管）中，以无菌操作，各加入水样 10ml；在 5 支装有 10ml 单料乳糖蛋白胨培养液的试管（内有倒管）中，以无菌操作，各加入水样 1ml；另取 1ml 水样注入到盛有 9ml 灭菌生理盐水的试管中混匀，成 10 倍稀释水样，在 5 支装有 10ml 单料乳糖蛋白胨培养液的试管（内有倒管）中，以无菌操作，各加入 10 倍稀释水样 1ml。即选择三个稀释度，每一稀释度接种 5 管，共接种 15 管。

2）将接种管混匀后，置 36±1℃培养箱内，培养 24±2h，观察产酸产气情况，以初步判别是否有大肠菌群存在。如所有乳糖蛋白胨培养管都不产酸产气，则可报告为总大肠菌群阴性；如有产酸产气者，则需按下列步骤进一步检验。

分离培养：由于水中除大肠菌群外，尚有其他细菌也可引起糖类发酵，故需进行分离培养。将初步发酵试验产酸产气的发酵管分别接种在伊红亚甲蓝琼脂平板培养基上，置 36±1℃培养箱内培养 18~24h，观察菌落形态，大肠埃希菌在伊红亚甲蓝琼脂平板培养基上的菌落特征为：

深紫黑色，具有金属光泽的菌落。

紫黑色,不带或略带金属光泽的菌落。

淡紫红色,中心色较深的菌落。

挑选符合上述特征的可疑菌落涂片、革兰染色、镜检和进行证实试验。

证实试验:若挑取可疑菌落涂片镜检为革兰阴性无芽孢杆菌,再接种于乳糖蛋白胨培养液(内有倒管)中,每管可接种分离自同一初发酵管的最典型的菌落 1~3 个,置 36 ± 1℃培养箱中培养 $24 \pm 2h$,有产酸产气(无论倒管内气体的多少均为产气)者,即可证实有大肠菌群的存在。

结果报告:根据证实为大肠菌群阳性的管数,查大肠菌群检数表(MPN 表)(表 13-6),即可报告每 100ml 水样中的总大肠菌群 MPN 值,以评价生活饮用水的水质状况;若所有乳糖发酵管均阴性时,可报告未检出总大肠菌群。

附:MPN 检索表

表 13-6　用 5 管 10ml、5 管 1ml、5 管 0.1ml 时,阳性及阴性结果的不同组合的 MPN

其中阳性管数			MPN	其中阴性管数			MPN
5 管每管 10ml	5 管每管 1ml	5 管每管 0.1ml		5 管每管 10ml	5 管每管 1ml	5 管每管 0.1ml	
0	0	0	<2	4	2	1	26
0	0	1	2	4	3	0	27
0	1	0	2	4	3	1	33
0	2	0	4	4	4	0	34
1	0	0	2	5	0	0	23
1	0	1	4	5	0	1	31
1	1	0	4	5	0	2	43
1	1	1	6	6	1	0	33
1	2	0	6	6	1	1	46
2	0	0	5	5	1	2	63
2	0	1	7	5	2	0	49
2	1	0	7	5	2	1	70
2	1	1	9	5	2	2	94
2	2	0	9	5	3	0	79
2	3	0	12	5	3	1	109
3	0	0	8	5	3	2	141
3	0	1	11	5	3	3	175
3	1	0	11	5	4	0	130
3	1	1	14	5	4	1	172
3	2	0	14	5	4	2	221
3	2	1	17	5	4	3	278
3	3	0	17	5	4	4	345
4	0	0	13	5	5	0	240
4	0	1	17	5	5	1	348

续表

其中阳性管数			MPN	其中阴性管数			MPN
5管每管 10ml	5管每管 1ml	5管每管 0.1ml		5管每管 10ml	5管每管 1ml	5管每管 0.1ml	
4	1	0	17	5	5	2	542
1	1	1	21	5	5	3	918
4	1	2	26	5	5	4	1600
4	2	0	22	5	5	5	≥2400

(2) 粪链球菌:粪链球菌的概念及种类:粪链球菌是人及动物肠道中的正常菌群,主要栖居于动物肠道内,数量较多,现归为肠球菌属。在人粪中所占数量少于大肠埃希菌,每克粪便约含 10^8 个。

粪链球菌的卫生学意义:因粪链球菌在动物粪便中所占的比例高,故可用粪大肠菌群与粪链球菌的比值作为判断粪便污染的来源。一般认为比值大于 4:1,污染主要来源于人类粪便;比值小于 4:1,污染主要来源于动物粪便;比值介于两者之间可能为人和动物粪的混合污染。肠球菌对冷、热、碱等恶劣环境抵抗力较强,对含氯消毒剂较大肠菌群更具耐受力,在富含营养的水体中繁殖能力低于大肠菌群。

3. 其他指示微生物

(1) 我国规定的不得检出的致病菌有:沙门菌、志贺菌、全黄色葡萄球菌、溶血性链球菌、铜绿假单胞菌(绿脓杆菌)、破伤风梭菌等。

(2) 肠道病毒的指示微生物:目前,采用大肠埃希菌噬菌体 f_2 和脊髓灰质炎病毒制成毒疫苗株 I 作为病毒指示微生物。

(二) 卫生微生物学检测的特点及基本原则

1. 样品的采集与处理原则

(1) 首先要注意所采集样品的代表性,不同产品采样量不同。还应注意采样部位、采样时间、采样的随机性和均质性等。

(2) 样品采集后,应尽快送检,并同时注意保护待检微生物。

(3) 样品的处理包括:混匀样品和样品浓缩,尤其是前者对保证检验结果的客观性和准确性有重要意义。

2. 损伤菌的复苏　环境样品中的微生物,因经受冷、热、脱水干燥、辐照、高渗透压或消毒剂的作用,可能引起亚致死性损伤,受损伤的微生物用一般的方法不易培养,需预先进行复苏或修复后,才能进行常规的检测。修复的基本方法是在细菌繁殖之前,先进行选择性增菌。如分离加工食品中的沙门菌时,先将样品置于 BP 培养基中进行前增菌,以修复受损的伤细菌。

3. 选择性增菌与分离　由于环境标本中除有待测微生物外,还有其他各种微生物,而且往往待测微生物的数量都不高,为了提高检出率,需对检测的目的菌进行选择性增菌。选择性增菌可通过物理或化学方法实现。

4. 定量计数方法

(1) 倾注平板计数法:倾注平板计数法是卫生微生物检验的基本技术,也是定量测定样品中微生物(细菌、真菌和酵母菌)数量的最常用的方法。其技术关键是:准确稀释待测样品(10倍梯度),准确将稀释物加入平板,倾注适当种类和温度的培养基,以规定的温度和时间进行培养。

(2) 表面涂布计数法:将0.1ml不同稀释度样品,分别接种于培养基表面,立即用L形玻棒或三角形推棒(金属丝)推布样品,直至平板表面无明显的液体后,按规定的温度和时间进行培养。该法优点是:①可使用不透明培养基对细菌计数,如血平板。②便于挑取菌落,如需再进行证实试验时。③可避免因倾注融化的热琼脂对待检菌的损伤。但是,因接种量仅为0.1ml,应特别注意加样的准确性和涂布时对样品的损失,否则计数结果的偏差较大。

(3) MPN法:即最可能数法(most probable number,MPN)。在要对样品中某种细菌进行选择性计数时,由于样品中混有其他细菌,无法采用平板菌落计数的方法进行计数,此时可选用MPN法计数菌数。尤其对菌数少的样品进行选择性计数时,因为倾注平板法和表面涂布法计数的加样量分别为1ml和0.1ml。最常用的MPN法是多管发酵法对大肠菌群(水和食品)的计数。该法还可用于粪大肠菌群和产气荚膜梭菌的计数等。

MPN技术是采用"多次稀释直至无菌"的方式进行。首先将被检样品进行充分混合或研磨,使其中的细菌分布均匀,混合的样品通过系列稀释和等量分配为小样品,有些小样品最后含菌量极少,或不再含有待测的目的细菌;分别接种不同小样于相应的培养管,培养后观察有无目的菌生长,查MPN表,获得样品中某菌的最可能数,也可通过下式计算出100ml样品的MPN数。

$$MPN/100ml = \frac{\text{阳性管数} \times 100}{\sqrt{\text{阴性管总毫升数} \times \text{所有管总毫升数}}}$$

目前,我国食品和水中大肠菌群的检验,是采用3个不同的10倍递减接种量,每个接种量各接种3管(水样各接种5管)。乳糖发酵阳性管可出现在1个管组内、2个管组内或3个管组内,依据各管组的阳性管数,查MPN检索表,从而推算原始样品中待测细菌的可能数。由于该法是液体培养,非水溶性样品易产生分层而影响试验的准确和可重复生,故计数结果无平板计数法精确。

(4) 其他方法:包括显微镜直接计数法、比浊计数法、微菌落快速计数法等。

二、各种环境的卫生微生物学检验

(一) 水卫生微生物学检验

水中微生物大多数为非致病性的,少部分是致病性的。水中致病微生物在传播肠道传染病上起很大作用。为了保证饮用水的卫生质量,应对不同类型的水质进行微生物的检测。由于水中致病菌含量少,而且检测难度较大,因此,一般首先检测卫生指标菌,必要时才对各种致病菌逐一检测。对于水中细菌卫生学所关注的主要是来自人或动物随粪便排出体外的肠道致病菌。因此,以一种能代表粪便污染的细菌作为有肠道致病菌危险的指示菌是合乎逻辑的,而且在方法上也是可行的。

理想的粪便污染指示菌应具有以下条件:

(1) 在污染的水中有致病菌存在时,指示菌亦应存在。

(2) 不存在于未污染水中。

(3) 指示菌在数量上应大于致病菌数量。

（4）指示菌的密度应与污染程度有一定的相关。

（5）在水中生存寿命要比致病菌长，并对消毒剂有相同的抵抗力。

（6）作为微生物学标准，应适用于各种水源。

（7）指示菌的特性应是稳定的，在水中不能繁殖。

（8）检测方法简单、能定量、准确性高、需时短。

1. 水样本的采集与处理 为了保证检验结果的代表性，样品接种前要充分混匀；为了提高检出率，除可通过增加加样量外，还应采取相应的方法浓缩待测微生物和对目的微生物进行选择性增菌。样品混匀对于保证检验结果的客观性和准确姓具有重要的意义。

常用的样品浓缩方有：

（1）沉淀法：细菌可通过普通离心机离心沉淀而浓缩，或通过差速离心，去除杂质，收集菌体，病毒浓缩需采用高速或超速离心机。

（2）过滤法：一般将样品在负压或正压作用下，通过孔径为 0.45μm 的滤膜，细菌被阻留在膜上，达到浓缩的目的。滤膜过滤，不但可浓缩细菌，还可消除样品中的抑制剂对后续细菌培养的影响。滤膜法也可用于样品中病毒的浓缩，但浓缩机制不是通过机械阻留，而主要是通过膜的静电吸附浓缩病毒。除滤膜过滤外，污水中肠道致病菌的分离中所用的纱布卷集菌，则是利用纱布的阻留和吸附，达到浓缩的目的。

（3）吸附沉淀法：利用加入化学制剂，形成沉淀，同时细菌被沉淀吸附，取沉淀物进行检验。如在检测水中的致病菌时，为浓缩细菌，可将水样中现加入碳酸钠，再加入硫酸亚铁形成沉淀，吸附水中的细菌。病毒也可用此法浓缩。

2. 水中菌落总数测定 菌落总数是将 1ml 水样接种在营养琼脂培养基中，于 37℃经 18~24 小时培养后，观察结果并计数其上生长出的细菌菌落总数。菌落总数主要作为判断水质被污染程度的标志之一，所测得菌落总数增多，说明水被微生物污染，但不能说明污染的来源。必须结合大肠菌群数来判断水污染的来源和安全程度。

3. 水中大肠菌群的测定 大肠菌群主要来源、于人畜粪便，在生活饮用水的安全检测中，常采用大肠菌群作为粪便污染指标，而不是直接检测肠道致病菌。

大肠菌群是指一群需氧或兼性厌氧的能在 37℃ 24 小时内发酵乳糖产酸、产气的革兰阴性无芽孢杆菌。根据生化及血清学特性不完全相同的菌属，将大肠菌群分为四个属，即埃希杆菌属、枸橼酸杆菌属、肠杆菌属和克雷伯杆菌属，后三者既可存在于肠道内亦可存在于外环境。

大肠菌群数是指 1L 水中所含大肠菌群的数目，即总大肠菌群数。对水中大肠菌群常采用分步发酵法和滤膜法检测。水中大肠菌群数的含量表明水被粪便污染的程度，并间接地表明有肠道致病菌存在的可能性。

粪大肠菌群：为了与土壤等自然环境本身存在的大肠菌群区别，可将培养温度提高为 44℃，在此种条件下仍能生长并发酵乳糖产酸产气的，称为粪大肠菌群。

大肠菌群与粪大肠菌群在检测意义上有所不同，前者在水样中检出机会大于后者，对水质安全的要求较高，而后者常用于表示近期污染。

4. 水中致病菌的检测 水质受粪便污染时，水中也可能查在致病菌，如沙门菌及志贺菌等，有时还要对水质进行致病菌检验。检验致病菌对了解病原，采取针对性措施具有一定的价值。由于水中致病菌数量少，直接从被污染的水体中检出致病菌的机会较少，检验技术也较复杂,因此,必须对水样进行浓缩及增菌,扩大细菌量,从而提高检出率。

我国生活饮用水新的卫生标准中规定,在 100ml 水中总大肠菌群不得检出;粪大肠菌群不得检出;每毫升水中细菌菌落数不得超过 100 个。

菌落总数虽然不能直接说明水中是否有致病微生物存在,但菌落总数常与水的污染程度平行,菌落总数越多说明有机物及其分解产物含量越多。

(二)土壤卫生微生物学检验

土壤微生物检测的目的在于测定土壤污染的性质和污染程度,为改善环境卫生,规划城区建设提供卫生学依据。

1. 土壤样本的采集与处理

(1)样品采集:根据检测目的选择有代表性的采样地点,按对角交叉(五点法取样)。先除去地表枯枝落叶,再用已灭菌的刀或铲去除 1cm 左右的土壤表层,再用烧灼过的勺或铲取土样 200~300g,装于灭菌容器内,并注意保留适当空间。混合后,标明采样地点、深度、日期,尽快检验。

(2)样品的稀释:将土壤置灭菌乳钵内研磨均匀,无菌称取 50g,加入广口瓶中(盛有 450ml 无菌自来水),充分振摇混匀,静置 5~10 分钟,取出上清液作为原液(1ml 含土样 0.1g)。取原液 10ml,加入 90ml 灭菌水中,混匀成 10^{-1} 稀释液,根据污染情况,再进一步做 10 倍系列稀释,进行检验。

2. 土壤的菌落总数测定　采用常规倾注培养计数,方法同水的菌落总数测定。此项检测的卫生学意义不大。

3. 土壤的大肠菌群的测定　取原液、10^{-1}、10^{-2}、10^{-3} 稀释液各 1ml,分别注入装有 10ml 乳糖发酵管的培养基中,按水的大肠菌群检测法(发酵法)进行大肠菌群的测定,结果依据证实有大肠菌群存在的阳性管数查大肠菌群最可能数表,得出每 1000g 土壤中大肠菌群数。并计算大肠菌群值。

大肠菌群值是指能检出一个大肠菌群的细菌所需的最少土壤量,以 g 表示,大肠菌群值与大肠菌群数之间的关系:

$$大肠菌群值 = \frac{1000}{大肠菌群数}$$

大肠菌群数越大,表示土壤被粪便污染越严重;大肠菌群值越大,表示土壤越干净。

(三)空气卫生微生物学检验

测定空气中微生物的种类和含量,评价空气卫生质量,常需选用恰当的空气微生物采样装置,从空气中采集微生物粒子。

1. 空气微生物样本的采集方法

(1)自然沉降法(沉降平板法):根据空气中携带有微生物气溶胶粒子在地心引力的作用下,以垂直的自然方式沉降到琼脂培养基上。经 24 小时、37℃ 温箱培养计算出菌落数。应以菌落形成单位(cfu)/皿或 cfu/m³ 来表示。该法优点是简单方便;缺点是稳定性差,直径 1~5μm 的粒子在 5~15 分钟内沉降距离有限,致使小粒子的采集率较低,结果不够准确。可粗略地估计空气污染的程度以及一定区域内尘埃传播的微生物种类。

(2)惯性撞击式采样法:利用抽气装置在单位时间将一定容量的含有微生物粒子的空气,通过某些装置撞击并粘集于培养基上。按气流的运动形式不同可分为:①直线气流惯性撞击法——全玻璃液体撞击式采样器,该法优点是测定的细菌数量较准确,结果能反映出空气中的含活菌粒子数,且成本低。缺点是在气温5℃以下时喷嘴易冻结,由于采样液量较多,而接种量较小,常需滤膜进一步浓缩,不适宜多点多次采样,因为每采一次需要事先在无菌条件加好采样液的采样器,携带不便,故往往仅在空气微生物学研究的实验室中应用。②曲线气流惯性撞击采样法,该法优点是采样器体积小,使用简便,噪音小,但对5μm以下的粒子捕获量较低。

(3) 过滤阻留式采样器:该法优点是可在各种气温下应用。缺点是阻留在滤材上的微生物受到通过滤材气流的不断冲击,有可能被吹干致死。

(4) 静电沉着类采样器:该法优点是采样器对气流的阻力很小,能允许较大的采气量,可将大量空气中采集的微生物浓集于少量的采样液中,有利于对空气中含量很少的微生物的检测。

2. 空气微生物的测定 空气微生物标准,是以细菌作为卫生标准的,因病毒测定技术要求较高,在一般实验室难以使用。细菌选用的指标是菌落总数,表示方法为 cfu/ 皿或 cfu/m^3。

因制定空气中细菌卫生标准尚存在一定困难,所以目前世界各国的标准不统一。

由于空气中病原微生物含量较少和直接从空气中培养病原微生物的技术较复杂,检出率低。故通常并不以病原微生物作为空气污染的指标,而多采用空气中细菌总数及溶血性链球菌和草绿色链球菌作为室内空气质量的评价指标。

大气污染状况亦与空气中微生物污染有关。室内空气中微生物主要是室内外各种污染造成的。其污染的程度和范围与微生物在空气中的传播方式以及微生物气溶胶密切相关。

(四) 食品卫生微生物学检验

食品微生物检验的目的概括起来有三方面:一是评价产品卫生质量。对食品进行卫生监督监测,对食品的卫生质量进行评价,目前国家规定检测的卫生指标菌主要有四类,即菌落总数、大肠菌群数、致病菌(指肠道致病菌及致病性球菌)和真菌、酵母菌总数。二是制定防治措施。发生食物中毒时,要检测引起食物中毒的微生物及其产生的毒素,为流行病学调查和临床诊断提供病原学依据,以便采取有效的防治措施。三是提高工艺水平。对于变质的食品,要求分离、鉴定出导致食品变质的微生物,追溯污染来源和研究发生变质的环境条件,以便采取正确措施,提高生产工艺水平,防止变质的再发生。

1. 食品样本的采集与处理

(1) 样品的代表性:采集的样品应该能够充分代表被检对象所具有的特性,样品要具有代表性,因此在采样时要悉心设计,周密考虑。

(2) 样品种类:样品的种类可分为大样、中样、小样三种。大样是指一整批;中样是从样品各部分取得的混合样品,以 200g 为准;小样是指作分析用,称检样,一般以 25g 为准。

(3) 采样数量:采集样品的数量必须满足实验室分析检验以及必要时重复检验的需要。具体采样数量要根据食品种类的不同而定。

(4) 采样方法:为防止样品受到外源性污染,采样必须在无菌操作下进行。采样用具必须是灭菌的。尽量采集有包装的食品,如袋装、瓶装或罐装食品。如包装太大或没有包装,则需用无菌采样器取样。粉末状样品,应边取样边混合,液体样品应振摇混匀。冷冻食品应保持冷冻状态,非冷冻食品需要 0~5℃中保存。

（5）采样标签:采样前后要立即贴好标签,应写明名称、来源、数量、采样地点、时间、采样人等。

（6）送检:样品采集后要尽快送检,一般不应超过 3h,如果路途遥远,非冷冻食品保持在 1~5℃环境中(如冰壶)。冷冻食品应保持在 0℃以下。

2. 食品的菌落总数测定　食品检样经过处理,在一定条件下培养后(如培养基成分、培养温度和时间、pH、需氧性质等)所得 1ml(g)检样中所含有的菌落总数即为食品的菌落总数。所谓一定条件,按国家标准方法规定,在需氧情况下,37℃培养 48 小时,能在普通琼脂平板上生长的细菌菌落总数。这个指标主要作为判定食品被污染程度的标志,也可以应用这一方法观察细菌在食品中繁殖的动态。检验步骤如下:

（1）以无菌操作,将检样 25g(ml)剪碎放于含有 225ml 灭菌生理盐水或其他稀释液的灭菌玻璃瓶(瓶内预置的玻璃珠)或灭菌乳钵内,经充分振摇或研磨制成 1∶10 的均匀稀释液。固体枪、检样加稀释液后,量好置均质器中以 8000~10 000r/min 的速度离心处理 1min,制成 1∶10 的均匀稀释液。

（2）用 1ml 灭菌吸管吸取 1∶10 稀释液 1ml,沿管壁徐徐注入 9ml 灭菌生理盐水或其他稀释液的试管内(注意吸管尖端不要触及管内稀释液)振摇试管,混合均匀,做成 1∶100 的稀释液。

（3）另取 1ml 灭菌吸管,按上条操作顺序,做 10 倍递增稀释,如此每递增稀释 1 次,即换用 1 支 1ml 灭菌吸管。

（4）根据食品卫生标准要求或对标本污染情况的估计,选择 2~3 个适宜稀释度,分别在做 10 倍递增稀释的同时,即以吸取该稀释度的吸管移 1ml 稀释液。于灭菌平皿内,每个稀释度做两个平皿。

（5）稀释液移入平皿后,应及时将凉至 46℃的营养琼脂培养基(可放置于 46±1℃水浴保温)注入平皿约 15ml,并转动平皿使混合均匀。同时将营养琼脂培养基倾入加有 1ml 稀释液的灭菌平皿内作空白对照。

（6）待琼脂凝固后,翻转平板,置 36℃±1℃温箱内培养 48±2h。菌落计数方法及报告方式,同水细菌学检查。

3. 食品的大肠菌群的测定　食品中大肠菌群测定是以 100g 或 100ml 检样内大肠菌群最可能数(MPN)表示。这个指标是判定食品被粪便污染程度的标志,间接推断食品中有否污染肠道致病菌的可能性。其检验步骤如下:

（1）检样稀释:稀释方法同菌落总数测定。根据食品卫生标准要求或对样品污染程度的估计,选择三个稀释度,每个稀释度接种 3 管。

（2）乳糖发酵实验:将待检样品接种于乳糖胆盐发酵管内,接种量在 1ml 以上者,用双料乳糖胆盐发酵管;1ml 及 1ml 以下者,用单料乳糖胆盐发酵管。每一稀释度接种 3 管,置 36±1℃温箱内,培养 24±2h。如所有乳糖胆盐发酵管均不产气,则可报告为大肠菌群阴性;如有产气者,则按下列程序进行。

（3）分离培养:将产气的发酵管分别转种在伊红亚甲蓝平板上,置 36±1℃温箱内,培养 18~24 小时,然后取出,观察菌落形态,并作革兰染色和证实试验。

（4）证实试验:在上述平板上,挑取可疑大肠菌群菌落 1~2 个进行革兰染色,同时接种乳糖发酵管,置 36±1℃温箱内,培养 24±2h,观察产气情况。凡乳糖管产气,革兰染色为阴性的无芽孢杆菌,即可报告为大肠菌群阳性。

(5)报告:根据证实为大肠菌群阳性的管数,查 MPN 检索表,报告每 100g(ml)食品中大肠菌群的 MPN 值。

4. 常见细菌性食物中毒的病原菌分离、鉴定 在我国针对食品卫生检验中的致病菌,系指肠道致病菌和致病性球菌,它们包括:沙门菌、志贺菌、致病性大肠埃希菌、副溶血性弧菌、小肠结肠炎耶尔森菌、空肠弯曲菌、金黄色葡萄球菌、溶血性链球菌、肉毒梭菌、产气荚膜梭菌和蜡样芽孢杆菌等十一种,但我国规定只有沙门菌、志贺菌、金黄色葡萄球菌、溶血性链球菌需与菌落总数、大肠菌群一同进行常规检测,其他 7 种菌则依据实际情况有针对性或选择性监测。

例2 食品中沙门菌检测

【**材料和试剂**】

(1)样品:可疑污染食物。

(2)培养基:缓冲蛋白胨水,氧化镁孔雀绿增菌液(或四硫酸钠煌绿增菌液)。亚硫酸盐胱氨酸增菌液,SS 琼脂平板,亚硫酸铋琼脂平板,三糖铁琼脂斜面(TSI),尿素琼脂(pH 7.2),蛋白胨水,氰化钾(KCN)培养基,赖氨酸和鸟氨酸脱羧酶实验培养基、半固体。

(3)试剂:氧化酶试剂,沙门菌 A~F 多价诊断血清,沙门菌因子诊断血清。

【**检验方法**】

(1)增菌培养:将标本 25g 加入装有 225ml 缓冲蛋白胨水的 500ml 广口瓶中。固体食品用均质器以 8000~10 000r/ 分钟打碎 1 分钟,或用乳钵加灭菌砂磨碎,粉状食品用金属匙或玻璃棒研磨使其乳化,于 36±1℃培养 4 小时,移取 10ml,转接种在 100ml 氯化镁孔雀绿增菌液或四硫酸钠煌绿增菌液内,于 42℃培养 18~24 小时。同时,取 10ml 转接种 100ml 亚硫酸盐胱氨酸增菌液内 36±1℃培养 18~24 小时。

鲜肉、鲜蛋、鲜乳或其他未经加工的食品不必进行前增菌。直接取样 25g(25ml)加入灭菌生理盐水 25ml,按前述方法制成匀液,取 25ml 接种于 100ml 氯化镁孔雀绿增菌液或四硫酸钠煌绿增菌液内,于 42℃培养 24 小时。同时,取 25ml 接种于 100ml 亚硫酸盐胱氨酸增菌液内,36±1℃培养 18~24 小时。

(2)分离:取增菌液分别接种到 SS 和亚硫酸铋琼脂平板,36±1℃孵育 18~24 小时。

(3)菌落观察:在 SS 琼脂平板上,可见伤寒沙门菌不发酵乳糖,在平板上形成无色、半透明、光滑、湿润、凸起的小菌落;在亚硫酸铋琼脂平板上,产硫化氢的菌落为黑色有金属光泽,棕褐色或灰色,菌落周围培养基可呈黑色或棕色,有些菌株不产生硫化氢,形成灰绿色的菌落,周围培养基不变。

(4)生化反应

1)氧化酶试验,取单个菌落于滤纸上,用毛细管吸少量氧化酶试剂滴在菌落上,如滤纸变紫红色为阳性,否则为阴性反应。

2)初步鉴定,挑取单个菌落接种于三糖铁(TSI)琼脂、尿素琼脂(pH 7.2)、蛋白胨水培养基、氰化钾(KCN)培养基、赖氨酸和鸟氨酸脱羧酶试验培养基各 1 管,36±1℃培养 18~24 小时。

观察结果见表 13-7。

表 13-7　沙门菌基本生化反应

类型	葡萄糖	乳糖	硫化氢	产气	氰化钾（KCN）	尿素	靛基质	赖氨酸脱羧酶
伤寒沙门菌	+	-	+	+/-	+	-	-	+
甲型副伤寒	+	-	-	-	-/+	-	-	-
乙型副伤寒	+	-	+	+/-	+	-/+	+/-	-

（5）血清学试验（玻片凝集反应）

1）A~F 组多价 O 血清凝集：取一滴 A~F 组多价 O 诊断血清于玻片上，再取少许试验菌与之混合，同时设有对照，若对照均匀混浊，而试验菌数分钟内出现肉眼可见的颗粒状凝集物，即为阳性，可确定为沙门菌属。

2）沙门菌单价因子 O 血清凝集：如 A~F 多价 O 血清阳性，继续将试验菌与沙门菌单价因子 O 血清做凝集试验，确定试验菌属于哪一群；若生化反应典型，而与 A~F 多价 O 诊断血清不凝集者，应考虑是否有 Vi 抗原存在，应采用 Vi 血清和其他群 O 多价血清及所包括的 O 因子血清作凝集反应。

3）H 抗原判定：O 抗原确定后，依次用相应的 H 因子（鞭毛抗原）进一步鉴定其第 1相和第 2 相抗原。即选用第 1 相因子血清(a,b,c,d……)检查第 1 相 H 抗原，若发生凝集，再选用第 2 相 H 抗原，以确定试验菌是何种类型的沙门菌。

（6）结果报告：综合上述生化和血清学试验的结果，对食品中沙门菌做出菌型判断，并报告结果。

附录　培养基

1. 氯化镁孔雀绿增菌液（MM）

成分：甲液：胰蛋白胨　　　　　　　5.0g

　　　　　氯化钠　　　　　　　　　8.0g

　　　　　磷酸二氢钾　　　　　　　1.6g

　　　　　蒸馏水　　　　　　　　　1000ml

　　　乙液：氯化镁（化学纯）　　　　40.0g

　　　　　蒸馏水　　　　　　　　　100ml

　　　丙液：0.4% 孔雀绿水溶液。

制法：分别按上述成分配好后，121℃高压灭菌 15 分钟备用。临用时取甲液 90ml、乙液 9ml、丙液 0.9ml，以无菌操作混合即可。

2. 四硫酸钠煌绿增菌液（TTB）

成分：基础培养基：

　　　　多胨或胨　　　　　　　　5.0g

　　　　胆盐　　　　　　　　　　1.0g

　　　　碳酸钙　　　　　　　　　10.0g

　　　　硫代硫酸钠　　　　　　　30.0g

　　　　蒸馏水　　　　　　　　　1000ml

　　　碘溶液：

碘	6.0g
碘化钾	5.0g
蒸馏水	20ml

制法:将基础培养基的各成分加入蒸馏水中,加热溶解,分装每瓶100ml。分装时应随时振摇,使其中的碳酸钙混匀,121℃高压灭菌15分钟备用。临用时每100ml培养基中加入碘溶液2ml、0.1%煌绿溶液1ml。

3. 亚硫酸盐胱氨酸增菌液(SC)

成分:蛋白胨	5.0g
乳糖	4.0g
亚西酸氢钠	4.0g
磷酸氢二钠	5.5g
磷酸二氢钠	4.5g
L-胱氨酸	0.01g
蒸馏水	1000ml

制法:将除亚西酸氢钠和L-胱氨酸以外的各成分溶解于900ml蒸馏水中,加热煮沸,待冷备用。另将亚西酸氢钠溶解于100ml蒸馏水中,加热煮沸,待冷,以无菌操作与上液混合,再加入1%L-胱氨酸-氢氧化钠溶液1ml。分装于灭菌瓶中,每瓶100ml。pH应为7.0±1。

1%L-胱氨酸-氢氧化钠溶液的配法:称取L-胱氨酸0.1g(或DL-胱氨酸0.2g),加1mol/L氢氧化钠1.5ml,使溶解,再加入蒸馏水8.5ml即成。

4. SS琼脂

成分:基础培养基:

牛肉膏	5.0g
胨	5.0g
三号胆盐	3.5g
琼脂	17.0g
蒸馏水	1000ml

制法:将牛肉膏、胨和胆盐溶解于400ml蒸馏水中,将琼脂加入于600ml蒸馏水中,煮沸使其溶解,再将两液混合,121℃高压灭菌15分钟,保存备用。

完全培养基:

基础培养基	1000ml
乳糖	10.0g
枸橼酸钠	8.5g
硫代硫酸钠	8.5g
10%枸橼酸铁溶液	10ml
1%中性红溶液	2.5ml
0.1%煌绿溶液	0.33ml

制法:加热溶化基础培养基,按比例加入上述染料以外的各种成分,充分混匀,校正pH至7.0,加入中性红和煌绿溶液,倾注平板。

383

5. 亚硫酸铋琼脂（BS）（pH 7.5）

成分：蛋白胨　　　　　　　　10.0g
　　　牛肉膏　　　　　　　　5.0g
　　　葡萄糖　　　　　　　　5.0g
　　　硫酸亚铁　　　　　　　0.3g
　　　磷酸氢二钠　　　　　　4.0g
　　　煌绿　　　　　　　　　0.025g
　　　枸橼酸铋铵　　　　　　2.0g
　　　亚硫酸钠　　　　　　　6.0g
　　　琼脂　　　　　　　　　18.0~20.0g
　　　蒸馏水　　　　　　　　1000ml

制法：将前面5种成分溶解300ml蒸馏水中；将枸橼酸铋铵和亚硫酸钠另用50ml蒸馏水溶解；将琼脂于600ml蒸馏水中煮沸溶解，冷至80℃。将以上三种液体合并，补充蒸馏水至1000ml，校正pH至7.5，加0.5%煌绿溶液5ml，摇匀，冷至50~55℃，倾注平板。

6. 三糖铁琼脂（TSI）（pH 7.4）

成分：蛋白胨　　　　　　　　20.0g
　　　牛肉膏　　　　　　　　5.0g
　　　乳糖　　　　　　　　　10.0g
　　　蔗糖　　　　　　　　　10.0g
　　　葡萄糖　　　　　　　　1.0g
　　　氯化钠　　　　　　　　1.0g
　　　硫酸亚铁铵　　　　　　0.2g
　　　硫代硫酸钠　　　　　　0.2g
　　　琼脂　　　　　　　　　12.0g
　　　酚红　　　　　　　　　0.025g
　　　蒸馏水　　　　　　　　1000ml

制法：将琼脂和酚红以外的各成分溶解于蒸馏水中，校正pH。加入琼脂，加热煮沸，以溶化琼脂。加入0.2%酚红水溶液12.5ml，摇匀。分装试管，装量易多些，以便得到较高的底层。121℃高压灭菌15分钟，放置高层斜面备用。

7. 尿素琼脂（pH 7.2）

成分：蛋白胨　　　　　　　　1.0g
　　　氯化钠　　　　　　　　5.0g
　　　葡萄糖　　　　　　　　1.0g
　　　磷酸二氢钾　　　　　　2.0g
　　　0.4%酚红溶液　　　　　3ml
　　　琼脂　　　　　　　　　20.0g
　　　蒸馏水　　　　　　　　1000ml

20% 尿素溶液　　　　　　　　100ml

　　制法：将尿素和琼脂以外的各成分配好，校正 pH，加入琼脂，加热溶化，分装烧瓶，121℃高压灭菌 15 分钟，冷至 50~55℃，加入经除菌过滤的尿素溶液。尿素的最终浓度为 2%，最终 pH 应为 7.2±0.1。分装于灭菌试管内，放成斜面备用。

8. 氰化钾(KCN)培养基(pH 7.6)

　　成分：蛋白胨　　　　　　　　　　10.0g

　　　　　氯化钠　　　　　　　　　　5.0g

　　　　　磷酸二氢钾　　　　　　　　0.225g

　　　　　磷酸氢二钠　　　　　　　　5.64g

　　　　　蒸馏水　　　　　　　　　　1000ml

　　　　　0.5% 氰化钾溶液　　　　　　20ml

　　制法：将氰化钾以外的成分配好后分装烧瓶，121℃高压灭菌 15 分钟，放在冰箱内使其充分冷却。每 100ml 培养基加入 0.5% 氰化钾溶液 2.0ml（最后浓度为 1∶10 000），分装于 12mm×100mm 灭菌试管，每管约 4ml，立即用灭菌橡皮塞塞紧，放在 4℃冰箱内，至少可保存两个月。同时，将不加氰化钾的培养基作为对照培养基，分装试管备用。

9. 赖氨酸脱羧酶实验培养基(pH 6.8)

　　成分：蛋白胨　　　　　　　　　　5.0g

　　　　　酵母浸膏　　　　　　　　　3.0g

　　　　　葡萄糖　　　　　　　　　　1.0g

　　　　　蒸馏水　　　　　　　　　　1000ml

　　　　　1.6% 溴甲酚紫 - 乙醇溶液　　1ml

　　　　　L- 氨基酸或 DL- 氨基酸　　　0.5 或 1g/100ml

　　制法：将氨基酸以外的成分加热溶解后，分装每瓶 100ml，分别加入各种氨基酸：赖氨酸、精氨酸和鸟氨酸。L- 氨基酸按 0.5% 加入，DL- 氨基酸按 1% 加入，再校正 pH 至 6.8。对照培养基不加氨基酸。分装于灭菌小试管中，每管 0.5ml，上面滴加一层液状石蜡，115℃高压灭菌 10 分钟。

　　例 3　副溶血性弧菌的检验

　　副溶血性弧菌属于海洋细菌，主要生活于海水中，是嗜盐性弧菌，分布于全球河水入海口、海湾的海水、海底沉积物中。可污染食品，特别是鱼、贝类海产品而引起食物中毒。

　　【材料】　氯化钠结晶紫增菌液，氯化钠蔗糖琼脂，嗜盐菌选择性琼脂，3.5% 氯化钠三糖铁琼脂，氯化钠血琼脂，嗜盐性试验培养基（包括无盐胨水、7% 及 11%NaCl 蛋白胨水），3.5% 氯化钠生化试验培养基，革兰染色液，甲基红试剂，靛基质试剂，VP 试剂。注射器，健康小白鼠。

　　【方法】

　　【检验程序】

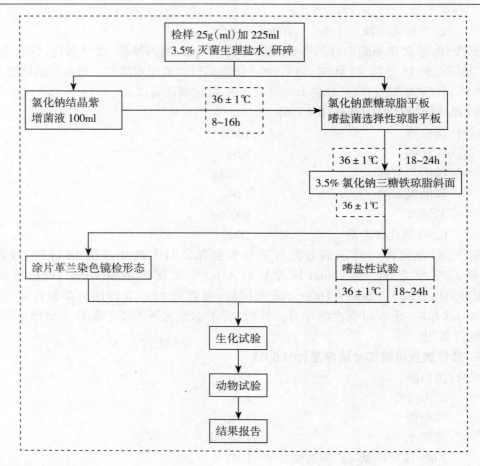

【检验方法】

（1）分离培养：称取样品 25g，加 225ml 灭菌生理盐水，用均质器打碎或用乳钵磨碎。成 1：10 的稀释液，接种氯化钠蔗糖琼脂平板和嗜盐菌选择性琼脂平板各一个，置 36±1℃ 培养 18~24 小时后，可形成圆凸、光滑湿润呈蜡滴状菌落。同时取上述 1：10 的稀释液 10ml，加入 100ml 氯化钠结晶紫增菌液中，置 36±1℃ 培养 8~16 小时培养后，再涂布于上述平板上进行分离，于 36±1℃ 培养 18~24 小时后取出观察。

（2）分纯培养：挑取上述可疑菌落，转种于 3.5% 氯化钠三糖铁琼脂斜面，置 36±1℃ 培养 18~24 小时后，观察结果。副溶血性弧菌生长的表现为斜面为红色（不分解乳糖、蔗糖），底层为黄色，不产气（分解葡萄糖产酸不产气）。不产生硫化氢。

（3）涂片镜检：挑取三糖铁琼脂斜面的可疑菌落，涂片，革兰染色镜检，观察形态。副溶血性弧菌革兰阴性，多形态，常见两端浓染。

（4）鉴定试验

1）动力检查：取洁净凹玻片及盖玻片各一片，于凹孔四周平面涂少许凡士林；取菌液 1~2 接种环置于盖玻片中央，将凹玻片凹孔对准液滴并盖于其上，迅速翻转凹玻片，并用小镊子轻压，使盖玻片与凹孔周缘粘紧封闭，镜检可见副溶血性弧菌运动活泼。

2）嗜盐性试验：取三糖铁斜面上可疑培养物，接种于嗜盐性试验培养基中，36±1℃ 培养 18~24 小时。副溶血性弧菌在含 7% 氯化钠的蛋白胨水中生长良好，在无盐及 11%

氯化钠的蛋白胨水中不生长。

3)生化反应:对可疑培养物需分别接种各类生化培养基,包括甘露醇、甲基红、V-P试验、靛基质、赖氨酸、鸟氨酸、精氨酸。副溶血性弧菌的生化反应性状见表13-8。

表 13-8　副溶血性弧菌的生化反应性状

葡萄糖产酸	+	V-P	
葡萄糖产气	+	靛基质	−
蔗糖	−	赖氨酸	+
乳糖		鸟氨酸	+/−
甘露醇	+	精氨酸	−
硫化氢	−	溶血	+/−
甲基红	+		

注:+ 阳性;− 阴性;+/− 多数阳性,少数阴性。

(5)动物试验:将上述各类反应的副溶血性弧菌接种于 3.5% 氯化钠蛋白胨水,经 36±1℃ 培养 16~18 小时后,取体重 15~18g 的小鼠 9 只,分为 3 组,每组 3 只,再每组按 0.051ml、0.1ml、0.2ml 菌量,腹腔注射;注射后观察 2~3 天,若小鼠死亡,则及时解剖,取心血进行培养,并根据小鼠死亡情况判断结果:

强毒菌株:凡注射 0.05ml 组,死亡 2 只或 2 只以上者;

中等强毒菌株:凡注射 0.1ml 组,死亡 2 只或 2 只以上者;

弱毒菌株:凡注射 0.2ml 组,死亡 2 只或 2 只以上者。

【结果】 根据形态、染色检查和动力、嗜盐性、生化性状、动物试验,结合现场调查及临床,可确定副溶血性弧菌性食物中毒的诊断。

附录

1. 氯化钠蔗糖琼脂

成分:蛋白胨　　　　　　　　　　10g

牛肉膏　　　　　　　　　　10g

氯化钠　　　　　　　　　　50g

蔗糖　　　　　　　　　　10g

琼脂　　　　　　　　　　18g

0.2% 溴麝香草酚蓝溶液　　20ml

蒸馏水　　　　　　　　　1000ml

pH 7.8

制法:将牛肉膏、蛋白胨及氯化钠溶解于蒸馏水中,校正 pH。加入琼脂,加热溶解。过滤。加入指示剂,分装烧瓶 100ml。121℃ 高压灭菌 15 分钟备用。临用前在 100ml 培养基内加入蔗糖 1g,加热溶化并冷至 50℃,倾注平板。

2. 3.5% 氯化钠三糖铁琼脂

成分:三糖铁琼脂　　　　　　　1000ml

氯化钠　　　　　　　　　30g

pH 7.7

制法:在三糖铁琼脂中,加入氯化钠30g,分装试管,121℃高压灭菌15分钟。放置高层斜面备用。

3. 嗜盐性试验培养基

成分:蛋白胨 2g

氯化钠 按不同量加

蒸馏水 100ml

pH 7.7

制法:配制2%蛋白胨水,校正pH,共配制5瓶,每瓶100ml。每瓶分别加入不同量的氯化钠:①不加;②3g;③7g;④9g;⑤11g。待溶解后分装试管。121℃高压灭菌15分钟。

4. 3.5%氯化钠生化试验培养基

成分:牛肉膏 5g

蛋白胨 10g

氯化钠 35g

磷酸氢二钠($Na_2HPO_4 \cdot 12H_2O$) 2g

0.2%溴麝香草酚蓝溶液 12ml

蒸馏水 1000ml

pH 7.7

制法:葡萄糖发酵管,按上述成分配好后,按0.5%加入葡萄糖,分装于有一个倒置小管的小试管内,121℃高压灭菌15分钟。

(五)药品卫生微生物学检验

药品中污染的微生物有细菌、真菌、酵母菌和放线菌。由于原辅料、制作过程、生产工艺不同,不同类型的药物所污染的微生物也有所不同。

1. 无菌检查法 世界各国药典对无菌检查范围、内容、方法以至抽样均有明确规定,用以保证无菌或灭菌制剂等的用药安全。检测时根据药品的种类不同,用无菌操作方法将一定量药物加入相应的培养基,在适宜的温度下培养。如在规定时间内无任何微生物生长则可判定待检药品符合无菌标准。无菌检查的全部过程应严格遵守无菌操作,在洁净度100级单向流空气区域内进行,防止微生物污染。

(1)一般规定灭菌药物的无菌检查:指本身不含抗菌成分药品的无菌检查。无菌检查法包括需氧菌、厌氧菌和真菌三类微生物的检查。

(2)特殊规定灭菌药物的无菌检查:这类药物本身含有抑菌成分,会干扰待检菌的检出,因此,检验前必须去除抗生素或其他抑菌剂的抑菌作用,然后按上述方法进行无菌检查。

2. 微生物限度检查法 该法是指非规定灭菌制剂及其原料、敷料受到微生物污染程度的一种检查法,根据药品种类、给药途径和医疗目的的不同,进行染菌数量的测定和控制菌的检验。各国所规定的染菌数量和控制菌种类有所不同。

(1)染菌数量的检验:主要检测规定单位的非灭菌药品中污染的细菌菌落数和真菌、酵母菌数,以判明药品被污染的程度,也是对药品原料、生产工艺、生产环境以及操作人员卫生状况进行卫生学综合评价的依据之一。药品中污染微生物数量越多,药物变质而迅速失效的可能性越大。

(2) 控制菌的检验：非规定灭菌药物中不得检出的菌类称为控制菌。药品中是不允许染有致病微生物的，但是致病微生物种类繁多，不可能在药品中逐一进行检测，而是通过分析某种致病微生物存在于某种药品中的可能性，从而选作控制菌。药品种类和用途不同，各国选定的控制菌的种类也有区别。我国规定药品控制菌包括大肠埃希菌、沙门菌、铜绿假单胞菌、金黄色葡萄球菌和破伤风梭菌。控制菌的检验应根据其特性进行增菌培养、分离培养、生化鉴定、血清学鉴定及革兰染色镜检等。

(六) 化妆品卫生微生物学检验

化妆品的微生物检验在我国目前主要是针对未开启使用的最终产品而言。其微生物学检验包括菌落总数、真菌和酵母菌总数及粪大肠菌群、金黄色葡萄球菌和铜绿假单胞菌。

1. 菌落总数的检验 化妆品菌落总数是指化妆品检样经过处理，在一定条件下培养后（如培养基成分、培养温度、培养时间、pH 值、需氧性质等），1g 或 1ml 检样所含菌落的总数。所得结果只包括一群本方法规定的条件下生长的嗜中温的需氧性菌落总数，以判明样品被细菌污染的程度。菌落总数的测定是对样品进行卫生学总评价的综合依据。检验方法与水、食品、药品相同。

2. 真菌总数的检验 真菌和酵母菌数的测定是指化妆品检样在一定条件下培养后，1g 或 1ml 化妆品中所污染的活的真菌和酵母菌数量，以判明化妆品被真菌和酵母菌污染程度及其一般卫生状况。检验方法与菌落总数相同，采用倾注平板法，所用培养基为虎红（孟加拉红）培养基，培养温度 28℃，培养时间 3 天，观察并计算所生长的真菌和酵母菌数。

3. 特定菌的检验 特定菌是指化妆品中不得检出的特定微生物。特定菌的种类各国规定并不一样，我国规定的特定菌是粪大肠菌群、铜绿假单胞菌和金黄色葡萄球菌。

粪大肠菌群被认为是重要的卫生指标菌，因其源于人和温血动物的粪便，故检出粪大肠菌群表明该化妆品已被粪便污染，有可能存在其他肠道致病菌或寄生虫等病原体的危险。铜绿假单胞菌广泛存在于空气、水和土壤中，对外环境的抵抗力比其他细菌强。对人有致病力，能引起人皮肤化脓感染，特别是用于眼周围的化妆品，世界各国均规定不得检出铜绿假单胞菌。金黄色葡萄球菌广泛存在于自然环境中，人的皮肤、鼻腔和口腔均可发现，是葡萄球菌中对人致病力最强的一种。能引起人体局部化脓性病灶，严重时可导致败血症。

（段 薇 王慧文）

第十四章

免疫学检验

第一节　抗原抗体检测

抗原或抗体的检测原理是基于抗原与相应抗体可发生特异性结合的特性。用已知的抗体与待检样品混合,经过一段作用时间,若有免疫复合物的形成,则说明待检样品中有相应的抗原存在。同理,也可用已知的抗原检测样品中相应抗体。

一、抗原抗体检测常用技术

(一) 凝集反应

颗粒性抗原如细菌、红细胞等或吸附于反应颗粒表面的可溶性抗原(或抗体)与相应抗体(或抗原)结合,出现凝集物的现象称为凝集反应。根据参与反应的颗粒及处理步骤不同,把凝集反应分为直接凝集反应和间接凝集反应两大类。

1. **直接凝集反应**　颗粒性抗原在适当电解质条件下,直接与相应抗体结合出现肉眼可见的凝集现象,称为直接凝集反应。反应中的抗原称为凝集原,抗体称为凝集素。常用的有玻片法和试管法。

(1) 玻片凝集试验:即在载玻片上颗粒性抗原与相应抗体结合,在一定条件下出现肉眼可见的凝集现象,此试验为定性试验。主要用于菌种鉴定和血清学分型,如人类红细胞(ABO)血型鉴定。

(2) 试管凝集试验:是在试管内颗粒性抗原与相应抗体结合,一定条件下出现肉眼可见的凝集现象,为半定量试验。方法如下:将待检血清进行系列倍比稀释,设立抗原对照,加入一定量的诊断菌液,观察每个试管内的凝集程度,通常以产生明显凝集现象(2+)的最高血清稀释度为该血清的抗体效价。如肥达反应,外斐反应等。

2. **间接凝集反应**　指将抗原(或抗体)结合在载体乳胶颗粒表面,与相应抗体(或抗原)反应出现颗粒状凝集物的现象。所用的与免疫无关的颗粒称为载体,常用的有红细胞、聚苯乙烯胶乳颗粒等。

间接凝集反应分三种类型:正向间接凝集试验,是用抗原致敏载体检测标本中相应抗体的方法。反向间接凝集试验,是用特异性抗体与载体结合,成为致敏载体,检测标本中相应抗原的反应;间接凝集抑制试验,将能够形成间接凝集反应的适宜浓度的抗原吸附颗粒与相应抗体制成诊断试剂,并在两者结合以前,加入待检的可溶性抗原,使原来可形成的凝集现象被抑制,这种反应称间接凝集抑制反应。如妊娠试验检测尿中绒毛膜促性腺激素(HCG),先将待检尿与抗-HCG混合,充分作用后加入HCG致敏的胶乳颗粒,观察是否出现凝集现象。

间接血凝试验,是将可溶性抗原(或抗体)吸附于人的O型红细胞或绵羊、家兔的红细胞制成抗原致敏红细胞,然后与相应抗体(或抗原)作用,在一定电解质条件下,出现肉眼可见的红细胞凝集现象,如HBsAg的检测。

胶乳凝集试验,抗原(或抗体)与胶乳颗粒结合(致敏)后,与待测标本中抗体(或抗原)发生凝集反应。若凝集,说明待测标本中无相应抗原,结果为阴性。若不凝集,说明抗血清中的抗体被待检标本中的抗原中和,结果为阳性。

(二) 沉淀反应

沉淀反应是指可溶性抗原与相应抗体在两者比例合适时结合,形成较大的不溶性免疫复合物,出现肉眼可见的沉淀物的反应。

1. 凝胶内沉淀试验 是将可溶性抗原与相应抗体分别放入凝胶内扩散,两者在比例合适的位置形成肉眼可见的沉淀线或沉淀环。常用的凝胶有琼脂、琼脂糖、葡聚糖或聚丙烯酰胺凝胶等。根据抗原与抗体反应的方式和特性不同,分为单向琼脂扩散试验和双向琼脂扩散试验。

(1) 单向琼脂扩散试验:将一定量已知抗体混合于琼脂凝胶中制成琼脂板,在适当位置打孔后,将稀释成不同浓度的抗原依次加入各孔中,使其随着浓度梯度扩散。抗原在扩散过程中与凝胶中的抗体相遇,形成以抗原孔为中心的沉淀环,环的直径与抗原含量成正相关。待检标本的抗原浓度可根据形成的沉淀环直径从标准曲线中查到。若待测样品中抗原含量过高,超出标准曲线的范围,则应稀释后重新检测。此法常用于测定血清IgG、IgM、IgA等的含量。

操作要点:将抗体与溶化的1.5%琼脂糖(约50℃)混合,倾注平板。待凝固后打孔,孔中加入已稀释的抗原液和不同浓度的抗原标准品,置湿盒内,37℃温育,24小时后观察孔周围是否出现沉淀环。

影响反应的因素:①温度在4~37℃范围内,升高温度,反应时间随之缩短。②反应要求亲合力强、特异性好、效价高的抗体。兔抗血清优于马、羊抗血清。③抗原与抗体比例应合适。④若出现双重沉淀环,是由于不同扩散率而抗原性相同的两个组分所致。

(2) 双向琼脂扩散试验:将抗原与抗体分别置于琼脂凝胶的对应孔中,两者自由向四周扩散并相遇,在比例合适处形成沉淀线。如果反应体系中含两种以上的抗原-抗体系统,则小孔间可出现两条以上的沉淀线。本法常用于抗原或抗体的定性检测、组成分析以及两种抗原相关性分析、抗体效价的滴定等。

2. 免疫电泳技术 是将免疫反应与电泳方法相结合的技术。包括火箭免疫电泳、免疫电泳、对流免疫电泳、免疫固定电泳。在免疫电泳中,抗原与抗体呈双相扩散,在相应位置上形成肉眼可见的沉淀线。根据沉淀弧的数量、位置和形态,可分析样品中所含抗原成分及性质。对流免疫电泳:通常将琼脂板放入电泳槽内,在电场中进行双向免疫扩散,于负极侧的孔内加入抗原,正极侧的孔内加入抗体。通电后,抗原带负电荷向正极泳动,抗体分子因分子量大,受琼脂中的电渗作用向负极移动。向相对方向运动的抗原抗体相遇后形成免疫复合物,并在两孔间形成沉淀线。此反应明显加速了扩散反应的速度,效率高于上述自由扩散方法。

（三）酶联免疫吸附试验（ELISA）

1. 基本原理　是将已知的抗原或抗体吸附在固相载体（聚苯乙烯微量反应板）表面,使抗原抗体反应在固相表面进行。既保留了抗体（抗原）的免疫学活性,又保留了酶对底物的催化活性。

2. 技术类型　常用的方法有间接法（检测抗体）、双抗夹心法（检测抗原）、竞争法（检测小分子抗原）、免疫捕获法（IgM 定性和定量检测）。

（1）双抗夹心法：包被抗体,将特异性抗体与载体连接,形成固相抗体;加入待测标本温育,形成固相抗原抗体复合物;加入酶标抗体,形成固相抗体 - 待测抗原 - 酶标抗体复合物;加入底物显色。

（2）间接法：包被抗原,将特异性抗原与载体连接,形成固相抗原;加入待测标本温育,形成固相抗原抗体复合物;加入酶标抗抗体,使之与固相抗原抗体复合物中的人 IgG 结合;加入底物显色。

（3）竞争法：包被抗体,将特异性抗体与载体连接,形成固相抗体;加入待测抗原标本,适当稀释,同时加入酶标抗原并温育,使两者与固相抗体竞争结合;加入底物显色,颜色反应程度与待测抗原量成反比。

（4）免疫捕获法：又称 IgM 抗体捕捉酶联免疫吸附试验。包被抗体,将抗人 IgM 抗体与载体连接;加入待测稀释血清温育,使血清中 IgM 与固相中抗人 IgM 形成复合物;加入特异性抗原;加入酶标抗体;加入底物显色,对待测 IgM 进行定性和定量。

ELISA 具有敏感性高、操作简便、程序规范、稳定性高、用途广泛等特点,目前在临床上多用于检测多种病原体如肝炎病毒、艾滋病病毒相应抗体的检测、血液及其他体液中的微量蛋白成分、细胞因子等。

常用材料：辣根过氧化物酶（HRP）;底物邻苯二胺（OPD）、四甲基联苯胺（TMB）;酶标反应板（聚苯乙烯板）等。

（四）免疫荧光技术

免疫荧光技术是以荧光素作为标记物,通过荧光指示体外抗原 - 抗体反应的标记技术。较常用的是用荧光素标记抗体,进行抗原测定。主要方法包括直接法和间接法。

1. 直接法　将荧光素标记的抗体直接与抗原反应。该法的优点是特异性强,缺点是每检查一种抗原必须制备相应的荧光抗体。

2. 间接法　用第一抗体与标本中的抗原结合,再用荧光素标记的第二抗体与结合在抗原上的第一抗体结合。此法的优点是敏感性比直接法高,制备一种荧光素标记的第二抗体可用于多种抗原的检测。

免疫荧光技术广泛应用在传染病的诊断,如细菌、病毒、螺旋体感染的疾病。也用于免疫细胞膜分子（CD 分子）、抗核抗体等自身抗体的检测及肾炎活检、皮肤活检的免疫病理检查等。

常用材料：包被有生物细胞的载片,荧光素标记抗体等。

（五）放射免疫技术

放射免疫测定法（RIA）是应用竞争性结合的原理,采用 ^{125}I、^{131}I 等放射性核素标记抗原(或抗体)与相应抗体(或抗原)结合,通过测定抗原抗体结合物的放射活性判断结果。有直接标记法和间接标记法。本方法可进行超微量分析,敏感性高,可用于测定抗原、抗体、抗原抗体复合物,如激素、药物以及 IgE 等含量的测定。

二、抗链球菌溶血素 O 试验

抗链球菌溶血素 O(ASO)试验,简称抗 O 试验。常用于风湿热的辅助诊断。链球菌溶血素 O 是溶血性链球菌的代谢产物之一,抗溶血素 O 抗体滴度在 250U 以上显示近期或反复的 A 群链球菌感染。活动性风湿患者一般超过 400U。ASO 的测定常用方法有溶血法和胶乳凝集法,后者较常用,即将待检患者血清,加入溶血素 O 溶液,混合均匀后加入 ASO 胶乳试剂,轻摇,室温放置 8 分钟后观察结果。

三、甲型肝炎标记物免疫学检测

(一) 甲型肝炎病毒

肝炎病毒是一类以侵害肝细胞为主,引起人类病毒性肝炎的病原体。目前公认主要有 5 种,即甲型肝炎病毒、乙型肝炎病毒、丙型肝炎病毒、丁型肝炎病毒和戊型肝炎病毒。其中甲型肝炎病毒与戊型肝炎病毒主要由消化道传播,引起急性肝炎,不转为慢性肝炎或慢性携带者。乙型与丙型肝炎病毒主要由血液、垂直及性传播,除引起急性肝炎外,可致慢性肝炎,并与肝硬化及肝癌的发生密切相关。丁型肝炎病毒为一种缺陷病毒,必须在乙型肝炎病毒辅助下才能复制,故其传播途径与乙型肝炎病毒相同。近年又发现己型肝炎病毒、庚型肝炎病毒和 TT 型肝炎病毒。

核酸为单正链 RNA,衣壳呈 20 面体立体对称,衣壳外无包膜。HAV 对乙醚和酸有较强的抵抗力。–20℃可存活多年,100℃煮沸 5 分钟可使之灭活。在自然界存活能力强,在粪便及污水中可存活 1 个月左右,可通过污染水源引起暴发流行。主要通过粪 - 口途径传播。

(二) 甲型肝炎病毒抗体检测

甲型肝炎患者一般不进行病原学分离检查,微生物学检查以测定病毒抗原或抗体为主。感染早期用采用 ELISA 检测血清中 HAV 的 IgM 抗体。方法如下:免疫捕获法,将抗人 IgM 抗体包被与酶标反应板,加入被检血清,加入甲型肝炎病毒抗原,加入酶标的抗甲型肝炎病毒抗体,最后加入底物显色,观察各孔显色情况,并可进行酶标仪读数。了解既往感染史或进行流行病学调查可检测 HAVIgG 抗体。可用核酸杂交法或 PCR 法检测 HAV 核酸,但不常用。

四、乙型肝炎标记物免疫学检测

(一) 乙型肝炎病毒

DNA 病毒,有双层衣壳。HBV 对外界环境的抵抗力较强,对低温、干燥、紫外线均有耐受性。不被 70% 乙醇灭活,高压蒸气灭菌法、100℃加热 10 分钟和 0.5% 过氧乙酸、5% 次氯酸钠、0.2% 苯扎溴铵、环氧乙烷等均可使 HBV 失活。

(二) 乙型肝炎病毒抗体检测

目前乙型肝炎的诊断,主要采用血清学方法,检测 HBsAg、抗 -HBs、HBeAg、抗 -HBe

及抗 -HBc（俗称"两对半"），HBsAg 的检测最为重要，可发现无症状携带者，是献血员筛选的必检指标，见于：①急性乙型肝炎的潜伏期或急性期；②HBV 所致的慢性肝病如慢性乙型肝炎、肝硬化和原发性肝癌；③无症状 HBsAg 携带者。抗 -HBs 见于乙型肝炎恢复期，既往感染或接种过乙肝疫苗。

检测常采用 ELISA 方法检测抗 -HBs，方法如下：双抗原夹心法，包被 HBsAg 到固相载体表面，加入待检血清，加入酶标记的 HBsAg；用 ELISA 方法检测 HBsAg，方法如下：双抗体夹心法，包被抗 -HBs 到固相载体表面，加入待检血清，加入酶标记的抗 -HBs；用 ELISA 方法检测抗 -HBe，竞争法，HBeAg 包被反应板，加入待检血清，加入酶标抗 -HBe 并温育，此方法也可用于检测抗 -HBc；用 ELISA 方法，双抗体夹心法检测 HBeAg。

五、丙型肝炎标记物免疫学检测

RNA 病毒，传播途径主要通过输入带有 HCV 的血液或血制品感染，故又称为输血后肝炎。多采用 ELISA 法等检测抗 HCV 抗体。

六、戊型肝炎标记物免疫学检测

RNA 病毒，用 ELISA 法检测抗 HEV 抗体。如采用间接 ELISA 法：将 HEV 抗原与载体连接，形成固相抗原；加入待测血清标本温育，形成固相抗原抗体复合物；加入酶标抗人 IgG，使之与固相抗原抗体复合物中的人 IgG 结合；加入底物显色。

七、人类免疫缺陷病毒（HIV）抗体的检测

（一）HIV

是引起获得性免疫缺陷综合征（AIDS，艾滋病）的病原体。是一类反转录病毒。病毒核心为两条相同的单股正链 RNA，并含有反转录酶。病毒有双层衣壳。HIV 携带者和艾滋病患者为主要传染源，传播途径主要有性行为传播、血液传播（输血、血制品、器官移植、注射、手术器械等）和母婴垂直传播。

（二）抗 -HIV 的检测

用于初筛试验的血清学方法有 ELISA 法、免疫荧光法、乳胶凝集试验、明胶凝集试验等。用于确证试验的方法有免疫印迹试验、放射免疫沉淀试验等。如双抗原夹心 ELISA 法，方法如下：HIV 抗原包被载体，加入待检血清，加入酶标记 HIV 抗原，加入底物显色。

八、梅毒螺旋体抗体的检测

（一）梅毒螺旋体

是引起梅毒的病原体。人是其唯一的宿主。螺旋致密、规则，纤细，两端尖直，运动活泼。新鲜标本需用暗视野显微镜观察，可看到其形态和运动方式。抵抗力极弱。对干燥、热、冷都很敏感。在体外干燥 1~2 小时死亡。加热 50℃ 5 分钟死亡。主要通过性接触传播，也可通过垂直传播。

（二）梅毒螺旋体抗体检测

常采用间接凝集试验检测梅毒螺旋体抗体效价，将待检血清系列稀释，加入定量的梅

毒螺旋体抗原致敏的载体。

九、结核菌素试验

(一)结核分枝杆菌

结核分枝杆菌是引起结核病的病原菌,可通过多种渠道引起感染,最常见的感染途径是呼吸道,主要引起肺部感染。结核分枝杆菌是细长、略带弯曲的杆状,有时呈分枝状。结核分枝杆菌为专性需氧菌。最适培养温度为 37℃,最适酸碱度为 pH 6.5~6.8。营养要求高。对干燥的抵抗力特别强,附在尘埃上可保持传染性 8~10 天,在痰内可存活 6~8 个月。对酸、碱及结晶紫、孔雀绿等染料亦有较强抵抗力。对 70%~75% 的酒精敏感。

(二)结核菌素试验

1. **试剂**　结核菌素有旧结核菌素(OT)和纯蛋白衍生物(PPD)两种。OT 是由结核分枝杆菌培养液浓缩而成,含有结核分枝杆菌蛋白。PPD 则是经三氯醋酸沉淀结核分枝杆菌的培养液后的纯化物,有两种,即源于人结核分枝杆菌提取物 PPD-C 和源于卡介苗制备的 BCG-PPD。目前主要用 PPD,每 0.1ml 含 5U。

2. **方法**　规范的试验方法是取 PPD-C 和 BCG-PPD 各 5U,分别注射于两侧前臂掌侧皮内,48~72h 后,观察结果。若注射部位红肿硬结 <5mm 者为阴性;>5mm 者为阳性;≥20mm 者为强阳性。两侧红肿中,如 PPD-C 侧大于 BCG-PPD 侧时为感染;反之可能是卡介苗接种所致。

3. **意义**　阳性反应表明机体对结核分枝杆菌有迟发型超敏反应,机体曾感染过结核分枝杆菌或接种过卡介苗,并产生特异性免疫力。强阳性反应提示机体可能有活动性结核。阴性反应表明未感染过结核分枝杆菌或未接种过卡介苗,机体对结核分枝杆菌没有免疫力,属于易感人群。细胞免疫功能低下者,如艾滋病患者或肿瘤等用过免疫抑制剂者也可能出现阴性反应。

十、类风湿因子的检测

类风湿因子(RF)是抗自身变性 IgG 的抗体,与变性 IgG 结合形成中等大小免疫复合物。常有 IgM、IgG、IgA 和 IgE 型。RF 在类风湿关节炎患者中检出率很高,存在于类风湿关节炎患者血清及关节滑膜液中。测定 RF 的方法已有 10 余种,如胶乳凝集法检测血清中 RF,用人 IgG 与胶乳颗粒交联,制成抗原胶乳颗粒。

十一、抗核抗体的检测

抗核抗体(ANA)指抗各种核成分的抗体,是一种存在广泛的自身抗体。主要为 IgG,存在于血清中,也可见于其他体液如滑膜液、胸水及尿液中。最多见于系统性红斑狼疮,也可见于药物引起的狼疮、重叠综合征、类风湿关节炎、自身免疫性肝炎等疾病。目前广泛采用间接免疫荧光法筛查总 ANA,包被生物细胞载片(如 Hep-2 细胞、绿蝇短膜虫等),加入待测血清,加入荧光素标记的抗人 IgG。若待检血清中有相应的自身抗体存在,则可与载片上的相应抗原结合,再与加入的荧光素标记的抗人 IgG 反应,在荧光显微镜下观察,见到特异的荧光图形为阳性结果。也可采用 ELISA 法、放射免疫法。

十二、肺炎支原体的检测

肺炎支原体引起的肺炎又称原发性非典型肺炎,病理变化以间质性肺炎为主。检测方法包括间接凝集试验、ELISA 法。在间接凝集试验中,使用肺炎支原体抗原致敏的胶乳颗粒,阳性结果说明待检血清中存在抗肺炎支原体抗体。

第二节　免疫球蛋白与补体检测

一、免疫球蛋白的测定

分为 IgM、IgG、IgA、IgD 和 IgE。血清中 IgM、IgG、IgA 含量为 g/L,而 IgD 和 IgE 含量为 mg/L。若缺乏 IgA,患者易发反复呼吸道感染。若 IgG 缺乏,易患化脓性感染。先天性低 Ig 血症见于体液免疫缺陷和联合免疫缺陷病。如先天性无丙球蛋白血症,IgG<1g/L,IgM 和 IgA 仅为正常人的 1%。

检测方法:单向琼脂扩散试验,应用于 IgG、IgM、IgA 的检测;放射免疫测定法,用于 IgE 的检测,常用双抗体夹心法,以 ^{125}I 标记的抗人 IgE 为第二抗体,测定值与待测血清中 IgE 含量呈正相关;ELISA 法用于胸腹水、脑脊液、尿液 Ig 定量及血清 IgE 定量,如免疫捕获 ELISA 法用于特异性 IgM 检测,需用抗人 IgM、特定的抗原、酶标记抗体;间接凝集试验用于 IgE 含量的测定。

二、血清总补体活性测定

补体与溶血素致敏的绵羊红细胞(SRBC)结合后,补体经典途径被激活,导致绵羊红细胞溶解,溶血程度与补体量及活性呈正相关。在 50% 溶血时,溶血程度与补体的量的关系最敏感,近似直线关系,故作为判定的终点指标。把引起 50% 溶血所需的最小补体量,表示为 CH50U/ml。试验中需配制致敏绵羊红细胞、溶血标准管(2% 绵羊红细胞 2ml 加蒸馏水 8ml 为全溶血管,全溶血管对倍稀释为 50% 溶血管)。试验中注意待测标本应无溶血,无污染、无乳糜血;缓冲液、绵羊红细胞均应新鲜配制;配制 2%SRBC 应准确;配制 2U 溶血素应准确;受检血清必须新鲜,如果放置 2 小时以上,补体活性会下降。

三、补体 C3、C4 含量测定

(一) 补体 C3 含量测定

C3 是血清中补体成分含量最多的一种,常用单向琼脂扩散试验测定其含量。将抗 C3 血清与溶化琼脂糖(约 50℃)混合,倾注平板。待凝固后打孔,孔中加入已稀释的 C3 和不同浓度的 C3 标准品,置湿盒内,37℃温育,24 小时后观察孔周围是否出现沉淀环。环的直径与 C3 浓度呈正相关。用 C3 标准品制作标准曲线,根据待检样品孔的沉淀环直径,即可测定其中 C3 含量。C3 含量下降常见于反复感染、急性肾小球肾炎、免疫复合物。

(二) 补体 C4 含量测定

方法同 C3 含量测定。

第三节 肿瘤标志物检测

肿瘤相关抗原包括胚胎性抗原和分化抗原,其中研究最多的是胚胎性抗原中的甲胎蛋白(AFP)和癌胚抗原(CEA)。

一、AFP 的检测

AFP是一种糖蛋白,正常人血清含量极微量 <25μg/L,见于原发性肝癌、畸胎瘤、肺癌、胃癌等。常用 ELISA(双抗体夹心)法、单向琼脂扩散法、火箭电泳测定。

二、CEA 的检测

CEA 是一种糖蛋白,正常人血清含量是 2.5~5μg/L,CEA 是一种广谱的肿瘤标记物,见于结肠癌等消化道肿瘤及乳腺癌、肺癌等肿瘤。常用胶体金免疫技术检测,胶体金是氯金酸的水溶液,是常用的一种非放射性示踪物。胶体金交联抗 -CEA 抗体,固相吸附抗 -CEA。

三、EB 的检测

EB 病毒的检测,作为早期筛查鼻咽癌患者,有助于判断疗效与预后。用酶免疫组化(间接法)测定 EB 病毒抗体(VCA-IgA),反应板上形成 EB 病毒衣壳抗原(VCA)的细胞 - 抗 VCA IgA- 酶标记的抗人 IgA。酶免疫组化技术及荧光免疫组化技术可用于检测组织细胞中的病毒抗原。酶免疫组化技术是利用酶标记已知抗体(或抗原),然后与组织标本中相应抗原(或抗体)在一定条件下相互结合形成带酶分子的复合物,遇底物显色。荧光免疫组化技术是采用荧光标记已知抗体(抗原)作为探针,检测组织与细胞标本中的靶抗原(或抗体)。

四、PSA 的检测

前列腺特异性抗原(PSA),是一种单链糖蛋白,由前列腺上皮细胞分泌,正常血清含量极微量。血清 PSA 已用于前列腺癌的辅助诊断,检测前列腺癌疗效和判断预后。可采用 ELISA 法,即双抗体夹心法。

第四节 过敏原检测

在临床上很多疾病的发生与发展都与接触了过敏原有关。而临床上多数过敏性疾病的患者通常只是做缓解症状的治疗,而没有找到引发过敏的真正原因,因而也就做不到针对性的预防和治疗,导致病情反复加重、迁延不愈。因而建议经常过敏的患者,一定要做一下过敏原筛查检测,查清楚到底是接触性的、食入性的还是吸入性的过敏原引起的过敏反应,以便从根本上解决问题。

一、生物共振检测

生物共振检测过敏原是目前国际上最先进的生物共振技术,通过远红外传输器内置的过敏源信号输入仪器,电极探头检测患者指端的 10 个部位,根据电脑显示的细胞过敏原产生不同生物共振波的数值来判断患者是否过敏,生物共振治疗仪配有 500 余种常见致敏物提取液,包括基础测试组(谷类、鱼类、肉类、水果类)、吸入组(真菌、螨虫、各种花粉等)、食物添加剂(防腐剂、调味剂)、接触物(杀虫剂、金属、工业毒物等)。10 分钟左右可检测完毕,整个检测过程患者无任何痛苦,可适用于任何人群,特别适合儿童、老年和妊娠妇女。

二、皮肤测试法

包括皮内试验和皮肤点刺两种方法。目前临床最常用的是皮肤点刺试验,这也是国际特别是欧美国家推崇的过敏原体内检测方法。因其是皮肤的点刺液仅为皮内试验的万分之一,安全性及灵敏度、准确度高,患者皮损小、无痛楚,就如被蚊叮一样等特点,已逐渐取代了传统的皮内试验。

三、体外免疫检测法

俗称收血法,有定量和半定量两种方法。通常采用很少一点血(3~5ml 血清)即可检查 18~68 种过敏原,具有检查种类多、痛苦少和安全性好的优点。

(李 岩 刘 艳)

第十五章

卫生统计基本概念和工作步骤

第一节 统计学中的几个基本概念

一、总体与样本

总体（population）是根据研究目的而确定的同质的个体的全部。或者说是性质相同的所有观察单位某一变量值的集合。例如，我们要研究某地健康成年男子身高，则该地同年所有健康男子的身高就构成了一个总体。该总体只包括有限个观察单位，称为有限总体。有时总体是设想的或者是抽象的，例如，研究用某药治疗冠心病患者的疗效，其总体就是使用该药治疗的所有冠心病患者，这里没有确定的时间和空间范围的限制，而观察单位数是不可确定的、无限的，所以称无限总体。

研究中的个体很多甚至是无限的，一个不漏地观察期中的所有个体常常是不可能的；有时即使可能，也没必要。实际工作中，经常是从总体中随机抽取一定数量有代表性的个体，作为样本（sample），对样本进行深入的观察与测量，获取数据，利用统计学知识，透过样本数据对研究总体的规律进行推断总体特征。从总体中抽取部分个体的过程称为抽样。抽样必须遵循随机的原则，即要使总体中每一个体有同等的机会被抽取，这样的样本对总体有较好的代表性，能根据其研究结果来推断总体特征。所以能不能成功地达到从样本推断总体的目的，关键是抽样的方法、样本的代表性和推断的技术，这些是统计学的核心内容。

二、同质与变异

一个总体中有许多个体，他们之所以共同成为人们研究的对象，必定存在共性。所谓的一些个体处于同一总体，就是指他们大同小异，具有同质性（homogeneity）。实际工作中的同质只是相对的，即可以把同质理解为影响被研究指标较大的，可以控制的主要因素尽可能相同。例如，研究儿童的身高，则要求影响身高这一指标较大的、易控制的因素如性别、年龄、民族、地区要相同，而不能控制的因素，如遗传、营养等影响因素可以略去。同一总体内的个体间存在差异又是绝对的，这种现象叫变异（variation）。如同性别、同年龄、同民族、同地区儿童的身高有高有低，这称为身高的变异。没有同质性就构不成总体供人们研究,总体内没有变异性也无需统计学。

三、抽样误差

由于总体中的个体间往往存在着差异,随机抽取的样本仅是总体中的一部分个体,因而由样本得到的指标(统计量)往往与总体指标(参数)间存在着差异,这种由抽样所造成的样本的统计量与总体参数间的差异,称为抽样误差(sampling error)。例如,从某地 7 岁男童中随机抽取 110 例,测得平均身高为 119.95cm,该样本均数不一定等于该地 7 岁男童身高的总体均数,这种样本均数与总体均数间的差别,就是均数的抽样误差。抽样误差越小,用样本推断总体的精确度就越高;反之其精确度越低。由于生物的个体变异是客观存在的,因而抽样误差是不可避免的,但抽样误差是有一定的规律性的,是可以通过统计学方法来进行估计的。

四、概率

概率是反映某一随机事件发生的可能性大小的量。通常用符号 P 来表示,概率 P 的取植范围在 0 与 1 之间。P 越接近 1,表明某事件发生的可能性越大;P 越接近 0,表示某事件发生的可能性越小。统计学上一般习惯上把 $P \leqslant 0.05$ 或 $P \leqslant 0.01$ 的事件称为小概率事件,表示某事件发生的可能性很小,在实际的一次抽样中可认为不会发生。

第二节 统计资料的类型

统计资料一般分为计量资料、计数资料和等级资料。不同类型的资料应采用不同的统计分析方法。

1. **计量资料** 用定量的方法测量每个观察单位的某项指标,所得的数值资料为计量资料,又称定量资料或数值变量资料,一般有度量衡单位。如调查 7 岁男童生长发育状况时,以人为观察单位,每个人的身高(cm)、体重(kg)和血压(kPa)等资料均属于计量资料。

2. **计数资料** 是先将观察单位按某种属性或类别分组,然后清点各组的观察单位数所得的资料称为计数资料,又称定性资料或无序分类资料。例如,调查某个人群的血型分布,按 A、B、O、AB 四型先进行分组,然后清点得各血型组的人数为计数资料。

3. **等级资料** 是将观察单位按某种属性的不同程度分组,所得各组的观察单位数称为等级资料,又称为有序分类资料。如在临床化验中,将化验结果按 –、+、++、+++ 等级分组,计数得到各组患者数,就是等级资料。等级资料是介于计量资料与计数资料之间的一种资料。

资料类型不是一成不变的,根据研究目的的需要,不同类型资料之间可以进行转化。例如,血红蛋白量(g/L)属计量资料,若按血红蛋白正常与偏低分为两组时,可按计数资料分析;若按重度贫血、中度贫血、轻度贫血、正常、血红蛋白增高分为五个等级时,可按等级资料分析。有时亦可将分类资料数量化,如若将患者的恶心反应以 0、1、2、3 表示,则可按计量资料分析。

第三节 卫生统计工作的基本步骤

医学研究的基本步骤包括立题、设计、实验(或调查)、实验结果的收集与记录、资料整理和资料分析。与此相适应,医学统计工作的基本步骤包括统计设计、收集资料、整理资料和分析资料。

一、统计设计

统计设计是医学研究成功的关键环节,是对资料的收集、整理和分析的全过程的设想和安排,良好的设计是研究结果可信的重要保证。

在设计之前,研究者必须博览文献明白研究目的是什么?什么是研究对象和观察单位?如何抽取样本?应抽取多少样本?对研究对象是否施加干预和如何施加干预?如何设置对照?需要收集哪些资料来证明研究结果和如何获取这些资料?如何对资料进行汇总和计算有关统计指标?如何控制误差,做好质量控制?预计得到什么样的结果?需要多少人力、物力、财力,如何分工等问题都需要周密考虑、统筹安排。

二、收集资料

按设计的要求收集准确、完整的原始数据。医学统计资料主要来自四个方面:

1. 统计报表 如疫情报表、医院工作报表等,这些都是根据国家规定的报告制度,由医疗卫生机构定期逐级上报的。

2. 报告卡 如传染病报告卡、职业病发病报告卡、肿瘤发病及肿瘤死亡报告卡、出生及死亡报告卡等。

3. 日常医疗卫生工作记录 如门诊病历、住院病历、健康检查记录、卫生监测记录等。

4. 专题调查或实验研究 一般统计报表和医院病历资料的内容都有局限性,要做到深入分析往往感到资料不全,经常采用专题调查或实验研究来获取资料,这是医学资料的一个非常重要的来源。

三、整理资料

资料整理的目的是把杂乱无章的原始资料系统化、条理化,便于进一步计算统计指标和资料分析。资料整理包括:

1. 在资料整理之前先将收集到的数据和各种资料进行检查和核对。

2. 设计分组,分组有两种:

(1)质量分组:即将观察单位按其属性或类别(如性别、职业、疾病分类、婚姻状况等)归类分组。

(2)数量分组:即将观察单位按数值大小(年龄大小、血压高低等)分组。

两种分组往往结合使用,一般是在质量分组基础上进行数量分组。如先按性别分组,再按身高的数值大小分组。

四、分析资料

分析资料又称为统计分析，是统计学的核心部分，其主要目的在于表达数据特征并阐明事物的内在规律。统计分析通常包括两方面：一是统计描述，运用恰当的统计指标、统计图、统计表，对资料的特征和分布规律进行测定和描述。二是统计推断，指利用有限的样本信息，推断总体的特征并做出相应估计或决策的过程。

虽然统计工作分为以上四个步骤，但在实际工作中，它们是紧密联系、环环相扣的，任何一步出错，都会影响整个研究的结果。

（潘秀丹）

第十六章

定量资料的统计描述

第一节 描述集中趋势的指标

平均数是统计中应用最广泛、最重要的一个指标体系。常用的有算术均数、几何均数和中位数三个指标。它们用于描述一组同质计量资料的集中趋势或反映一组观察值的平均水平。

一、算数均数

算术均数(arithmetic mean)简称均数,习惯上用 $\bar{X}$ 表示样本均数,用 μ 表示总体均数。均数用于反映一组同质观察值的平均水平,适用于描述对称分布的资料,特别是正态分布或近似正态分布的资料。总体均数往往很难得到,常用样本均数来估计总体均数。样本均数的计算方法有两种。

(一)直接法

当样本含量较少时,其公式为:

$$\bar{X} = \frac{X_1 + X_2 + \cdots\cdots + X_n}{n} = \frac{\sum X}{n}$$

式中,希腊字母 Σ(读作 sigma)表示求和;$X_1, X_2, \cdots, X_n$ 为各观察值;n 为样本含量,即观察值的个数。

例 1 10 名 7 岁男童体重(kg)分别是:17.3,18.0,19.4,20.6,21.2,21.8,22.5,23.2,24.0,25.5。求平均体重。

$$\bar{X} = \frac{17.3 + 18.0 + 19.4 + 20.6 + 21.2 + 21.8 + 22.5 + 23.2 + 24.0 + 25.5}{10} = 21.35(\text{kg})$$

(二)加权法

当资料中相同观察值的个数较多时,可将相同观察值的个数,即频数 f,乘以该观察值 X,以代替相同观察值逐个相加。

例 2 抽样调查某地 120 名 18~35 岁健康男性居民血清铁含量(μmol/L),数据如下:

7.42	8.65	23.02	21.61	21.31	21.46	9.97	22.73	14.94	20.18	21.62
23.07	20.38	8.40	17.32	29.64	19.69	21.69	23.90	17.45	19.08	20.52

24.14	23.77	18.36	23.04	24.22	24.13	21.53	11.09	18.89	18.26	23.29
17.67	15.38	18.61	14.27	17.40	22.55	17.55	16.10	17.98	20.13	21.00
14.56	19.89	19.82	17.48	14.89	18.37	19.50	17.08	18.12	26.02	11.34
13.81	10.25	15.94	15.83	18.54	24.52	19.26	26.13	16.99	18.89	18.46
20.87	17.51	13.12	11.75	17.40	21.36	17.14	13.77	12.50	20.40	20.30
19.38	23.11	12.67	23.02	24.36	25.61	19.53	14.77	14.37	24.75	12.73
17.25	19.09	16.79	17.19	19.32	19.59	19.12	15.31	21.75	19.47	15.51
10.86	27.81	21.65	16.32	20.75	22.11	13.17	17.55	19.26	12.65	18.48
19.83	23.12	19.22	19.22	16.72	27.90	11.74	24.66	14.18	16.52	

将这些数据适当分组,计数每组的频数(例数)。根据这些数据编制成频数表。然后再使用加权法计算均数。加权法计算均数的公式是:

$$\bar{x} = \frac{\Sigma fX}{\Sigma f} = \frac{\Sigma fX}{n}$$

表 16-1　120 名正常男子血清含量(μmol/L)频数表

组段	频数(f)	组中值(X)	fX
6~	1	7	7
8~	3	9	27
10~	6	11	66
12~	8	13	104
14~	12	15	180
16~	20	17	340
18~	27	19	513
20~	18	21	378
22~	12	23	276
24~	8	25	200
26~	4	27	108
28~30	1	29	29
合计	120		2228

从表 16-1 可以看出,这组血清铁数据散布在 6~30(μmol/L)之间。频数在各组段之间的分布并不均匀。组段"18~"的频数最多;距离该组段越远,组段的频数就越少。手工编制频数表的步骤如下:

(1) 找出 120 个血清铁数据的最小值(7.42)和最大值(29.64)。

(2) 计算全距,用 R 来表示。R= 最大值 – 最小值 =29.64-7.42=22.22(μmol/L)

(3) 确定组段数与组距:组段数一般在 10~15 组,组段的左端点称为下限,右端点称为上限。组距 = 上限 – 下限。本例如果预计取 10 个组段,则组距长度约为 22.22/10=2.222。另外,还应考虑下列因素来确定组段数与组距。①两端的组段应分别包含最小值和最大值;②尽量取较整齐的数值;③组距以相等为宜。所以本例组距定为 2,以 6 为起始点。

(4) 列表:清点例 2 的数据,列于表 16-1 中。组中值 =(组段上限 + 组段下限)/2。

$$本例均数 \ \bar{x} = \frac{2228}{120} = 18.57 \,(\mu mol/L)$$

二、几何均数

几何均数(geometric mean)用 G 表示,适用于等比级数资料,即观察值之间呈倍数或近似倍数变化的资料。如医学实践中的抗体滴度、平均效价等;或用于对数正态分布资料,即数据经过对数变换后呈正态分布的资料。另外,在计算几何均数时还得考虑以下因素:因为 0 不能取对数,不能与任何其他数呈倍数关系,所以观察值不能有 0;观察值不能同时有正值和负值,要么全是正值,要么全是负值,若全是负值,计算时先去掉负号,取对数后,进行计算,得出结果后再添上负号;同一组资料求得的几何均数小于算术均数。几何均数的算法和算术均数的算法类似,分直接法和加权法。

(一) 直接法

直接将 n 个观察值($X_1, X_2, X_3, \cdots, X_n$)的乘积开 n 次方,计算公式为:

$$G = \sqrt[n]{X_1 \cdot X_2 \cdot X_3 \cdots X_n}$$

写成对数形式为:

$$G = \lg^{-1}\left(\frac{\lg X_1 + \lg X_2 + \cdots + \lg X_n}{n}\right) = \lg^{-1}\left(\frac{\sum \lg X}{n}\right)$$

例 3　5 人的血清滴度是:1 : 2、1 : 4、1 : 8、1 : 16、1 : 32,求平均滴度。

$$G = \sqrt[5]{2 \times 4 \times 8 \times 16 \times 32} = 8$$

$$或 \ G = \lg^{-1}\left(\frac{\lg 2 + \lg 4 + \lg 8 + \lg 16 + \lg 32}{5}\right) = 8$$

故平均滴度为 1 : 8。

(二) 加权法

几何均数的加权法与算术均数的加权法类似,只是将算术值做了对数变换。

例 4　40 名麻疹易感儿接种麻疹疫苗后一个月,血凝抑制抗体滴度如表 16-2,求平均抗体滴度。

表 16-2　平均抗体滴度的计算

抗体滴度	频数(f)	滴度倒数(X)	$\lg X$	$f\lg X$
1 : 4	1	4	0.6021	0.6021
1 : 8	5	8	0.9031	4.5155
1 : 16	6	16	1.2041	7.2246
1 : 32	2	32	1.5051	3.0102
1 : 64	7	64	1.8062	12.6431
1 : 128	10	128	2.1072	21.0720

续表

抗体滴度	频数(f)	滴度倒数（X）	lgX	$f$lgX
1：256	4	256	2.4082	9.6328
1：512	5	512	2.7093	13.5465
合计	40			72.2471

$$G = \lg^{-1}\left(\frac{\Sigma f \lg X}{\Sigma f}\right) = \lg^{-1}\left(\frac{72.2471}{40}\right) = 64$$

故 40 名麻疹疫苗接种儿童一个月后血凝抑制抗体的平均滴度是 1：64。

三、中位数

中位数（median）用 M 表示。中位数是一组由小到大按顺序排列的观察值中位次居中的数值。中位数常用于描述偏态分布资料的集中趋势，或用于频数分布的一端或两端无确切数据的资料，以及总体分布不清楚的资料，它反映居中位置的变量值的大小。它和均数、几何均数不同，不是由全部观察值计算出来的，它不受个别特小或特大观察值的影响。特别是分布末端无确定数据，不能求均数和几何均数，但可求中位数。在对称分布资料，中位数和均数理论上是相同的。

（一）直接法

当 n 较小时，可直接由原始数据计算中位数。先将观察值按由小到大顺序排列，如果样本含量是奇数，位次居中的值就是中位数。如果是偶数，取居中的两位数值的均值作为中位数。

例5 某病患者 5 名，其潜伏期（天）分别为 2、3、5、8、20，求其中位数。

本例数据已经由小到大排列。因为 $n=5$ 是奇数，所以 M=5。

例6 8 名新生儿的身长（cm）依次是 50、51、52、53、54、54、55、58，求其中位数。

因为 $n=8$ 是偶数，且数据已经由小到大排列，所以 M=(53+54)/2=53.5。

（二）频数表法

当 n 较大时，可先将数据列成频数表，然后按所分组段，由小到大计算累计频数和累计频率，确定中位数 M 所在组段。累计频数中大于 $n/2$ 的最小数值所在的组段，即为 M 所在的组段；或累计频率中大于 50% 的最小频率所在的组段即为 M 所在的组段，最后根据下列公式计算中位数。

$$M = L + \frac{i}{f_M}\left(\frac{n}{2} - \Sigma f_L\right)$$

其中 L 为中位数所在组段下限，i 为 M 所在组段的组距，f_M 为中位数所在组段频数，n 为样本含量，Σf_L 为中位数所在组段之前各组段的累计频数。

例7 由表 16-3 计算中位数 M。

表 16-3　某市大气中 SO_2 日平均浓度的中位数计算

浓度($\mu g/m^3$) (1)	天数 (2)	累计频数 (3)	累计频率(%) (4)
25~	39	39	10.8
50~	67	106	29.4
75~	64	170	47.1
100~	63	233	64.5
125~	45	278	77.0
150~	30	308	85.3
175~	17	325	90.0
200~	9	334	92.5
225~	7	341	94.5
250~	6	347	96.1
275~	5	352	97.5
300~	3	355	98.3
325~	6	361	100.0
合计	361	—	—

本例 $n=361$，$\frac{n}{2}=180.5$。根据表 16-3 第(2)栏数据，自上而下计算累计频数及累计频率，见第(3)、(4)栏。由第(3)栏可知，233 是累计频数中大于 180.5 的最小值，或由第(4)栏可知 64.5% 是大于 50% 的最小累计频率，故 M 在 "100~" 组段内。因此，本例中 $L=100$，组距 $i=25$，$\Sigma f_L=170$，$f_{50}=63$，代入公式计算：

$$M = 100 + \frac{25}{63}(361/2 - 170) = 104.17 \ \mu g/m^3$$

故某市大气中 SO_2 的日平均浓度是 104.17$\mu g/m^3$。

四、百分位数

百分位数(percentile)用 P_x 表示。一个百分位数 P_x 将一组观察值分为两部分，理论上有 X% 的观察值比它小，有 $(100-x)$% 的观察值比它大，是一种位置指标。中位数是一个特定的百分位数，即 $M=P_{50}$。百分位数的计算步骤与中位数类似，首先要确定 P_x 所在的组段。先计算 $n·x$%，累计频数中大于 $n·x$% 的最小值所在的组段就是 P_x 所在组段。计算公式为：

$$Px = L + \frac{i}{f_X}(n.x\% - \Sigma f_L)$$

式中：L、i、f_x 分别为 Px 所在组段的下限、组距和频数；Σf_L 为小于 L 的各组段的累计频数。

百分位数用于描述一组数据某一百分位位置的水平，多个百分位数结合应用时，可描述一组观察值的分布特征；百分位数可用于确定非正态分布资料的医学参考值范围。应用百分位数，样本含量要足够大，否则不宜取靠近两端的百分位数。

第二节　描述离散趋势的指标

描述计量资料频数分布的另一主要特征是离散程度,用变异指标表示。只有把集中趋势指标和离散趋势指标结合起来才能全面反映资料的分布特征。常用的变异指标有全距、四分位数间距、方差、标准差、变异系数等。

一、全距(range)

简记为 R,也叫极差,是一组观察值中,最大值与最小值之差,反映个体变异的范围。极差越大,说明变异度大;反之,说明变异度小。用极差来说明变异度的大小,简单明了,故广为采用,如用于说明传染病、食物中毒等的最短、最长潜伏期等。但缺点是,除了最大值和最小值外,不能反映组内其他数据的变异度;样本含量越大,抽到较大或较小变量值的可能性就越大,因而极差可能越大,故样本含量悬殊时不宜比较其极差;既使样本含量不变,极差的抽样误差亦较大,即不够稳定。

二、四分位数间距(quartile)

简记为 Q,是上四分位数 Q_U(即 P_{75})与下四分位数 Q_L(即 P_{25})之差。四分位数间距可看成是中间 50% 观察值的极差,其数值越大,变异度越大,反之,变异度越小。由于四分位数间距不受两端个别极大值或极小值的影响,因而四分位数间距较全距稳定,但仍未考虑全部观察值之间的变异程度,常用于描述偏态频数分布以及分布的一端或两端无确切数值资料的离散程度。

三、方差和标准差

由于极差只考虑了一组观察值中的最大值和最小值,而没有全面考虑组内每个观察值的离散情况。因为组内每一观察值与总体均数的距离大小都会影响总体的变异度,故提出了以变量值离均差 $(X-\mu)$ 的平方和除以变量值的总个数 N,来反映变异度的大小,称为总体方差,用 σ^2 来表示。

$$\sigma^2 = \frac{\sum (X-\mu)^2}{N}$$

由此式可见,各个离均差平方后,原来的度量单位都变成了平方单位。为了用原单位表示而将总体方差开方,称为总体标准差。

$$\sigma = \sqrt{\frac{\sum (X-\mu)^2}{N}}$$

由于变异度越大,则离均差平方和越大,标准差越大。故标准差越大,说明个体变异越大,则平均数的代表性就越差。

实际工作中经常得到的是样本资料,μ 是未知的,只能用样本的均数 $\bar{X}$ 来替代 μ,用样本含量 n 来代替 N。

因此样本标准差公式为:$S = \sqrt{\dfrac{\sum \left(X-\bar{X}\right)^2}{n-1}}$

式中 $n-1$ 为自由度,将该公式展开可以变成如下:

$$S = \sqrt{\frac{\sum X^2 - \frac{(\sum X)^2}{n}}{n-1}}$$

手工计算标准差很复杂,目前多用计算机或计算器来完成。

例8 有一组男孩的体重如下:24、27、30、33、36,求其标准差。

本例 $n=5$, $\sum X=150$, $\sum X^2=4590$

所以,标准差 $S = \sqrt{\frac{4590 - \frac{(150)^2}{5}}{5-1}} = 4.74$

四、变异系数

变异系数(coefficient of variation,CV):常用于比较度量衡单位不同或均数相差悬殊的两组或多组资料的变异度,其公式为:

$$CV = \frac{S}{\overline{X}} \times 100\%$$

第三节　正态分布及其应用

一、正态分布的概念和特征

1. 正态分布的概念　图16-1(1)是根据一组男童的身高数据所绘制的频数分布图,可以看出,高峰位于中部,左右两侧大致对称。设想如果观察例数逐渐增多,组段不断分细,直方图顶端的连线就会逐渐形成一条高峰位于中央(均数所在处),两侧逐渐降低且左右对称,不与横轴相交的光滑曲线(图16-1(2))。这条曲线称为频数曲线或频率曲线,近似于数学上的正态分布(normal distribution)。由于频率的总和为100%或1,故该曲线下横轴上的面积为100%或1(图16-1(3))。

正态分布又称Gauss分布(Gaussian distribution)分布,是以均数为中心左右完全对称的频数分布。

为了应用方便,常对正态分布变量X作变量变换。

$$Z = \frac{X - \mu}{\sigma}$$

该变换使原来的正态分布转化为均数为0,标准差为1的正态分布,即标准正态分布(standard normal distribution),亦称Z分布。Z被称为标准正态变量或标准正态离差(standard normal deviate)。

2. 正态分布的特征

(1)正态曲线(normal curve)在横轴上方均数处最高。

(2)正态分布以均数为中心,左右对称。

(3)正态分布有两个参数,即均数 μ 和标准差 σ。μ 是位置参数,当 σ 固定不变时,μ 越大,曲线沿横轴越向右移动;反之,μ 越小,则曲线沿横轴越向左移动。σ 是形态参数,当 μ 固定不

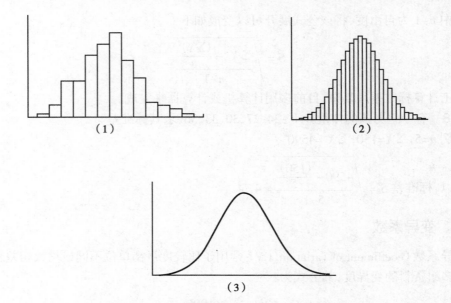

图 16-1　频数分布逐渐接近正态分布示意图

变时,σ 越大,曲线越平阔;σ 越小,曲线越尖峭。通常用 $N(\mu,\sigma^2)$ 表示均数为 μ,方差为 σ^2 的正态分布。用 $N(0,1)$ 表示标准正态分布。

(4) 正态曲线下面积的分布有一定规律。

实际工作中,常需要了解正态曲线下横轴上某一区间的面积占总面积的百分数,以便估计该区间的例数占总例数的百分数(频数分布)或观察值落在该区间的概率。正态曲线下一定区间的面积可以通过查表求得。正态分布曲线下有三个区间的面积应用较多,应熟记:标准正态分布区间 $(-1,1)$ 或正态分布区间 $(\mu-\sigma,\mu+\sigma)$ 的面积占总面积的 68.27%;标准正态分布区间 $(-1.96,1.96)$ 或正态分布区间 $(\mu-1.96\sigma,\mu+1.96\sigma)$ 的面积占总面积的 95%;标准正态分布区间 $(-2.58,2.58)$ 或正态分布区间 $(\mu-2.58\sigma,\mu+2.58\sigma)$ 的面积占总面积的 99%。如图 16-2 所示。

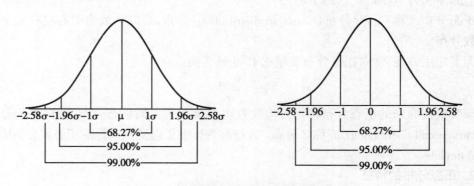

图 16-2　正态曲线与标准正态曲线的面积分布

二、正态分布的应用

某些医学现象,如人群的身高、红细胞数、血红蛋白量、胆固醇以及实验中的随机误差等服从正态或近似正态分布。有些资料虽为偏态分布,但经数据变换后可成为正态或近似正态分布,仍可按正态分布规律处理。

1. 医学参考值的确定 医学参考值范围(reference range)也称医学正常值范围。它是指包括绝大多数正常人的解剖、生理、生化等指标的波动范围。制定正常值范围时,首先要确定一批样本含量足够大的"正常人",所谓"正常人"不是指没有任何疾病的人,而是指排除了影响所研究指标的疾病和有关因素的同质人群;其次需根据研究目的和使用要求选定适当的百分界值,如 80%,90%,95% 和 99%,人们习惯用该人群 95% 的个体某项医学指标的取值范围作为该指标的医学参考值范围;根据指标的实际用途确定单侧或双侧界值,如白细胞计数过高过低皆属不正常须确定双侧界值,又如肝功能中转氨酶过高属不正常须确定单侧上界,肺活量过低属不正常须确定单侧下界。另外,还要根据资料的分布特点,选用恰当的计算方法。

确定医学参考值范围的方法有两种:

(1)正态分布法:若观察值 X 服从正态分布,那么根据正态分布规律,95% 的正态分布变量 X 分布在区间 $\mu \pm 1.96 \sigma$ 上,所以正态分布资料双侧医学参考值范围一般按下式作近似估计:

$$\bar{X} \pm 1.96S$$

例 9 某地调查 200 名正常成年女性红细胞数得均值为 $4.18 \times 10^{12}/L$,标准差为 $0.29 \times 10^{12}/L$,试估计该地正常成年女性红细胞数的 95% 参考值范围。

因为正常成年女性红细胞数近似服从正态分布,可以直接用正态分布法求参考值范围,又因该指标过高、过低均属异常,故取双侧。所以按双侧估计该地正常成年女性红细胞数 95% 参考值范围:

下限为:$\bar{X}-1.96S=4.18 \times 10^{12}/L-1.96 \times 0.29 \times 10^{12}/L=3.61 \times 10^{12}/L$
上限为:$\bar{X}+1.96S=4.18 \times 10^{12}/L+1.96 \times 0.29 \times 10^{12}/L=4.75 \times 10^{12}/L$

(2)百分位数法:双侧 95% 医学参考值范围是$(P_{2.5}, P_{97.5})$,单侧 95% 参考值范围是 P_{95} 以下(如血铅、发汞),或 P_5 以上(如肺活量)。该法适用于任何分布类型的资料。

必须注意,95% 医学参考值范围仅仅告诉我们某特定人群中,95% 的个体指标测定值在此范围内,并不能说明在此范围内都"正常";也不能说明凡不在此范围内的都不"正常"。因此,医学参考值范围在临床上只能作为参考。

2. 估计频数分布 对于正态或近似正态分布的资料,已知均数和标准差,就可对其频数分布作出概约估计。

3. 实验中的测量误差,一般也服从正态分布,利用这一点可以准确地进行误差分析和质量控制。

4. 正态分布是许多统计方法的理论基础 如 t 分布、F 分布、x^2 分布都是在正态分布的基础上推导出来的,Z 检验也是以正态分布为基础的。另外,t 分布、二项分布、Poisson 分布的极限为正态分布,在一定条件下,可以按正态分布原理来处理。

第四节 卫生检验中的误差及有效数字

定量分析的任务是准确测定试样中组分的准确含量,因此,要求分析结果必须具有一定的准确度。在定量分析中,由于受分析方法、测量仪器、试剂和分析工作者主观因素等方面的限制,使测得的分析结果,不可能与真实值完全一致,即使是技术熟练的分析工作者,使用最精密的仪器,在完全相同的条件下,对同一试样进行多次测定,也不可能得到完全一致的分析结果。这说明误差是客观存在的,是难以避免的。因此,在进行定量分析时,不仅要测得待测组分的含量,而且必须对分析结果作出正确评价,判断分析结果的准确性,查出产生误差的原因,采取有效措施减小误差,从而提高分析结果的准确程度。

一、定量分析误差

定量分析中,根据误差产生的原因和性质,可将误差分为系统误差和随机误差两大类。

(一) 误差及其类型

1. 系统误差(systematic error)　它是由于分析过程中某些确定的原因造成的,对分析结果的影响比较固定,在同一条件下重复测定时,会重复出现,使测定结果系统偏高或偏低。这种误差的大小、正负是可以测定的,并且可以设法减小或加以校正。根据系统误差的性质和产生原因,可将其分为:

(1)方法误差:由于分析方法本身的某些不足所引起的误差。例如,在重量分析法中,沉淀的溶解或共沉淀现象;在滴定分析法中,由于滴定终点和化学计量点不完全符合等,都会产生系统误差。

(2)仪器误差:由于所用仪器本身不够准确或未经校准所引起的误差。如天平两臂不等长,滴定管、容量瓶(或量瓶)、移液管等容量仪器刻度不够准确等,在使用过程中会使测定结果产生误差。

(3)试剂误差:由于所用试剂不纯或纯化水中含有杂质而引起的误差。如使用的试剂中含有微量的待测组分或存在干扰杂质等。

(4)操作误差:主要指在正常操作情况下,由于操作者掌握的基本操作规程和控制实验条件与正规要求稍有出入所造成的误差。例如,滴定管读数偏高或偏低,对某种颜色的辨别不够敏锐等所造成的误差。

2. 随机误差(random error)　又称偶然误差,它是由某些难以控制或无法避免的偶然因素造成的误差。如测量时温度、湿度、气压的微小变化,分析仪器的轻微波动以及分析人员操作的细小变化等,都可能引起测量数据的波动而带来误差。偶然误差的大小、正负都不固定,有时大,有时小,有时正,有时负是较难预测和控制的。但是,如果在相同条件对同一样品进行多次测定,并将测定数据进行统计处理,则可发现有如下的规律:

绝对值相同的正负误差出现的概率相等,小误差出现的概率大,大误差出现的概率小,特别大的误差出现的概率极小。这种误差的分布服从正态分布。在消除系统误差的前提下,随着测定次数的增加,偶然误差的算术平均值将趋于零。因此,常多采用"多次测定取平均值"的方法消除偶然误差。

另外,是由于分析人员粗心大意或工作过失所产生的差错。例如,溶液溅失、加错试剂、读错刻度、记录和计算错误等。这些纯属错误,不属于误差范畴,应弃除此数据。分析人员应加强工作责任心,严格遵守操作规程,做好原始记录反复核对,就能避免这类错误的发生。

(二) 误差的表示方法

1. 准确度与误差　准确度是测量值(x)与真值(μ)之间的符合程度。它说明测定结果的可靠性,用误差值来度量:

$$绝对误差 = 测量值 - 真实值$$

$$E_a = x - \mu$$

但绝对误差不能完全地说明测定的准确度,即它没有与被测物质的质量联系起来。如果被称量物质的质量分别为 1g 和 0.1g,称量的绝对误差同样是 0.0001g,则其含义就不同了,故分析结果的准确度常用相对误差(E_r%)表示:

$$E_r = \frac{x - \mu}{\mu} \times 100\%$$

E_r% 反映了误差在真实值中所占的比例,用来比较在各种情况下测定结果的准确度比较合理。

2. 精密度与偏差　精密度是指在相同条件下,多次测量结果相互接近的程度。它反映测定结果的重复性和再现性。用偏差(deviation)表示,其数值越小,说明分析结果的精密度越高;反之,精密度越低。因此,偏差的大小是衡量精密度高低的尺度。

偏差又分为绝对偏差、平均偏差、相对平均偏差、标准偏差和相对标准偏差。具体表示方法如下:

(1) 绝对偏差:表示测量值与平均值之差

$$d = x - \bar{x}$$

(2) 平均偏差:表示各单个绝对偏差绝对值的平均值。

$$\bar{d} = \frac{\sum |x - \bar{x}|}{n}$$

(3) 相对平均偏差:是指平均偏差占测量平均值的百分率。

$$\bar{d}_r = \frac{\bar{d}}{\bar{x}} \times 100\%$$

滴定分析中,滴定常量成分时,分析结果的相对平均偏差一般应小于 0.2%。使用平均偏差和相对平均偏差表示精密度比较简单、方便。但不能反映一组数据的波动情况,即分散程度。因此,对要求较高的分析结果常采用标准偏差来表示精密度。

(4) 标准偏差:样本标准偏差的数学表达式为

$$S = \sqrt{\frac{\sum_{i=1}^{n}(x_i - \bar{x})^2}{n-1}}$$

式中($n-1$)为自由度,它说明在 n 次测定中,只有($n-1$)个可变偏差,引入($n-1$),主要是为了校正以样本平均值代替总体平均值所引起的误差。

用标准偏差表示精密度更合适,因为将单次测定的偏差平方后,较大的偏差能更显著地反映出来,故能更好地说明数据的分散程度。

(5) 样本相对标准偏差—变异系数:

$$CV = \frac{S}{\bar{X}} \times 100\%$$

3. 准确度与精密度的关系　系统误差影响分析结果的准确度,偶然误差影响分析结果的精密度。测量值的准确度表示测量的正确性,测量值的精密度表示测量的重现性。测定结果的好坏应从精密度来评估。以测定某样品中亚铁离子含量的四种方法为例,说明定量分析中准确度与精密度的关系。每种方法均测定六次。样品中亚铁离子的真实含量为 10.00%,测量结果如图 16-3 所示。

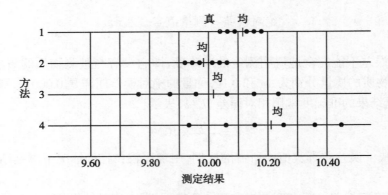

图 16-3　分析结果准确度与精密度

由图 16-3 可以看出,方法 1 的精密度高,但平均值与真实值相差较大,存在较大的系统误差,故准确度低,测量结果不可取。方法 2 的精密度、准确度都高,说明该方法的系统误差和偶然误差均很小,测量结果准确可靠。方法 3 的精密度很差,说明偶然误差大,测量结果不可取。方法 4 的准确度、精密度都不高,说明系统误差、偶然误差都大,测量结果更不可取。

综上所述,可得出结论:精密度高,准确度不一定高,但高精密度是获得高准确度的必要条件,即精密度与准确度都高的测量值才可取。因此,在评价分析结果时,必须将系统误差和偶然误差的影响结合起来考虑。既消除系统误差也减小偶然误差,才能提高分析结果的准确度。

(三) 提高分析结果准确度的方法

从误差产生的原因来看,只有尽可能地减小系统误差和偶然误差,才能提高分析结果的准确度。

1. 选择适当的分析方法　不同分析方法的灵敏度和准确度不同。重量分析法和滴定分析法的灵敏度虽然不高,但对于常量分析的测定能获得较准确的结果,其相对误差一般不超过千分之几,可是它们常测不出微量或痕量组分。而仪器分析法对于微量或痕量组分的测定灵敏度较高,虽然其相对误差较大,但对微量或痕量组分而言,仍能符合准确度的要求。因此,常量组分的测定一般应选用重量分析法和滴定分析法,微量组分的测定应选仪器分析法。

2. 减小测量误差　为了保证分析结果的准确度,必须尽量减小测量误差。如在称量时要设法减小称量误差,一般分析天平的称量误差为 ±0.0001g,用递减称量法称得一份试样重,要称量两次,可能引起的最大误差是 ±0.0002g,为使称量的相对误差不大于 0.1%,所称试样量不能小于 0.2g;在滴定分析中,滴定管的读数误差为 ±0.02ml,为使滴定的相对误差不大于 0.1%,消耗滴定液的体积应不小于 20ml。

3. 减小测量中的系统误差

(1) 对照试验:对照试验是检查系统误差的有效方法,如检查试剂是否失效、反应条件是否正常、测量方法是否可靠,以减免方法、试剂和仪器误差。常用标准品对照法和标准方法对照法。

标准品对照法是用已知准确含量的标准试样代替待测试样,在完全相同的条件下进行分析,以此对照标准方法对照法是用可靠(法定)分析方法与被检验的方法,对同一试样进行对照分析。若两测量方法的测定结果越接近,则说明被检验的方法越可靠。

(2) 空白试验:在不加试样的情况下,按照与分析试样同样的方法、条件、步骤对空白试样进行分析,所得结果称为空白值,从试样的分析结果中减掉空白值。这样就可以消除由于试剂、纯化水、实验器皿和环境带入的杂质所引起的系统误差,使实验的测量值更接近于真实值。

(3) 校准仪器:系统误差中的仪器误差可以用校准仪器来消除。例如,在精密分析中,砝码、移液管、滴定管、容量瓶等,必须进行校准,并在计算结果时采用其校正值。一般情况下简单而有效的方法是在一系列操作过程中使用同一仪器,这样可以抵消部分仪器误差。

(4) 回收试验:如果无标准试样做对照试验,或对试样的组成不太清楚时,可做回收试验。这种方法是向试样中加入已知量的待测物质,然后用与待测试样相同的方法进行分析。由分析结果中待测组分的增大值与加入量之差,便能计算出分析的误差,并对分析结果进行校正。

4. 减小测量中的偶然误差　根据偶然误差产生的原因和统计规律,偶然误差的减小,可通过选用稳定性更好的仪器,改善实验环境,提高实验技术人员操作熟练程度,增加平行测定次数取平均值等方法来实现。

二、有效数字及其应用

在定量分析中,为了得到准确的测量结果,不仅要准确的测定各种数据,而且还要正确的记录和计算。因此,在记录数据和计算分析结果时,必须了解有效数字的有关问题,因为,有效数字位数的多少反映了测量的准确度。

(一) 有效数字

有效数字是在分析工作中能测量到的并有实际意义的数字,其位数包括所有的准确数字和最后一位可疑数字。记录测量数据和计算分析结果时,保留几位数字作为有效数字,必须根据测量仪器、分析方法的准确程度确定。例如,用万分之一的分析天平称量某试样的质量为1.2382g,五位有效数字。这一数值中,1.238是准确的,最后一位"2"存在误差,是可疑数字。根据所用分析天平的准确程度,该试样的质量实际应为(1.2382 ± 0.0001)g。又如,若用25ml移液管量取25ml某溶液,应记录为25.00ml,四位有效数字。25.00ml中,最后一位"0"是不准确的数字,此溶液的体积应为(25.00 ± 0.01)ml。

在确定有效数字的位数时,数字中的"0"有双重意义。在第一个数字(1~9)前的"0"不是有效数字;而在数字中间或末尾的"0"是有效数字。

例如:

2.0005g、40.102	五位有效数字
0.5000g、8.023×10^{-3}	四位有效数字
0.0580g、1.86×10^{-3}	三位有效数字
0.0054g、0.30%	两位有效数字
0.6g、0.02%	一位有效数字

分析化学中还经常遇到pH、pK等对数值,它们的有效数字的位数仅决定于小数点后

面数字的位数。例如,pH=12.68,即[H$^+$]=2.1×10^{-13}mol/L,其有效数字只有两位,而不是四位。

(二) 有效数字的记录、修约及运算规则

在处理数据时,经常遇到一些准确程度不相同的测量数据,对于这些数据,必须按一定规则进行记录、修约及运算,一方面可以节省时间,另一方面又可避免得出不合理的结论。

1. 记录测量数据时,只保留一位可疑数字。

2. 数字修约规则　在处理数据时,应合理保留有效数字的位数,按要求弃去多余的尾数,称为数字的修约。数字修约的规则如下:

(1) 采取"四舍六入五留双"的原则:

1) 被修约的数字小于或等于4时,则舍去该数字;当被修约的数字大于或等于6时,则进位。

2) 当被修约的数字等于5,且5的后面无数字或数字为零时,如5的前一位是偶数(包括"0")就舍去,若是奇数就进位;当被修约的数字等于5,且5的后面还有非零数字时,则进位。

例如,将下列测量值修约为四位数:

3.4864	3.486
0.37426	0.3743
5.62350	5.624
2.38451	2.385
4.62450	4.624
6.3845	6.384

(2) 修约数字时,只允许对原测量值一次修约到所需位数,不能分次修约。如将4.5491修约为两位数,不能先修约为4.55再修约成4.6,而应一次修约为4.5。

3. 有效数字运算规则

(1) 加减法:几个数据相加或相减时,它们的和或差的有效数字的保留位数,应以小数点后位数最少的数据为依据。

例如,0.0121+25.64+1.05782,它们的和应以25.64为依据,保留到小数点后第二位。计算时,先修约成0.01+25.64+1.06再计算其和。

$$0.01+25.64+1.06=26.71$$

(2) 乘除法:几个数相乘除时,积或商的有效数字位数的保留,应以有效数字位数最少的数据为依据。

例如,0.0121×25.64×1.05782其积的有效数字位数的保留以0.0121为依据。确定其他数据的位数,修约后进行计算。

$$0.0121×25.6×1.06=0.328$$

另外,在对数运算中,所取对数的位数应和真数的有效数字位数相等。如[H$^+$]=1.0×10^{-5}mol/L的溶液,则pH=5.00。在表示准确度和精密度时,在大多数情况下只取一位有效数字,最多取两位有效数字。

(三) 有效数字在定量分析中的应用

1. 正确记录测量数据,反映出测量仪器精度。记录测量数据时,究竟保留几位数字

为宜,必须根据测定方法和测量仪器的准确程度来确定。如用万分之一的分析天平进行称量时,称量结果必须记录到以克为单位小数点后四位。

例如:1.2500g 不能写成 1.25g,也不能写成 1.250g;在滴定管上读取数据时,必须记录到以毫升为单位小数点后二位,如消耗溶液的体积为 22ml 时,要写成 22.00ml。

2. 正确选择适当的测量仪器和试剂的用量　例如,万分之一的分析天平,其绝对误差为 ±0.0001g。为了使称量的相对误差在 0.1% 以下,试样称取量应为多少克才能达到上述要求?

计算如下:

$$E_r = \frac{E}{m} \times 100\%$$

$$m = \frac{0.0001}{0.1\%} \times 100\% = 0.1\,(\text{g})$$

由此可知,样品称取的质量不能低于 0.1g。如果称取样品质量在 1g 以上时,选用千分之一分析天平进行称量,准确度也可以达到 0.1% 的要求。计算如下:

$$E_r = \frac{0.001}{1} \times 100\% = 0.1\%$$

3. 正确表示分析结果　如分析某试样中氯的含量时,用万分之一的分析天平称取试样 0.5000g,测定结果:甲报告含量为 30.00%;乙报告为 30.001%,应采用哪种结果?

$$\text{甲的准确度:} \quad \frac{0.01}{30.00} \times 100\% = 0.03\%$$

$$\text{乙的准确度:} \quad \frac{0.001}{30.001} \times 100\% = 0.003\%$$

$$\text{称样准确度:} \quad \frac{0.0001}{0.5000} \times 100\% = 0.02\%$$

可以看出甲的准确度和称样准确度一致,而乙的准确度超过了称样准确度,是没有意义的结果。

定量分析的结果,一般要求准确到四位有效数字。因此,分析结果的计算可应用四位对数表,这样既可避免笔算的繁琐费时,又可以自然地弃去超过四位的无意义的数字。目前电子计算器的应用已相当普遍,使用计算器计算分析结果时,由于计算器上显示位数较多,特别要注意分析结果的有效数字的位数。

（潘秀丹）

第十七章

相关法律知识

第一节　劳动法相关知识

为了保护劳动者的合法权益,调整劳动关系,建立和维护适应社会主义市场经济的劳动制度,促进经济发展和社会进步,根据中华人民共和国宪法,制定了劳动法。在中华人民共和国境内的企业、个体经济组织(以下统称用人单位)和与之形成劳动关系的劳动者,适用本法。国家机关、事业组织、社会团体和与之建立劳动合同关系的劳动者,依照本法执行。劳动者享有平等就业和选择职业的权利、取得劳动报酬的权利、休息休假的权利、获得劳动安全卫生保护的权利、接受职业技能培训的权利、享受社会保险和福利的权利、提请劳动争议处理的权利以及法律规定的其他劳动权利。劳动者应当完成劳动任务,提高职业技能,执行劳动安全卫生规程,遵守劳动纪律和职业道德。

国家采取各种措施,促进劳动就业,发展职业教育,制定劳动标准,调节社会收入,完善社会保险,协调劳动关系,逐步提高劳动者的生活水平。国家通过促进经济和社会发展,创造就业条件,扩大就业机会。国家鼓励企业、事业组织、社会团体在法律、行政法规规定的范围内兴办产业或者拓展经营,增加就业。国家支持劳动者自愿组织起来就业和从事个体经营实现就业。

劳动者就业,不因民族、种族、性别、宗教信仰不同而受歧视。妇女享有与男子平等的就业权利。在录用职工时,除国家规定的不适合妇女的工种或者岗位外,不得以性别为由拒绝录用妇女或者提高对妇女的录用标准。

禁止用人单位招用未满十六周岁的未成年人。文艺、体育和特种工艺单位招用未满十六周岁的未成年人,必须依照国家有关规定,履行审批手续,并保障其接受义务教育的权利。

劳动合同是劳动者与用人单位确立劳动关系、明确双方权利和义务的协议。建立劳动关系应当订立劳动合同。订立和变更劳动合同,应当遵循平等自愿、协商一致的原则,不得违反法律、行政法规的规定。劳动合同依法订立即具有法律约束力,当事人必须履行劳动合同规定的义务。违反法律、行政法规的劳动合同;采取欺诈、威胁等手段订立的劳动合同被视为无效合同。无效的劳动合同,从订立的时候起,就没有法律约束力。确认劳动合同部分无效的,如果不影响其余部分的效力,其余部分仍然有效。劳动合同的无效,由劳动争议仲裁委员会或者人民法院确认。劳动合同应当以书面形式订立,并具备以下条款:①劳动合同期限;②工作内容;③劳动保护和劳动条件;④劳动报酬;⑤劳动纪律;⑥劳动合同终止的条件;⑦违反劳动合同的责任。以上七条为劳动法规定的必备条款,除此之外,当事人可以协商约定其他内容。劳动合同可以约定试用期。试用期最长不得超过六个月。

国家实行劳动者每日工作时间不超过八小时、平均每周工作时间不超过四十四小时的工时制度。用人单位应当保证劳动者每周至少休息一日。用人单位由于生产经营需要,经与工会和劳动者协商后可以延长工作时间,一般每日不得超过一小时;因特殊原因需要延长工作时间的,在保障劳动者身体健康的条件下延长工作时间每日不得超过三小时,但是每月不得超过三十六小时。有下列情形之一的,用人单位应当按照下列标准支付高于劳动者正常工作时间工资的工资报酬:①安排劳动者延长工作时间的,支付不低于工资的百分之一百五十的工资报酬;②休息日安排劳动者工作又不能安排补休的,支付不低于工资的百分之二百的工资报酬;③法定休假日安排劳动者工作的,支付不低于工资的百分之三百的工资报酬。

工资分配应当遵循按劳分配原则,实行同工同酬。工资水平在经济发展的基础上逐步提高。国家对工资总量实行宏观调控。

第二节　合同法相关知识

为了保护合同当事人的合法权益,维护社会经济秩序,促进社会主义现代化建设,制定了合同法。合同法所称合同是平等主体的自然人、法人、其他组织之间设立、变更、终止民事权利义务关系的协议。婚姻、收养、监护等有关身份关系的协议,适用其他法律的规定。合同当事人的法律地位平等,一方不得将自己的意志强加给另一方。当事人依法享有自愿订立合同的权利,任何单位和个人不得非法干预。当事人应当遵循公平原则确定各方的权利和义务。当事人行使权利、履行义务应当遵循诚实信用原则。当事人订立、履行合同,应当遵守法律、行政法规,尊重社会公德,不得扰乱社会经济秩序,损害社会公共利益。依法成立的合同,对当事人具有法律约束力。当事人应当按照约定履行自己的义务,不得擅自变更或者解除合同。依法成立的合同,受法律保护。

当事人订立合同,应当具有相应的民事权利能力和民事行为能力。当事人依法可以委托代理人订立合同。当事人订立合同,有书面形式、口头形式和其他形式。法律、行政法规规定采用书面形式的,应当采用书面形式。当事人约定采用书面形式的,应当采用书面形式。书面形式是指合同书、信件和数据电文(包括电报、电传、传真、电子数据交换和电子邮件)等可以有形地表现所载内容的形式。合同的内容由当事人约定,一般包括以下条款:①当事人的名称或者姓名和住所;②标的;③数量;④质量;⑤价款或者报酬;⑥履行期限、地点和方式;⑦违约责任;⑧解决争议的方法。当事人可以参照各类合同的示范文本订立合同。当事人订立合同,采取要约、承诺方式。

要约是希望和他人订立合同的意思表示,该意思表示应当符合下列规定:①内容具体确定;②表明经受要约人承诺,要约人即受该意思表示约束。要约邀请是希望他人向自己发出要约的意思表示。寄送的价目表、拍卖公告、招标公告、招股说明书、商业广告等为要约邀请。商业广告的内容符合要约规定的,视为要约。要约到达受要约人时生效。采用数据电文形式订立合同,收件人指定特定系统接收数据电文的,该数据电文进入该特定系统的时间,视为到达时间;未指定特定系统的,该数据电文进入收件人的任何系统的首次时间,视为到达时间。要约可以撤回。撤回要约的通知应当在要约到达受要约人之前或者与要约同时到达受要约人。要约可以撤销。撤销要约的通知应当在受要约人发出承诺通知之前到达受要约人。有下列情形之一的,要约不得撤销:①要约人确定了承诺期限或者以其他形式明示要约不可撤销;②受要约人有理由认为要约是不可撤销的,并已经为履行合同作了准备工作。有下列情形之一的,要约失效:①拒绝要约的通知到达要约人;②要约人依法撤销要约;③承诺期限届满,受要约人未作出承诺;④受要约人对要约的内容作出实质性变更。

承诺是受要约人同意要约的意思表示。承诺应当以通知的方式作出,但根据交易习惯或者要约表明可以通过行为作出承诺的除外。承诺应当在要约确定的期限内到达要约人。要约没有确定承诺期限的,承诺应当依照下列规定到达:①要约以对话方式作出的,应当即时作出承诺,但当事人另有约定的除外;②要约以非对话方式作出的,承诺应当在合理期限内到达。要约以信件或者电报作出的,承诺期限自信件载明的日期或者电报交发之日开始计算。信件未载明日期的,自投寄该信件的邮戳日期开始计算。要约以电话、传真等快速通讯方式作出的,承诺期限自要约到达受要约人时开始计算。

承诺生效时合同成立。承诺通知到达要约人时生效。承诺不需要通知的,根据交易习惯或者要约的要求作出承诺的行为时生效。

承诺可以撤回。撤回承诺的通知应当在承诺通知到达要约人之前或者与承诺通知同时到达要约人。受要约人超过承诺期限发出承诺的,除要约人及时通知受要约人该承诺有效的以外,为新要约。受要约人在承诺期限内发出承诺,按照通常情形能够及时到达要约人,但因其他原因承诺到达要约人时超过承诺期限的,除要约人及时通知受要约人因承诺超过期限不接受该承诺的以外,该承诺有效。承诺的内容应当与要约的内容一致。受要约人对要约的内容作出实质性变更的,为新要约。有关合同标的、数量、质量、价款或者报酬、履行期限、履行地点和方式、违约责任和解决争议方法等的变更,是对要约内容的实质性变更。承诺对要约的内容作出非实质性变更的,除要约人及时表示反对或者要约表明承诺不得对要约的内容作出任何变更的以外,该承诺有效,合同的内容以承诺的内容为准。当事人采用合同书形式订立合同的,自双方当事人签字或者盖章时合同成立。当事人采用信件、数据电文等形式订立合同的,可以在合同成立之前要求签订确认书。签订确认书时合同成立。

第三节　传染病防治法相关知识

为了预防、控制和消除传染病的发生与流行,保障人体健康和公共卫生,制定了传染病防治法。国家对传染病防治实行预防为主的方针,防治结合、分类管理、依靠科学、依靠群众。传染病防治法规定的传染病分为甲类、乙类和丙类。

甲类传染病是指:鼠疫、霍乱。

乙类传染病是指:传染性非典型肺炎、艾滋病、病毒性肝炎、脊髓灰质炎、人感染高致病性禽流感、麻疹、流行性出血热、狂犬病、流行性乙型脑炎、登革热、炭疽、细菌性和阿米巴性痢疾、肺结核、伤寒和副伤寒、流行性脑脊髓膜炎、百日咳、白喉、新生儿破伤风、猩红热、布鲁菌病、淋病、梅毒、钩端螺旋体病、血吸虫病、疟疾。

丙类传染病是指：流行性感冒、流行性腮腺炎、风疹、急性出血性结膜炎、麻风病、流行性和地方性斑疹伤寒、黑热病、棘球蚴病、丝虫病，除霍乱、细菌性和阿米巴性痢疾、伤寒和副伤寒以外的感染性腹泻病。

国务院卫生行政部门根据传染病暴发、流行情况和危害程度，可以决定增加、减少或者调整乙类、丙类传染病病种并予以公布。对乙类传染病中传染性非典型肺炎、炭疽中的肺炭疽和人感染高致病性禽流感，采取本法所称甲类传染病的预防、控制措施。其他乙类传染病和突发原因不明的传染病需要采取本法所称甲类传染病的预防、控制措施的，由国务院卫生行政部门及时报经国务院批准后予以公布、实施。

省、自治区、直辖市人民政府对本行政区域内常见、多发的其他地方性传染病，可以根据情况决定按照乙类或者丙类传染病管理并予以公布，报国务院卫生行政部门备案。各级人民政府领导传染病防治工作。县级以上人民政府制定传染病防治规划并组织实施，建立健全传染病防治的疾病预防控制、医疗救治和监督管理体系。国务院卫生行政部门主管全国传染病防治及其监督管理工作。县级以上地方人民政府卫生行政部门负责本行政区域内的传染病防治及其监督管理工作。县级以上人民政府其他部门在各自的职责范围内负责传染病防治工作。军队的传染病防治工作，依照本法和国家有关规定办理，由中国人民解放军卫生主管部门实施监督管理。

各级人民政府组织开展群众性卫生活动，进行预防传染病的健康教育，倡导文明健康的生活方式，提高公众对传染病的防治意识和应对能力，加强环境卫生建设，消除鼠害和蚊、蝇等病媒生物的危害。各级人民政府农业、水利、林业行政部门按照职责分工负责指导和组织消除农田、湖区、河流、牧场、林区的鼠害与血吸虫危害，以及其他传播传染病的动物和病媒生物的危害。铁路、交通、民用航空行政部门负责组织消除交通工具以及相关场所的鼠害和蚊、蝇等病媒生物的危害。地方各级人民政府应当有计划地建设和改造公共卫生设施，改善饮用水卫生条件，对污水、污物、粪便进行无害化处置。

国家实行有计划的预防接种制度。国务院卫生行政部门和省、自治区、直辖市人民政府卫生行政部门，根据传染病预防、控制的需要，制定传染病预防接种规划并组织实施。用于预防接种的疫苗必须符合国家质量标准。

传染病患者、疑似传染病患者：指根据国务院卫生行政部门发布的《中华人民共和国传染病防治法规定管理的传染病诊断标准》，符合传染病患者和疑似传染病患者诊断标准的人。

病原携带者：指感染病原体无临床症状但能排出病原体的人。

流行病学调查：指对人群中疾病或者健康状况的分布及其决定因素进行调查研究，提出疾病预防控制措施及保健对策。

疫点：指病原体从传染源向周围播散的范围较小或者单个疫源地。

疫区：指传染病在人群中暴发、流行，其病原体向周围播散时所能波及的地区。人畜共患传染病：指人与脊椎动物共同罹患的传染病，如鼠疫、狂犬病、血吸虫病等。

自然疫源地：指某些可引起人类传染病的病原体在自然界的野生动物中长期存在和循环的地区。

病媒生物：指能够将病原体从人或者其他动物传播给人的生物，如蚊、蝇、蚤类等。

医源性感染：指在医学服务中，因病原体传播引起的感染。

医院感染：指住院患者在医院内获得的感染，包括在住院期间发生的感染和在医院内获得出院后发生的感染，但不包括入院前已开始或者入院时已处于潜伏期的感染。医院工作人员在医院内获得的感染也属医院感染。实验室感染：指从事实验室工作时，因接触病原体所致的感染。

菌种、毒种：指可能引起本法规定的传染病发生的细菌菌种、病毒毒种。

消毒：指用化学、物理、生物的方法杀灭或者消除环境中的病原微生物。

疾病预防控制机构：指从事疾病预防控制活动的疾病预防控制中心，以及与上述机构业务活动相同的单位。

医疗机构：指按照《医疗机构管理条例》取得医疗机构执业许可证，从事疾病诊断、治疗活动的机构。

第四节　职业病防治法相关知识

为了预防、控制和消除职业病危害，防治职业病，保护劳动者健康及其相关权益，促进经济社会发展，根据宪法，制定了职业病防治法。本法适用于中华人民共和国领域内的职业病防治活动。本法所称职业病，是指企业、事业单位和个体经济组织等用人单位的劳动者在职业活动中，因接触粉尘、放射性物质和其他有毒、有害因素而引起的疾病。

职业病的分类和目录由国务院卫生行政部门会同国务院安全生产监督管理部门、劳动保障行政部门制定、调整并公布。职业病防治工作坚持预防为主、防治结合的方针，建立用人单位负责、行政机关监管、行业自律、职工参与和社会监督的机制，实行分类管理、综合治理。

劳动者依法享有职业卫生保护的权利。用人单位应当为劳动者创造符合国家职业卫生标准和卫生要求的工作环境和条件，并采取措施保障劳动者获得职业卫生保护。

工会组织依法对职业病防治工作进行监督，维护劳动者的合法权益。用人单位制定或者修改有关职业病防治的规章制度，应当听取工会组织的意见。

用人单位应当建立、健全职业病防治责任制，加强对职业病防治的管理，提高职业病防治水平，对本单位产生的职业病危害承担责任；用人单位的主要负责人对本单位的职业病防治工作全面负责；用人单位必须依法参加工伤保险。

国务院和县级以上地方人民政府劳动保障行政部门应当加强对工伤保险的监督管理，确保劳动者依法享受工伤保险待遇。国家鼓励和支持研制、开发、推广、应用有利于职业病防治和保护劳动者健康的新技术、新工艺、新设备、新材料，加强对职业病的机制和发生规律的基础研究，提高职业病防治科学技术水平；积极采用有效的职业病防治技术、工艺、设备、材料；限制使用或者淘汰职业病危害严重的技术、工艺、设备、材料。国家鼓励和支持职业病医疗康复机构的建设。

国家实行职业卫生监督制度。国务院安全生产监督管理部门、卫生行政部门、劳动保障行政部门依照本法和国务院确定的职责，负责全国职业病防治的监督管理工作。国务院有关部门在各自的职责范围内负责职业病防治的有关监督管理工作。

县级以上地方人民政府安全生产监督管理部门、卫生行政部门、劳动保障行政部门依据各自职责，负责本行政区域内职业病防治的监督管理工作。县级以上地方人民政府有关部门在各自的职责范围内负责职业病防治的有关监督管理工作；县级以上人民政府安全生产监督管理部门、卫生行政部门、劳动保障行政部门(以下统称职业卫生监督管理部门)应当加强沟通,密切配合,按照各自职责分工,依法行使职权,承担责任。

国务院和县级以上地方人民政府应当制定职业病防治规划,将其纳入国民经济和社会发展计划,并组织实施。

产生职业病危害的用人单位的设立除应当符合法律、行政法规规定的设立条件外,其工作场所还应当符合下列职业卫生要求:①职业病危害因素的强度或者浓度符合国家职业卫生标准;②有与职业病危害防护相适应的设施;③生产布局合理,符合有害与无害作业分开的原则;④有配套的更衣间、洗浴间、孕妇休息间等卫生设施;⑤设备、工具、用具等设施符合保护劳动者生理、心理健康的要求;⑥法律、行政法规和国务院卫生行政部门、安全生产监督部门关于保护劳动者健康的其他要求。

职业病危害预评价报告应当对建设项目可能产生的职业病危害因素及其对工作场所和劳动者健康的影响作出评价,确定危害类别和职业病防护措施。

对可能发生急性职业损伤的有毒、有害工作场所,用人单位应当设置报警装置,配置现场急救用品、冲洗设备、应急撤离通道和必要的泄险区。对放射工作场所和放射性核素的运输、贮存,用人单位必须配置防护设备和报警装置,保证接触放射线的工作人员佩戴个人剂量计。对职业病防护设备、应急救援设施和个人使用的职业病防护用品,用人单位应当进行经常性的维护、检修,定期检测其性能和效果,确保其处于正常状态,不得擅自拆除或者停止使用。用人单位应当实施由专人负责的职业病危害因素日常监测,并确保监测系统处于正常运行状态。

第五节 食品安全法相关知识

为保证食品卫生,防止食品污染和有害因素对人体的危害,保障人民身体健康,增强人民体质,制定了食品卫生法。凡在中华人民共和国领域内从事食品生产经营的,都必须遵守本法。本法适用于一切食品,食品添加剂,食品容器、包装材料和食品用工具、设备、洗涤剂、消毒剂;也适用于食品的生产经营场所、设施和有关环境。

食品生产经营应当符合食品安全标准,并符合下列要求:

1. 具有与生产经营的食品品种、数量相适应的食品原料处理和食品加工、包装、贮存等场所,保持该场所环境整洁,并与有毒、有害场所以及其他污染源保持规定的距离;

2. 具有与生产经营的食品品种、数量相适应的生产经营设备或者设施,有相应的消毒、更衣、盥洗、采光、照明、通风、防腐、防尘、防蝇、防鼠、防虫、洗涤以及处理废水、存放垃圾和废弃物的设备或者设施;

3. 有专职或者兼职的食品安全专业技术人员、食品安全管理人员和保证食品安全的规章制度;

4. 具有合理的设备布局和工艺流程,防止待加工食品与直接入口食品、原料与成品交叉污染,避免食品接触有毒物、不洁物;

5. 餐具、饮具和盛放直接入口食品的容器,使用前应当洗净、消毒,炊具、用具用后应当洗净,保持清洁;

6. 贮存、运输和装卸食品的容器、工具和设备应当安全、无害,保持清洁,防止食品污染,并符合保证食品安全所需的温度、湿度等特殊要求,不得将食品与有毒、有害物品一同贮存、运输；

7. 直接入口的食品应当使用无毒、清洁的包装材料、餐具、饮具和容器；

8. 食品生产经营人员应当保持个人卫生，生产经营食品时，应当将手洗净，穿戴清洁的工作衣、帽等；销售无包装的直接入口食品时，应当使用无毒、清洁的容器、售货工具和设备；

9. 用水应当符合国家规定的生活饮用水卫生标准；

10. 使用的洗涤剂、消毒剂应当对人体安全、无害；

11. 法律、法规规定的其他要求。

非食品生产经营者从事食品贮存、运输和装卸的，应当符合前款第六项的规定。

禁止生产经营下列食品、食品添加剂、食品相关产品：

1. 用非食品原料生产的食品或者添加食品添加剂以外的化学物质和其他可能危害人体健康物质的食品，或者用回收食品作为原料生产的食品；

2. 致病性微生物，农药残留、兽药残留、生物毒素、重金属等污染物质以及其他危害人体健康的物质含量超过食品安全标准限量的食品、食品添加剂、食品相关产品；

3. 用超过保质期的食品原料、食品添加剂生产的食品、食品添加剂；

4. 超范围、超限量使用食品添加剂的食品；

5. 营养成分不符合食品安全标准的专供婴幼儿和其他特定人群的主辅食品；

6. 腐败变质、油脂酸败、霉变生虫、污秽不洁、混有异物、掺假掺杂或者感官性状异常的食品、食品添加剂；

7. 病死、毒死或者死因不明的禽、畜、兽、水产动物肉类及其制品；

8. 未按规定进行检疫或者检疫不合格的肉类，或者未经检验或者检验不合格的肉类制品；

9. 被包装材料、容器、运输工具等污染的食品、食品添加剂；

10. 标注虚假生产日期、保质期或者超过保质期的食品、食品添加剂；

11. 无标签的预包装食品、食品添加剂；

12. 国家为防病等特殊需要明令禁止生产经营的食品；

13. 其他不符合法律、法规或者食品安全标准的食品、食品添加剂、食品相关产品。

食品不得加入药物，但是按照传统既是食品又是药品的作为原料、调料或者营养强化剂加入的除外。

生产经营和使用食品添加剂，必须符合食品添加剂使用卫生标准和卫生管理办法的规定；不符合卫生标准和卫生管理办法的食品添加剂，不得经营、使用。

定型包装食品和食品添加剂，必须在包装标识或者产品说明书上根据不同产品分别按照规定标出品名、产地、厂名、生产日期、批号或者代号、规格、配方或者主要成分、保质期限、食用或者使用方法等。食品、食品添加剂的产品说明书，不得有夸大或者虚假的宣传内容。食品包装标识必须清楚，容易辨识。在国内市场销售的食品，必须有中文标识。

食品生产经营人员每年必须进行健康检查；新参加工作和临时参加工作的食品生产经营人员必须进行健康检查，取得健康证明后方可参加工作。凡患有痢疾、伤寒、病毒性肝炎等消化道传染病（包括病原携带者），活动性肺结核，化脓性或者渗出性皮肤病以及其他有碍食品卫生的疾病的，不得参加接触直接入口食品的工作。

（王慧文）